AF410724

TRAITÉ

DE

LA SALUBRITÉ.

Lyon. — Imp. Nigon, r. Chalamont, 5.

TRAITÉ

DE

LA SALUBRITÉ

DANS LES GRANDES VILLES,

SUIVI

DE L'HYGIÈNE DE LYON,

PAR LES DOCTEURS

J.-B. MONFALCON ET A.-P.-I. DE POLINIÈRE,

Membres du Conseil de salubrité du Rhône.

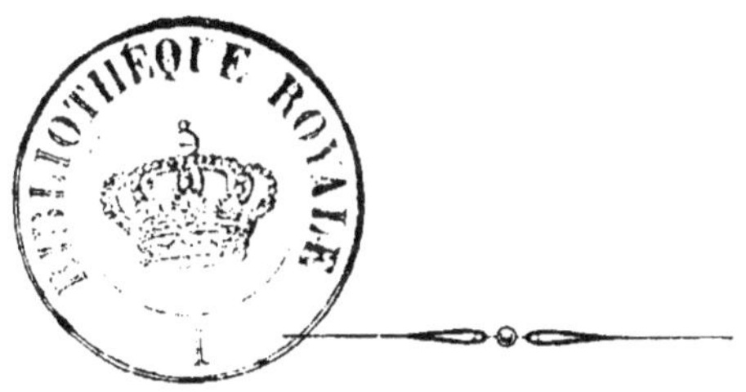

A PARIS,

CHEZ J.-B. BAILLIÈRE,

LIBRAIRE DE L'ACADÉMIE ROYALE DE MÉDECINE,
rue de l'Ecole de Médecine, n. 17.

A LONDRES, CHEZ H. BAILLIÈRE, 219, REGENT-STREET.

1846.

AVERTISSEMENT.

Un traité spécial de la salubrité dans les grandes villes est l'un des livres qui contiennent le plus de vérités; c'est l'indication raisonnée des causes nombreuses qui peuvent altérer et détruire la santé parmi les grandes agglomérations d'hommes; c'est l'exposition détaillée des perfectionnements que les sciences physiques et chimiques ont imaginés pour rendre l'existence confortable au sein des grandes cités; c'est, enfin, l'histoire pratique des moyens que l'expérience des nations civilisées a trouvés pour prolonger la durée moyenne de la vie. Un tel recueil de faits et de conseils utiles à tous, importe beaucoup, non-seulement aux médecins, aux membres des Conseils de salubrité, mais encore et surtout aux maires, aux membres des conseils municipaux et à tous les fonctionnaires dont l'office est de veiller sur la conservation de la santé publique.

Peut-être devons-nous dire quels sont nos titres pour oser entreprendre la tâche difficile dont nous nous sommes chargés. Nos fonctions nous ont donné l'occasion fréquente d'étudier les agents qui sont de nature à compromettre la santé publique : attachés depuis vingt ans au Conseil de salubrité d'une grande ville et où les questions d'hygiène publique surgissent chaque jour,

depuis plus de quinze années aux services du Jury médical
et des prisons, et depuis trente-huit ans employés dans
les hôpitaux civils et militaires sous divers titres, depuis
ceux d'élève et de chirurgien interne, jusqu'à ceux de
médecin et d'administrateur-directeur, nous avons vu
de près, et toujours par nous-mêmes, les importants sujets d'économie administrative que nous traitons dans cet
ouvrage. Ce n'est pas l'occasion de bien observer, c'est le
talent qui aura manqué à notre œuvre. D'autres emplois
et de nombreux travaux de commissions nous ont permis
de compléter nos recherches sur la salubrité.

Nous avons fait imprimer, en 1845, une hygiène de
la ville de Lyon, qui ne devait pas avoir de publicité, et
qui avait ses conditions d'exécution. L'objet de ce travail
nous obligeait à être très ménagers de l'espace : nous
avons dû nous renfermer dans les faits spéciaux de la
grande ville dont nous écrivions l'histoire sanitaire, et
nous interdire dès lors tout développement scientifique.
Invités par le bienveillant appui du conseil du département à reprendre ce travail, nous avons cru devoir le
généraliser, et écrire un traité complet sur la salubrité.

Si nous ne nous trompons, cet Ouvrage, bien imparfait
encore, est le premier livre qui ait paru sur le sujet spécial dont nous nous occupons. L'immense ouvrage de
Pierre Frank n'est ni un traité d'hygiène, ni un traité de
salubrité; il a vieilli, et d'ailleurs la langue dans laquelle
il est écrit permet à bien peu de médecins et d'administrateurs français de le consulter (1). Nous avons lu avec

---

(1) FRANK (*Johann Peter*). System einer vollstaendigen medicinischen Polizey.
Manheim, Schwan, 1784, — *Vien*, 1819. 6 tomes en 9 parties in-8°.

soin ceux des chapitres de cette encyclopédie qui se rapportaient à notre sujet, et mis à profit quelques autres publications plus récentes qui ont paru, en Allemagne, sur la salubrité. Le gouvernement anglais a désigné récemment des commissaires chargés de lui adresser un rapport sur l'état sanitaire des grandes villes, en Angleterre et dans le pays de Galles. Ces commissaires avaient à s'enquérir spécialement des causes de maladie parmi le peuple de ces cités, des moyens les meilleurs de protéger la santé publique, de fournir aux villes de bonnes eaux, d'établir une bonne ventilation dans les maisons, d'éloigner l'humidité des habitations, etc. Ces recherches ont produit un ouvrage considérable, dont la lecture nous a servi beaucoup sur quelques points essentiels (1). L'Espagne et l'Italie ont très peu d'écrits imprimés sur la salubrité et l'hygiène publique; du moins nos recherches, à cet égard, ne nous ont fourni que quelques indications médiocrement satisfaisantes. Si la France ne possède point de travail d'ensemble sur la salubrité dans les grandes villes, elle voit paraître du moins, chaque année, d'utiles rapports publiés par les Conseils de salubrité de Paris et des départements; nous n'avons point négligé de puiser à cette source, et d'étudier l'important recueil qui paraît sous le titre d'*Annales d'Hygiène publique* (2). Nous ne citerons pas les écrivains divers dont nous avons interrogé

---

(1) First Report of the commissionners for inquiring into the state of large towns and populous districts. *London, Printed by* W. *Clowes et sons*, 1844, 2 vol. in-8°, fig. — Second Report. *London*, 1845, 2 vol. in-8°, fig.

(2) Annales d'Hygiène publique et de Médecine légale. *Paris*, J.-B. *Baillière*, 1829-1846, 36 vol. in-8°.

l'expérience et l'autorité : cependant Parent-Duchâtelet a droit à une mention spéciale ; ce courageux médecin a dévoué sa vie aux progrès de la salubrité.

Cet ouvrage est terminé par l'étude spéciale de l'hygiène d'une grande ville, et cependant nous avons cru écrire encore, non pour une localité donnée, mais pour toutes les cités. En effet, les conditions dans lesquelles elles sont placées sont partout les mêmes, et ce qui convient aux intérêts de l'une, s'applique parfaitement aux besoins de l'autre. Les procédés les meilleurs pour le pavage et le nettoiement des rues ou pour la bonne tenue des maisons, les ordonnances les plus efficaces et les mieux entendues pour la police des aliments et des boissons, doivent être nécessairement les mêmes à Paris et à Londres, à Berlin, à Lyon et à Bordeaux. Partout les agents qui, soit en bien, soit en mal, exercent une influence positive sur la santé des hommes, se comportent de la même manière. Au reste, si cette seconde partie est une hygiène locale, la première est un traité général de la salubrité dans les grandes villes ; l'une pose les principes, et la seconde les applique.

TRAITÉ

DE

LA SALUBRITÉ

DANS LES GRANDES VILLES.

CHAPITRE PREMIER.

DE LA SALUBRITÉ ET DE L'HYGIÈNE PUBLIQUE EN GÉNÉRAL.

§ 1. Il existe, entre un traité de la salubrité publique et un traité d'hygiène, des connexions et des différences essentielles. L'un et l'autre ont un but commun, rendre la vie plus facile, plus confortable et plus longue ; plusieurs sujets d'étude appartiennent au même degré à tous deux. Mais il y a plus de pratique dans le premier, et plus de science dans le second. Le traité d'hygiène embrasse un champ beaucoup plus étendu ; il s'empare de toutes les matières qui, de près ou de loin, touchent à l'organisme humain, au point de vue des influences extérieures qui peuvent le modifier soit en bien, soit en mal. Un traité de salubrité s'occupe de préférence de ceux de ces agents qui sont incommodes, nuisibles ou dangereux, et fait une étude spéciale des causes qui altèrent la composition normale de l'atmosphère et transforment en une sorte de poison l'air dont s'alimente la vie de l'homme. Toutes les fabriques dont les émanations sont fatigantes ou positivement insalubres rentrent de droit dans ses attributions ; il étudie la manière dont elles deviennent nuisibles, et indique les moyens d'atténuer ou de détruire leurs inconvénients. C'est lui qui fournit à la législation les bases de ces ordonnances et de ces règlements de police sans lesquels l'habitation des grandes villes serait impossible. Un livre sur la salubrité passe en revue tous les établissements qui renferment une population agglomérée, et détermine les conditions qu'ils doivent présenter nécessairement selon leur destination variée.

Il dit quelles règles sanitaires doivent présider à la construction des maisons, à l'enlèvement des boues ou autres immondices, à la disposition des égoûts , ainsi qu'aux détails si divers de l'aménagement des grandes villes. C'est de l'hygiène, mais de l'hygiène toute en applications pratiques, et non en raisonnements ou en développements théoriques.

On voit quel est le caractère de cet Ouvrage : il y a beaucoup de traités d'hygiène ; quelques-uns sont excellents ; rien de spécial ou d'un peu complet n'a été écrit encore sur la salubrité. Tous les jours cependant les maires , les préfets et les membres des conseils municipaux ou de préfecture ont à se prononcer sur des questions graves qui s'y rapportent; ils ne savent bien souvent où prendre les éléments de leurs décisions. Les Conseils de salubrité eux-mêmes manquent d'un livre qui contienne les principes dont leurs rapports doivent être l'application , et qui règle leur jurisprudence d'une manière uniforme. Un ouvrage qui traiterait exclusivement des sujets si graves dont ils ont à s'occuper abrégerait beaucoup leur tâche. Il existe de bons écrits sur la législation des établissements insalubres ; ceux de MM. Macarel , Taillandier et Trébuchet ont une réputation méritée; mais leur cercle est infiniment restreint, et ils ne parlent de questions de salubrité que sous le rapport de l'application de la loi ou des formalités judiciaires : tout ce qui concerne l'hygiène des habitations, des établissements publics et des ateliers, leur est complètement étranger. Nous nous sommes proposé d'allier, à l'étude de cette législation des ateliers à émanations délétères ou incommodes , celle des procédés de fabrication suivis dans ces établissements dangereux. Nous avons cherché à poser des principes fixes d'après lesquels doivent être établies les conditions d'autorisation à délivrer aux ateliers rangés dans les trois catégories déterminées par la loi , et nous nous sommes attachés surtout à faire connaître les moyens de protéger la santé des ouvriers. Un traité de salubrité qui n'aurait d'autre objet que celui de rendre la vie plus commode aux riches mériterait peu de lecteurs : c'est surtout du peuple qu'il doit s'occuper. L'hygiène ne doit pas profiter seulement à quelques privilégiés ; elle n'atteint son but que lorsqu'elle parvient à se rendre utile au plus grand nombre. Il faut placer parmi

les bienfaiteurs de l'humanité, non celui qui crée une jouissance nouvelle pour les classes favorisées de la fortune, mais
celui dont le génie a rendu inoffensive pour les travailleurs la
pratique d'un métier insalubre; non celui qui perfectionne un
art de luxe, mais l'homme dont la science en hygiène a multiplié les chances de guérison des malades dans les hôpitaux,
ou entouré de garanties nouvelles la santé des détenus dans
les prisons. C'est du moins ainsi que nous avons compris notre
travail.

La salubrité est le but de l'hygiène, mais ce n'est nullement
l'hygiène elle-même : elle doit être l'étude approfondie non-seulement des médecins, mais encore, et surtout, celle des fonctionnaires d'ordres divers qui ont mission, à un titre quelconque,
de veiller sur la santé publique. Avant de déterminer d'une
manière plus rigoureuse le caractère de cette science médico-
administrative, nous esquisserons à grands traits son histoire
et celle de la législation sur les établissements incommodes ou
insalubres.

§ 2. Les lois de la salubrité sont l'œuvre du temps et de l'expérience des nations; elles importent au même degré à tous les
peuples, et sont fondées sur le premier des intérêts, celui de
la conservation. On ne les enfreint point impunément; de
leur observation résulte l'accroissement de la durée de l'existence humaine et le bon état de la santé publique; à leur oubli
sont attachés, comme autant de conséquences inévitables, une
vie de misère et de souffrances pour les prolétaires, et pour
tous, la chance, fréquemment réalisée, d'épidémies meurtrières.
Il semble dès lors que les nations ont dû s'empresser de formuler ces règlements dont la pratique leur importe si fort,
et de mettre à profit leur expérience comparée; il n'en est rien
cependant. Peu de sciences sont moins anciennes que celle de la
salubrité; il en est peu dont les progrès aient été aussi lents.
Ce n'est que chez quelques peuples qu'on trouve quelques-uns
de ses enseignements mis en usage avec plus ou moins de régularité, et même encore aujourd'hui, au milieu du dix-neuvième
siècle, beaucoup de nations n'en connaissent pas les premiers
principes, et vivent, à cet égard, dans l'incurie la plus absolue.

Un peuple primitif de l'antiquité n'a pas imité cette indifférence : il était beaucoup question de salubrité chez les Hébreux; leur loi associait l'hygiène à la religion, et entourait de rites et de cérémonies saintes les mesures sanitaires dont l'adoption lui avait paru utile au peuple. C'était le prêtre qui imposait les mesures de police prescrites par la législation en matière de santé; c'est lui qui avait la surveillance générale des malades ; rien ne se faisait que par son ordre, et il était le suprême arbitre de toutes les questions dont le bien-être de tous était l'objet. Ce n'est pas sans doute un traité complet de salubrité qu'il faut chercher dans le livre sacré; on n'y trouve que quelques préceptes sur un petit nombre de matières, et encore sont-ils entourés de prescriptions dont nous ne comprenons pas bien le sens. Mais il ne faut pas juger le peuple hébreu à son premier âge avec les idées du nôtre; telle pratique dont il nous est impossible de saisir le but, avait sa raison dans des circonstances de mœurs, de temps ou de climats qui ne nous sont pas connues. Un des livres savants, le *Lévitique*, contient le plus grand nombre de préceptes hygiéniques que Moïse imposa aux Hébreux. Il dit quelles cérémonies doivent accompagner l'holocauste soit des bœufs, soit des brebis, de chèvres ou de colombes. Dieu désigne les animaux purs dont il permet à son peuple de faire usage; il nomme les animaux impurs, et défend, non-seulement de manger leur chair, mais encore de toucher leurs corps privés de vie; de ce nombre sont le chameau, le lapin, le lièvre, le porc. Le législateur proscrit tout ce qui remue et vit dans les eaux sans avoir de nageoires ou d'écailles. Il défend de recueillir des fruits de jeunes arbres, et interdit au peuple l'usage du sang des animaux et de la chair des bêtes mortes d'elles-mêmes ou tuées par d'autres bêtes. Le *Lévitique* prescrit ce que doit faire le cohen ou prêtre pour reconnaître la lèpre des hommes, des vêtements et des maisons; il entre sur ce point dans de grands détails, et prescrit les cérémonies de purifications qui conviennent à ces formes différentes de la maladie. On y trouve de très sages préceptes sur les femmes récemment accouchées; elles demeureront trente jours pour être purifiées. Ce livre impose de grandes précautions aux hommes qui sont malades d'écoulements gonorrhéiques ; il déclare impurs le lit sur lequel ils dorment et le siége sur lequel ils se sont assis. Beaucoup de ces préceptes sont empreints d'un caractère profondément religieux , et attestent dans Moïse un grand esprit de prévision. Vous ne boirez, dit le législateur aux prêtres, ni vin ni rien de ce qui peut enivrer quand vous entrerez dans le tabernacle du témoignage, afin que vous ayez la science de discerner ce qui est saint ou profane, ce qui est pur ou impur. S'il proscrit la chair de certains animaux, ce n'est pas sans doute qu'il la considère comme insalubre ; dans son excellent traité d'hygiène, M. Lévy (1) donne avec beaucoup de vraisemblance une autre explication : ces restrictions avaient, selon lui, pour objet principal de tempérer , par un juste mélange des substances organiques des deux règnes, le régime des familles , de pourvoir dans une mesure constante à la vigueur des générations, et de faciliter en même temps l'œuvre d'une civilisation progressive dans le silence des appétits grossiers et des passions farouches que fomente l'usage prédominant des viandes. Il y avait sans doute alors quelque pensée analogue dans cette pratique de la circoncision dont nous ne pouvons nous rendre compte. Moïse s'adressait à un peuple nomade ; ses mesures de police sanitaire s'appliquent à une nation qui vit dans un camp. Attentif à la préserver de l'invasion des maladies contagieuses, il prescrit, comme moyen préservatif principal, la séquestration du malade et son éloignement du camp, et comme moyens accessoires, la purification des maisons, des ablutions fréquentes et le soin de brûler les vêtements impurs. Les Hébreux ne déposaient point les matières fécales sur le sol, ils les enfouissaient dans la terre. Ils connaissaient l'art des embaumements, qui ne pouvait être, cependant, une pratique populaire. La législation sanitaire des Israélites était appropriée aux habitudes morales et religieuses de ce peuple, ainsi qu'à la nature du climat sous lequel il vivait.

Les Grecs , au temps de leur plus grande civilisation, ne paraissent pas être allés très loin dans la pratique des règles de la salubrité ; ils entendaient très bien certaines parties, mieux que nous peut-être , mais ils connaissaient assez peu ce qui rend l'ensemble de la vie si doux chez les peuples modernes.

______

(1) Traité d'hygiène publique et privée, *Paris*, 1844-1845 , 2 vol. in-8°.

Au reste, chacune de leurs grandes villes avait ses habitudes. Sparte connaissait parfaitement l'influence sur la santé d'une vigoureuse éducation physique; elle formait les jeunes filles comme les jeunes hommes aux exercices athlétiques, et habituait les citoyens à la sobriété en les soumettant au régime de son fameux brouet noir. Platon et Aristote ne pensaient pas qu'il fût possible à une ville de subsister sans une police sanitaire; l'opinion du premier de ces philosophes est remarquable : « On ne peut pas supposer, dit Platon, qu'un certain nom-
» bre d'hommes se réunissent pour vivre en société, sans
» admettre, en même temps, l'existence de maisons pour les
» loger, de temples pour le culte des dieux, de tribunaux pour
» l'administration de la justice, de rues, de places publiques
» et de marchés pour le commerce. Il faut des magistrats pour
» obliger ceux qui bâtissent à observer la régularité, l'aligne-
» ment et la symétrie exigés par l'emplacement où doivent être
» situés les édifices à construire ; il faut que les propriétaires
» de ces édifices aient soin de les entretenir et de les réparer
» promptement; enfin, il ne doit être permis à aucun citoyen
» d'empiéter sur les rues ou sur les places publiques. Lorsque
» ces dispositions seront observées et maintenues, la ville en
» sera non-seulement plus belle, mais encore plus propre,
» plus saine, plus facile à défendre, et elle sera gouvernée avec
» aussi peu de difficultés que l'est une simple maison par le
» père de famille. » Ces paroles de Platon annoncent que les conditions principales de la bonne tenue d'une ville n'étaient point étrangères aux Grecs. Ils confiaient la police de salubrité aux plus distingués de leurs citoyens : Epaminondas, Démosthènes et Plutarque en furent chargés après avoir été pourvus des hauts emplois civils et militaires. Les constructions furent longtemps d'une extrême simplicité. A Athènes, l'aréopage où se réunissaient les sénateurs pour délibérer des affaires de l'Etat était bâti en terre et recouvert en chaume ; il existait encore au temps de Vitruve. On rencontre çà et là, dans cette riche encyclopédie que l'on nomme *OEuvres morales de Plutarque*, de sages indications relatives à la salubrité, et particulièrement des préceptes diététiques judicieux. Une bonne nourriture, dit Plutarque, est le commencement, le milieu et la fin de l'homme.

On sait combien l'usage des bains était familier aux Romains et aux Grecs; il entrait en quelque sorte dans les mœurs publiques, et faisait une partie essentielle de la vie des anciens. Ils y avaient recours avant comme après le repas : de grands édifices servaient au peuple pour cette salutaire habitude ; plusieurs étaient construits avec tout le luxe de l'architecture : on y prenait des bains tantôt chauds, tantôt froids. Ce moyen de salubrité a dû produire une excellente action sur la santé des Grecs et des Romains; il en est un autre qui ne leur était pas moins salutaire, ce sont les exercices gymnastiques : un médecin était attaché au gymnase; sa fonction principale, c'était d'observer l'effet de l'alimentation sur la vigueur du corps et de déterminer quel régime convenait à chacun des genres de ces jeux.

Rome, pendant les quatre premiers siècles de son existence, n'eut que des maisons et des édifices infiniment modestes : la ville éternelle ne fut, pendant longtemps, qu'un amas de misérables cabanes, sans alignement, sans symétrie et jetées sur le sol comme au hasard. La maison de Romulus était en terre et couverte de paille ; le temple que ce roi éleva à Jupiter était construit avec ces matériaux grossiers, et si petit, que la statue du dieu pouvait à peine y tenir debout. Ce sont ces masures que les Gaulois de Brennus réduisirent en cendres ; ils déblayèrent le sol, et le préparèrent à recevoir une ville mieux bâtie. Cependant il n'y avait point encore de police de salubrité; chaque citoyen choisissait à son gré un emplacement pour sa maison ; il la bâtissait selon son caprice, sans prendre le moindre souci de ses voisins et des commodités de la voie publique, sur laquelle il empiétait sans le moindre scrupule. Pleins d'un sage respect pour les temps passés, les Romains conservèrent avec grand soin ceux de leurs vieux édifices qui avaient échappé aux Gaulois. C'est dans les monuments vénérés qu'ils contractaient leurs alliances ; ils les prenaient à témoin de la sincérité de leurs serments : *Juro per Romuli casam, perque veteris Capitolii humilia tecta.* Ils tenaient en si grande considération la maison du roi leur fondateur, qu'ils l'enfermèrent dans l'enceinte de leur magnifique Capitole. On sait qu'ils ont excellé dans trois grands genres de travaux publics : les aqueducs, canaux au moyen desquels ils amenaient à Rome les eaux de sources fort éloignées ; les cloaques ou égoûts, galeries souterraines par lesquelles ils conduisaient jusqu'au Tibre les immondices de la ville, et de grands chemins qui leur ouvraient le commerce des nations.

Les Romains n'étaient point étrangers à quelques-uns des grands principes de la salubrité ; on sait quelle attention ils apportaient , lorsqu'ils établissaient un camp , à choisir un emplacement convenablement exposé, et quels travaux ils s'imposaient pour procurer aux légions de bonnes eaux. De hauts fonctionnaires étaient chargés des aqueducs; d'autres, dont le titre n'était pas moins élevé , veillaient au bon entretien de la voie publique. Une loi formelle , celle des douze tables, ordonnait de brûler les corps des morts hors de l'enceinte des villes, soit qu'on les déposât sur un bûcher particulier , soit qu'on les portât à l'*ustrinum* ou bûcher public : « *Hominem mortuum* » *in urbe neve urito neve sepelito.* » Le danger d'incendie n'était pas sans doute le seul motif qui avait introduit cette mesure dans la législation. Il y avait une police dans les marchés. Un *macellum* n'était point une boucherie , c'était un entrepôt de comestibles de tout genre. On y trouvait, selon Varron et Festus, non-seulement de la viande de bœuf et de mouton , mais aussi de la volaille, des poissons et des légumes. Un employé y percevait des droits du fisc, un autre veillait à la bonne qualité des comestibles. « *Cæsar* , dit Suétone, *legem præcipue sumptuariam* » *exercuit , dispositis circa macellum custodibus qui obsonia* » *contra vetitum retinerent , deportarentque , ad se summissis* » *nonnumquam lictoribus atque militibus, qui , si qua custodes* » *fefellissent, jam apposita e triclinio auferrent.* » Les règlements de Tibère étaient sévères : « *Censuit.... annonamque* » *macelli senatus arbitrio temperandam , dato ædilibus negotio* » *popinas gancasque usque eo prohibendi ut ne opera quidem* » *pistoria proponi venalia sinerent.* » De toutes les mesures de salubrité qui étaient en pratique à Rome , l'une des plus importantes , c'était le service des égoûts ; aucun peuple ne l'a si bien entendu , et n'a construit d'aussi admirables monuments pour éloigner les immondices de la voie publique.

Les rues de Rome, sous la république, n'étaient point pavées;

Appius Claudius Cœcus, censeur, fit le premier paver et élargir, dans la ville, une rue qu'il conduisit au travers de la campagne jusques dans Capoue (via Appia). Cet exemple fut peu imité; presque toutes les rues n'avaient pas de pavé. Choqué de l'aspect de Rome, Néron la brûla en entier et la rebâtit sur des proportions plus régulières, d'après un plan mieux ordonné. Les rues furent plus larges et plus droites, et elles débouchèrent sur des places publiques mieux distribuées et plus spacieuses; les citoyens n'eurent plus le droit d'empiéter sur les rues; ils furent obligés de prendre l'alignement général, et des limites furent enfin posées à la hauteur excessive des maisons. La largeur des rues n'avait point échappé à l'attention du législateur : il fixa à huit pieds celles des rues droites, et à seize celle des rues tortueuses. *Viæ latitudo in porrectum octo pedum esto, in anfractum sexdecim esto.* La loi des douze tables avait prévu le cas où deux chars viendraient à se rencontrer dans ces dernières : *latitudinem in anfractum esse sexdecim, id est in diverticulis ubi via est torva ac inflexa, et ideo duplicatam ut facilius duo plaustra in illis simul possint transire.* Alors les chars romains étaient extrêmement étroits. Vitruve a donné de sages préceptes hygiéniques sur la construction des maisons. « Pour être salubre, le lieu dont on a fait choix pour bâtir, » dit-il, doit être dans une position élevée, et n'être exposé » ni à de grands froids, ni à des chaleurs excessives; on » prendra garde surtout qu'il soit éloigné des marais et de tout » amas d'eaux croupissantes. Un pareil voisinage serait perni- » cieux à la santé, parce que les vapeurs que le soleil levant » fait dégager de ces lieux infects, corrompent l'air et sont » souvent la cause prochaine des épidémies les plus dange- » reuses. » Il n'y avait pas de fosses d'aisances permanentes à Rome; elle avait adopté l'usage des fosses ou plutôt des bassins mobiles, service fort imparfait, mais dont elle se contentait, faute de connaître mieux. Comme les Grecs, les Romains confièrent la police de salubrité à leurs premiers magistrats, aux censeurs, aux consuls, aux empereurs. Lorsque le nombre et l'importance des affaires ne permirent plus à ces grands personnages de veiller sur la santé et sur les travaux publics, des magistrats spéciaux furent commis à ce soin et reçurent, selon les temps et selon leur emploi, les noms suivants : *Ædiles, curatores regionum urbis et curatores viarum.*

Il ne faudrait pas en demander autant à l'Europe après l'invasion des barbares ; tout ce qu'on savait alors en matière de salubrité périt dans le naufrage général de la civilisation. Quelques bons préceptes de diététique furent remis en honneur par l'école de Salerne, qui reconstitua comme elle put l'hygiène publique, au moyen d'emprunts faits aux Grecs, aux Romains et aux Arabes ; ces enseignements eurent peu d'applications pratiques. Il ne paraît pas que des mesures de police de quelque importance en matière de salubrité, aient été prescrites du septième au quatorzième siècle ; on bâtissait et on vivait alors comme on pouvait ; il n'y avait ni règlements de voirie, ni précautions sanitaires quelconques. D'affreuses pestes, qui se produisaient presque périodiquement, désolaient les populations. Un édit royal du roi de France Jean II, rendu en 1350, commença le long enfantement de la police de santé. Cette ordonnance défendait de nourrir des porcs dans l'intérieur des villes ; elle obligeait les citoyens à balayer les rues et à transporter les immondices au-delà des portes de la cité : il était défendu aux bouchers de garder la viande plus de deux jours en hiver, et plus d'un jour et demi en été ; enfin, l'édit prescrivait de vendre le poisson de mer le jour même de son arrivée. D'autres ordonnances, rendues au moyen-âge, concernent les léproseris et les maladies contagieuses. Un fait important pour l'histoire de la salubrité se présente dans le dix-septième siècle : un lieutenant de police, La Reynie, consulta des médecins, en 1668, sur une question relative à la fabrication du pain. L'administration entrait dans la bonne voie ; mais malheureusement elle ne s'y engagea qu'avec hésitation et lenteur. Le plus grand nombre des maisons, dans les grandes villes, n'avaient pas encore de latrines au seizième siècle ; leurs habitants déposaient les matières fécales sur la voie publique. Les vieux quartiers, dans nos cités les plus belles, prouvent combien nos pères connaissaient peu la salubrité ; ils se composent en grande partie de masures privées d'air et de lumière, formant des rues étroites et tortueuses, constamment humides et couvertes de boue. On ne s'est avisé qu'assez tard de paver la voie publique ; l'éclairage est d'invention moderne. La dernière moitié du dix-huitième siècle vit quelques améliorations : un service régulier pour le secours des noyés et les asphyxiés fut organisé en 1770 ; on s'occupa des épidémies et épizooties, ainsi que des maladies particulières à certaines professions. Cependant la salubrité ne devint un ensemble bien ordonné de mesures sanitaires qu'au dix-neuvième siècle.

Quelque bonnes que soient ces mesures , quelle qu'en soit la nécessité, elles sont sans résultat, si l'autorité publique n'impose leur observation. En matière de santé , il faut contraindre les hommes à faire ce qui leur est utile, et à éviter ce qui peut leur nuire. Sous ce rapport, les habitants d'une grande ville doivent être traités en mineurs; c'est à l'administration d'ordonner : si la salubrité n'était passée dans la législation, elle n'aurait jamais existé. La police de la voirie a de grandes attributions : elle veille à la régularité des constructions, impose un alignement symétrique, fixe des limites à la hauteur des maisons, assure la commodité et la liberté de la voie publique, détermine la largeur des rues, défend aux citoyens d'empiéter sur les rues et sur les places , et maintient en bon état de conservation et de propreté le pavé et les égouts. Procurer à chaque citoyen un air abondant et pur, et de bonnes eaux potables, tels sont ses principaux devoirs; leur accomplissement est rarement facile.

§ 3. L'agglomération de la population dans une ville s'accompagne de circonstances qu'il importe de déterminer ; c'est pour se prêter un mutuel appui que les hommes se sont réunis; ils se sont associés pour se livrer , soit aux arts , soit au commerce. Considéré dans son ensemble , l'être collectif qu'on nomme grande ville constitue une unité qui vit d'une vie particulière, dont les conditions , toutes spéciales , méritent un examen sérieux. Il faut aux hommes ainsi assemblés des habitations salubres et commodes ; les maisons dans lesquelles ils font leur demeure sont l'œuvre d'arts et de métiers divers qu'il faut protéger. Dans son rapide essor , la civilisation crée à chaque instant des besoins jusqu'alors ignorés , et demande incessamment à l'industrie des jouissances nouvelles. Une impulsion irrésistible pousse les sciences physiques et chimiques dans la voie du progrès, et les excite sans cesse, soit à perfectionner des arts existants, soit à en créer de nouveaux.

Ainsi, trois grands intérêts sont en contact au sein des villes : la santé publique, l'industrie, la propriété. Il importe essentiellement à la population que la condition des agents immédiatement nécessaires à la vie soit dans un parfait état de pureté ; l'air atmosphérique ne doit pas être vicié par des émanations incommodes ou insalubres ; l'eau potable a son état normal en dehors duquel elle devient nuisible. Toutes les circonstances matérielles de l'agglomération de la grande famille humaine ont leurs lois, dont l'inobservation peut causer, au bien-être de tous, un dommage considérable. Ce qu'on appelle droit commun en matière de salubrité, c'est le droit inviolable de chacun à la jouissance entière et parfaite des conditions de la vie ; ce qu'on nomme insalubrité, c'est l'altération de ces conditions, lorsqu'elle est portée au point de nuire à cet exercice libre, régulier et facile des fonctions de l'organisme humain qu'on nomme la santé.

Tout notre édifice social, tel qu'il est constitué, repose sur la propriété ; elle n'est réelle et complète qu'autant que nul ne peut l'atteindre dans ses divers avantages, et son droit est compromis, si la situation nouvelle dans laquelle on la fait entrer lui fait perdre une partie de sa valeur. Représentée, par exemple, dans l'enceinte des villes par des maisons, elle a des conditions dans lesquelles il n'est pas permis de la troubler. Ce n'est pas assez que les hommes, ainsi associés sous un toit commun, ne rencontrent rien dans les aliments matériels de la vie qui soit de nature à la compromettre ; ils sont encore en droit de se plaindre, si l'exercice d'un art ou d'un métier vient apporter une perturbation grave dans la libre jouissance des bénéfices de l'existence sociale. Ainsi, auprès de l'insalubrité, vient se placer l'incommodité, moins dangereuse sans doute, mais très souvent assez fâcheuse pour être prise en considération et appeler une répression efficace.

Une ville n'existe que sous des conditions déterminées : pour qu'une maison soit construite, il faut de la chaux, du plâtre, des pierres taillées, du fer fondu et forgé, des tuiles, en un mot les produits de cent métiers dont l'exercice est une nécessité. Des arts nombreux, et dont la civilisation ne saurait se passer, font une grande consommation d'acides et de produits chimiques divers ; la vive et brillante lumière qui éclaire maintenant les cités pendant la nuit, est le produit d'une industrie désormais identifiée intimement avec la vie des villes. Grand nombre d'ateliers empruntent aujourd'hui la force matérielle dont ils ont besoin à un agent merveilleux qui, sous le nom de machine à vapeur, s'est assis pour toujours, et sous mille formes, auprès de notre foyer domestique. Voici donc une multitude d'arts et métiers qui sont autant d'éléments constituants de la vie sociale ; supprimez-les, il n'y a plus de villes possibles. Ces fabriques et ces usines ont aussi leurs droits, dont le premier est la faculté de pouvoir être exercé avec sécurité.

Ainsi, l'industrie, la salubrité et la propriété sont trois intérêts qu'il faut respecter et protéger, mais non au même degré. Il est des arts d'une nature telle, que leur exercice porte une atteinte grave à la salubrité ou compromet la propriété dans quelques-uns de ces intérêts : faut-il donc leur accorder une libre carrière? en d'autres termes, parce qu'ils sont utiles, doivent-ils être autorisés à nuire? Non, sans doute. La protection que l'industrie mérite à tant de titres est-elle illimitée ? qui pourrait le penser? Cette sécurité qu'il importe si fort d'assurer aux arts et métiers, est-ce l'indépendance absolue de toute restriction? Non, certainement. Qu'elle ne s'y trompe point, l'industrie n'est libre que sous la condition très expresse que son exercice n'apportera aucun dommage, soit aux droits des tiers, soit à l'intérêt général : elle s'est fait une magnifique position dans notre ordre social ; mais, quelque digne d'égards qu'elle soit, il est quelque chose encore de plus recommandable, c'est la santé des citoyens.

Ces trois intérêts, qui sont en présence dans les grandes villes, la salubrité, la propriété et l'industrie, ne vivent pas toujours en bonne intelligence ; il y a souvent, entre eux, une lutte vive et persistante. De là des plaintes et des récriminations continuelles, quelquefois exagérées, quelquefois injustes, mais parfaitement fondées dans un grand nombre de cas. La pratique de ces arts contre lesquels la propriété ou la salubrité réclame avec tant de véhémence, touche aux opérations les plus délicates et les plus variées de la chimie industrielle ; il faut beaucoup de science pour corriger ou pour réprimer ses écarts. Ce premier fait, l'existence de professions positivement incommodes ou insalubres, étant admis, un autre se produit : c'est la légitimité de la plainte des voisins de l'atelier insalubre ou incommode. Dès lors, dès qu'il y a conflit entre les intérêts opposés, questions à débattre, conditions à déterminer et limites à tracer entre les prétentions contradictoires, il faut une législation spéciale qui caractérise le dommage et règle le droit. Tel est l'objet de la police des établissements incommodes, insalubres ou dangereux.

§ 4. Nous l'avons dit, l'habitation dans les grandes cités serait infiniment désagréable et dangereuse, en d'autres termes, il n'y aurait pas de villes possibles, si tous les arts industriels possédaient une liberté d'exercice illimitée et infinie. Des émanations pernicieuses corrompraient incessamment l'air atmosphérique ; des principes de l'espèce la plus délétère transformeraient l'eau potable en poison ; mille agents de maladie et de mort seraient en contact sous toutes les formes avec les citoyens, et deviendraient d'autant plus funestes, qu'ils agiraient sur de grandes agglomérations d'hommes. On a reconnu depuis longtemps la nécessité d'éloigner des grands centres de population certaines professions industrielles par trop nuisibles, et de soumettre d'autres arts et métiers à des restrictions qui en diminueraient beaucoup les inconvénients. Quelques ordonnances de police de cette nature ont été rendues vers la fin du quinzième siècle ; déjà, à cette époque reculée, l'industrie avait fixé l'attention du législateur sous le rapport du dommage qu'elle peut causer, soit à la propriété, soit à la santé. La civilisation marcha, le luxe fit d'immenses progrès, et de toutes parts les arts s'efforcèrent de satisfaire à ses exigences. Leurs procédés provoquèrent des plaintes nouvelles qui donnèrent lieu à de nouveaux règlements, et cette partie de la police administrative prit, en peu de temps, une extension très grande. Longtemps ignorée, l'hygiène publique devint une science d'application, et eut sans cesse à répondre aux exigences de plus en plus variées de la civilisation perfectionnée.

A la fin du dix-huitième siècle, il y avait déjà un certain nombre d'ordonnances de police sur les arts industriels, dans leurs rapports avec la santé publique ou la propriété ; mais cette législation manquait d'unité, d'énergie et d'ensemble, et un arbitraire intolérable en viciait la pratique. Les lois rendues en 1790 et en 1791 ne firent pas disparaître le mal ; elles n'avaient pas classé les établissements réputés insalubres ou incommodes, et, comme le dommage causé par l'industrie n'était ni défini ni apprécié, les tribunaux étaient sans puissance contre les délinquants. Des plaintes surgissaient de toutes parts contre certains arts et métiers, et l'Administration ne pouvait y faire droit. Comme la jurisprudence n'avait rien de fixe, ses décisions étaient souvent entachées de vague et d'arbitraire : tantôt elle autorisait des ateliers essentiellement incommodes ou même insalubres, tantôt elle fatiguait d'inutiles restrictions des industries inoffensives. Il n'y avait point d'uniformité dans l'application de la législation des établissements présumés incommodes ou insalubres ; chaque maire et chaque préfet l'interprétait et y procédait comme il l'entendait. De son côté, l'industrie n'avait ni repos ni sécurité, et, sans cesse inquiétée dans son existence, elle était attaquée quelquefois à juste titre, mais souvent hors de propos.

C'est dans ces circonstances que le Conseil de salubrité fut créé à Paris ; son institution remonte au 18 messidor an XI (7 juillet 1802). Il eut pour mission spéciale de veiller sur les établissements industriels réputés incommodes ou nuisibles, d'examiner les plaintes qui s'élevaient contre eux, et de faire droit, s'il y avait lieu, aux griefs des opposants. Il eut qualité pour modifier les procédés usités dans les fabriques, et, au besoin, pour interdire les usines positivement dangereuses. Le Conseil prit l'engagement de présenter, chaque année, au préfet de police, un compte-rendu de ses travaux.

Son institution était un progrès ; mais ce n'était qu'un fait particulier à Paris, une réforme locale dont les bienfaits n'étaient point communiqués à la France et à ses départements. Il y a une autre remarque à faire : chargé de la surveillance des établissements incommodes ou nuisibles, le Conseil de salubrité de la Seine n'avait point de règlement général dans lequel il trouvât la raison et les motifs de ses décisions. L'arbitraire était transporté de l'Administration aux membres de ce Conseil, et n'en était pas moins de l'arbitraire.

Les progrès toujours croissants de l'industrie réclamaient impérieusement un code des établissements insalubres, obligatoire pour tous le pays. Il s'agissait de déterminer quels arts étaient incommodes ou nuisibles, et dans quelle proportion ils l'étaient; il fallait classer en catégories, et soumettre à des formalités légales différentes, ces professions industrielles si nombreuses, dont l'exercice compromettait la santé des citoyens ou alarmait la propriété. Pour mériter la confiance et faire autorité, ce règlement général devait être rédigé par des hommes haut placés dans la science et de tous points compétents ; le ministre de l'intérieur demanda à l'Institut les éléments de la législation qu'il se proposait de créer. Ce corps savant adressa au gouvernement, le 26 frimaire an XIII, un premier rapport, dans lequel fut déterminé le degré soit d'incommodité, soit d'insalubrité des arts et manufactures. Son travail fit cesser les débats violents et sans terme qui existaient entre les arts industriels et la propriété; il entoura de garanties la santé des citoyens, et fit cesser l'arbitraire des décisions administratives. Enfin émancipée, l'industrie connut le cercle dans lequel il lui était permis de s'exercer, et ce qu'elle perdit en licence, elle le gagna en sécurité. Mais l'Institut n'avait pas eu la prétention d'atteindre le but dès son premier pas ; il y avait de grandes lacunes dans son rapport. Sa commission n'avait pas déterminé avec assez de précision quels établissements doivent être écartés absolument des lieux habités, quels autres peuvent être maintenus auprès des villes sous la condition d'une surveillance incessante, et quels enfin ne présentent aucun inconvénient pour les habitations du voisinage. Cette grande tâche fut enfin remplie, et bien remplie, par le décret du 15 octobre 1810. Cet acte du gouvernement est la loi qui régit, aujourd'hui, les établissements industriels; il les partage en trois classes, et fait connaître à chacune la raison de son numéro d'ordre. Complété par l'ordonnance royale du 14 janvier 1815, le décret du 15 octobre 1810 est devenu le code définitif des établissements industriels : ses dispositions, sagement assises, sont des cadres dans lesquels les arts nouveaux viennent s'inscrire chaque jour. Il n'y avait que soixante-sept industries enregistrées dans le premier travail de l'industrie ; le nombre de celles qui sont classées aujourd'hui dépasse trois cent cinquante, dont quatre-vingt-douze appartiennent à la première catégorie.

On avait enfin le règlement général des usines et manufactures ; mais à qui devaient être confiées l'appréciation et l'application de ces dispositions préventives ou prohibitives ? Est-ce à l'Administration ? Il est évident qu'elle ne possède pas les connaissances spéciales qui sont nécessaires pour l'accomplissement d'un semblable devoir. Elle l'a remis aux Conseils de salubrité, comités consultatifs, placés auprès du pouvoir pour éclairer ses décisions sur toutes les questions qui intéressent la santé ou le bien-être des citoyens.

§ 5. L'hygiène publique est une science nouvelle et d'un ordre élevé dans notre économie sociale; toute d'observation et complètement étrangère aux illusions de la théorie, elle se résume toujours en applications pratiques : son expression la plus haute, c'est l'institution des Conseils de salubrité. Ces comités ont une mission bien belle, l'amélioration de la condition matérielle des classes laborieuses ; leur but spécial, c'est de protéger la santé des citoyens contre certaines industries qui pourraient les compromettre, et de rendre inoffensifs , soit pour l'ouvrier lui-même , soit pour les habitations du voisinage , des ateliers incommodes ou insalubres. On ne sait point assez combien ce champ, jusqu'alors si peu exploré, a été fécond en découvertes et tout le parti qu'ont su tirer certains hommes d'objets épars dans les immondices de nos rues, et dont l'aspect n'inspirait que le dégoût. On a fait de l'excellente science avec le curage des fosses d'aisances et des égoûts ; examiné dans tous ses détails comme dans toutes ses applications, l'écarrissage, cet art au premier abord si hideux , est devenu l'un des chapitres les plus intéressants de l'hygiène publique, et pour l'industrie une source féconde de richesses. Tandis que la chimie trouvait moyen de tirer un fort grand parti de débris organiques repoussants, soit pour la fabrication de la gélatine , soit pour la préparation en grand du phosphore , l'hygiène , s'exprimant par l'organe d'un Conseil de salubrité, déterminait la quantité d'air respirable à laquelle chaque individu a droit par heure, et réglait les dimensions de capacité que doivent présenter, selon leur population, les salles de spectacle, les casernes, les prisons, les hôpitaux. Elle disait, par la même voix, quelles qualités appartiennent à l'eau pour être une boisson salubre ; à quels signes on peut reconnaître les falsifications des objets d'indispensable consommation, les farines, le pain, le vin, le lait, le sucre, et réglait, dans tous leurs détails, les conditions en dehors desquelles la santé des citoyens est compromise, et la durée normale de la vie abrégée.

Protecteurs naturels de l'industrie non moins que de la santé publique, les Conseils de salubrité sont identifiés à la pratique des arts et métiers : ils l'étudient non-seulement pour la rendre salubre, mais quelquefois encore pour la rendre plus productive. Un de leurs devoirs les plus importants, c'est de faire connaître aux chefs d'atelier tout ce que l'expérience, chez les peuples civilisés, a découvert sous ce double rapport.

Mais ces Conseils ont d'autres attributions non moins importantes.

L'Administration a fait élever un édifice destiné, sous le nom de collége, de prison, d'hôpital ou de caserne, à devenir la demeure d'un grand nombre d'hommes. Ce vaste bâtiment réunit-il toutes les conditions sanitaires que lui impose sa destination, et lorsqu'il les présente, est-il en état d'être habité ? Qui le dira ? c'est le Conseil de salubrité. C'est lui encore qui maintiendra le bon état de conditions dont l'observation importe si fort à la vie des citoyens, en visitant, chaque année, avec soin et dans tous leurs détails, les hôpitaux, les casernes, les prisons. C'est le Conseil de salubrité que l'Administration consulte lorsqu'il est question de déterminer quel est l'emplacement le plus convenable pour un grand édifice public, quand il s'agit de la translation d'un cimetière, ou lorsqu'elle a besoin d'un avis motivé sur une épizootie ou sur une maladie épidémique. Au Conseil de salubrité appartient la mission d'éclairer les citoyens par les instructions spéciales sur les soins qu'il convient de donner aux noyés et aux asphyxés ; l'inspection régulière de ces secours si importants est l'une de ses attributions essentielles.

Centres nécessaires de toutes les institutions qui ont pour objet la santé publique, et points intermédiaires entre ces mêmes institutions et l'Autorité, les Conseils de salubrité dirigent les dispensaires de santé des filles publiques; ils ne sont point chargés des visites, mais c'est à eux qu'il appartient de déterminer leurs résultats, quant à la proportion du nombre des filles infectées avec le chiffre des filles présumées saines. Ce sont eux qui rédigent les tableaux de mortalité, et qui font connaître le mouvement de la population. C'est encore le Conseil de salubrité, à Paris du moins, qui est chargé d'éclairer l'Administration, soit sur la police des aliments et des boissons, soit sur les moyens d'empêcher la vente des remèdes secrets et de réprimer le charlatanisme. Telles sont les principales attributions de ces Conseils, l'une des plus utiles institutions que l'Administration ait créées; aussi leur nombre s'est-il rapidement augmenté. Institué en 1802, le Conseil de salubrité de la Seine a été réorganisé en 1807; celui de Nantes a été fondé en 1817; celui de Bordeaux, bientôt après; celui de Lyon, en 1822; celui de Marseille, en 1825; celui de Lille, en 1828; celui de Rouen, en 1831 : chaque grande ville aura bientôt le sien.

Il ne faut point oublier, dans cette énumération des services que rendent les Conseils de salubrité, la publication de leurs comptes-rendus, véritables répertoires au moyen desquels sont résolues toutes les questions de nature à intéresser l'hygiène publique ou l'industrie.

La publicité est une condition d'utilité pour les rapports des Conseils de salubrité; s'ils ne sont imprimés, les services qu'ils rendent sont resserrés dans un cercle étroit. Lorsqu'une amélioration hygiénique vraiment bonne est proposée, elle doit être connue de la grande famille française et ne point être circonscrite dans telle ou telle localité. Un procédé qui rend inoffensif l'exercice d'un art incommode ou insalubre, est la propriété de tous, et ne saurait être exclusivement celle de quelques-uns. Il y aurait donc avantage à réunir les Conseils de salubrité de Paris et des départements dans une même institution, dont le principe serait l'échange régulier, entre les divers Conseils, de leurs comptes-rendus annuels. Dès lors un progrès en matière sanitaire qui serait introduit dans une commune profiterait à toutes, et l'expérience d'un département se généraliserait rapidement dans tous les autres. Le Conseil de salubrité de la Seine publie très souvent des instructions précieuses sur les moyens d'améliorer la pratique de métiers insasubres, et il compte parmi ses membres des hommes spéciaux dont les avis font autorité : pourquoi le ministre du commerce n'adresse-t-il pas à chaque préfet, dans les départements, un exemplaire du rapport en matière sanitaire que reçoit, à Paris, chaque année, le préfet de police? Bonne pour tant d'applications, la propagation rapide des idées l'est surtout lorsqu'il s'agit d'améliorations positives dans la condition matérielle des citoyens.

CHAPITRE II.

—

§ 1. DES LIEUX QUI SERVENT D'HABITATION A L'HOMME (1).

La position des lieux n'est nullement une circonstance indifférente pour l'habitation de l'homme; il n'est nullement égal pour la salubrité qu'elles soient situées dans une plaine, dans une vallée ou sur une colline, sur un sol parfaitement sec ou détrempé par les eaux, enfin qu'elles soient frappées par le vent du midi ou par le vent du nord. Il y a une corrélation incontestée entre ces conditions topographiques et l'organisme vivant: modifiée par l'influence combinée de l'air, des eaux et du sol, la constitution du corps de l'homme prend un caractère spé-

---

(1) Nous avons consulté avec soin, pour la première partie de ce chapitre, le grand ouvrage de Jean-Pierre Frank : System einer vollstaendigen medicinischen Polizey : dritter Band : der vierten Abtheilung , erster Abschnitt : von bester Anlage menschlicher Wohnplatze. P. 824.

cial à chaque localité. L'habitant des plaines n'a pas la même allure que celui des montagnes ; un Allemand ou un Suédois ne ressemble point à un Espagnol ou à un Italien, et l'indigène de l'Amérique du Sud n'appartient pas au type de l'Africain ou de l'habitant de la Laponie. Si on fait abstraction de ces points extrêmes des variétés de l'espèce humaine, dans leurs rapports avec le climat, pour n'examiner que les modifications de l'organisme dans une même contrée, selon que le sol est plus ou moins élevé au-dessus du niveau de la mer, ou plus ou moins pourvu d'eaux, tantôt courantes, tantôt immobiles, on observera des faits très dignes de remarque. A chaque circonscription topographique correspondent des nuances dans l'organisation physique de l'homme, dont certaines maladies spéciales sont la plus haute expression. La plique ne se voit qu'en Pologne ; le choléra fait sa résidence habituelle dans les contrées humides et chaudes de l'Inde ; la peste est endémique à Constantinople, le goître dans certaines vallées étroites des pays de montagnes, la fièvre intermittente dans nos contrées marécageuses, l'ophthalmie en Egypte, la phthisie en Angleterre, le scorbut en Hollande, la fièvre jaune sur le littoral de l'Amérique du Nord. On voit bien certainement ces maladies autre part, mais elles affectent de préférence certains lieux, et y deviennent prédominantes. On pourrait, selon la remarque de Jean-Pierre Frank, dresser une carte pathologique du globe.

C'est un fait constaté par l'expérience de tous les temps comme par l'observation de tous les peuples, que les collines, les montagnes et les plateaux sont de tous les lieux ceux dont l'habitation est le plus salubre. L'air dans les régions élevées a une pureté remarquable ; il n'est point saturé par les émanations des eaux stagnantes ; elles ne s'élèvent point à cette hauteur et ne franchissent pas des limites déterminées. Cette atmosphère des montagnes est sèche, limpide et très favorable à la respiration, pourvu, toutefois, que la hauteur ne soit pas trop grande ; car alors l'air perd beaucoup de sa densité, ne fournit pas aux poumons une quantité d'oxigène suffisante, et ne pèse plus assez sur la périphérie du corps, dont les fluides, mal contenus, tendent à s'échapper par les surfaces muqueuses et cutanées. Un montagnard a, en général, une constitution plus vigoureuse et plus saine que l'habitant des vallées ; il se porte mieux, et ses maladies ont plus fréquemment un caractère aigu. Cependant l'air est souvent imprégné de brouillards au sommet des montagnes ; souvent, très souvent les crêtes élevées des Alpes sont plongées dans d'épaisses vapeurs, tandis que l'atmosphère est sereine dans les plaines. Ce qu'on a dit de la salubrité de l'air dans les hautes régions, doit s'entendre des montagnes d'une élévation médiocre et des collines : elles sont très favorables pour l'habitation de l'homme. Il est des malades qu'on guérit d'affections chroniques ou maux de langueur, seulement en les faisant passer des vallées ou des plaines qu'ils habitaient dans un pays de montagnes. Les anciens bâtissaient de préférence leurs villes sur des hauteurs. Cependant la salubrité des lieux élevés n'est point absolue, et l'habitation des régions montagneuses ne convient pas à tous les tempéraments. On a vu des épidémies sévir de préférence sur les hauteurs, et respecter les plaines et les vallées ; le choléra-morbus, pendant sa meurtrière promenade en Europe, de 1832 à 1834, n'a point épargné les villes des montagnes. Leur accès est fort difficile et se prête fort peu aux relations internationales ; si l'air est pur dans les lieux élevés, il est froid, surtout au lever et au coucher du soleil ; sa température est très variable, et il est agité par de fréquents orages. Les grandes villes établissent ordinairement leur assiette dans les plaines, et n'étendent leurs flancs que sur des collines d'une très petite élévation ; la commodité des communications l'emporte ici sur l'infériorité relative de la pureté de l'air atmosphérique.

Beaucoup de vallées sont très habitées ; on y voit non-seulement grand nombre de maisons éparses, mais encore des villages, des bourgs et des villes. Leur configuration est telle d'ordinaire, que l'une des chaînes de montagnes qui les bordent ferme d'un côté ou d'un autre l'accès au vent ; circonstance locale qui a une influence remarquable sur la salubrité. Il y a moins de ventilation sur ce sol déprimé, l'air s'imprègne plus souvent et plus longtemps des émanations que dégagent les eaux stagnantes ; il est plus lourd et moins pur. Lorsque la vallée est fermée par de hauts rochers à parois abruptes, les rayons du soleil répercutés par ces surfaces blanchâtres développent, pendant l'été, une chaleur insupportable. Zimmermann parle de vallées, dont les habitants envoyaient leurs enfants dans les montagnes, depuis le mois de juin jusqu'au mois d'août, pour les préserver d'affections cérébrales. Haller a remarqué qu'il y a plus de fous dans les vallées ainsi configurées, que dans le haut pays. C'est dans les vallées qu'abondent les étangs, les marais et les flaques d'eaux stagnantes de toute nature. Cependant toutes ne sont pas, à beaucoup près, dans des conditions si désavantageuses ; il en est dont l'orientation et la largeur sont telles, que la ventilation s'y fait assez bien, et dont l'air est incessamment agité et rafraîchi par des cascades ou par des ruisseaux d'eau courante.

Les plaines tiennent le milieu entre les vallées et les montagnes ; elles servent d'assiette à la plupart des villes : on ne peut rien dire d'absolu sur leur salubrité. Beaucoup sont dans d'excellentes conditions sanitaires ; d'autres doivent à la nature argileuse de leur sol, de même qu'à l'abondance de leurs eaux stagnantes, une fâcheuse renommée. Si les rayons du soleil, durant l'été, ne sont point répercutés par les parois compactes et blanchâtres des rochers, s'ils ont moins de violence, ils agissent sur l'homme et sur les animaux avec une continuité désespérante, lorsque le vent ou un orage n'imprime pas un grand mouvement à l'atmosphère. Le froid, pendant l'hiver, est incomparablement plus vif dans les plaines que dans les vallées ; les vents que n'arrêtent point des chaînes de montagnes y ont une impétuosité irrésistible, et les orages une grande violence.

Ainsi, les plaines, les vallées et les montagnes ont leurs avantages et leurs inconvénients quant à la salubrité ; et les unes et les autres ont des conditions spéciales, qui les font tantôt rechercher, et tantôt éviter : toutes servent de demeure à l'homme, que l'habitude façonne à leurs inconvénients. Il y a tant de souplesse et de vitalité dans l'organisation humaine, que toutes les latitudes et toutes les expositions lui conviennent.

On doit cependant faire une exception pour les pays marécageux : leur insalubrité est telle, qu'on ne saurait les habiter impunément. Les anciens défendaient de bâtir des villes dans le voisinage des eaux stagnantes. D'innombrables observations ont constaté la funeste action des émanations de marais. Lancisi a recueilli quelques faits très frappants de ce genre; d'autres sont consignés dans le *Traité de police médicale* de Jean-Pierre Frank. Avant qu'on eût desséché les marais des environs de Pise, rarement les habitants de ces campagnes atteignaient leur cinquantième année. Mais la vie est non-seulement courte dans les plaines marécageuses, elle y est encore d'une extrême difficulté.

Pour faire connaître ce que devient l'homme sous l'influence d'un air imprégné des effluves dégagés par les eaux stagnantes, nous reproduirons, en partie, le tableau que nous avons fait d'une population dont nous avons eu souvent occasion d'étudier les habitudes physiques et les maladies :

« Deshérités en quelque sorte par la nature, les Bressans
» n'ont jamais senti que le poids de la vie ; la funeste influence
» de l'air dans lequel ils végètent et de leurs habitudes phy-
» siques et morales, est imprimée fortement sur leurs traits :
» elle modifie, à un degré extraordinaire, leurs fonctions et leurs
» facultés. Ils naissent valétudinaires ; ils ont achevé d'exister
» dans l'âge de la vigueur. L'enfance a perdu, sous ce triste
» climat, son enjouement ; elle n'y montre pas, en contours
» arrondis, ces formes molles et délicates, et cette grâce qui lui
» donnent tant de charmes. Des rides nombreuses sillonnent
» de jeunes visages ; une peau décolorée et sans ressort enve-
» loppe des organes débiles ; une bouffissure repoussante ôte aux
» membres leur agilité, et fait perdre à la physionomie toute
» son expression. Tous les éléments dont le Bressan reçoit l'ac-
» tion conspirent sa ruine : l'air qu'il respire est empoisonné,
» l'eau dont il s'abreuve est corrompue ; sa demeure chétive
» est exposée sans défense à l'influence d'une atmosphère
» pernicieuse ; ses aliments sont grossiers et insuffisants, ses
» vêtements ne le protégent point contre le froid humide, et
» le genre de travail auquel il est condamné ne lui permet
» point de consoler sa misère par l'espoir d'un avenir plus
» heureux. Quelle est la nature de ses travaux ? A la première
» lueur du jour, il quitte sa chaumière et va s'ensevelir dans
» de sombres forêts, ou bien il s'achemine péniblement vers

» des marais dont sa main ne cessera d'agiter la fange re-
» doutable, pendant un grand nombre d'heures. Sa taille,
» petite et souvent contrefaite dès le jeune âge, par des vices
» de conformation, soit du tronc, soit des membres, est re-
» marquable presque toujours par le défaut de proportion des
» cavités splanchniques. Sa peau.fine, très pâle, d'un blanc
» mat et blafard, et couverte souvent de taches d'un aspect
» terreux, ne présente pas ces saillies musculaires et cette co-
» loration animée qui sont ordinaires à l'organisme des mon-
» tagnards. Ses formes extérieures sont arrondies et molles,
» tuméfiées par des sucs séreux et dépourvues de ton et d'élas-
» ticité ; ses chairs conservent quelque temps l'impression
» du doigt qui les comprime. Ses cheveux sont plats et d'un
» blond cendré ; sa barbe est blonde et peu fournie ; son œil
» est terne, son regard triste et sans expression ; une couleur
» jaune teint souvent ses joues, son front et ses yeux. La
» mélancolie, l'apathie, une sorte.d'idiotisme, telle est l'expres-
» sion habituelle de son visage, rarement modifié par les pas-
» sions. Son squelette est reconnaissable à une sorte de rachi-
» tisme des os, à la grosseur de leurs extrémités spongieuses,
» à la petitesse de la dimension en hauteur des extrémités
» abdominales. Son cœur se contracte avec peu d'énergie, son
» pouls est mou et petit : la circulation abdominale est chez
» lui lente et difficile; sa poitrine est resserrée, son cou allongé,
» son ventre tuméfié par une rate énorme ; une transpiration
» presque continuelle l'affaiblit. Tout chez lui est en harmonie
» avec ces caractères, et c'est dans la Bresse surtout que le
» physique est une traduction fidèle du moral. Ecoutez l'homme
» qui est né sous le ciel de cette terre insalubre : sa voix est
» gutturale et rauque, sa prononciation est gênée, les finales
» des mots sont traînantes. Voyez-le quand il se meut : com-
» bien sa démarche est lente et pénible ! Quelle faiblesse dans
» l'âge de la vigueur, et combien ce corps si frêle a peu de
» vie ! A vingt-cinq ans, le mouvement de décomposition com-
» mence, et des maladies continuelles ajoutent à la débilité
» constitutionnelle. Comment le Bressan aurait-il une autre
» organisation ? il est assailli sans cesse par des fièvres qui,
» si elles ne le tuent pas immédiatement, abrégent sa vie et

» minent ses forces : il n'a jamais joui complètement de l'exis-
» tence, et pour lui vivre, c'est souffrir (1). »

Ce qui est vrai pour un pays marécageux, l'est aussi pour un autre. Il y aurait beaucoup à dire sur l'influence pernicieuse des émanations des eaux stagnantes; mais cet Essai doit traiter spécialement de la salubrité dans les grandes villes.

Nous avons indiqué les conditions sanitaires que présentent les lieux divers dont l'homme peut faire son séjour ; étudions maintenant les habitations en elles-mêmes.

§ 2. DES GRANDES VILLES. —Les grandes villes ne seraient pas habitables si elles n'étaient soumises à une police sanitaire ; c'est pour elles surtout que la législation sur la salubrité a été créée. Tous les genres d'infection sont accumulés dans leur enceinte ou dans leurs alentours ; s'ils ne sont soumis à une surveillance sévère , la santé publique est gravement compromise. Rien n'est plus dangereux que l'habitation des villes, lorsque rien ne protége leur population contre les émanations incommodes ou délétères dont l'atmosphère est chargée si souvent. Il n'y a pas de police de salubrité dans les capitales de l'Orient ni dans quelques grandes cités de l'Amérique du Sud, mais aussi des épidémies meurtrières sont permanentes dans ces villes. Toutes les fois qu'un grand nombre d'hommes se réunissent ensemble pour vivre en commun, ils apportent avec eux, par le fait même de leur agglomération, des causes de maladies et de mort, qui ne tardent pas à se développer, si elles ne sont anéanties, au moment où elles se produisent, par une hygiène bien entendue. En effet, des immondices, d'espèce diverse et plus ou moins délétères, sont la conséquence nécessaire de l'existence des grands centres de population. Aux boues déposées sur la voie publique par la circulation des passants et par les pluies, s'ajoute le produit des déjections stercorales de chaque jour : plus malfai-

(1) MONFALCON (J.-B.). Histoire médicale des marais et Traité des fièvres intermittentes causées par les émanations des eaux stagnantes. Seconde édition. *Paris et Lyon*, 1827 , 1 vol. in-8°.

santes encore, les émanations de grand nombre d'ateliers et de fabriques altèrent, à chaque instant, la pureté de l'air. Nos ménages fournissent continuellement leur contingent d'infection sous lés formes les plus variées : ce sont tantôt les résidus des aliments, tantôt des eaux de lavage corrompues, ou des matières organiques en fermentation. Chaque maison, chaque étage, chaque appartement est un foyer de vapeurs plus ou moins fétides ; la chance de la viciation de l'air est partout. Nos hôpitaux versent incessamment dans l'air une quantité énorme de miasmes dangereux ; d'autres effluves presque aussi malfaisants sont dégagés par le sol, qu'imprègnent profondément des liquides putrides. Mal contenues par le ciment éraillé des fosses, les matières fécales filtrent à grande distance et vont corrompre les eaux des puits. Nous n'avons rien dit encore des boucheries, boyauderies et tanneries, des cadavres d'animaux qui se putréfient à l'air libre, des dépôts permanents de fumier dans nombre d'habitations, etc., etc. Tels sont quelques-uns des ennemis contre lesquels la santé doit être défendue par une sollicitude infatigable ; il n'en est point contre lesquels la salubrité n'ait des armes suffisantes, mais tous existent, tous sont en pleine activité, et la police sanitaire n'a pas le droit de dormir un seul moment.

Rien, sous ce rapport, n'est indifférent dans une grande ville : l'air, le sol, les eaux, tout y réclame la plus sérieuse attention. Il faut d'abord tenir compte de sa position topographique ; sa situation relativement au voisinage des fleuves et des chaînes de montagnes a beaucoup d'importance, et son exposition est l'une des premières considérations dont il faut tenir compte. Un juge bien compétent, Hippocrate, assigne une physionomie particulière aux villes qui sont ouvertes aux vents chauds et à celles que balaient les vents froids ; elles ne sont pas dans les mêmes conditions de salubrité. De toutes les expositions, la meilleure est celle de l'est. Une grande cité bâtie en amphithéâtre, sur une colline qui regarde le soleil levant, est de toutes la mieux située ; son exposition est de beaucoup préférable à celle du nord ou du midi.

On improvise rarement des villes ; il est facile de tracer sur le papier leurs conditions de salubrité, et de donner des règles pour le percement des rues, l'alignement des constructions, ou l'exposition des établissements publics. Mais, si on fait rarement des villes de toutes pièces, on peut du moins rectifier les vices de leur plan primitif, ou de l'absence de plan dans leur aménagement, et ce n'est point une occupation et une dépense médiocre pour les conseils municipaux. Nos pères avaient peu de goût et de prévoyance dans la construction de leurs habitations ; ils étaient profondément ignorants ou insouciants en matière de salubrité, et s'ensevelissaient dans des masures humides et sombres, beaucoup plus mal tenues que certaines écuries. Chacun construisait son habitation à sa manière, et empiétait sur la voie publique à son gré, sans souci du voisin et surtout de la régularité de l'ensemble. Ils ont légué une lourde tâche à leurs enfants ; bien des siècles s'écouleront avant que la régénération sanitaire de nos maisons soit opérée. Cette réforme n'est guère possible que dans les grandes villes, qui peuvent seules affecter une somme considérable à leurs travaux publics.

Il faut avoir égard à beaucoup de circonstances pour déterminer les conditions de salubrité d'une ville quelconque : on doit d'abord, nous l'avons dit, tenir compte de l'exposition. Celles-ci sont assises sur un sol très élevé au-dessus du niveau de la mer ; celles-là se déploient en éventail sur le versant d'un coteau ; d'autres s'étendent dans une plaine, et ont leurs murs baignés par une rivière. Toutes sont ouvertes aux vents d'une manière particulière ; les unes reçoivent principalement le vent du sud et du sud-ouest, les autres le vent d'est ou le vent du nord. Des modifications de l'organisation humaine correspondent à chacune de ces dispositions. Toutes les cités vivent sous l'influence des circonstances locales qui leur sont propres, et reçoivent une empreinte profonde et de ces agents modificateurs et du climat. Celles que baignent de grands cours d'eau, sous un ciel froid ou tempéré, sont ordinairement plongées dans d'épais brouillards, auxquels correspondent des maladies d'une espèce déterminée; d'autres, qui couronnent le sommet de hautes collines, ont une autre allure qui leur est spéciale. Il en est qui ont le malheur d'être à proximité d'eaux stagnantes sous un ciel brûlant; empoisonnée par des effluves malfaisants, leur atmosphère chaude et humide devient la cause périodique de maladies qui sont très meurtrières. Quelques villes souffrent à un haut degré de la sécheresse ; elles manquent d'air frais , et leurs habitants , pour respirer, sont obligés de passer une grande partie de la nuit sur des terrasses. Placées sous une latitude différente, d'autres comptent, dans l'année, un grand nombre de jours de pluie.

Et cependant l'homme s'habitue à toutes ces conditions si diverses ; son organisation flexible se fait au mal comme au bien. Couverts de vermine et renommés par une malpropreté historique , certains Orientaux nous inspirent à cet égard une commisération profonde : ils ne se plaignent cependant pas , et n'envient en aucune façon le confortable de nos grandes cités. On sait que les rues de Constantinople sont dévouées à des boues phénoménales ; elles ne sont point pavées , mais peu importe au Turc : il les parcourt comme il peut , après s'être affublé de bottes en cuir qui remontent jusqu'au milieu des cuisses. Dans plusieurs villes considérables de l'Amérique méridionale, les cadavres des grands quadrupèdes, des chevaux, par exemple, se putréfient en plein air sur la voie publique ; mais personne n'en prend le moindre souci , et ce sont les oiseaux de proie qui sont chargés du nettoiement des rues, soin dévolu dans d'autres cités à des bandes de chiens affamés. Mais ce ne sont point de tels exemples que nous devons imiter ; nous les avons suivis pendant trop longtemps.

Il faut en quelque sorte du courage pour habiter une ville ; on s'y déterminerait bien difficilement si on prenait en considération le grand nombre de foyers d'infection dont il faut braver l'activité malfaisante et journalière. Mais l'habitude atténue le mal , et la nécessité empêche d'y prendre garde. Tout le monde ne peut pas vivre aux champs ; au reste, une bonne police sanitaire rend parfaitement supportables les agents d'insalubrité , si elle ne les détruit pas tout-à-fait. S'il y a de grandes différences d'une ville à l'autre sous le rapport des conditions de salubrité, il n'y en a pas moins entre les quartiers divers d'une même ville , et c'est ici le lieu de placer une observation importante. On est souvent malade et beaucoup de gens meurent dans les villes insalubres ; la vie est plus longue et plus facile dans celles dont les conditions sanitaires sont satisfaisantes. Même observation pour les quartiers divers d'une même cité. Des observations d'une exactitude rigoureuse et faites en grand nombre ont établi cette vérité. On a comparé, à Paris, la mortalité dans le quartier riche de la Chaussée-d'Antin, à celle des quartiers pauvres de l'Hôtel-de-Ville ou du faubourg St-Marceau : la différence est frappante. Dans l'un, il y a une agglomération moins grande d'individus en un même point; chaque rue, chaque maison a une part plus large de lumière et de soleil ; enfin tous les foyers d'infection y sont pourchassés et surveillés avec le plus grand soin. Dans l'autre, une multitude de familles habitent de misérables galetas obscurs, humides, malsains, et abandonnés à tous les genres d'émanations malfaisantes; il y a peu de places publiques, les maisons n'ont que des cours très petites, et les rues étroites et tortueuses, couvertes pendant neuf mois de l'année d'une boue diffluente, sont constamment imprégnées d'une atmosphère insalubre. A un chiffre égal de population correspondent des différences énormes dans le nombre des maladies et des morts : partout où il y a de l'aisance et un air sain, la vie est plus facile, plus complète et plus longue; partout où se trouvent réunies la misère et l'habitation d'une demeure malsaine, végète une population rabougrie, que mettent en coupe réglée les scrofules, le marasme et la phthisie.

Les conséquences de cette observation sont bien importantes: il faut assainir les quartiers malsains et rajeunir les vieilles cités ; il faut démolir les masures et les maisons décrépites ; il faut construire pour les ouvriers des maisons amplement baignées par le soleil et la lumière; il faut élargir et redresser les rues étroites et anguleuses. Un maire de grande ville qui régénère un vieux quartier, et fait entrer abondamment la lumière et la chaleur solaire dans des lieux qui en étaient privés, rend à ses concitoyens un service plus signalé que s'il faisait construire un palais. La gloire véritable pour un conseil municipal, c'est de rendre meilleure la condition matérielle des ouvriers, en mettant à leur disposition des demeures salubres. Au reste, pauvres et riches sont en droit d'exiger, des magistrats de la cité, un air sain, de bonnes eaux potables, une circulation commode sur la voie publique, enfin une bonne police de salubrité. C'est là le premier devoir des maires et des conseils municipaux ; ils n'ont été appelés au pouvoir que pour accomplir cette tâche. Il faut être juste, on a fait beaucoup pour les intérêts hygiéniques des hommes de travail à Paris et dans quelques autres grandes cités : on a vu s'élever pour les ouvriers, dans quelques villes manufacturières, des quartiers neufs très bien aménagés. Si des travailleurs, dans ces grands centres de population, ont toujours une vie précaire et les mêmes besoins, s'ils en ont peut-être davantage, quant à certaines jouissances de luxe qu'ils ne recherchaient pas autrefois, leur existence matérielle s'est du moins sensiblement améliorée ; ils sont mieux logés, mieux nourris, mieux vêtus, se portent mieux et vivent plus longtemps. Cette remarque n'est point générale et absolue; nous savons qu'elle comporte malheureusement beaucoup d'exceptions.

C'est une condition d'insalubrité que l'agglomération d'un trop grand nombre d'individus sur un même point. Vienne a 330,000 habitants; Naples, 364,000; Paris, plus de 900,000; et Londres 1,500,000 ; c'est une trop grande condensation d'êtres humains sur un même point. On ne saurait trop le dire, beaucoup d'inconvénients résultent de cet entassement d'habitations dans les grandes capitales ; chaque homme ne peut plus compter sur la part de soleil, d'air et d'eau salubre à laquelle il a droit.

La durée de la vie, dans les villes, s'augmente ou diminue selon les conditions de salubrité dans lesquelles se trouvent les populations : plus l'air atmosphérique est pur, plus la santé de l'homme est solide, moins les chances de maladie sont nombreuses. Mais beaucoup d'autres influences, moins importantes, il est vrai, doivent être portées en ligne de compte. Une des plus importantes, c'est l'aisance, l'une des meilleures conditions hygiéniques possibles. S'il y a plus de maladies et de mortalité dans les quartiers pauvres que dans les quartiers riches, et si la vie y est moins longue, c'est que leurs populations sont constamment exposées à l'action d'agents débilitants et de foyers d'infection auxquels les quartiers riches savent se soustraire. Il faut tenir compte encore de l'anxiété morale dans laquelle vivent les classes laborieuses : elle tend beaucoup à diminuer la somme de vie qui est départie à l'ouvrier. Toutes les enquêtes sanitaires, à Londres comme à Paris, ont démontré que les rues et maisons dans lesquelles éclataient le plus de fièvres graves et autres maladies dangereuses, étaient invariablement les maisons et les rues situées dans le voisinage immédiat d'égoûts découverts, de dépôts d'immondices, d'eaux stagnantes, de fosses d'aisances et de latrines mal tenues, en un mot de foyers d'infection formés par des matières organiques végétales ou animales en putréfaction. Ce fait est incontesté. Quand les conditions d'insalubrité sont détruites par l'emploi bien entendu des grands moyens hygiéniques, tels que le dessèchement du sol et l'écoulement des immondices liquides par des égoûts couverts, la construction de maisons salubres, la pratique d'un bon système de ventilation, l'effet cesse aussitôt avec la cause. Les maladies endémiques dans le vieux quartier disparaissent, et la mortalité rentre dans ses conditions normales.

Quelque salubre que soit une ville, elle ne l'est jamais autant qu'une campagne : supposons un nombre donné d'individus vivant dans l'air confiné d'un faubourg, et un nombre égal d'hommes éparpillés aux champs sur une large surface ; il y aura toujours plus de maladies et de mortalité chez les uns que chez les autres. On s'est rendu un compte exact, en Angleterre, de la différence de la mortalité dans les villes et dans les campagnes, en comparant les actes publics de décès et en opérant sur un chiffre d'individus considérable. Ce calcul a été appliqué à trois millions cinq cent mille individus, pendant les années 1838 et 1839, et il a donné les résultats suivants :

Campagne : 17,254 milles carrés ; population, 3,559,323 individus : morts, 1 sur 54 1/21ᵉ.

Villes : 747 milles carrés ; population, 3,769,000 individus : mortalité, 1 sur 38 1/16ᵉ.

La différence est énorme. Un autre calcul n'est pas moins significatif : on a cherché à déterminer la longévité comparée dans les campagnes et dans les villes, d'après cette donnée : Combien d'individus, sur mille, parviennent-ils à l'âge de soixante-dix ans dans l'une et l'autre de ces localités? Mille individus dans les campagnes du Devonshire, du Dorsetshire, du

Wiltshire, du Cornwall, du Somersetshire, de Norfolk, de Suffolk, du Cumberland, du Westmoreland, du Lancashire et du Northumberland (le district des mines excepté), ont fourni 202 septuagénaires : mille habitants de ces villes, Londres, Birmingham, Leeds, Manchester et Liverpool, n'en comptent que 90.

Cet énorme contraste s'explique par la viciation de l'air dans les villes, et par la salubrité de l'atmosphère dans les campagnes. Ainsi, par la seule action des poumons des habitants de Liverpool, une couche d'air, suffisante pour couvrir la surface entière de la ville à une profondeur de trois pieds, est rendue chaque jour impropre à la respiration. Encore ne tient-on pas compte d'autres modifications bien fâcheuses dans la constitution de l'air atmosphérique par les forges, fourneaux et autres foyers à combustion, tels que des myriades de becs de gaz et de chandelles brûlant toute la nuit, les fuites si fréquentes du gaz d'éclairage, les émanations des fabriques, etc. Liverpool est de toutes les villes d'Angleterre celle où la population est condensée sur la surface la plus resserrée : aucune aussi n'est autant insalubre. On y comptait, en 1841, 223,054 habitants, dont 160,000 appartenaient à la classe ouvrière ; grand nombre de ceux-ci travaillent dans des caveaux ou dans des maisons sans ventilation, et dont l'atmosphère est viciée par tous les genres d'immondices. Des chambres très resserrées reçoivent, la nuit, une énorme quantité d'Irlandais des deux sexes dont les corps se touchent. Chaque individu vicie trois cents pieds cubes d'air pendant la nuit, et le rend impropre à la respiration : si on suppose, chaque nuit, trente paires de poumons en activité, il y 9,000 pieds cubes d'air vicié, dans une chambre dont la capacité n'en admet pas plus de 2,100 : trente êtres humains n'y trouvent qu'une quantité d'air à peine suffisante pour sept, et chacun respire à pleine poitrine le poison que dégage son voisin.

Les qualités de l'air et celles de l'eau, dans les grandes villes, réclament une étude particulière.

§ 3. DE L'AIR DANS LES GRANDES VILLES. — L'air est encore plus nécessaire à la vie de l'homme que la nourriture ; s'il est insalubre, les aliments, quelles que soient leur qualité et leur quantité, ne sauraient maintenir les forces et la santé. C'est l'air qui agit d'abord sur nos organes ; il pénètre à chaque instant dans l'intérieur du poumon ; il exerce à tous les móments une action bonne ou nuisible, selon qu'il est d'excellente ou de mauvaise nature. Sa condition n'est jamais indifférente : selon sa composition, il est un poison ou un principe de vie. Ce n'est pas assez pour la santé de l'homme qu'il soit salubre, il faut encore que la respiration ait lieu dans une grande masse atmosphérique, et que l'air s'introduise dans le poumon avec un certain degré de force.

On sait quelle est la composition normale de l'air : cent parties sont formées des éléments suivants : 20,81 d'oxygène et 79,19 d'azote, ou de 2,301 d'oxygène en poids, et 7,699 d'azote. On y trouve, en outre, un demi-millième environ de gaz acide carbonique, de la vapeur d'eau, du fluide électrique, du calorique et la lumière. Ses principaux éléments constituants sont les gaz azote et oxygène, dans une proportion déterminée, en dehors de laquelle il cesse d'être respirable. Le poumon de l'homme vivant décompose l'air qu'il aspire ; il retient une partie de l'oxygène et renvoie une quantité plus grande de gaz acide carbonique.

Lorsqu'un certain nombre de personnes habitent un appartement dont l'atmosphère est peu renouvelée, leur fonction respiratoire change les proportions des parties constituantes de l'air, et de salubre le rendent insalubre. La quantité d'oxygène contenue dans cet appartement diminue, et celle du gaz acide carbonique augmente considérablement. Tel est le fait chimique réduit à son expression la plus simple. Selon M. **Dumas**, un homme transforme en acide carbonique, par l'acte de la respiration et dans l'espace d'une heure, tout l'oxygène qui est contenu dans 90 litres d'air, et le volume d'air expiré, qui est de 333 litres, renferme à peu près 0,04 d'acide carbonique. D'après les expériences de Lavoisier, le corps d'un homme qui a atteint toute sa croissance emprunte à l'atmosphère, dans une année, 383 kilogrammes d'oxygène, chiffre que Menzies élève à un peu plus de 418 kilogrammes : mais aucune partie de ce gaz ne demeure dans le corps, il en sort sous la forme d'une combinaison carbonée on hydrogénée.

Ainsi, dans un appartement d'une capacité donnée, l'air est promptement appauvri de toute la quantité d'oxygène que consomme le poumon des personnes qui l'habitent.

Mais, de toutes les causes de la viciation de l'air atmosphérique dans un appartement fermé, la respiration des personnes qui s'y trouvent n'est pas la plus grave. Ce n'est pas seulement du gaz acide carbonique en excès que le corps de l'homme dégage, d'autres émanations animales viennent s'y joindre. Ce sont celles des fluides de la transpiration fortement odorante aux aisselles et aux pieds de quelques individus, et qui ont chez tous un caractère particulier, très perceptible pour un nez subtil. Il faut encore tenir compte d'une autre circonstance : le corps de l'homme dégage, par la respiration surtout, une quantité considérable de chaleur qui s'ajoute à celle de l'atmosphère. Selon les expériences de MM. Dulong et Despretz, la quantité de calorique produit est la même que celle qui résulterait de la combustion d'un poids de carbone égal à celui dont le sang est dépouillé. Chaque individu vivant, dit M. Péclet, renferme un véritable calorifère dans lequel brûle constamment une certaine quantité de carbone. Qu'on se représente maintenant cinq ou six cents de ces fourneaux vivants s'agitant et se démenant dans une salle de bal, encombrée comme elle doit l'être pour que la fête ait bon aspect. Il n'y a point de feu aux cheminées, et la température extérieure est très rigoureuse ; mais tous ces réchauds organiques, en combustion permanente, dégagent une quantité de chaleur tellement grande, que l'air cesse d'être respirable. Aux émanations d'un si grand nombre de personnes, tellement pressées qu'elles ont peine à marcher, se joignent celles des fleurs, des parfums et celles de milliers de bougies et de becs de gaz. Ce qu'on rencontre dans ces raouts, ce n'est certainement pas un air salubre.

Mais l'insalubrité de l'air atmosphérique est bien autre chose encore dans les vieux quartiers des grandes villes, et spécialement dans ceux qu'habitent les classes inférieures de la population. Ici tous les foyers d'infection sont en permanence ; les plus ordinaires sont un sol imprégné de matières organiques en putréfaction, des fosses d'aisances qui laissent filtrer les liquides des latrines mal fermées et malpropres, des dépôts d'immondices sur tous les points de la voie publique, les émanations d'égoûts découverts, etc. Il faut ajouter à ces causes puissantes de viciation de l'atmosphère l'absence de ventilation, l'humidité constante des rues et des murailles, l'insuffisance d'eau pour les usages domestiques, l'entassement de grand nombre d'individus, souvent malsains ou malades, dans des chambres trois ou quatre fois trop étroites pour leur population. Chaque maison, dans ces vieux quartiers, est un véritable cloaque, dont les émanations délétères, dégagées à toutes les heures du jour et de la nuit, deviennent l'une des parties constituantes de l'atmosphère de la cité. Ce n'est point tout : il faut placer encore au premier rang des poisons atmosphériques les gaz incommodes ou dangereux d'un grand nombre de fabriques.

Tous les médecins, tous les Conseils de salubrité sont d'accord sur ce fait, que l'altération de l'air par des émanations délétères, est la cause principale des maladies si graves qui affligent les classes pauvres dans les grandes villes : il est démontré à chaque page de l'enquête officielle que le gouvernement anglais a fait faire, en 1844, sur l'état sanitaire des principales villes de la Grande-Bretagne. Les plus meurtrières et les plus fréquentes de ces maladies sont les affections tuberculeuses, la phthisie, et le scrofule sous toutes ses formes : elles déciment les classes pauvres, et exercent, surtout, leurs ravages chez les enfants. Les vieux quartiers, les rues sombres, humides et boueuses, les maisons insalubres où s'entassent grand nombre d'ouvriers, sont les pourvoyeurs ordinaires des hôpitaux : on peut les considérer comme un choléra en permanence. Ces lieux infects sont habités par une population cacochyme, au teint blafard, aux chairs molles et débiles, aux membres émaciés et sans vigueur ; c'est un véritable poison, dans l'acception physique du mot, que l'air qu'on y respire ; nous ne saurions le redire assez. Ce poison a une action débilitante ; il prédispose surtout aux maladies asthéniques. Après la consomption et le scrofule, apparaissent en grand nombre, dans les quartiers malsains des villes, les douleurs rhumatismales, la leucorrhée, les gastralgies et les gastrites chroniques. Des pères cachectiques donnent le jour à des enfants rachitiques et déformés, de bonne heure, par des vices de conformation : une rue insalubre met chaque année une partie de la population en coupe réglée.

Il faut tenir compte de l'influence de la lumière solaire ; elle a une action particulière qu'il importe de signaler. C'est un stimulant de l'espèce la plus salutaire; sans lui, l'organisme humain s'affaiblit et s'étiole. Rendre l'intérieur des maisons, dans les grandes villes, largement accessible à la lumière et à la chaleur solaire, c'est prévenir le développement d'un nombre considérable de maladies, et se ménager un moyen de plus pour en guérir beaucoup. Dupuytren donnait ses soins à une femme dont rien ne pouvait rétablir la santé délabrée. Cette malade habitait une chambre étroite et sombre, dans une rue où les rayons du soleil ne pénétraient jamais. Dupuytren reconnut que le mal était causé par l'absence d'action de la lumière solaire; il fit placer cette femme dans une chambre bien ventilée et longtemps visitée par le soleil : la guérison fut très prompte. M. James Wylie a cité un fait bien remarquable de l'influence salutaire de la lumière solaire. Une grande baraque, à St-Pétersbourg, était habitée par un nombre considérable d'individus. Elle avait deux côtés, l'un bien éclairé par le soleil, et l'autre toujours à l'ombre; on remarqua, pendant une série d'années, qu'il y avait constamment trois fois plus de malades dans celui-ci que dans l'autre. M. Edwards a fait des expériences curieuses sur des têtards; il les nourrissait bien, et les tenait constamment en contact avec de l'eau, dans un lieu entièrement privé de lumière. Ces animaux croissaient, mais leur développement entier s'arrêtait, et ils n'éprouvaient pas la transformation qui les rend aptes, en plein air, à respirer l'air atmosphérique.

Il est un puissant modificateur de l'air qu'il convient d'étudier sous le rapport de la salubrité : c'est le vent. On verra bientôt combien d'espèces diverses d'émanations délétères peuvent infecter l'atmosphère ; si elles y demeuraient, si elles n'étaient éparpillées et transportées à de grandes distances par les vents et les orages, la respiration ne serait bientôt plus possible. Ce sont les vents qui sont les grands agents de dispersion des gaz incommodes et insalubres ; ils importent donc beaucoup aux habitations et aux villes. Il faut étudier ceux qui règnent habituellement dans une contrée dont on désire connaître l'état sanitaire;

leur point de départ, leur direction, et la nature des lieux sur lesquels ils passent avant d'arriver au point qui est le sujet d'observation, sont autant de circonstances dont il est fort essentiel de se rendre compte. Une appréciation générale de l'action d'un vent quelconque, du midi ou du nord, par exemple, enseigne peu de chose, si on l'isole des conditions de localité.

Tous les observateurs sont d'accord sur ce fait, que les contrées les plus salubres sont celles qui, bien abritées contre les vents d'ouest et du midi, sont exposées aux vents d'est et du nord. Humides et chauds, les vents du midi traversent les couches inférieures de l'atmosphère, et ne dispersent pas à de grandes distances les miasmes insalubres. Ceux qui passent sur les sables ardents de l'Asie et de la Lybie, franchissent la Méditerranée, s'imprègnent de ses émanations, et, venant s'amortir dans les terres d'Europe, provoquent et accélèrent la décomposition des matières organiques. Venus par-delà l'océan Atlantique, les vents d'ouest amènent avec eux la neige, la pluie et les orages. Les vents d'est sont des vents de terre, secs d'ordinaire et salubres. Plus salutaires encore, les vents du nord soufflent dans les régions supérieures de l'atmosphère; ils ont passé sur des régions de neige et de glace, et sont secs et froids. Ces vents arrêtent la putréfaction, rétablissent la pureté de l'air, assainissent la voie publique en la desséchant, et stimulent le corps de l'homme, auquel ils donnent un sentiment de force et de vigueur.

Ces considérations sont modifiées par beaucoup de circonstances particulières; il est des contrées pour lesquelles l'action du vent du nord n'est rien moins qu'un bienfait; il en est qui s'accommodent fort bien du vent du midi. Le seul fait général qui demeure, c'est la grande utilité d'un vent quelconque pour l'assainissement de l'atmosphère.

Ce qui importe le plus à une ville après un air salubre, c'est de l'eau de qualité excellente, et en grande quantité.

§ 4. DE L'EAU. — L'eau est demandée, dans les villes, par de nombreux besoins. Il en faut beaucoup et de qualité excellente pour la boisson des habitants; le service des ménages en consomme une quantité très grande; il en faut des masses considérables pour les bains, les manufactures, l'arrosement des rues, le nettoiement des égoûts, etc.; enfin, on doit en tenir une certaine quantité en réserve, dans chaque quartier, pour le cas d'incendie. Une ville ne saurait avoir trop d'eau, surtout d'eau bien salubre; si elle n'en a point assez, plusieurs conditions sanitaires très essentielles ne sont point remplies. Il n'y a plus de propreté dans les ménages et sur la voie publique; il est impossible de nettoyer et d'assainir convenablement les rues; enfin, une vase épaisse encombre bientôt les égoûts. Une bonne administration municipale doit ranger au premier rang de ses devoirs, le soin de mettre à la disposition de chaque habitant une quantité d'eau qui ne soit pas mesurée avec trop de parcimonie. Les villes qui sont boueuses, sales, infectes, sont celles qui manquent d'eau; aucune ne peut être propre et salubre si elle n'en possède une très grande quantité. Donner abondamment de l'eau à une ville qui n'en a pas ou qui en a peu, c'est lui rendre le plus signalé des services.

Elle est fournie par les puits, par les bornes-fontaines, par les fontaines, par les pompes ou par des réservoirs, qu'alimentent soit des sources, soit un fleuve. Toutes ces eaux ne sont pas à beaucoup près égales sous le rapport de la qualité, et il y a un choix à faire entre elles. Une bonne eau potable est inodore, sans saveur, limpide, fraîche, et d'une température qui ne dépasse pas en moyenne quinze degrés centigrades : elle dissout parfaitement le savon et cuit bien les légumes. On sait, depuis très longtemps, que l'eau très pure n'est pas la meilleure comme eau potable; ainsi, l'eau distillée est lourde et d'une digestion difficile : une longue observation, qui s'est formulée de diverses manières, a enseigné qu'une bonne eau potable devait contenir des carbonates calcaires, dans de certaines proportions. La nature de cet Essai ne nous permet que quelques indications générales. Il y a, d'ailleurs, beaucoup de différences dans les qualités physiques et chimiques des eaux, selon les localités. En général, on ne devrait pas faire usage pour boisson d'une eau prise directement dans une rivière ou dans un fleuve; elle n'a presque jamais la fraîcheur et la limpidité désirables, alors même que sa composition ne laisse rien à désirer. Il faut donc la filtrer, et la maintenir à la température normale de quinze degrés centigrades, par des procédés particuliers dont la pratique n'est pas toujours économique et d'un effet certain. Les eaux d'un fleuve peuvent être fort bonnes, mais les eaux de source sont préférables, toutes les fois qu'elles sont à portée : on sait quels immenses travaux d'architecture les Romains s'imposaient pour les recueillir sur des points très éloignés du lieu de la consommation : leurs aqueducs sont demeurés l'un des monuments qui font le plus d'honneur au génie de cette grande nation. La ville de New-Yorck est abondamment pourvue; elle a conduit dans son enceinte une rivière qui fournit à chacun de ses nombreux habitants quatre fois plus d'eau que n'en possèdent les populations de Paris et de Londres. Sous ce rapport, le luxe c'est le nécessaire; cinq litres d'eau par individu et par jour, ce n'est point assez; dix sont un chiffre proportionnel plus convenable; il est des villes dont les habitants en possèdent deux à peine par tète; aussi sont-elles dans des conditions sanitaires déplorables.

CHAPITRE III.

—

§ 1. DES MAISONS. — Les conditions de salubrité et d'insalubrité des maisons importent beaucoup à connaître; elles embrassent des considérations d'ordres divers que nous examinerons successivement. Ce sont d'abord le choix des matériaux de construction, la hauteur et la contenance de la maison, l'orientation, la ventilation ; vient ensuite l'examen particulier, au point de vue sanitaire, des cours, allées, escaliers, magasins et boutiques, caves, rez-de-chaussée, étages inférieurs, étages supérieurs, toiture, et celui des portes et fenêtres. Il y a, de plus, à déterminer dans chaque appartement, les meilleures conditions de salubrité des cuisines, de la salle à manger, de la chambre à coucher et des autres parties de l'habitation. L'étude des latrines, des fosses d'aisances et des procédés de vidange, est l'un des points fondamentaux de l'histoire hygiénique des habitations, que compléteront l'examen des cheminées et des moyens de chauffage, et celui des divers procédés d'éclairage pour les appartements. Rien n'est indifférent pour la conservation de la santé dans la disposition de chacune des parties constituantes d'une maison, et il y a, pour chacune, des conditions de salubrité en dehors desquelles l'habitation peut avoir des inconvénients très graves.

Nous passons en effet notre vie dans l'appartement que nous avons choisi, soumis constamment, à toutes les heures du jour et de la nuit, à l'influence bonne ou mauvaise de son aménagement intérieur. Il est pour nous, selon sa disposition, un ami ou un ennemi intime, une chance de maladie ou de santé. Bien aéré, bien salubre, bien tenu, il concourt puissamment à maintenir le jeu libre, régulier et facile de nos organes : obscur, mal ventilé, infect, privé de la lumière solaire, il nous fait vivre dans un air qui est un poison lent. Inévitable et sensible à tous les âges, son influence est particulièrement grande chez les enfants, dont l'organisation est si impressionnable. Quelle santé, quelle force physique peut-on espérer pour des êtres qui vivent dans l'air infect des masures de vieux quartiers? Etiolés, souvent rachitiques et scrofuleux, dévoués en grand nombre à la phthisie pulmonaire, ils portent, sur leur visage pâle et amaigri, l'empreinte ineffaçable du milieu dans lequel ils sont condamnés à traîner leur existence. Ceux des ouvriers qui travaillent au grand air échappent en partie à l'action délétère du domicile ; mais beaucoup, les femmes surtout, ont des professions sédentaires, et rien ne les arrache aux conséquences de la respiration incessante d'un air infect et lourd, loin de l'impression vivifiante du soleil. N'est-ce pas un empoisonnement lent que l'usage, pour boisson, d'une eau qu'ont altérée les filtrations des matières fécales en dehors des fosses ? Tout est digne de l'attention la plus sérieuse dans la disposition des différentes parties de nos habitations.

§ 2. MATÉRIAUX. CONSTRUCTION. — Les entrepreneurs de maisons jouissent d'une liberté beaucoup trop étendue ; ils disposent, en quelque sorte, de la vie des citoyens. Quand ils ont obtenu de la voirie un permis de construire, en se conformant à certaines conditions d'alignement, liberté pleine et entière leur est accordée de bâtir comme ils l'entendent. Un entrepreneur n'a d'autre objet que celui de retirer le plus de bénéfices possible de sa construction ; avare de l'espace, il condense le plus de locataires qu'il peut sur un emplacement donné : il n'a pas la faculté de s'étendre à son gré en largeur, mais rien ne le gêne quant à la hauteur de l'édifice, et il profite de cette latitude pour entasser étages sur étages. Peu lui importe que la hauteur démesurée de ces maisons n'ait aucune proportion avec la largeur de la rue, qu'elles transforment en un couloir sombre et étroit. Satisfait s'il a réussi à donner à sa façade un certain aspect architectural, il ne prend aucun souci de la bonne disposition de l'intérieur : l'escalier est étroit, rude et obscur; les appartements sont des cellules que séparent de minces cloisons ; tout est incommode au dedans, mais l'extérieur a quelque apparence, et c'est assez. La même incurie préside au choix des matériaux de construction : le mortier est mal préparé, le plâtre est de mauvaise qualité, les bois ne sont point secs; en peu d'années les planchers faibliront, et il y aura des lézardes aux murailles ; mais qu'importe encore ? l'entrepreneur a construit sa maison non pour l'habiter, mais pour la vendre : ce but atteint, l'acquéreur s'entendra comme il pourra avec ses locataires.

Les Conseils de salubrité de Paris et des départements ont insisté souvent sur la nécessité de soumettre la construction des maisons à des règles sanitaires, en rapport avec les connaissances acquises sur l'influence que la santé reçoit des habitations, et avec les besoins nés de la condensation d'un grand nombre d'individus sur une surface étroite. Ils ont demandé une loi qui réglât les constructions dans les villes, sous le double rapport de la salubrité publique et privée : tant que la législation n'interviendra pas pour commander à tous, la santé des citoyens sera livrée en proie à la cupidité des entrepreneurs. Qu'on examine ce qui se passe dans les grandes villes : on leur a ôté leurs jardins l'un après l'autre, et plus d'une fois leurs places publiques ont été menacées. On abat ces beaux hôtels dont on admirait les larges et doux escaliers, et les appartements vastes et bien aérés. Ces édifices, dont le confortable était si justement cité, sont transformés en véritables ruches entassées les unes sur les autres, sans dégagement et presque sans air atmosphérique. Il n'y a plus de grandiose dans l'aménagement intérieur, et bientôt on n'y trouvera pas même le nécessaire : on pourrait sans doute prendre son parti sur l'absence du luxe, mais on ne saurait avoir la même incurie, lorsque la santé des citoyens est positivement compromise.

Il faut que les matériaux d'une maison bien construite, au point de vue sanitaire, aient une grande solidité et soient d'une qualité excellente. Quelques villes doivent à leur voisinage de carrières estimées un très grand avantage ; plusieurs n'ont pas le choix. Les pierres doivent être dans un bon état hygrométrique et être de mauvais conducteurs du calorique ; si les murs sont trop minces, ils n'ont pas une résistance suffisante ; s'ils ont une trop grande épaisseur, ils restent longtemps humides. De tous les matériaux avec lesquels on peut les construire, les pierres calcaires sont les meilleurs, du moins quant à la solidité ; on ne peut adresser aucun reproche, sous le rapport de la salubrité, à la terre à pisé.

On revêt d'un enduit les murailles soit à l'extérieur, soit à l'intérieur. A l'extérieur, elles sont blanchies tantôt à la chaux, tantôt au plâtre, et quelquefois couvertes d'un enduit à l'huile, le plus cher, mais le plus propre et le plus durable de ces récrépissages. En peu d'années les intempéries atmosphériques et surtout les fumées des cheminées noircissent la surface extérieure des maisons ; elle devrait être blanchie au plus tard tous les cinq ans. Ce badigeonnage donne aux villes un aspect toujours désirable de propreté ; il détruit les miasmes dont l'épiderme des murs est imprégné, et donne aux appartements, placés en face, une plus grande clarté. Au temps du choléra, la plupart des maisons dans les villes que menaçait l'épidémie, ont été blanchies à la chaux sur tous les points de leur surface ; c'était une très bonne précaution. Quelques villes de la Hollande et de la Belgique sont entièrement peintes à l'huile au dehors ; cet enduit résiste beaucoup à l'action de l'air et de la fumée, et les pluies le nettoient au lieu de l'altérer.

On revêt les murailles, dans l'intérieur des appartements, soit d'un badigeonnage, soit de papiers peints, quelquefois de tentures en étoffe, et très souvent de boiseries vernissées. Il y aurait quelque inconvénient, sous le rapport de la santé, à laisser la paroi intérieure des murs dans son état brut.

Quelques entrepreneurs élèvent des maisons en bois et en briques : on voit beaucoup d'habitations de ce genre dans les faubourgs de villes très bien bâties du reste. Ces constructions sont légères, assez solides et peu coûteuses ; mais elles ont un inconvénient capital, le danger de l'incendie. Presque toutes finissent par brûler, sort commun aux salles de spectacle : elles prennent feu très facilement, et il n'y a presque aucune possibilité d'arrêter les progrès de la flamme : c'est alors que des quartiers entiers disparaissent. Les maisons qui brûlent si souvent à Constantinople, par centaines et par milliers, sont construites en bois légers. On ne devrait pas permettre, dans les quartiers populeux, des constructions qui mettent en un si grand péril la vie de leurs habitants.

On bâtit très souvent des maisons entièrement avec de la terre à pisé, moins les fondations ; une fâcheuse expérience, celle qui a suivi l'inondation de 1840, a fait connaître le vice de ce mode de construction. Battues par les eaux débordées, plusieurs centaines de maisons se sont écroulées sur le littoral de la Saône et du Rhône, depuis Châlons jusqu'aux murs d'Arles : en quelques heures, des maisons qui paraissaient fort solides s'affaissaient sur leur base détrempée. Elles ont été reconstruites, mais les murailles ont été bâties en pierre jusqu'à un niveau supérieur à celui des plus hautes eaux.

§ 3. HABITATION DES MAISONS RÉCEMMENT CONSTRUITES. — Tous les médecins ont signalé, d'un commun accord, le danger qui suit l'habitation immédiate des maisons récemment bâties ; ils ont observé des maladies très graves et souvent incurables dont elle était la cause, et se sont efforcés de réclamer contre une pratique aussi funeste. Il est des grandes villes pour lesquelles cette imprudence est un fléau non moins redoutable qu'une épidémie ; grand nombre de leurs habitants sont affectés de scrofules et de douleurs rhumatismales, provoqués et entretenus par le voisinage de pierres de taille et du plâtre humide. Cependant un seul coup-d'œil jeté dans l'intérieur des maisons neuves révèle leur insalubrité : la main posée sur la muraille reconnaît la vapeur d'eau , sensible quelquefois à l'odorat ; les papiers des tentures se décollent et moisissent sur place ; les vêtements et le linge sont constamment humides et se couvrent parfois de taches jaunâtres et tenaces; le sel se liquéfie à l'air. Comment le corps de l'homme ne ressentirait-il pas l'action de cette insalubrité avec laquelle il est nuit et jour en contact ?

Jean-Pierre Frank demandait une loi qui défendît l'habitation des maisons récemment construites avant un an , à partir du jour où elles sont achevées : ce temps est suffisant à peine pour l'entière dessication des murs qui ont une certaine épaisseur. Une maison qu'on a commencé à bâtir au printemps, est rarement terminée à la fin de l'automne, et l'évaporation de l'eau et du plâtre est très faible pendant l'hiver: il faut donc encore un printemps et un été pour rendre les murs parfaitement secs. Ce délai fait perdre, il est vrai, à l'entrepreneur l'intérêt de son capital pendant une année; il peut contrarier l'impatience d'un locataire ou d'un propriétaire empressé de jouir : mais qu'importe l'ajournement du revenu, en présence d'une considération bien autrement importante , la santé de plusieurs familles , qui serait infailliblement compromise par l'habitation d'appartements dont le plâtre et le mortier ont encore une très grande partie de leur eau ? Les administrations municipales doivent-elles plus d'égards à un intérêt d'argent qu'à la vie des citoyens? Aucune maison neuve ne devrait être habitée sans une permission de l'autorité, délivrée après une enquête faite par des hommes compétents et consciencieux. Malheureusement les choses ne se passent pas ainsi.

Lorsqu'un entrepreneur a construit une maison , et, d'ordinaire, avant qu'elle soit terminée, il se hâte de faire un appel aux locataires : c'est surtout en matière de santé que la population est imprévoyante ; pour elle, l'expérience de la veille ne profite jamais au lendemain. Un appartement est à peine quitté par le maçon, qu'il se rencontre des gens assez imprudents pour s'y loger ; ils n'attendent pas même toujours que le plâtre soit entièrement sec, et placent leur lit immédiatement auprès d'un mur encore humide. Cependant le plâtre, au moment où il se solidifie, contient les deux tiers de son poids d'eau. Ce sont surtout les étages supérieurs, ceux que doit habiter la classe ouvrière, qui reçoivent leurs hôtes de bonne heure; on en a vu se remplir de locataires avant l'entier achèvement du toit. De tous les capitaux, celui dont le peuple est le plus prodigue, c'est sa santé. Nous l'avons dit, des maladies graves et fréquentes n'ont pas d'autre cause que l'habitation prématurée des maisons récemment construites; les plus ordinaires sont le rhumatisme aigu ou chronique sous toutes les formes, des engorgements inflammatoires d'articulations, des bronchites à tous les degrés, des fluxions intenses, fixées sur les membranes muqueuses et sur les organes parenchymateux. Ce puissant agent d'insalubrité provoque les inflammations chroniques du système lymphathique, des indurations glandulaires opiniâtres, des tubercules dans le poumon, des dégénérations organiques variées, et les tumeurs blanches articulaires, soit rhumatismales, soit scrofuleuses. Ces accidents ont été fréquemment si prompts, et tellement immédiats, qu'on ne pouvait élever aucun doute sur leur cause. Plus les matériaux avec lesquels une maison est construite ont la propriété de conserver longtemps leur humidité, plus ils maintiennent leur influence délétère. Certains murs épais ne sont complètement secs qu'après leur exposition à l'air pendant plusieurs années; leur chaux retient longtemps son eau de cristallisation. Lorsqu'un appartement est bien aéré pendant l'été, et bien ventilé et chauffé pendant l'hiver, une année peut suffire pour la dessication complète de la chaux et du plâtre. Six mois sont un espace de temps suffisant pour les maisons qui sont construites en bois et en briques, ou en matériaux légers; il faut dix-huit mois, au moins, pour l'entière dessication des murailles épaisses d'un hôpital ou d'une prison. Nul doute qu'il n'existe un rapport de causalité entre la mortalité, et l'habitation trop prompte de maisons neuves ou récemment réparées. Une Administration sage doit prendre des mesures contre la cupidité des entrepreneurs, et protéger l'imprévoyance des citoyens contre elle-même.

§ 4. HAUTEUR ET CONTENANCE DES MAISONS; LEUR ORIENTATION.
— La hauteur d'une maison n'est point une circonstance indifférente pour la salubrité; elle a, sous ce rapport, une influence dont

il faut tenir compte. Réduite à un seul étage, l'habitation est trop rapprochée du sol, et ne reçoit l'eau et la lumière que d'une manière imparfaite ; deux étages avec rez-de-chaussée, des greniers et des caves, sont une proportion très convenable. Il y a des maisons de six et huit étages, sur douze ou quinze fenêtres de façade, non compris les mansardes et l'entresol. Ces masses gigantesques de pierre et de chaux renferment, dans de très petits appartements, une population qui serait, ailleurs, celle d'une ville. Une élévation aussi démesurée a des inconvénients de plus d'un genre : et d'abord, l'extrême hauteur des murailles rétrécit beaucoup la rue et la change en un étroit canal aérien : des ouvriers ou des gens de service, en général peu soigneux, occupent les étages supérieurs, dont la propreté laisse, en général, beaucoup à désirer. C'est pour les habitants de ces hauts étages une grande fatigue physique, que celle de l'ascension d'un si grand nombre de marches : beaucoup de vieillards et de personnes asthmatiques ne peuvent la supporter. Plus la population d'une maison est considérable, plus les foyers d'infection sont nombreux, et plus encore il est difficile de maintenir la propreté sur l'escalier et sur les paliers. Il n'y a point assez d'air et de lumière à l'étage inférieur, tandis que le supérieur a trop de chaleur et de soleil en été, et est glacial en hiver. Ces maisons prodigieuses ne sont certainement pas celles qui réunissent les meilleures conditions de salubrité.

L'orientation est beaucoup. En général, l'exposition au nord est froide, triste, fatigante pour tout le monde, et particulièrement désagréable aux femmes nerveuses et aux poitrines délicates. Il y a, dans Berne, une très grande rue dont la position est telle, que l'une de ses faces ne reçoit jamais le soleil ; c'est le côté de l'ombre. Un appartement tourné au midi est plus sain , mais il a beaucoup à souffrir, dans certaines localités, de la poussière et de l'ardeur du soleil. De toutes les expositions, la meilleure est celle de l'est. Quelques maisons sont libres par leurs quatre faces, et permettent au locataire qui occupe un étage entier de varier le choix de la pièce qu'il habite, selon l'heure du jour ; mais ce cas est exceptionnel : presque toutes les maisons, dans les rues, ont deux de leurs côtés engagés, et doivent accepter la position que leur assigne l'orientation de la rue. Si la situation d'une maison, sur une place ou sur un quai, a quelques inconvénients quant à la poussière et à la difficulté de se garantir du soleil, elle a des avantages incontestables, au premier rang desquels il faut placer l'agrément de la vue, plus important qu'on ne pense pour le maintien de la santé. L'aspect d'un mur enfumé ou des tuiles appelle des idées tristes, qui agissent à la longue sur le physique; celui d'un fleuve, d'un jardin, d'une verte campagne, d'un large espace au ciel, ou d'une promenade fréquentée, entretient la sérénité d'esprit, dont la santé s'accommode si bien. Ce n'est pas toujours un voisinage désirable que celui d'une rivière, surtout pendant l'été, lorsque les eaux sont stagnantes ou n'ont qu'un faible courant; alors des myriades de cousins *(culex pipiens)* pénètrent dans les appartements, en dépit de toutes les précautions, par les joints des portes et des fenêtres, ou par les conduits ménagés aux eaux pluviales, et poursuivent de leurs douloureuses piqûres les habitants des maisons ainsi placées.

§ 5. AMÉNAGEMENT INTÉRIEUR. ALLÉES, COURS, ESCALIERS, TOITURE, AU POINT DE VUE DE LA SALUBRITÉ. — On nomme allées des couloirs d'ordinaire assez mal éclairés, qui de la rue conduisent à la première marche de l'escalier, et à une cour par laquelle on descend dans les caves. Ces couloirs sont dallés et creusés sur un de leurs côtés d'une gouttière pour l'écoulement des eaux ménagères, et assez souvent d'un liquide plus infect. Grand nombre de maisons, à Paris, les hôtels surtout, n'ont pas d'allées; mais la plupart des maisons, dans les grandes villes de province, affectent cette disposition. Les maisons pourvues d'un portier et dont l'allée est habituellement fermée, ont, sous ce rapport, un avantage sanitaire sur les autres.

Une cour est un espace libre, ménagé dans l'intérieur de la maison, pour distribuer aux appartements qui s'ouvrent de ce côté l'air atmosphérique et la lumière solaire; elle remplit d'autant mieux cette fonction, qu'elle a plus de surface. Vastes et bien percées, les cours donnent un accès facile au soleil et à l'air, surtout si elles ne sont pas environnées de murailles trop élevées; mais telle n'est pas leur disposition ordinaire. Comme leur étendue est prise aux dépens de la capacité des appartements, les entrepreneurs les font presque toujours aussi petites que possible, et ils les entourent de murs d'une très grande hauteur. Ainsi rétrécies, elles sont obscures, humides, malsaines, et deviennent une espèce de cloaque dans lequel stagne un air lourd et infect. Beaucoup sont tellement exiguës, qu'elles ne présentent pas, en surface, le dixième de celle des bâtiments environnants. Larges et bien disposées, les cours sont un élément puissant de salubrité pour les maisons; trop étroites et sombres, elles deviennent une cause d'insalubrité.

Les escaliers conduisent du niveau du sol au point le plus élevé de l'habitation; on les construit soit en bois, soit en pierre. Ils sont tantôt peints, cirés et tenus avec une propreté parfaite; tantôt humides et couverts des immondices des appartements de tous les étages. Ceux des vieilles maisons sont raides, étroits, obscurs, et tournent sur eux-mêmes en spirale; le moindre faux pas expose aux chutes les plus dangereuses. Ce n'est point tout: on y voit, d'étage en étage, des latrines toujours ouvertes et d'une insigne malpropreté. Dans certaines villes, les vieilles maisons ont encore d'autres inconvénients : leur population peu soigneuse se compose d'ouvriers, dont les enfants couvrent de leurs déjections les marches et ce qu'on appelle le carré. Une bonne police municipale ne doit pas permettre de tels abus. Un escalier bien construit est large et bien aéré; chaque marche a peu d'élévation, et des points de repos sur une surface plane sont ménagés à de courts intervalles. Dans les maisons bien tenues, l'escalier est fermé, à sa partie inférieure, par une boiserie vitrée. Ses conditions principales de salubrité sont une propreté toujours parfaite, et une disposition telle, qu'il soit bien accessible à la lumière du ciel, sur tous les points de son parcours : des balustrades en bois, en fer ou en fonte, plus ou moins ornées, ferment les points qui s'ouvrent sur la cour. Il importe beaucoup qu'il soit bien éclairé jusqu'à une heure avancée de la nuit ; c'est un soin dont le gaz s'acquitte fort bien dans toutes les villes où il est établi.

Il y a plusieurs genres de toitures : on les fait en tuiles, en ardoises, en zinc, selon les localités. Elles ont une inclinaison suffisante pour l'écoulement des eaux pluviales, que reçoivent des conduits, soit en fer battu, soit en fonte. Au reste, le toit peut présenter des formes variées. Il faut qu'il ne fasse point saillie en avant du mur de face; ainsi disposée, la toiture intercepterait la lumière et rendrait la rue obscure. Son but est de protéger la partie supérieure de l'édifice contre les pluies et les intempéries de l'atmosphère ; les matériaux dont elle est formée sont légers, et cependant doivent être assemblés de telle sorte, que les grands vents ne puissent les détacher et les jeter sur la voie publique.

§ 6. CAVES. — Il y a peu à dire sur les caves sous le rapport de la salubrité ; leur disposition intérieure n'est point du ressort de l'hygiène. Un mot cependant sur l'escalier qui y conduit: d'ordinaire il n'est pas fermé. Il est arrivé quelquefois, dans des maisons mal tenues, et qui n'étaient pas éclairées, que des personnes peu familières avec l'état des lieux, cherchant l'escalier et se trompant, se sont précipitées par celui de la cave, et ont fait des chutes mortelles. Toutes les caves doivent être fermées par une grille, soit le jour, soit la nuit.

§ 7. BOUTIQUES, MAGASINS, REZ-DE-CHAUSSÉE. — On néglige presque toujours beaucoup les conditions de salubrité des boutiques ; elles sont étroites, obscures et rétrécies par des planchers, ménagés pour recevoir des lits et des meubles : on y respire un air lourd, sans renouvellement, et que les rayons du soleil ne vivifient jamais dans les rues étroites. C'est dans cet espace de quelques mètres carrés que grand nombre d'individus passent leur vie entière, depuis le point du jour jusqu'à une heure avancée de la nuit, tellement absorbés par les détails de leur commerce, qu'ils ne font pas, même le dimanche, un peu d'exercice au grand air. C'est la salubrité de la voie publique qui détermine, en général, celle des boutiques : si la rue est large et bien percée, elle laisse pénétrer dans les magasins beaucoup d'air et de lumière, et même un peu de soleil. Si elle est étroite et tortueuse, la boutique est mal éclairée et humide ; c'est en quelque sorte un tombeau. Une des meilleures conditions hygiéniques à lui donner, c'est de couvrir le sol, non de carreaux, de dalles ou même d'une couche de bitume, mais d'un parquet tenu toujours parfaitement sec. On doit les chauffer, non avec de la braise, combustible fort dangereux dans des espaces aussi resserrés et sans ventilation, mais avec des poêles soit en fonte, soit en faïence, et qui tirent bien. Rien n'est plus insalubre que les petits entresols qu'on y pratique d'ordinaire, et qui servent aux boutiquiers d'appartement et de chambre à coucher. Il n'y a point d'air respirable en quantité et de qualité suffisante dans ces réduits; leurs inconvénients sont sensibles surtout pendant la nuit. C'est à l'habitation de lieux si malsains qu'il faut attribuer en grande partie les gastralgies, les affections catarrhales et les leucorrhées, qui sont si fréquentes chez les femmes et les filles de boutique, presque toujours débiles, pâles et d'un aspect chlorotique. La plupart de ces observations s'appliquent au rez-de-chaussée ainsi qu'au premier étage; et les uns et les autres sont, souvent, privés de l'action bienfaisante du soleil et mal aérés. Si les étages supérieurs ont l'inconvénient d'imposer une certaine fatigue physique à leurs habitants, qui doivent gravir plusieurs fois par jour un interminable escalier, ils offrent, en compensation, les précieux avantages d'une bonne aération et d'une vue étendue. De tous les étages, les plus salubres, toujours sauf les exceptions, c'est le second et surtout le troisième.

Disons quelques mots des loges de portier, sorte de bouges obscurs et infects, extrêmement étroits et sans ventilation possible. Bien peu de constructeurs ont honoré d'un instant d'attention ces réduits, qu'il serait cependant facile de placer dans de bonnes conditions sanitaires. Un portier a une femme, des enfants, son ménage, son poêle, et assez souvent les outils de son métier dans sa loge; sa santé doit être protégée contre l'incurie de l'architecte, et contre l'avarice du propriétaire. Ce soin appartient aux commissaires de police; il est également de la compétence des Conseils de salubrité. Des hommes ne doivent point avoir pour habitation des cabinets borgnes, dont le maître de la maison ne voudrait pas pour le chenil de ses chiens, s'il en avait. Occupés par les riches, les premiers étages se défendent toujours assez bien contre les causes d'insalubrité qui leur sont inhérentes; mais il n'en est pas ainsi de la loge du portier et des mansardes.

§ 8. DES APPARTEMENTS ; VENTILATION ; PORTES ET FENÊTRES.
— Les appartements renferment de l'air atmosphérique qui y
est retenu captif, ou qui, du moins, n'y circule pas en pleine
liberté. Il peut rarement s'échapper dans le jour par les fenêtres
qu'on n'ouvre que pendant quelques instants ; on le retient le
plus hermétiquement possible pendant la nuit. Ainsi confiné,
cet air n'a qu'un mouvement insensible par les joints des fenêtres et des portes, et par la cheminée ; son peu de mobilité est
déjà une première atteinte à ses conditions de salubrité. Il s'al-
térerait par le fait seul de la stagnation ; mais beaucoup d'autres
causes, dans nos habitations, vicient sa composition normale :
celles-ci lui enlèvent celui de ses principes qui le rendent respirable, et augmentent la proportion de l'un de ses éléments dont
l'impression sur l'organisme est nuisible ; celles-là mêlent aux
parties constituantes de l'air atmosphérique des émanations incommodes ou insalubres. L'action de ces modificateurs fâcheux
du milieu atmosphérique est continuelle dans nos appartements.

Ainsi donc, si cet air que nous respirons dans nos habitations n'était incessamment renouvelé, il cesserait bientôt d'entretenir la vie de l'homme, et deviendrait positivement délétère.
De là l'impérieuse nécessité de donner issue à l'air vicié ou qui
est devenu impropre à la respiration, et d'ouvrir un large accès
à l'air neuf : telle est la mission qu'ont à remplir les portes, les
fenêtres et les cheminées. Alors même que les unes et les autres
sont fermées, il y a un courant atmosphérique, peu sensible il
est vrai, par leurs joints. Tout l'art de la ventilation consiste à
disposer de telle sorte les ouvertures d'introduction et l'ouverture d'émission de l'air atmosphérique, que le courant soit le
plus direct et le plus large possible. Les rôles sont intervertis
quelquefois, c'est-à-dire que les fenêtres, comme les cheminées, servent tantôt à la sortie, tantôt à l'entrée de l'air atmosphérique. Une pièce pourvue d'une cheminée, et dans laquelle
l'air extérieur pénètre par les fissures des fenêtres et des portes,
peut être considérée, selon M. Péclet, comme un canal composé
de deux branches, une horizontale et l'autre verticale : ce canal
est ouvert par les deux bouts. Si l'air, dans ce conduit, est à une
plus haute température que l'atmosphère, il s'écoulera par
l'orifice le plus élevé ; il s'échappera, au contraire, par l'orifice

inférieur quand sa température sera inférieure à celle de l'air environnant. En général, pendant l'été et le printemps , la température des appartements est moins élevée que celle de l'air dans le jour, et plus élevée pendant la nuit : alors, pendant le jour, ajoute M. Péclet, l'air s'introduit par le point le plus élevé et s'écoule par le point le plus bas; mais le contraire a lieu pendant la nuit. En hiver, l'air, dans les appartements, étant, en général, à une température plus élevée que celle de l'air atmosphérique, prend toujours son issue par l'orifice supérieur.

On renouvelle l'air en ouvrant les fenêtres ; elles en sont le principal moyen d'introduction : il faut, pour qu'elles fonctionnent bien, qu'elles soient en nombre suffisant, et qu'elles aient des dimensions convenables. En général, un espace de 1 mètre 50 à 60 centimètres, sépare du plafond le bord inférieur de la fenêtre , dont le bord supérieur est peu distant du plancher. Quand ces ouvertures, découpées dans la muraille extérieure, sont placées les unes en face des autres, la ventilation, lorsque les fenêtres ne sont point fermées, est facile et directe : mais on peut établir bien rarement ces dispositions dans les habitations particulières. Il faut alors placer les portes, autant qu'il se peut, bien en face des fenêtres ; la circulation atmosphérique se fait bien alors de l'une à l'autre. Nous parlerons bientôt des cheminées, quant à la ventilation.

Un appartement a un nombre plus ou moins grand de fenêtres selon sa destination ; il y en a beaucoup pour certains ateliers qui ont grand besoin d'air et surtout de lumière. Dans les pays du nord, dont la température est rigoureuse, les croisées sont doubles et ferment hermétiquement ; dans les pays chauds, où le soleil trop ardent devient un ennemi, on garnit les fenêtres d'abat-jours, de persiennes et de tentures diverses.

A quelle heure du jour convient-il d'ouvrir les fenêtres pour établir la ventilation? Il faut avoir égard à la saison et au temps. On attendra, pendant l'hiver, jusqu'au milieu du jour , l'air du matin est chargé de brouillards humides. C'est le contraire qu'il faut faire pendant l'été : alors les heures les plus convenables pour renouveler l'air des appartements, sont celles du matin.

Il y a deux espèces de ventilation : l'une sensible ou apparente, c'est celle qui s'établit des croisées aux portes ou à la cheminée; l'autre insensible, qu'on n'aperçoit point, et qui a lieu au travers d'une toile métallique, dont l'action est en quelque sorte semblable à celle du tissu de la lampe de Davy. Un membre du Conseil de salubrité de Paris, M. Petit, a insisté sur les avantages de ce dernier moyen. On ne peut toujours, dans l'hiver surtout, et dans les hôpitaux, établir la ventilation directe en ouvrant les fenêtres et les portes, et il y a quelquefois de grands inconvénients à introduire une masse considérable d'air froid dans la chambre d'un malade. Cependant le besoin du renouvellement de l'air est toujours le même; on y pourvoit au moyen de la toile métallique dont les carreaux des fenêtres sont garnis : le tissu laisse pénétrer l'air atmosphérique dans l'appartement par quantités tellement brisées, que la flamme d'une bougie placée derrière n'éprouve pas de vacillation.

Ce mode de ventilation est pratiqué en Angleterre; il a été conseillé par le docteur Toynbee; mais le moyen d'exécution est différent. M. Toynbee se sert, non d'une toile métallique, mais d'une plaque de zinc percée d'une très grande quantité de petits trous (deux cents par pouce anglais). On place ces plaques à la partie supérieure de la fenêtre, à l'angle le plus éloigné du foyer de la cheminée; leur dimension varie selon la grandeur de l'appartement. L'air extérieur pénètre dans l'intérieur de la maison par les petits orifices, qui sont constamment ouverts; il n'y entre point par masses glacées, dont le contact a des inconvénients graves dans tant de circonstances. On a fait d'heureuses applications de ces plaques de zinc à nombre d'ateliers et de maisons particulières, et quelquefois on a fait coïncider, avec l'emploi de cet utile moyen, l'usage d'un foyer ventilateur destiné à transporter au dehors l'air vicié de la chambre. Ce sont des tubes de fer placés sur les côtés de la cheminée : leur orifice intérieur s'ouvre sur le foyer de la cheminée; l'extérieur est garni de la plaque de zinc perforée, et d'une valvule mobile en soie qui permet l'introduction de l'air de l'appartement dans la cheminée, et s'oppose au passage de la fumée de la cheminée dans l'appartement.

Nous n'avons parlé que de la ventilation par les procédés ordinaires dans nos maisons; d'autres moyens sont nécessaires pour l'entretenir dans les hôpitaux, dans les ateliers, en un mot, dans tous les lieux où grand nombre d'hommes sont rassemblés. Il en sera question autre part.

§ 9. DE LA CAPACITÉ DES APPARTEMENTS. — La capacité, c'est-à-dire la grandeur d'un appartement, est relative à la destination de la pièce, au nombre des personnes qui doivent habiter ce lieu, à la durée du séjour qu'elles doivent y faire, ainsi qu'à quelques autres circonstances accessoires, telles que la profession ou métier, le chauffage, l'éclairage, etc. Toutes les considérations qui se rapportent à la détermination des dimensions d'une chambre ou d'une fabrique se résument en ce principe unique : assurer à chaque individu qui doit y séjourner, la quantité d'air respirable dont il a besoin pour se bien porter.

Lorsqu'un grand nombre de personnes sont réunies dans un même appartement, leur respiration, on le sait, vicie la constitution de l'air atmosphérique, en changeant la proportion de ses éléments. Elle diminue la quantité d'oxygène et augmente sensiblement celle de l'acide carbonique. C'est ce qui arrive dans les salles de bal, dans les salles de spectacle, dans les hôpitaux, dans les grands ateliers, partout enfin où il y a une grande agglomération d'individus relativement à l'espace. Amoindri d'une partie notable de son gaz oxygène, et surchargé d'acide carbonique, l'air n'a plus les qualités nécessaires pour les fonctions des poumons ; il produit dans l'organisme une sensation de malaise qui va croissant, et il devient tout-à-fait impropre à la respiration. Dans tout appartement dont les portes et les fenêtres sont fermées, et où n'a point lieu une ventilation forcée par la cheminée, le renouvellement de l'air par les joints des portes et des fenêtres est à peu près nul : les produits de la respiration s'y concentrent, et la composition de l'air y est sensiblement viciée.

La science a déterminé la quantité précise de mètres cubes d'air atmosphérique pur dont chaque individu a besoin par heure, pour que la respiration se fasse sans aucune impression de gêne ; cette quantité est de six mètres cubes, minimum. Au-dessous de ce chiffre, le jeu du poumon devient difficile; il s'accompagne d'un sentiment de malaise inexprimable. Cette loi a été rarement suivie par les architectes dans la construction des salles de spectacle, des amphithéâtres et de plusieurs hôpitaux : dans nombre d'ateliers, chaque individu peut à peine disposer d'un mètre cube d'air atmosphérique par heure.

Ce chiffre de six mètres cubes par individu et par heure étant la donnée, il s'agit d'en faire l'application. On désire savoir combien un appartement peut recevoir d'individus conformément à cette loi : une chambre a 6 mètres de longueur, 4 de hauteur, combien contient-elle de mètres cubes d'air atmosphérique? Pour le savoir, on multiplie les 6 mètres de la longueur par les 4 mètres de la largeur, ce qui donne le chiffre 24, qu'on multiplie lui-même par les 4 mètres de la hauteur : on obtient ainsi un produit de 96 mètres, qui est le chiffre de la quantité de mètres cubes d'air que renferme l'appartement. Il faut 6 mètres cubes d'air par individu : en divisant 96 par 6 on a le nombre de personnes que cette pièce peut recevoir. On veut construire un atelier salubre pour 30 ouvriers : d'après la loi posée, la salle devra avoir 8 mètres de longueur, 7 mètres 50 centimètres de largeur et 3 mètres de hauteur. On doit toujours multiplier la dimension en longueur par la largeur, et faire la multiplication du produit par la dimension en hauteur : le chiffre total est celui de la quantité de mètres cubes d'air contenue dans l'espace mesuré. Il est facile ensuite d'en faire la répartition en le divisant, comme on l'a vu, par 6; opération qui donnera le chiffre précis des personnes auxquelles on veut donner leur contingent d'air atmosphérique. Il ne faut pas oublier de tenir compte du volume des corps solides que renferme l'appartement; il diminue la quantité de l'air atmosphérique dans une proportion équivalente à sa masse.

Mais ce chiffre de six mètres cubes n'est pas suffisant pour les chambres à coucher et pour les dortoirs. On ferme avec soin, pendant la nuit, les portes et fenêtres : il en résulte que l'air étant renouvelé beaucoup plus difficilement, il en faut une quantité au moins double pour les sept heures que l'on accorde au sommeil. On calculera donc sur le chiffre de douze mètres par individu et par heure. Veut-on coucher 16 jeunes gens dans un dortoir? celui-ci devra contenir, non 96 mètres, mais

192 mètres cubes d'air, chiffre qui résulte de la multiplication de 16 par 12. Dès lors le dortoir devra avoir 8 mètres de longueur, 6 de largeur et 4 de hauteur, nombre qui, selon la loi de multiplication qui a été posée, donnera le chiffre 192. Il est inutile de faire observer que ce qu'une dimension aura en moins, l'autre devra l'avoir en plus.

Ce chiffre de six mètres cubes par individu et par heure est un minimum ; il ne serait pas suffisant pour un hôpital. Un malade passe dans son lit, non-seulement le jour, mais encore la nuit ; et de plus, ses émanations vicient davantage l'air atmosphérique que celles d'un homme sain. On calculera sur le chiffre de 20 mètres cubes d'air par malade. D'après cette donnée, si on veut une salle salubre pour 20 malades, elle devra contenir 400 mètres cubes d'air, et avoir dès lors une longueur de 21 mètres et une largeur de 8 mètres. Une hauteur de 2 mètres pourrait suffire à la rigueur, mais le plafond serait trop bas : 4 mètres de hauteur assureront à chaque lit 40 mètres cubes d'air. Pour savoir au juste si un dortoir, une salle d'hôpital ou un atelier est dans les conditions de salubrité qu'il doit avoir, on calculera d'abord la quantité de mètres cubes d'air que l'appartement contient, puis on divisera par le nombre des individus renfermés dans la pièce mesurée, et on comparera le chiffre obtenu avec la loi établie. Dans un atelier de tailleur ou de cordonnier, chaque ouvrier doit avoir autour de lui un espace d'un mètre carré pour se mouvoir en liberté, et ses six mètres cubes d'air atmosphérique au-dessus de sa tête.

Il faut, dans une écurie salubre, 20 mètres cubes d'air, par cheval et par heure, et une ventilation bien établie. Rien n'est plus facile que d'approprier ces chiffes divers aux localités.

§ 10. **Des conditions de salubrité des différentes parties d'un appartement. Cuisine.** — Une cuisine insalubre est celle qui est obscure, étroite, mal ventilée, et dont la cheminée fume ; elle réunit toutes les conditions sanitaires désirables lorsqu'elle est vaste, bien aérée, bien éclairée, et pourvue soit d'une cheminée, soit d'un fourneau qui fonctionne bien. Trop rapprochée de la salle à manger, elle y envoie des émanations incommodes, surtout aux heures des repas.

On connaît l'usage de beaucoup de maisons en Angleterre et dans le midi de la France pour éviter cet inconvénient : les cuisines sont situées au rez-de-chaussée ou dans des caves parfaitement aérées, qui communiquent avec la salle à manger par un escalier de service : les fournisseurs et les domestiques peuvent y entrer sans avoir la moindre communication avec l'appartement du maître.

Nous ne considérons point comme un objet peu digne d'un traité de salubrité, quelques remarques sur les pierres d'évier, souvent si mal construites. Il importe, sous le rapport hygiénique, qu'elles aient une déclivité suffisante, et qu'elles soient garnies, à leur extrémité ouverte, d'une grille qui laisse couler facilement les eaux ménagères. C'est surtout dans l'intérieur des appartements qu'il ne faut pas permettre les dépôts de matières organiques en état de fermentation; ce sont autant de foyers d'infection qu'il faut éloigner de nos demeures.

Une cuisine doit être blanchie à la chaux au moins une fois tous les deux ans; ses murs s'imprègnent facilement de fumée et des émanations dont s'accompagne la fermentation des viandes. Aucune des pièces de l'appartement ne doit être maintenue dans un état de propreté plus parfait. On prescrira le lavage fréquent, à grande eau, des carreaux ou de la couche de bitume qui en tient lieu. Quelques cuisines sont pourvues, à tous les étages, d'une excellente eau qui coule dès qu'on ouvre un robinet; c'est un avantage précieux. La propreté n'est maintenue dans les ménages qu'au moyen de beaucoup d'eau ; peu de villes peuvent mettre à la disposition de leurs habitants la quantité d'eau qui serait nécessaire pour leurs besoins hygiéniques.

Aux conditions de salubrité de la cuisine, se rattachent celles des ustensiles qu'on y trouve pour la préparation de nos aliments; la plupart sont en cuivre, et il est arrivé souvent, trop souvent, que l'état de malpropreté dans lequel ils se trouvaient, a été la cause d'accidents graves et même de la mort. Très peu de temps suffit pour la formation, dans une casserolle ou un chaudron, d'un oxyde de cuivre, qui est un des poisons les plus violents. Le cuivre est un ennemi domestique infiniment dangereux et dont on ne saurait trop se défier. On s'oppose, il est vrai, aux funestes conséquences de son oxydation, en faisant étamer les chaudrons et les casserolles à l'étain fin; il n'en est pas moins inquiétant **de** penser que la mort peut dépendre d'une érosion inaperçue de cette couche métallique si mince. Ce sont, au reste, les divers assaisonnements dont on se sert pour la préparation des mets, et non les substances alimentaires elles-mêmes, pendant leur cuisson, qui oxydent le cuivre: aussi peut-on, à la rigueur, se dispenser de l'étamage des chaudrons de très grande dimension dans lesquels on fait bouillir les légumes, sous la condition d'une surveillance incessante et de la plus grande propreté.

CHAMBRE A COUCHER. — Il n'y a pas d'observations particulières à faire sur les conditions de salubrité du salon, de la salle à manger, des cabinets de travail, etc. Ce que nous pourrions dire à cet égard appartient aux procédés de ventilation dont il a été question déjà; mais il n'en est pas ainsi de la chambre à coucher; sa position est exceptionnelle.

Le renouvellement de l'air dans les chambres à coucher se fait difficilement pendant la nuit; elles sont closes le mieux possible. Ce ne serait point assez que de régler leurs dimensions sur le chiffre de 6 mètres cubes d'air, dont chaque individu a besoin par heure; cette quantité doit être multipliée par le chiffre du nombre d'heures qu'on y cède au sommeil, c'est-à-dire par sept ou huit. On leur donnera donc une capacité suffisante pour que chaque personne puisse trouver 40 à 50 mètres cubes d'air atmosphérique. Les alcoves sont peu salubres; elles confinent l'air dans un espace resserré.

Il est un soin essentiel dont l'indication se rapporte à la chambre à coucher : c'est de ne laisser la nuit, dans cette partie de l'appartement, ni flambeau, ni braise enflammée, ni rien qui puisse dégager des émanations odorantes. L'omission de cette précaution prudente a été souvent l'occasion de maladies très graves, et même d'asphyxie. Beaucoup de migraines obstinées et d'accidents nerveux ont eu pour cause la présence, dans la chambre à coucher, de vases ou de pots de fleurs. C'est surtout pendant le sommeil que l'absorption des effluves odorants est facile et dangereuse.

C'est peut-être trop de petits détails; ils ont cependant bien leur importance. Ajoutons à cette esquisse rapide de l'hygiène de l'intérieur de nos habitations, une recommandation en faveur de l'usage si commode et si sain des tapis. Ce luxe utile est porté fort loin en Angleterre; il commence à se répandre en France.

Mais il est dans l'intérieur de nos habitations un objet d'étude d'un haut intérêt sous le rapport de la salubrité, et auquel nous devons une attention particulière : ce sont les fosses d'aisance et les latrines.

§ 11. Latrines; désinfection des fosses d'aisance; vidanges. De toutes les odeurs qui peuvent vicier l'air dans l'intérieur des appartements, la plus désagréable et la plus difficile à éviter, est celle des matières fécales dégagée par les fosses d'aisance. Aucun aspect n'est plus repoussant que celui de latrines mal tenues; les miasmes et les gaz qui s'en exhalent ne sont pas seulement incommodes, ils sont souvent délétères au premier degré. Le service des vidanges est l'un des points les plus importants des attributions municipales ; il importe beaucoup à toutes les classes de citoyens. On sait combien le curage des fosses a été funeste aux ouvriers qui en sont chargés; il a été souvent l'occasion de l'un des genres d'asphyxies les plus dangereuses. Plus souvent encore les matières fécales liquides s'échappent des fosses mal bétonnées, corrompent l'eau des sources voisines, et déposent dans le sol des gaz fétides qui, de proche en proche, gagnent jusqu'à la surface. On voit à combien de titres la salubrité est intéressée dans cette étude; nous n'avons indiqué que les principaux ; il s'agit d'émanations non-seulement incommodes, mais encore insalubres au premier chef.

Considérés d'une manière générale, les moyens d'éviter des inconvénients aussi graves se rapportent à deux indications principales : 1° renfermer les déjections stercorales dans un réservoir imperméable, et empêcher le dégagement de leurs émanations, dans l'intérieur des appartements, par l'interposition d'un

obturateur solide ou d'un niveau d'eau ; 2° détruire chimiquement les gaz stercoraux, soit au fur et à mesure de leur production, soit seulement au moment de la vidange. Le problème
à résoudre, c'est, d'une part, de mettre un obstacle invincible
à toute fuite de gaz stercoraux, dans l'intérieur des habitations,
et d'autre part, de rendre la vidange inoffensive, soit pour la
vie des ouvriers qui nettoient les fosses, soit pour l'odorat
des habitants des maisons du voisinage. Tels sont aujour-
d'hui les progrès des sciences physiques et chimiques sur
ce point, qu'on est en droit d'exiger sa solution complète de
l'administration municipale. Il faut que la vidange puisse être
faite, même en été, et même en plein jour, sans que l'odeur
la plus légère décèle la nature de ses opérations. Il faut que
le réservoir (quel que soit le système adopté) dans lequel tombent les déjections solides et liquides, soit fermé d'une manière
si hermétique, qu'aucune issue de liquides ou de gaz soit possible. Il faut, enfin, qu'il y ait empêchement absolu à tout
dégagement de gaz par la lunette, et qu'il n'y ait pas plus d'o-
deur dans le cabinet d'aisance, le bouchon des latrines étant
levé, qu'il n'y en a dans le salon le mieux tenu. On était loin
de tels résultats il y a un siècle ; mais nous avons aujourd'hui
le droit d'être exigeants.

Le mot latrine n'avait pas, chez les anciens, l'acception que
les modernes lui ont donnée ; un passage de Plaute prouve qu'ils
l'employaient dans le sens de notre mot bassin : ce poète parle
de la servante *quæ latrinam lavat.* Suivant Claude Perrault, il
est vraisemblable que Plaute s'est servi du mot *latrina* dans
cette acception : *sella familiaris erat veluti latrina particularis.*
Les anciens avaient plusieurs expressions pour désigner les latrines : *forica, sellas familiaricas, sellas perforatas ad exci-
pienda alvi excrementa accommodatas.* On connaissait à Rome
un dieu des latrines : *deus sterculius.* Cette absence d'un nom
spécial, unie au silence absolu des auteurs sur les latrines particulières, prouve que les maisons des anciens en étaient dépourvues, les palais des rois exceptés. Vitruve qui nous a laissé
un si bel ouvrage sur l'architecture dans l'antiquité, ne dit pas
un mot des latrines. Celles des Romains étaient publiques ; un
esclave avait pour fonction le soin de laver et de vider les

bassins qui tenaient lieu de nos latrines; il portait les déjections stercorales soit dans les égoûts, soit au Tibre. Ces latrines ou bassins publics (*latrinæ sterquilianæ*) étaient en assez grand nombre, et placés en divers lieux de cette ville immense ; les Romains qui n'avaient pas d'esclaves, les fréquentaient : c'étaient des cabinets couverts (*sellas familiares*, Varron) et munis d'éponges. Mais il y avait des cabinets d'aisance dans le palais des empereurs; Héliogabale fut tué dans des latrines. Celles qu'on a trouvées dans les ruines du palais impérial, au mont Palatin, sont entièrement construites en marbre, et des incrustations calcaires montrent que la paroi était couverte d'eau à quelques pouces de hauteur. (M. *Dict. des sciences médicales:* LATRINES.)

On ne sait à quelle époque les latrines ont été adoptées dans les maisons particulières des modernes ; leur usage ne parait pas remonter très loin. Cependant une ordonnance de **François Ier**, de l'an 1539, prescrit de pratiquer des latrines dans les maisons, et de les faire vider, pendant la nuit, **dans des tombereaux fermés.**

Les latrines se composent du siége, des **tuyaux de chute et** d'une fosse.

C'est dans un lieu particulier, nommé cabinet d'aisance, que le siége est placé ; il est en maçonnerie revêtue d'un ciment et d'un bois dur, vernissé ou peint à l'huile. Un obturateur ou bouchon ferme hermétiquement la lunette : celle-ci, dans les maisons bien tenues, est l'orifice supérieur d'un entonnoir vernissé que termine un syphon en poterie ou en fonte, disposé de telle sorte, qu'un niveau d'eau permanent en couvre l'extrémité inférieure. Dans un autre système, l'obturation de la petite extrémité de l'entonnoir a lieu au moyen d'une plaque métallique, qu'un ressort déplace lorsqu'il y a lieu d'ouvrir la communication de la lunette avec le tuyau de chute ; un filet d'eau arrose aussitôt après l'orifice inférieur de là lunette. Ces deux moyens sont fort bons pour intercepter tout passage aux gaz. Ces précautions ne sont pas nécessaires aux latrines publiques : ici les déjections sont reçues soit par un courant d'eau, soit par un tonneau mobile et fréquemment vidé. Rien n'est plus salubre que l'usage des syphons ; il y en a de différents systèmes, tous atteignent assez bien leur but.

On construit presque toujours les tuyaux de chute en mauvaise poterie qui se brise souvent ; ceux de fonte sont infiniment préférables ; ils coûtent un peu plus, mais ils durent beaucoup plus longtemps.

Ce ne fut guère qu'en 1810 que la construction des fosses d'aisance commença à présenter des garanties de salubrité, sous le rapport de leur dimension, de leur disposition intérieure et de leur imperméabilité. Le Conseil de salubrité de la Seine, consulté, établit en principe qu'il fallait séparer, dans la fosse même, les matières solides des liquides, et indiqua des moyens simples et efficaces pour obtenir ce résultat. Dans le procédé de Giraud (1786), un réservoir en bois placé dans les caves reçoit les matières solides et liquides ; ces dernières s'écoulent par un robinet dans un second vase placé au-dessous. Gourlier (1788) séparait la fosse en deux parties, au moyen d'une cloison transversale : l'une, située au-dessous du conduit de décharge, recevait les parties solides ; l'autre était destinée aux matières liquides, dont l'extraction se faisait au moyen d'une pompe. M. Cazeneuve (1818) atteint le même but au moyen de deux tonneaux placés l'un sur l'autre : sur le côté du fond du tonneau supérieur, est un tuyau métallique percé de petits trous, qui livrent passage aux matières liquides, dont le second tonneau est le réceptacle. On connaît d'autres procédés, ceux de MM. Samson, Derosne, etc. Leur principe est fort bon.

Il est constaté que, lorsque des dispositions particulières n'ont pas été prises, les gaz fétides de la fosse, dont la température est élevée par une fermentation continuelle, montent abondamment par les tuyaux de conduite, et, franchissant l'ouverture mal fermée du siége du cabinet d'aisance, se répandent dans l'intérieur des maisons, surtout lorsqu'un appel au gaz se trouve établi par une cheminée ou par une toute autre cause. Il s'agit, pour porter remède à l'insalubrité des fosses, ou d'empêcher l'ascension des gaz, ou de diriger ces émanations au-dessus du toit de la maison, ou de les détruire dans la fosse même au moment de leur production : ces moyens divers conduisent avec certitude au but. Le premier consiste dans une ventilation continuelle et à double courant, avec appel en sens inverse : d'une part, l'air extérieur se précipite dans l'intérieur des fosses par les tuyaux de chute; d'une autre part, les gaz des matières, attirés dans un tuyau d'appel, sortent au-dessus du faîte des habitations. Tel est le système de M. D'Arcet; il rend les fosses et les latrines parfaitement inodores lorsqu'il est bien exécuté; des tuyaux en fonte, substitués aux conduits en poterie, rendent impossible toute infiltration au travers des murs. Les appareils D'Arcet sont peu employés, malgré leur simplicité. Un autre moyen est plus usité : il consiste à adapter un syphon recourbé à l'ouverture du siége; un niveau d'eau arrète les émanations fétides et ne permet pas leur dispersion au dehors : c'est le système Large. Un troisième moyen, d'invention nouvelle, rend inodores les latrines et les fosses d'aisance en détruisant les gaz fétides au moment même où ils se produisent : c'est le système de MM. Salmon, Payen et Buran. La désinfection est produite instantanément par le noir animalisé jeté dans la fosse après chaque introduction de matière ; dans un autre procédé, les matières fécales et les urines sont reçues par une caisse en fonte qui est remplie de noir animalisé.

Les cuvettes d'aisance, dans le système Derosne, sont disposées de telle sorte, que les urines s'écoulent par un tuyau, tandis que les matières fécales tombent sur un plan incliné recouvert de charbon. Elles sont désinfectées à l'instant ; l'appareil paraît exiger des soins qui en limiteront beaucoup l'usage. Dans le système Huguin, un cylindre de fonte, percé d'un grand nombre de cônes, laisse passer continuellement l'urine, et retient les matières fécales, qui en sont enlevées facilement sans qu'elles puissent répandre la moindre odeur.

Tels sont les moyens d'assainissement que les sciences physiques mettent à la disposition des constructeurs ; dans quelle proportion sont-ils employés ?

Les latrines sont faites avec soin dans la plupart des grandes et belles maisons neuves qui ont été bâties depuis quinze ou vingt ans. Elles sont, nous l'avons dit, en général, irréprochables ; construites d'après un bon système de ventilation ou le principe du niveau d'eau, elles deviennent complètement inodores. Mais on ne peut dire même chose de celles des maisons d'ouvriers et des innombrables latrines des vieilles villes, où rien n'a été changé à l'ancien mode ; on se ferait difficilement une idée exacte de la fétidité de ce lieu si fréquenté , cependant, de l'habitation. Tantòt les latrines sont placées dans l'escalier , tantòt elles sont une dépendance de la cuisine , et sont, dans l'un et l'autre cas , des foyers d'infection d'autant plus incommodes, qu'à leurs inconvénients obligés vient se réunir, d'ordinaire, un grande malpropreté. Les tuyaux de conduite sont en poterie : les fosses sont, pour la plupart, très mal construites ; leurs angles ne sont point arrondis ; elles ont la forme d'un carré allongé, et sont faites avec si peu de soin, que les matières liquides s'infiltrent facilement , non-seulement au travers du sol , mais encore dans l'épaisseur du mur auquel le sac est adossé. Le Conseil de salubrité a proposé un mode de construction très convenable, que nous recommandons aux entrepreneurs. Voici quelles en sont les dispositions priucipales : 1° la paroi inférieure de la fosse sera formée par une couche de béton gras, un peu clair, préparé avec un gravier régulier et de grosseur médiocre et d'environ cinquante centimètres d'épaisseur ; on aura soin d'en bien lisser la surface et de faire disparaître toutes les fissures qui pourraient s'y établir ; 2° les murs des parois latérales seront commencés sur le béton frais, dans lequel de fortes pierres auront été engagées ; 3° les murs seront composés de fort moellons, qu'on placera par assises régulières ; ils devront avoir de quarante à cinquante centimètres d'épaisseur et être revêtus d'une couche de béton de vingt-cinq à trente centimètres ; 4° le carrelage du fond de la fosse sera fait avant la dessication du béton ; ce serait mieux encore de daller le fond de la fosse sur mortier chaud ; 5° on enduira l'intérieur de la fosse, jusqu'à la hauteur où pourront s'élever les matières liquides et solides, avec un ciment composé de briques et de chaux vive bien fusée ; une première couche, d'un demi-centimètre d'épaisseur , sera étendue d'abord , et, lorsqu'elle sera presque sèche , on la recouvrira d'une seconde couche un peu moins consistante, de telle sorte qu'on puisse la polir comme du plàtre ; 6° les angles de la fosse seront garnis de bourrelets déprimés et non saillants ; 7° enfin , on cimentera les joints du carrelage ou dallage avec du ciment lithoïque.

Nous n'avons point à nous occuper des gaz délétères qui s'échappent abondamment des fosses d'aisance, et des asphyxies d'espèces diverses qu'ils peuvent causer; quelque importante que soit cette étude, elle touche plus directement à la médecine proprement dite qu'à l'hygiène publique. Mais le curage des fosses appartient essentiellement à nos attributions, en ce qui concerne les précautions à prendre pour protéger la santé des ouvriers employés dans cette opération.

La vidange a été, pendant longtemps, une charge onéreuse pour les villes; elle était exécutée aux frais des propriétaires des maisons, qui en faisaient jeter le produit dans l'eau des fleuves. Des industriels obtenaient le privilége d'enlever les immondices des rues et de vider les fosses d'aisance de la ville; ils étaient payés par les propriétaires. D'autres leur succédaient; ils opéraient le curage en plein jour, à toutes les époques de l'année, et transportaient les matières dans des fosses larges et profondes hors des faubourgs; et les uns comme les autres n'avaient en vue que l'indemnité qui leur était allouée. Plus tard, seulement, on comprit le parti qu'on pouvait tirer, comme engrais, des matières extraites des fosses; le service des vidanges fut mis en ferme, et figura dès lors au chapitre des recettes des villes.

Pour se faire une idée exacte du service de la vidange, il convient peut-être de rappeler, en peu de mots, la manière d'être des matières dans l'intérieur de la fosse. Elles sont liquides ou solides; seule, l'urine n'a qu'une odeur faiblement désagréable; sa fétidité devient très grande lorsqu'elle est mêlée aux matières stercorales. Sèches, les matières solides sont peu odorantes; mais elles sont presque toujours tenues en suspension dans une grande quantité de liquides infects. La proportion des unes aux autres mérite l'attention : si la fosse est bien construite, c'est-à-dire imperméable, elle contient de 50 à 60 pour cent de matières liquides, et seulement de 40 à 50 pour cent de matières solides. A Paris, où on fait grand usage des cuvettes à injection d'eau, et où l'abus de verser de grandes masses d'eau dans les fosses d'aisance est porté si loin, la proportion des liquides est plus considérable; il est de 90 à 92 pour cent.

Le curage des fosses est interdit pendant les trois mois les plus chauds de l'année, juin, juillet et août; il a lieu la nuit, depuis onze heures jusqu'aux approches du jour. Un des procédés les meilleurs, bien qu'il ne soit pas parfait à beaucoup près, est celui de la pompe ; on extrait par aspiration les matières, qui sont conduites de la fosse dans les tonneaux placés sur un char, dans la rue, au moyen de longs tuyaux flexibles. Ainsi, les matières fécales n'ont aucun point de contact avec l'air pendant leur trajet, et ne peuvent être répandues sur la voie publique, même en minime quantité. Un flotteur annonce que le tonneau est rempli ; on ferme hermétiquement celui-ci, et on adapte aussitôt le tuyau au tonneau suivant. Reste un point important, l'émission des gaz. Un petit tuyau part du tonneau et va se rendre dans un petit appareil rempli, à sa partie inférieure, d'eau chlorurée. Les gaz des tonneaux parcourent ce trajet, sont lavés soit par le chlorure, soit par la chaux dont est garni un diaphragme qui partage la capacité du petit appareil, et se répandent à l'air libre, dépouillés de toute odeur fétide. Par un autre procédé, un tuyau ramène les gaz de l'intérieur du tonneau dans l'intérieur de la fosse. Le système de la pompe ne permet pas de vider les fosses complètement ; beaucoup gardent 40 ou 50 centimètres de matières demi-solides, qu'il faut extraire ensuite par le procédé ordinaire. On assainit cette dernière partie de l'opération au moyen de quelques kilogrammes de chlorure de chaux.

Les moyens actuels de désinfection des fosses d'aisance ont une très grande supériorité sur les anciens ; leur efficacité peut être considérée, aujourd'hui, comme certaine. Aucun n'a plus de puissance que le noir animalisé ; mais ce produit est encore d'un prix trop élevé pour qu'on puisse l'employer à des vidanges complètes ; il est excellent pour les terminer. Lorsque les matières liquides ont été extraites au moyen de la pompe ou du seau, le noir animalisé est répandu sur toute la surface inférieure de la fosse et incorporé dans la matière qu'il peut absorber ; le mélange est complètement inodore. Ce procédé de vidange a une grande supériorité sur tous les autres ; la découverte de son principe, l'action puissamment désinfectante du noir animalisé, appartient à M. Salmon, à qui l'Académie des sciences décerna le prix Monthyon. M. Salmon calcine les matières animales avec des substances terreuses; par ce moyen, le charbon acquiert une ténuité qui le rend très propre à dessécher les matières molles pour en faire un produit solide. Ce procédé a été exploité par MM. Payen et Buran. Des expériences nombreuses démontrèrent toute l'importance de cette découverte; le noir animalisé agit avec une très grande énergie sur les matières fécales; la plus petite quantité de poudre de charbon suffit pour leur enlever toute odeur lorsqu'elles sont sèches. L'odeur méphytique est anéantie à l'instant, et les matières fécales désinfectées deviennent un engrais excellent, qui peut être transporté, sans inconvénient, en plein jour, pendant la saison la plus chaude de l'année, et déposé partout, sans qu'aucune émanation infecte décèle son origine. Nous conseillons beaucoup ce système de vidange. MM. Socquet et Kraff ont proposé de désinfecter les fosses au moyen du peroxyde de fer hydraté; le Conseil de salubrité de la Seine a reconnu que ce liquide détruisait parfaitement l'acide hydro-sulfurique, mais qu'il était sans action sur l'odeur infecte qui provient des matières organiques.

Le système des fosses mobiles a de très grands avantages, qui l'ont fait adopter, à Paris, dans beaucoup d'établissements publics et de maisons particulières; il n'exige pas de constructions spéciales, dit le rapporteur du Conseil de salubrité de la Seine. On peut le placer partout, dans les écuries, dans les remises, dans les caves; on déplace et on enlève les appareils, même en plein jour, en moins de demi-heure, sans qu'il y ait le moindre dégagement d'émanations fécales. Il n'y a plus d'absorption possible de liquides infects par les murs des caves, et il n'est plus nécessaire que les fosses soient toutes étanches. Avec ce système si commode, on n'a plus d'asphyxies à redouter; ce qu'on appelle *le plomb* cesse d'exister. La séparation des matières fécales solides de l'urine se fait avec la plus grande facilité dans les appareils. Ce système augmente la quantité de l'engrais fourni par les matières solides, dont il ne laisse rien perdre; utilisées promptement, elles ne sont plus abandonnées à la putréfaction spontanée, qui en convertit plus des neuf dixièmes en gaz inutiles. On enlève et on vide les tonneaux comme des barriques ordinaires. Le Conseil de salubrité de Paris pense qu'on peut envoyer à la Seine toutes les matières liquides provenant des vidanges, au moyen d'égoûts, sans le moindre danger, et sans augmenter l'infection de ces canaux. Le système des fosses mobiles a pour lui la sanction du temps, et celle d'expériences faites en grand nombre et sur la plus vaste échelle.

Nous ajouterons à cette étude sommaire des latrines, au point de vue de la salubrité, l'indication du système breveté de MM. de Cappot et Fleury. Les fosses ordinaires sont creusées dans le sol, et en contact immédiat avec lui par tous les points de leur surface extérieure; on les vide de bas en haut. Dans le nouveau système, c'est un réservoir en pierre, à parois épaisses, qui en tient lieu. Ce grand coffre ou récipient est placé, soit dans une cave voûtée, soit dans un rez-de-chaussée; il est parfaitement isolé; on peut circuler autour. Un tuyau d'évent y amène l'air atmosphérique. Un gros robinet placé à sa partie inférieure, et qu'on ouvre ou ferme à volonté, établit une communication entre ce réservoir et un tonneau qui est clos hermétiquement. Ainsi, la vidange se fait de haut en bas. Un tuyau conduit l'air atmosphérique du tonneau dans une gaîne qui va s'ouvrir au-dessus du toit. Le tuyau de chute n'offre rien de particulier; on lui adapte un réservoir ou cendrier, destiné à retenir au passage les corps étrangers qui auraient été jetés par la lunette. Ce procédé est une combinaison du système des fosses mobiles avec les réservoirs ou fosses immobiles. On fait la vidange sans qu'il y ait aucun dégagement possible, soit de gaz, soit de matières, au moyen de tonneaux sur l'ouverture desquels joue une plaque métallique, qu'on pousse ou retire à son gré. On circule librement autour du réservoir, qui est dégagé de tout côté, et placé au-dessus du tonneau, qu'on enlève dès qu'il est rempli, après avoir fermé le robinet de communication. Cet appareil ne paraît point exiger de réparations, il est solide; le tuyau d'évent ne paraît pas très nécessaire, et le cendrier est inutile lorsque les latrines sont à syphon. Son inconvénient, c'est la difficulté, pour ne pas dire l'impossibilité, de l'adapter aux maisons pourvues de fosses d'après le système ordinaire. Excellent pour la vidange, il ne dispense pas de l'emploi du syphon ou de l'obturateur, dont l'objet est d'empêcher la fuite des gaz, par la lunette, dans l'intérieur de l'appartement. D'autres procédés de vidange sont mis en pratique avec avantage : nous indiquerons le système atmosphérique et l'appareil Huguin ; ils sont fondés sur ce principe, que la vidange doit être entièrement inodore.

Ce n'est point encore le lieu de parler des urinoirs et des latrines publiques ; nous n'avons point épuisé les conditions de salubrité des maisons.

§ 12. DE L'ÉCLAIRAGE DANS LES HABITATIONS.—Il y a aussi, dans l'éclairage intérieur des maisons, des conditions hygiéniques à observer, et une action sur l'air atmosphérique dont il faut tenir compte. Son but est de suppléer à l'absence de la lumière solaire; son moyen, c'est la combustion de divers corps gras solides, d'huile ou de gaz hydrogène carboné. Ces corps combustibles ne brûlent pas de la même manière.

Ils ont des effets communs : c'est d'absorber une partie considérable de l'oxygène de l'air de l'appartement qu'ils éclairent, d'élever très sensiblement la température et de dégager des gaz qui se mêlent à l'air atmosphérique, dont les proportions sont déjà modifiées : ces émanations sont souvent incommodes, quelquefois irritantes, et parfois dangereuses.

Une chandelle des six au demi-kilogramme perd onze grammes, par heure, de son poids, selon M. Péclet, et consomme, dans le même temps, un tiers de l'oxygène de 0 mètre, 322 de volume d'air. Sa combustion a lieu avec dégagement d'hydrogène carboné, d'oxyde de carbone de gaz acide carbonique. Elle a encore d'autres produits : ce sont des acides stéarique, margarique, oléique et sébacique ; de l'oléone, de la stéarone et de la margarone, de l'acide acétique, de l'eau, une huile volatile légèrement odorante, de l'huile empyreumatique et du charbon. Beaucoup de chandelles exhalent, en brûlant, une odeur nauséabonde ; elles coulent avec facilité, c'est-à-dire se fondent promptement sous l'action de la chaleur. L'obligation d'enlever très souvent la partie carbonisée de la mèche avec les mouchettes, est un inconvénient de plus. Cependant ce moyen d'éclairage très répandu a des avantages : il est économique et atteint assez bien son but. Les bougies sont un éclairage plus salubre ; elles brûlent mieux ; la cire ne se décompose qu'au lieu même où elle s'enflamme ; il y a peu de fumée , et cette fumée est moins âcre que celle du suif. Cette combustion produit peu de charbon ; il y a peu d'huile empyreumatique, et il n'y a point d'acide sébacique. Une bougie absorbe une égale quantité d'oxygène qu'une chandelle , et donne moins de lumière. Ce moyen d'éclairage est dispendieux. Il en est un autre qui tient le milieu : c'est la bougie stéarique, dont nous ferons connaître la composition dans un autre chapitre ; elle brûle bien et dégage une assez grande quantité de lumière. La combustion de ces bougies avait des inconvénients graves , quand on faisait entrer de l'arsenic dans leur composition; mais il y a longtemps que ce mode de préparation insalubre est interdit.

Les huiles éclairent fort bien , beaucoup plus que ne font les bougies et les chandelles ; aussi leur usage est-il presque général et le seul qui soit adopté dans beaucoup d'ateliers. De petites lampes très portatives permettent d'en varier beaucoup le mode ; elles sont munies, dans plusieurs cas, de réflecteurs métalliques qui donnent plus d'intensité à leur lumière. Ce sont des huiles grasses d'œillette , de chenevis, et surtout de colza et de noix, qu'on brûle dans ces appareils ; leur combustion produit une fumée épaisse et noire, composée d'hydrogène carboné , d'acide carbonique et de charbon , et d'autant plus abondante que la lampe est plus mal faite. Une lampe bien confectionnée en dégage peu. Ce mode d'éclairage n'a aucun inconvénient pour la santé ; nous n'avons nullement à nous occuper des principes sur lesquels sont établies les lampes dites à la Carcel, les lampes à système modérateur, les lampes astrales, etc. C'est le résultat seul et la question de salubrité qu'il faut mentionner ici.

On ne fait guère usage du gaz hydrogène carboné, comme moyen d'éclairage, dans l'intérieur des appartements ; mais les magasins et les boutiques l'ont adopté. Il donne infiniment plus de lumière que l'huile et la chandelle ; sa flamme est claire et brillante. Mais quelques inconvénients atténuent ces avantages : beaucoup de charbon se dégage pendant la combustion et va se déposer sur les corps voisins, qu'il noircit rapidement. Si le gaz n'est pas bien lavé , et ce cas est fréquent , il exhale une odeur très désagréable. Ses émanations sulfureuses noircissent promptement les vernis et les surfaces métalliques ; leur action sur le système nerveux de quelques personnes irritables s'est manifesté par des accidents graves, mais heureusement peu communs. Enfin, quand le gaz, s'échappant par une fissure ou par un bec imprudemment laissé ouvert, entre pour un onzième dans la composition de l'air atmosphérique, il y a danger imminent de détonation et d'explosion. Ces inconvénients, bien que possibles, sont peu de chose auprès des immenses avantages de l'éclairage au gaz ; on peut, au reste, les atténuer beaucoup, et nous dirons ailleurs comment. Selon M. Dumas, un bec de gaz de houille consomme 158 litres de ce même gaz par heure ; il y a pendant ce temps absorption de 234 d'oxygène et production de 128 litres un tiers d'acide carbonique, ainsi que de 169 grammes 660 d'eau. Ce moyen d'éclairage est peu salubre dans l'intérieur des appartements ; il est excellent pour la voie publique et pour les grands établissements, où beaucoup de lumière doit se répandre dans de vastes espaces.

D'habiles chimistes ont déterminé le degré de chaleur que dégagent en brûlant le suif, la stéarine, la cire, les huiles grasses et le gaz hydrogène carboné. Dans un appartement dont l'atmosphère n'est pas renouvelé, une chandelle des six, au demi-kilogramme, peut porter, en brûlant, 27 m. 29 cubes d'air de 0^0 à $+ 100^0$ centigrades ; l'élévation de la chaleur, selon M. Péclet, est de deux degrés par minute. Une bonne lampe Carcel dégage, dans l'espace d'une heure, assez de chaleur pour faire passer 45 mètres 48 cubes d'air de 0 à $+ 100^0$ centigrades. Le gaz de la houille produit, en brûlant, une chaleur très considérable. Ces notions de physique ne sont point sans application hygiénique, et la salubrité peut en tirer parti. Les centaines de bougies et de becs d'huile qui brûlent dans les grandes réunions, dans une salle de bal, par exemple, sont l'une des causes principales de l'intolérable chaleur qu'on y éprouve.

§ 13. CHAUFFAGE DES MAISONS PARTICULIÈRES : CHEMINÉES. — L'une des parties les plus importantes d'une maison, sous le rapport sanitaire, ce sont les cheminées ; rien ne mérite davantage l'attention que le système de chauffage.

Une cheminée est faite pour remplir deux indications de salubrité, la ventilation et le dégagement du calorique. Quel que soit son genre de construction, elle doit être bâtie en matériaux incombustibles, pour que la flamme n'expose à aucune chance d'incendie. Il faut qu'aucune poutre, qu'aucune boiserie n'approche de trop près la gaîne, et ne soit à portée de l'air chaud et chargé d'étincelles qui traverse ce conduit.

On peut construire les cheminées en plâtre, en briques, en tôle ou en cuivre; ces matériaux ne présentent pas, à beaucoup près, les mêmes avantages. Il y a beaucoup d'inconvénients à se servir du plâtre pour les bâtir; il est attaqué très promptement par l'eau de l'atmosphère et par celle qu'entraîne la fumée. Calciné bientôt, il tombe en fragments; enfin, les cheminées à parois peu épaisses ont très peu de durée.

Les cheminées de cuivre ont des inconvénients plus grands encore. Elles éprouvent, lorsqu'elles sont chauffées par la houille, une altération de nature dangereuse; leurs parois se recouvrent d'une croûte de sulfure de cuivre qui passe à l'état de sulfate anhydre, et que le courant d'air chaud entraîne facilement au dehors. Ce sulfure se dépose sur les toits du voisinage; les eaux pluviales dissolvent ce sel et l'entraînent dans les citernes, qui le recueillent en quantités assez grandes. D'autres fois ce sulfure retombe, soit dans les cheminées où il s'est produit, soit dans les cheminées du voisinage, se mêle aux aliments qu'on prépare sur le foyer, et leur communique un goût et une odeur désagréables. En examinant la cendre et la suie tombées de l'une de ces cheminées métalliques, on a constaté la présence d'un sel de cuivre soluble en proportion considérable. Ce fait grave a été démontré par M. Kuhlmann, qui considère l'emploi de la houille comme la cause de la production de cette grande quantité de sulfate anhydre de cuivre. Il y avait à Roubaix beaucoup de cheminées métalliques de cette sorte; leur suppression a été demandée avec raison. On ne construira donc point de cheminées métalliques; leurs parois s'altèrent beaucoup plus promptement que celles qui sont construites en briques et en maçonnerie; il s'y développe avec plus de promptitude un dépôt de noir de fumée très inflammable. Leur tirage est moins actif; elles perdent enfin beaucoup de leur calorique. Les meilleures cheminées sont celles dont le foyer est en fonte et la gaîne en briques bien réfractaires.

Les cheminées de nos maisons doivent être isolées dans toute l'étendue de leur parcours; c'est une condition sanitaire de rigueur. Sous aucun prétexte, des tuyaux de cheminée partant de foyers différents, ne communiqueront entre eux; cette autre loi n'a pas moins d'importance. On a vu, dans des maisons où elle n'avait pas été observée, des gaz délétères passer d'un appartement dans un autre, et devenir la cause d'asphyxies mortelles; fait qu'Olivier, d'Angers, a constaté. Si plusieurs cheminées sont réunies sur un point resserré, on donnera à leurs tuyaux des hauteurs inégales; s'ils étaient contigus et au même niveau, les vapeurs qui s'en dégagent pourraient être rabattues par les vents de l'un dans l'autre : l'observation de ces conditions sanitaires est facile.

Le tirage d'une cheminée est un point important; il est, en général, d'autant plus actif que la gaîne a plus de hauteur. Rien de plus désagréable qu'une cheminée qui fume; cette incommodité suffit pour rendre inhabitables des appartements très bien disposés d'ailleurs. On fait usage, pour la détruire, de procédés divers, dont l'examen n'a que des rapports indirects avec un traité de la salubrité; l'un des plus usités consiste à donner beaucoup d'activité à la combustion, au moyen de deux tuyaux qui, partant des deux côtés de la cheminée, viendront s'ouvrir sur les parties latérales du foyer.

Une cheminée bien faite doit renvoyer beaucoup de chaleur, consommer peu de combustible et le bien brûler. La combustion dégage non-seulement du calorique des matières qui brûlent, mais encore des gaz de nature diverse, et dont quelques-uns sont des poisons. Il faut que les gaz nuisibles aient leur issue au dehors par la gaîne; mais une cheminée qui fonctionne mal les renvoie dans l'intérieur de l'appartement, et cet inconvénient est fort grave. Il pourra avoir lieu dans les deux circonstances suivantes : lorsque l'air, dans l'appartement, sera plus dilaté que celui de la cheminée, et lorsque la gaîne communiquera avec la cheminée d'un appartement à l'étage supérieur ou à l'étage inférieur. Dans l'un et l'autre cas, des gaz délétères peuvent se répandre dans l'appartement en quantité assez considérable pour produire l'asphyxie.

Lorsque le foyer d'une cheminée fonctionne, il y a un dégagement considérable de chaleur par la combustion, c'est-à-dire par le fait de la combinaison de l'oxygène de l'air atmosphérique avec le corps combustible. Ainsi chauffé, l'air se dilate, devient spécifiquement plus léger que l'air environnant, s'élève par la gaîne, et fait place à une nouvelle couche d'air, qui éprouvera les mêmes phénomènes de dilatation et d'ascension dans la gaîne, après avoir alimenté la combustion. Le dégagement du calorique, but spécial que l'on recherche, a lieu par rayonnement, et surtout par le courant atmosphérique qui s'établit, soit que le corps combustible se combine avec l'oxygène dans un appareil clos, soit qu'il brûle à l'air libre.

La combustion est entretenue dans la cheminée par le courant d'air, nécessairement froid, qui s'établit des interstices de la porte ou des fenêtres jusqu'au foyer. Cet air frappe les personnes qui se chauffent, avant d'arriver à la cheminée. Si on met obstacle à son introduction dans la chambre, en calfeutrant hermétiquement les portes et les fenêtres au moyen de tampons ou de lisières, la combustion n'est pas alimentée par une quantité suffisante d'oxygène; elle se fait mal et la cheminée fume. Franklin, pour remédier à cet inconvénient, a imaginé une cheminée qui faisait appel à l'air extérieur en circulation autour du foyer. Les appareils à chauffage de Gauger et de Désarnold ont aussi pour but d'utiliser l'air chaud et le calorique rayonnant; mais ils coûtent fort cher, et n'atteignent leur but que d'une manière incomplète. Ce reproche ne saurait être adressé à la cheminée hygiénique du foyer ventilateur de MM. Rogeat. Construit en fonte de fer et en tôle, cet appareil remplace la bretagne, les chenets et la garniture de la cheminée à la Rumfort; son prix est à la portée des fortunes les plus modestes. L'air extérieur est amené sous le parquet, par un conduit de 15 à 20 centimètres de diamètre, jusqu'au centre du foyer, dont il fait le tour, et se répand dans l'habitation après avoir traversé un tiroir supérieur rempli d'eau, dont il s'approprie en partie la vapeur. Une ouverture fermant à coulisse, à chaque chenet, remplit la fonction d'un soufflet à air chaud, pour activer la combustion à volonté, et enlever la colonne de fumée. Une plaque à charnière se rabat devant le foyer, pour empêcher à la fumée de se répandre dans l'appartement au moment où on y allume le feu ; on la relève ensuite pour permettre au calorique de rayonner ; enfin, un registre placé à la naissance donne la faculté de ralentir la combustion à son gré. On peut brûler, dans la cheminée hygiénique de MM. Rogeat, du bois, du coke ou de la houille. Avec cet appareil la cheminée ne saurait fumer.

Il y a des combustibles de différents genres, le bois, la houille, les lignites, etc. On les brûle tantôt à l'air libre, sur le foyer des cheminées, par exemple, tantôt dans des appareils fermés, tels que les poêles et les calorifères.

Il y a différentes espèces de bois de chauffage, des bois durs et compacts (le chêne, le hêtre, l'orme, le frêne), qui ne brûlent qu'à la surface, ayant au centre un charbon très volumineux, et des bois blancs, mous, légers, poreux (le pin, le sapin), qui brûlent avec une grande facilité, et en donnant un feu clair et brillant. Tous ces bois s'enflamment et brûlent avec d'autant plus de facilité qu'ils sont en tranches plus minces. Leur état de dessication ou d'humidité a une grande influence sur la combustion : les bois verts ou flottés brûlent mal, donnent beaucoup de fumée et chauffent bien moins que les bois secs.

La combustion du bois donne beaucoup de chaleur, et ne s'accompagne d'aucun inconvénient au point de vue sanitaire. Considéré chimiquement et d'une manière générale, le bois est formé d'une matière très combustible, nommée cellulose, et composée elle-même de 0,444 de carbone, de 0,556 d'hydrogène et d'oxygène, dans les proportions nécessaires pour faire de l'eau, enfin d'une matière incrustante, variable selon la qualité du bois. Le charbon de bois, plus usité pour les usages culinaires que pour le chauffage, ne contient plus que du carbone, mêlé à quelques matières étrangères et à de l'hydrogène ; il donne, pendant sa combustion, une grande quantité d'acide carbonique. Celui qu'on brûle dans les terrines à l'air libre, soit qu'il ait brûlé déjà dans le feu des boulangers (braise), soit qu'il soit neuf, dégage beaucoup d'acide carbonique et d'oxyde de carbone. De tous les procédés de chauffage, c'est le plus insalubre et le plus dangereux ; il a donné lieu fréquemment à des asphyxies mortelles. C'est moins l'acide carbonique dégagé pendant cette combustion qui est délétère, que l'oxyde de carbone, l'un des plus redoutables poisons sous forme gazeuse.

La houille est le combustible des ateliers, celui de l'ouvrier et du pauvre, et le seul qu'emploient beaucoup de manufactures : elle brûle fort bien, en éprouvant une fusion grasse, et en dégageant beaucoup d'hydrogène carboné. On appelle coke, la houille privée de ses principes volatils par une première combustion ; il brûle sans flamme, en dégageant abondamment de l'acide carbonique et du gaz oxyde de carbone. C'est ce qui explique quelques asphyxies qu'on a observées par l'emploi de ce combustible ; ces accidents sont infiniment rares, et à peine doit-on en tenir compte, si on considère l'immense emploi du charbon de terre comme moyen de chauffage, et son innocuité habituelle même dans de très petits appartements, presque hermétiquement fermés. On sait que la combustion de la houille s'accompagne du dégagement très abondant d'une fumée noire et épaisse, qui retombe dans l'air des grandes villes sous forme de parcelles noirâtres ; l'atmosphère de Londres et de Rive-de-Gier en est littéralement imprégnée.

La combustion d'un kilogramme de bois sec ou de coke nécessite une dépense de 10 mètres cubes d'air atmosphérique ; il en faut 20 mètres cubes pour réduire en cendre un kilogramme de houille.

Nous avons dit ce qu'était la combustion à l'air libre, c'est-à-dire dans les cheminées ; celle qui se fait dans des appareils clos, c'est-à-dire dans des poêles et dans des calorifères, n'est pas moins répandue ; il y a différentes espèces de poêles. Ceux-ci sont en tôle ou en fonte, ceux-là sont en briques de terre cuite ou de faïence ; dans les uns comme dans les autres, l'air échauffé par la combustion se rend du foyer dans un tuyau qui le conduit à la cheminée. Un poêle en tôle ou en fonte, si le tirage est bon, ce qui est le cas ordinaire, dégage une très grande quantité de chaleur, par tous les points des parois du foyer et de la partie du cornet qui en est rapprochée : il a une surface de chauffe très considérable. Le courant d'air qui alimente la combustion est rapide ; il a lieu par la grille inférieure et par les joints de la porte du foyer. On place sur la paroi supérieure un vase rempli d'eau, dont l'évaporation lente remédie à la dessication de l'air ; cette dessication, au reste, n'est qu'apparente. Si l'air paraît sec, dit M. Péclet, c'est qu'étant plus chaud, il dissout une plus grande quantité de vapeur. Nous n'avons point à nous occuper en particulier des différentes formes de poêles ; cette étude appartient à l'économie domestique. Nous devons être brefs, par la même raison, sur les calorifères. Il en est de diverses espèces : ceux-là sont placés dans les pièces mêmes qui doivent être chauffées et ventilées (salles à manger, salles d'asile, écoles primaires) ; ceux-ci sont bâtis loin des lieux qui doivent être chauffés, par exemple, dans des caves ou dans des rez-de-chaussée. Et les uns et les autres ont un revêtement en briques, destiné à diminuer la quantité de chaleur qui se dégagerait sans utilité d'une enveloppe métallique. Tantôt de l'air brûlé parcourt les différentes parties de l'appareil et sort par les orifices ou bouches de chaleur ; tantôt c'est l'air extérieur qui s'échauffe en traversant des tuyaux métalliques fortement chauffés eux-mêmes.

Ces divers procédés de chauffage sont fort salubres ; nous ne dirons pas la même chose de l'usage des chaufferettes, qui a tant d'inconvénients pour la santé. Il prédispose aux varices des membres abdominaux, aux catarrhes utérins, à l'entérite chronique, et s'accompagne d'un dégagement de gaz acide carbonique et d'oxyde de carbone, qui peut avoir des inconvénients graves.

La température dans l'intérieur des appartements doit être d'environ 15° ; à ce point elle est fort considérable. Si on suppose un froid de 5° au-dessous de 0, on règlera le chauffage de façon à obtenir une différence de 20°.

§ 14. Quelques autres soins se rapportent à la salubrité des maisons.

Leur service domestique produit chaque jour des eaux de lavage plus ou moins fétides, auxquelles il faut procurer un écoulement facile. Des tuyaux, avec cuvettes, les conduisent de la cuisine sur la voie publique; il serait mieux qu'elles fussent transportées immédiatement de l'intérieur de chaque maison dans l'égoût ou dans le ruisseau d'eau courante qui dessert la rue. On ne doit point jeter ces eaux ménagères dans la cuvette des latrines.

Comme tout foyer d'infection doit être écarté de nos demeures, la police, dans les grandes villes, ne permet pas d'y élever des animaux , tels que des porcs, des lapins, des pigeons, etc., dont les déjections peuvent devenir une cause d'insalubrité. Elle interdit, avec raison, dans les habitations, tout dépôt de matières animales ou végétales en putréfaction, et prescrit de transporter les immondices hors des barrières , dans des lieux désignés, et situés à 100 mètres des routes royales et à 200 mètres des habitations.

Les chances d'incendie sont placées à bon droit parmi les agents d'insalubrité; elles sont comptées en première ligne parmi les inconvénients que la législation reproche à certains établissements industriels. En dépit de toutes les précautions , le feu se développe souvent dans les maisons au sein des villes; un service particulier de pompes est établi pour en arrêter les ravages. Il est un objet d'attention extrême pour l'administration municipale ; elle veille avec beaucoup de soin sur le bon état des pompes, sur la célérité de leur arrivée au lieu du danger, et sur la manière dont elles fonctionnent. Aldini et d'autres ont inventé des tissus incombustibles au moyen desquels les pompiers peuvent pénétrer, jusqu'à un certain point, dans les appartements qu'ont envahi les flammes.

On sait par quel moyen fort simple le feu des cheminées peut être arrêté. Il est le résultat de la combustion soudaine et vive de la suie, qui revêt en couches épaisses l'intérieur de la gaîne; on le fait cesser en projetant sur le foyer un demi-kilogramme de fleur de soufre. Le gaz sulfureux qui se dégage abondamment fait tomber par plaques la suie enflammée.

Un moyen préservatif plus important encore, c'est le ramonage , opération essentielle, et qui doit être faite à fond dans chaque cheminée, au moins une fois par an.

§ 15. **DES VIEUX QUARTIERS ET DE L'HABITATION DU PAUVRE DANS LES VILLES.** — La pauvreté a des conséquences qui s'enchaînent et dont l'ouvrier ne peut se dégager : il n'a pas le choix de son logement ; ses moyens d'existence sont insuffisants ; son salaire n'est pas en proportion avec ses besoins. S'il établit son domicile dans de misérables masures de quartiers obscurs et malpropres, c'est qu'il y est appelé par la modicité du taux des loyers. On ne voudrait point de lui ailleurs. Son logis ne lui importe guère ; il lui suffit d'avoir un couvert quelconque. Très peu d'ouvriers mettent quelque prix aux conditions de salubrité ; très peu se doutent de l'influence, sur le travail, d'une habitation dans une maison largement ouverte à la lumière et au soleil, de la respiration d'un air pur, et de la jouissance, chaque jour, d'une grande quantité d'eau pour la propreté de leur personne et de leur ménage. C'est la pauvreté qui les entasse dans des maisons infectes ; mais bientôt l'insalubrité d'un tel séjour augmente la pauvreté, malgré la modicité du loyer.

Cependant l'habitation d'appartements malsains et malpropres déprave l'ouvrier, en même temps qu'elle altère profondément sa constitution physique ; il y a une corrélation directe entre les habitudes domestiques et les mœurs. Mal logé, mal vêtu, sans propreté sur sa personne, l'ouvrier perd tout respect de lui-même. Il est rentré fatigué et épuisé chez lui, et n'y trouve point de repos ; il a besoin d'être récréé et restauré, mais tout ce qui l'environne annonce les privations et la misère. Sa maison, telle qu'elle est, ne saurait lui plaire ; aussi n'y reste-t-il que le moins qu'il peut : pressé d'en sortir, il établit son domicile dans les cabarets ou dans les lieux de débauche, devient paresseux, querelleur, ivrogne, et tombe souvent dans les plus grands vices. On sait quels lieux habitent les classes dangereuses dans les grandes villes ; l'aspect hideux de ces repaires est l'expression des mœurs de la population dépravée dont ils sont le domicile. Il y a des exceptions sans doute à cette observation, mais le fait n'en est pas moins constant.

Au contraire, lorsque l'ouvrier a une habitation décente et salubre, il contracte le goût de l'ordre et de la propreté ; tout chez lui l'attache, et il aime à y rester. Comme il ne fait pas de dépense au cabaret, ses économies lui profitent ; il se nourrit mieux et il est mieux vêtu. Il est toujours très probable qu'un ouvrier soigneux de sa personne est un bon travailleur. Ses outils et son métier sont en parfait état; son appartement n'a pas de luxe, mais rien n'y blesse la vue ou l'odorat. Par cela même que cet ouvrier respire en quantité suffisante un air sain, et qu'il a beaucoup d'eau pour ses besoins journaliers, il se porte mieux et gagne davantage. Content dans son domicile, il a plus de respect pour la propriété et pour les lois, et est plus attaché à l'observation de ses devoirs.

Qui n'a pas vu ce que sont les quartiers abandonnés à la populace, dans les grandes villes, ne saurait s'en faire une idée: ce n'est pas même assez que de les voir et de traverser ces rues infectes, il faut pénétrer dans l'intérieur des maisons, et examiner ce qui se passe dans ces bouges. De sales grabats couvrent le plancher; ils sont occupés par des individus de tous les âges et des deux sexes. Un même lit reçoit ici une mère et son fils adulte ; là, un mari, sa femme et sa belle-sœur; ailleurs, la sœur et le frère, l'un et l'autre déjà avancés dans la vie. Un médecin, dans une grande ville d'Angleterre, M. Toynbee, a vu, croupissant dans un même grabat, un homme d'environ cinquante ans, sa femme du même âge, une jeune fille phthisique et une autre fille de dix-sept ans, dont le cou était couvert d'engorgements scrofuleux. Un autre lit recevait la nuit une femme paralytique, un jeune homme, fils de cette malheureuse, et une jeune fille de douze ans. Ailleurs, un homme et sa femme, une fille adulte, un enfant de seize ans et une jeune fille de treize, couchaient ensemble dans le même lit; la mère avait un catarrhe chronique, le père une constitution ruinée, et l'enfant une large ulcération scrofuleuse au cou. Ces faits, et beaucoup d'autres analogues, sont consignés dans un rapport officiel adressé, en 1844, au gouvernement anglais, sur l'état sanitaire des principales villes de la Grande-Bretagne. Une immoralité extrême est le résultat de cet entassement d'individus des deux sexes dans une même chambre; l'homme devient étranger à tout sentiment de décence et de dignité personnelle; il se ravale à la condition de la brute.

Il y a toujours beaucoup d'enfants dans les quartiers pauvres des grandes villes; il y en a davantage que dans les quartiers riches, toutes proportions gardées ; cependant la mortalité est considérable chez eux. Elle l'est bien davantage à cet âge de la vie qu'elle ne l'est dans les quartiers bien éclairés par le soleil, et bien ventilés.

Deux considérations, l'air et l'eau, demandent une étude spéciale dans les quartiers d'ouvriers.

On sait ce que sont d'ordinaire ces quartiers. Ils se composent de rues étroites, tortueuses, sans soleil, sans ventilation, toujours humides et couvertes de boue pendant neuf mois de l'année. Leurs maisons sont construites au mépris de toutes les règles de l'hygiène; à une allée sombre et fétide succède une cour étroite et sale. Un escalier à marches étroites et sans lumière conduit à de petites chambres, dont le plafond est bas, qui reçoivent par de petits trous, appelés fenêtres, l'air méphitique de la rue, et qu'infectent les émanations des fosses d'aisance, et beaucoup d'autres d'une qualité non moins délétère. Ces masures sont adossées les unes aux autres, et entassées de façon à refuser tout passage à l'air. Cependant grand nombre d'hommes, de femmes et d'enfants, se pressent dans ces demeures si insalubres. Vingt, trente, quarante ouvriers travaillent dans une chambre sans ventilation, et dont la température est de 20 à 25° supérieure à celle de l'air extérieur ; on y suffoque positivement. Il est impossible d'entrer dans ce foyer d'infection; souvent le médecin qui visite le pauvre ne peut supporter l'odeur fétide de la chambre; c'est auprès de la porte ou de la fenêtre qu'il écrit sa prescription. Mais, dans quelques grandes villes d'Angleterre, la classe ouvrière n'a pas même toujours la faculté d'habiter ces misérables appartements ; elle travaille littéralement dans les caves, dont elle a envahi un très grand nombre. Il est facile de dire ce que devient l'air atmosphérique sous de telles conditions: c'est un poison, et un poison d'autant plus dangereux, qu'on ne saurait lui échapper ; l'ouvrier le respire le jour, la nuit, à toutes les heures, à tous les instants de sa courte et maladive existence.

Les dispositions de détail, dans les maisons des quartiers pauvres, sont dignes de considération. Beaucoup de ces masures n'ont pas des latrines en nombre suffisant ; chez la plupart, le cabinet d'aisance est dans la cuisine, quand il y a une cuisine ; il ferme mal ou ne ferme pas du tout. Rien n'a été fait pour empêcher quelque peu le dégagement des émanations fétides ; les fosses, non moins mal construites, laissent filtrer au loin les matières putrides ; enfin l'allée, la cour, l'escalier et le palier sont souvent couverts des déjections des enfants ou des adultes. Même incurie pour les fenêtres : étroites et peu nombreuses, elles sont d'ordinaire partagées en deux châssis, dont le supérieur ne s'ouvre jamais. C'est un grand vice pour la ventilation.

Une autre cause puissante d'insalubrité dans les maisons d'ouvriers, c'est l'insuffisance d'eau pour les usages domestiques ; cet inconvénient est l'un de ceux qui exercent sur la santé des classes ouvrières la plus funeste influence. Il est des quartiers pauvres dans lesquels on ne trouve qu'une pompe pour le service d'un grand nombre de ménages. On vend l'eau dans beaucoup de villes et à un prix tel, que l'ouvrier est obligé d'y regarder. S'il peut aller chercher son eau à une fontaine publique, la distance est d'ordinaire si grande, qu'il ne peut profiter de cet avantage sans perdre beaucoup de temps. Cette insuffisance d'eau ménagère devient une cause de malpropreté sous toutes les formes, et par conséquent d'insalubrité. Le pauvre ne prend pas soin de sa personne et de celle de ses enfants, et il abandonne son ménage aux immondices. Une ville bien administrée doit pouvoir fournir aux classes indigentes de l'eau, non-seulement d'excellente qualité, mais encore en quantité considérable : il faut, en outre, que l'ouvrier trouve la fontaine ou le puits sous sa main. Quand il a beaucoup d'eau à sa disposition, il contracte des habitudes de propreté, qui rendent nécessairement sa santé meilleure : s'il en a peu, s'il rencontre beaucoup de difficultés à s'en procurer, il apprend à s'en passer. Propreté, tempérance, travail, telles sont, après la respiration d'un air pur, les conditions principales du bien-être des classes laborieuses.

On a vu quels étaient les quartiers pauvres dans les grandes villes : doivent-ils donc être abandonnés aux causes d'insalubrité qui y abondent, et n'est-il aucun moyen de les améliorer sous ce rapport? non, sans doute. L'intervention de la législation est indispensable ; elle peut beaucoup : c'est à la loi de protéger les classes laborieuses, elle leur doit bien plus de sollicitude qu'aux classes riches. Un ouvrier est, en général, apathique et fort ignorant en matière sanitaire ; il faut que l'Administration soit prévoyante pour lui. Quand l'opinion d'une autorité compétente, d'un Conseil de salubrité, par exemple, a déclaré malsaine l'habitation d'un quartier, il faut que le maire et son conseil, aidés par la loi, entreprennent la régénération sanitaire de ce cloaque, en ouvrant de larges rues, et en condamnant les masures infectes à une démolition immédiate. De 'sages ordonnances de police prononcent la destruction des aliments qu'on apporte avariés dans les marchés ; mais une maison qui n'a ni ventilation ni lumière, et dont l'atmosphère est délétère, expose aussi à l'empoisonnement ; toute la différence, c'est qu'elle est beaucoup plus nuisible. Aucune maison ne devrait être bâtie sans qu'un rapport préalable d'experts eût déclaré à l'autorité si l'emplacement réunit les conditions sanitaires convenables, si le sol est suffisamment sec, s'il y a dans le voisinage des eaux abondantes et pures, si la maison ne sera pas placée sous le vent d'émanations insalubres, si, d'après le plan de l'entrepreneur, les appartements de la maison seront bien ventilés ; enfin, si les fosses d'aisance sont bien bétonnées, et les latrines bien fermées. Cette loi défendrait aux propriétaires de louer des maisons dont l'insalubrité aurait été constatée; elle ne permettrait pas la location des caves comme appartements. Ce n'est pas au pauvre ou à l'ouvrier qu'elle doit s'adresser ; c'est au propriétaire ou à l'entrepreneur. On prend beaucoup de souci de la manière dont sont logés les animaux dans les jardins zoologiques : leurs cages sont soumises à un règlement sanitaire bien observé ; ils reçoivent fréquemment la visite d'hommes éclairés qui veillent à ce qu'ils soient bien nourris et proprement tenus. Mais les classes pauvres ne jouissent pas de tant de faveur, et on ne voit pas les hauts fonctionnaires visiter, en détail, les quartiers d'ouvriers. Cependant une loi sur la police sanitaire des maisons importe, non-seulement aux quartiers pauvres, mais encore aux quartiers riches d'une grande ville, qui ont beaucoup à redouter, pour leur propre compte, les foyers d'infection permanents dans leur voisinage. Améliorer la condition sanitaire des classes indigentes, c'est rendre un service immense à la généralité des citoyens.

Ainsi donc, la maison du pauvre, celle de l'ouvrier demandent une attention particulière; elles abondent en principes d'insalubrité. Tout a été fait pour la commodité, l'utilité et l'agrément dans celle du riche : on y trouve réunis tous les moyens les meilleurs d'y faire arriver, par larges masses, un air sain et la lumière, et pour maintenir dans l'intérieur des appartements une température égale et douce. Ces précieux avantages, si importants à la conservation de la santé, sont interdits aux habitations d'ouvriers : nous l'avons dit, la misère relègue les pauvres dans des maisons mal construites, mal ventilées, mal tenues, sans portiers, sans cours, et situées dans des quartiers sombres et malsains : elle les entasse dans les mansardes, dans des combles, et parfois dans des bouges dont l'habitation est infiniment moins salubre que celle des cachots. Il appartient à une bonne police municipale, ainsi qu'à la philanthropie des Conseils de salubrité, de faire cesser des inconvénients aussi graves. On doit au pauvre une habitation, sinon pourvue des jouissances du luxe, du moins parfaitement salubre; les ouvriers doivent le savoir, il dépend d'eux d'être propres; c'est leur intérêt, c'est celui de leurs familles. Nous avons fait ailleurs cette observation, qu'à Paris et dans quelques grandes villes industrielles, leur condition matérielle s'était beaucoup améliorée, surtout sous le rapport des maisons qu'on y bâtissait pour eux.

Un des chapitres suivants montrera les ouvriers dans leurs ateliers, dont il fera connaître les genres divers d'insalubrité.

CHAPITRE IV.

—

DES RUES ET DES PLACES PUBLIQUES.

Les maisons, réunies sur un alignement donné et le même pour toutes, constituent les rues ; celles-ci réclament une étude particulière sous le rapport de la salubrité.

§ 1. HAUTEUR DES MAISONS.—Au point de vue hygiénique, une rue est un grand canal ouvert au passage de l'air , et dans lequel chacune des maisons qui le forment déverse ses foyers divers d'infection.

La largeur des rues ne doit point être abandonnée à l'arbitraire; elle importe beaucoup à la santé publique. Des rues démesurément larges livrent un accès trop facile au soleil ; elles sont extrêmement froides en hiver, et la chaleur y est insupportable en été. Rebâtie sur un plan régulier par Néron, qui l'avait brûlée, Rome avait de grandes places publiques et des rues que plusieurs chars pouvaient parcourir de front; cependant ses habitants se plaignirent beaucoup : ils souffraient extrêmement de l'ardeur du soleil dans les vastes espaces qui séparaient leurs demeures , et regrettaient leurs anciennes rues si sombres et si étroites. Il faut donc un moyen terme. Si des rues étroites sont bordées de hautes maisons, la ventilation s'y fait mal; elles deviennent humides, froides, malsaines, et pour les assainir il faut absolument les élargir. Il y a beaucoup de phthisies , de scrofules et d'hydropisies dans les quartiers de cette sorte, et il y règne, assez souvent, des maladies épidémiques qu'on ne voit jamais, ou presque jamais, dans les rues très larges.

Un rapport doit exister entre la largeur de la rue et l'élévation des maisons; cette relation de l'une à l'autre est un point essentiel pour la conservation de la santé publique. La décision royale du 19 août 1783 règle la largeur des rues et la hauteur respective des maisons; on y lit les dispositions suivantes : « Article 1er. Aucune rue nouvelle ne pourra être ouverte qu'en vertu de lettres-patentes; elle ne pourra avoir moins de trente pieds de largeur ; toutes les rues dont la largeur est au-dessous de trente pieds seront successivement élargies au fur et à mesure de la reconstruction des maisons et bâtiments situés sur ladite rue. » L'article 5 détermine la hauteur qu'on pourra donner aux maisons, et prescrit des peines sévères pour les cas de contravention. Le propriétaire paiera mille écus d'amende, sa maison sera rasée et l'emplacement réuni au domaine de l'Etat; les ouvriers maçons, charpentiers, etc., sont condamnés à mille livres d'amende et à la perte de la maîtrise. La hauteur des maisons en maçonnerie, de la ville et des faubourgs de Paris, autres que les édifices publics, sera et demeurera fixée, savoir : dans les rues de trente pieds de large et au-dessus, à soixante pieds lorsque les maisons seront construites en pierres et moellons, et à quarante-huit pieds seulement lorsqu'elles seront faites en pans de bois; dans les rues depuis vingt-quatre jusques et y compris vingt-neuf pieds de largeur, à quarante-huit pieds, et dans toutes les autres, à trente-six pieds le tout, et y compris les mansardes, attique, toit et autres constructions quelconques au-dessus de l'entablement. Il y a de sages dispositions dans cette ordonnance de 1783; mais plusieurs sont difficiles à comprendre. On ne voit pas pourquoi la largeur des rues est subordonnée, non à la hauteur de la maison, mais à la nature de ses matériaux, qui est ici un objet secondaire. Peu importe pour le but qu'on se propose d'atteindre, que la maison soit en bois, en moellons ou en pierres de taille; son élévation est le seul objet à prendre en considération lorsqu'il s'agit de déterminer la largeur absolue de la rue. La loi de 1792 fixe à cinquante-quatre pieds la hauteur des maisons dans les rues de trente pieds de largeur, et à quarante-cinq dans les rues moins larges. Elle est rarement observée, et peut-être serait-il nécessaire d'en revoir toutes les dispositions. La France a besoin d'une loi obligatoire, non-seulement pour Paris, mais encore pour toutes les villes; elle abandonne, à tort, l'une des questions les plus importantes de l'hygiène publique à l'in-

curie et au peu de lumière, en matière de salubrité, de beaucoup d'administrations municipales.

Cette loi, commune à toutes les cités, mettrait un frein à la
dangereuse cupidité des entrepreneurs : si elle paraissait nécessaire en 1783, qu'on juge de sa convenance, maintenant qu'un
essor si extraordinaire a été donné aux constructions. Ce ne
sont pas, en effet, des maisons que l'on bâtit à Paris et dans
quelques autres grandes villes ; ce sont des rues et des quartiers entiers. Tous les jardins disparaissent, toutes les grandes
cours se rétrécissent, quand elles ne sont pas tout-à-fait sup-
primées : tous ces nobles hôtels, entre cour et jardin, dont
on admirait le confortable, sont abattus et transformés en ruches énormes, composées de six ou huit étages de cellules. Peu
soucieux d'enlever à la rue l'accès du soleil et de la lumière,
et de la changer en un couloir, l'entrepreneur élève sa maison aussi haut qu'il le peut sans trop compromettre la solidité
de l'édifice. Ce qu'il veut, c'est retirer le plus d'argent possible de l'exploitation, en habitations quelconques, d'un emplacement donné.

Le Conseil de salubrité de la Seine a déterminé la meilleure
proportion à établir entre la largeur de la rue et la hauteur des
maisons : la largeur de la rue doit être égale à la hauteur de
la maison la plus élevée; en d'autres termes, on ne doit, en
aucun cas, bâtir sur une rue une maison qui ait plus de hauteur que la rue n'a de largeur. Lorsque cette porportion a été
observée, on a établi une ventilation fort convenable, non-seulement pour la rue, mais encore pour les maisons, qui reçoivent
plus de soleil, d'air et de lumière, et qu'il devient dès lors
plus facile de maintenir propres.

Ces règles de proportion ne sont point absolues, et elles ne
conviennent pas également à tous les climats. Ainsi, plusieurs
des villes principales de l'Italie, Milan et Gênes, par exemple,
ont une rue centrale fort large, et des rues latérales extrêmement étroites, à dessein, bien qu'on y remarque de magnifiques palais. Le soleil est un ami dans les pays froids ou tempérés, et un ennemi dans les climats chauds : on fait tout ici
pour le recevoir ; là, au contraire, on l'évite autant qu'il se
peut. Presque toutes les villes de l'Orient et de l'Afrique sont

ainsi, leurs rues sont étroites, sombres et sinueuses, tout exprès pour leur donner, comme qualité, ce qui serait un défaut chez nous. Malheureusement elles atteignent fort mal leur but, et l'insalubrité, dans leur enceinte, est portée à son comble.

Les places publiques importent aussi à la salubrité; lorsqu'elles sont vastes et multipliées, elles font pénétrer dans l'intérieur des villes beaucoup d'air et de lumière. Ce sont des promenades fort convenables pour toutes les classes d'habitants, pour les enfants surtout, qui peuvent s'y livrer aux amusements de leur âge en toute sécurité, à l'abri du mouvement des passants et des voitures. On leur donne ordinairement la forme d'un quadrilatère allongé ; il en est d'ovales : plusieurs ont une régularité parfaite, qui est un de leurs premiers avantages, quant à l'optique. On voit à Londres, au milieu de vastes squares, des jardins fermés par des grilles et réservés pour l'usage des habitants des maisons voisines; c'est un inconvénient peut-être: il ne faut pas de privilégiés sur le sol des places publiques. Des plantations d'arbres, dans ces promenades, sont un objet, non-seulement d'agrément, mais encore d'assainissement : elles concourent, pendant le jour, à rendre l'atmosphère plus salubre. Sous l'action de la lumière solaire, les parties vertes des arbres dégagent de l'oxygène et absorbent l'acide carbonique. Un autre avantage des arbres sur les places publiques, c'est de procurer de l'ombrage, toujours si désirable pendant les ardeurs de l'été. La plupart des places sont trop étroites; beaucoup sont de grandes cours qu'entourent de hautes maisons. Toutes peuvent être considérées, pour les rues qui viennent y aboutir, comme un fourneau d'appel à double courant, agissant d'une manière continue soit le jour, soit la nuit. Elles sont donc un puissant moyen de ventilation.

L'alignement des rues concerne la voirie, et nous ne le rappelons ici que pour mémoire.

Considérées dans leur ensemble, les rues sont divisées en plusieurs classes, selon qu'elles ont plus ou moins de largeur. Dans les grandes villes qui sont bâties avec quelque régularité, une rue centrale traverse la cité, presque en totalité, de l'une de ses extrémités à l'autre; c'est la grande artère centrale de la circulation. Des rues transversales, moins larges, la

7

coupent à angles droits, et divisent en compartiments tout le périmètre de la ville.

§ 2. Pavage des rues. — Le pavage des rues est une question de commodité et de salubrité; il faut que la voie publique soit d'un parcours facile; qu'aucun obstacle n'y gêne la circulation des citoyens ou des voitures, et qu'enfin le sol uni, consistant et sec autant que possible, n'expose pas les passants aux chances d'une chute. Une rue qui n'est point pavée est couverte de boue dans les temps humides, et de poussière en été; des ornières profondes la sillonnent, et elle est souvent impraticable. Paver la voie publique, c'est la revêtir d'une croûte imperméable aux eaux pluviales, et assez compacte et solide pour résister aux frottements les plus répétés, ainsi qu'au choc des voitures les plus lourdement chargées. Cette couche de matériaux, extrêmement durs et très adhérents entre eux, est légèrement bombée au centre, et déprimée sur les parties latérales pour l'écoulement des eaux pluviales; elle a une pente légère dans le sens des égoûts qui s'ouvrent au dehors. Sa surface ne saurait permettre le séjour des flaques d'eau, des amas de boue diffluente ou des eaux stagnantes; elle doit être lisse sans être glissante. Quelques aspérités peu sensibles, formées par la nature de ses matériaux ou par leurs joints, facilitent la marche des passants, et offrent un point d'appui résistant aux pieds des chevaux. Malgré son extrême utilité, le pavage n'est pas d'invention très ancienne; il a commencé à être mis en usage sous le règne de Philippe Auguste : mais plusieurs siècles se sont écoulés avant qu'il devînt général; il est porté aujourd'hui à un très haut degré de perfection.

Il y a plusieurs systèmes de pavage, appropriés presque partout aux ressources que présentent les localités; comme tous sont fort coûteux, on emploie, pour diminuer les frais, ceux des matériaux qui sont à portée. On ne saurait donc accorder une préférence absolue soit à l'un, soit à l'autre; le problème à résoudre, c'est de combiner l'économie dans la dépense avec la durée du pavé.

L'un des systèmes les plus répandus, c'est celui du grès débité en cubes et placé sur une couche de sable; le grès a une très grande dureté ; il résiste longtemps sans éprouver d'avaries notables. D'autres pierres, très compactes, servent au même usage ; elles sont siliceuses, granitiques, volcaniques, basaltiques et quelquefois calcaires. Toutes les roches ne sont pas bonnes pour cette destination ; il en est même très peu qui présentent les qualités désirables. On se sert, dans quelques villes, pour le pavage, de briques posées de champ : quoique très résistantes, elles n'ont cependant pas la solidité de la pierre de Volvic, des polygones basaltiques ou des granits. A Milan, à Gênes et dans quelques autres villes d'Italie, la rue principale présente un double ruban de dalles compactes, sur lesquelles les voitures roulent avec une extrême facilité. Les villes dont les environs sont couverts de cailloux roulés, doivent à cette circonstance géologique un détestable système de pavage. On place de champ ces corps ovoïdes, qu'on serre fortement les uns contre les autres, et dont les extrémités pointues, mal liées entre elles par une couche de graviers, devient le sol sur lequel le pied du passant doit se poser. Rien n'est plus fatigant que la marche sur un pavé de cette sorte, surtout lorsqu'on porte une chaussure mince ; on a corrigé, autant qu'il se pouvait, les inconvénients de ce cailloutage, par l'adoption de trottoirs des deux côtés de la rue.

Le bitume étendu en couche mince est un autre système et un des meilleurs ; il est résistant, élastique, durable ; sa surface, toujours lisse, ne retient pas les eaux pluviales, et est bientôt sèche après les pluies. Il demande peu de réparations, hors des circonstances exceptionnelles ; mais son établissement est fort coûteux. C'est un pavage de luxe qui ne résisterait guère, probablement, à une circulation habituelle de voitures pesamment chargées. Il est excellent pour les trottoirs.

On a essayé du pavage en fonte, au moyen de pièces carrées, réunies entre elles à queue d'aronde, et très raboteuses sur leur surface extérieure, afin d'offrir un point d'appui résistant aux pieds des chevaux. Ce procédé a eu jusqu'ici peu de succès.

Il en est de même du pavage en cubes de bois très dur, taillés à pans ; système qui a été cependant pratiqué sur une assez large échelle, à Paris et à St-Pétersbourg, et surtout à

Londres, pour qu'on puisse avoir une opinion sur son degré d'utilité. Il y a divers procédés d'engrenage pour les cubes de bois, qui n'ont point partout la même forme, mais dont la largeur est d'environ de 20 à 25 centimètres. Ce pavage est beaucoup plus solide qu'on ne l'aurait présumé. Il fait de la voie publique une sorte de parquet; on y marche fort commodément, et les voitures y coulent sans bruit avec une remarquable facilité. Dans les temps de pluie, ce pavé se couvre d'une couche légère d'un détritus végétal; il ne retient pas plus la boue qu'un autre, ce que nous avons eu occasion de vérifier à Londres et à Paris; mais la dépense est très considérable, et peu de villes sont assez riches pour l'adopter.

Un excellent pavé est celui qui dure beaucoup, coûte médiocrement, et présente partout au pied du passant une surface unie, résistante et facile à nettoyer, soit par les eaux pluviales, soit par la pelle et le balai des ouvriers commis à ce soin. L'avantage qu'il doit, avant tout, offrir aux passants, c'est la sécurité de la marche; un pavé à ornières ou à cailloux anguleux, de même qu'un pavé trop glissant, expose à des chutes dangereuses, et doit être, dès lors, réprouvé par la salubrité.

Les trottoirs qu'il n'est pas besoin de définir, sont une bande de terrain étendue de l'un et de l'autre côté de la rue, qu'elle surmonte de quelques centimètres; elle est dallée en pierres compactes ou revêtue d'une couche de bitume; on y marche avec une grande facilité, mais les solutions de continuité inévitables ont été souvent l'occasion de chutes fàcheuses. Un des avantages des trottoirs, c'est de mettre les passants à l'abri de tout contact avec les voitures. Une loi rendue en 1845 a rendu leur établissement obligatoire dans toutes les grandes villes, sous certaines conditions. Elle était indispensable; nombre de propriétaires se refusaient par un motif quelconque à les faire construire devant leurs maisons ; fractionnés dès lors en tronçons inégaux, ils présentaient plus d'inconvénients que d'avantages.

§ 3. DES ÉGOUTS. — Les égoùts ont avec les rues d'intimes connexions; ils en suivent le parcours, et ont pour fonctions de servir de voie d'écoulement aux immondices liquides des maisons, ainsi qu'aux eaux pluviales. Dans les cloaques, il n'y a pas d'issue à ces matières, et les eaux stagnent sur place. On donne le nom d'égoûts à des conduits découverts quelquefois, mais ordinairement souterrains et voûtés, qui, partant d'un point donné de la voie publique, vont se rendre, après un trajet plus ou moins considérable, à un courant d'eau qui transporte au loin les eaux plus ou moins infectes auxquelles ils donnent passage. Ils ne peuvent remplir cet office s'ils n'ont une pente quelconque; de leurs deux ouvertures, celle qui communique avec le fleuve est la plus basse. Quelques-uns, mais c'est le petit nombre, aboutissent à un puits perdu, ou à un sol dans lequel leurs liquides se perdent; ce sont de puissants moyens de salubrité. Les égoûts reçoivent les eaux pluviales qui inondent le sol pendant les orages, et y laisseraient des mares profondes si elles ne rencontraient une voie d'écoulement. C'est dans ces conduits que se rendent les eaux ménagères de chaque maison, ainsi que celles qui ont servi aux manufactures à émanations incommodes ou insalubres, aux hôpitaux, aux amphithéâtres, aux abattoirs, à grand nombre d'établissements qui produisent, chaque jour, des eaux plus ou moins fétides. Quelques-uns reçoivent les matières fécales liquides; les eaux de pluie entraînent dans presque tous le gravier et les détritus divers des rues. Comme ils ont presque partout peu de déclivité, les liquides qui les traversent coulent avec lenteur dans les circonstances ordinaires, et deviennent une boue liquide qui s'arrête et s'accumule souvent; alors cette vase épaisse se condense et encombre le conduit jusqu'à la voûte. Dans beaucoup d'égoûts, une croûte consistante se forme à la surface des matières, et y retient des gaz très délétères; une matière incrustante, très compacte et plus dure que la pierre, se forme presque toujours sur la paroi de l'égoût, qui est toujours en contact avec l'eau. Ces canaux ont une atmosphère particulière, d'une odeur fade, souvent très repoussante; on y reconnaît, non moins souvent, un gaz ammoniacal, et le gaz hydrogène sulfuré.

Tels sont les égoûts. Bien construits et bien tenus, ils rendent aux villes d'immenses services, en les délivrant, chaque jour et à chaque instant, de leurs nombreux agents d'infections liquides : négligés ou mal bâtis, ils deviennent eux-mêmes, par les émanations incommodes et délétères qu'ils dégagent, une cause d'insalubrité très grave.

Leur histoire remonte fort loin. Les Romains, qui en comprenaient toute l'importance, ont construit en ce genre des travaux non moins étonnants par l'extrême solidité des matériaux, que par le grandiose des proportions. Un immense égoùt, bàti sous Tarquin l'ancien, subsiste encore en très grande partie; il avait pour fonction principale le dessèchement du sol, alors très marécageux. Divers embranchements partaient de ce canal central, et remplissaient les fonctions de nos égoùts modernes. Tout le génie patient et majestueux du peuple-roi se déploie dans ces travaux souterrains, non moins dignes de notre admiration que leurs aqueducs et leurs temples. Agrippa construisit de nombreux égoùts : il en fallait beaucoup à une ville dont la population était si considérable, et qui consommait une si grande quantité d'eau. Ce qui n'est pas moins digne d'éloge, c'est le soin extrême qu'apportaient les Romains à bien entretenir ces canaux; leur police à cet égard aurait dû servir de modèle aux nations modernes : le difficile n'est pas toujours de faire, c'est d'entretenir.

Paris a un bon système d'égoùts : ils reçoivent les eaux ménagères et les eaux pluviales répandues sur la voie publique par de nombreux orifices, et les transmettent à la Seine dans l'intérieur même de la ville par de grandes entrées, fermées par des grilles verticales, en fer, garnies d'un cadenas. Il y a maintenant dans Paris de 75,000 à 80,000 mètres d'égoùts, dont l'entretien a été mis à la charge de la ville, par les arrêts du Conseil du 21 juin 1781 et du 22 janvier 1785. Leur histoire a été bien faite par Lecler du Brillet, et surtout par MM. Parent-Duchàtelet et Chevalier. Quelques-uns sont construits entièrement en pierres de taille; d'autres ne le sont qu'en partie; le haut est en meulières; tous ceux qu'on a bàtis depuis 1830 sont en meulières, excepté à leurs orifices, où se trouve un gros bloc de pierre taillé en caniveau. Leurs dimensions varient depuis 2 mètres carrés jusqu'à 0,50 centimètres carrés. On supprime ceux dont la voûte a peu d'élévation, toutes les fois que l'occasion de le faire se présente. On doit à M. Chevalier des renseignements curieux sur les égoùts de Londres ; ces galeries souterraines existent dans presque toutes les rues ; elles reçoivent directement les eaux ménagères et les matières fécales, au moyen de canaux qui partent la plupart des maisons. Ces égoûts sont construits en briques dures, liées les unes aux autres soit à l'aide d'un mortier, soit à l'aide d'un ciment. Ils sont maintenus dans un grand état de propreté ; la Tamise y pénètre pendant les grandes marées. Les dépenses faites pour l'entretien et la réparation de ces canaux sont couvertes par le produit d'une taxe prélevée sur les habitants des maisons qui envoient leurs eaux ménagères dans les égoûts. Henri VIII institua une commission chargée de la surveillance de ces galeries souterraines ; d'autres édits analogues furent rendus par Edouard VI, Elisabeth, Georges Ier, la reine Anne et Georges III. Cette commission existe toujours. Les égoûts occupent une grande place dans le rapport officiel des commissaires du gouvernement anglais chargés de constater l'état sanitaire des villes de la Grande-Bretagne.

La science de la construction de ces canaux périt, comme tant d'autres, dans le naufrage du monde romain, et ne se reconstitua qu'après beaucoup de tâtonnements et de temps. Quand la civilisation se réorganisa sous des formes nouvelles, il fallut bien pourvoir à la salubrité des villes, ou du moins à leurs besoins les plus pressants. On fit quelques égoûts découverts ; on transporta les eaux infectes dans les fossés extérieurs. Ce n'était remédier au mal que d'une manière imparfaite ; la nécessité fit imaginer les canaux voûtés. Ce n'est point du premier coup qu'on sut donner une bonne direction à ces conduits, bien ménager leur pente et bien choisir leurs matériaux ; il y eut nombre d'égoûts très mal construits, ou dirigés à contresens. Plusieurs circonstances particulières, l'agrandissement continuel des villes, la situation des hôtels ou des palais habités par les puissants du jour, changèrent plusieurs fois le parcours des égoûts. Cependant l'art de la salubrité fit des progrès, et, d'expériences en expériences, on arriva à un système meilleur. L'administrateur qui dote sa ville d'égoûts bien faits, lui rend un service plus signalé que s'il l'enrichissait de somptueux édifices, et se crée les titres les plus légitimes à la reconnaissance durable de ses concitoyens. De tous les travaux publics celui-là est peut-être le plus recommandable ; il est bien qu'une ville soit belle, mais il faut avant tout qu'elle soit dans de bonnes conditions de salubrité.

Cette reconnaissance, si bien acquise aux maires des grandes villes qui se sont signalés sous ce rapport, nous la devons à un médecin dont les courageuses et utiles recherches, sur les égoûts, sont un grand service rendu à la science et au pays. Parent-Duchâtelet s'est consacré à cette étude, si ingrate et si repoussante en apparence, avec un dévouement qu'on ne saurait trop louer; ses écrits sont un répertoire exact et curieux de tous les faits dont se compose l'histoire hygiénique des égoûts. Il est juste d'associer à ces éloges le Conseil de salubrité de Paris, qui a été consulté si souvent sur l'assainissement de ces canaux : cette question paraît fixée maintenant.

Un égoût bien construit doit réunir les conditions suivantes : 1° une capacité proportionnée à la quantité des eaux pluviales et des eaux ménagères qui doivent le traverser (on tiendra compte, pour la déterminer, des localités, ainsi que de la fréquence et de l'abondance des pluies d'orage); 2° une déclivité ou pente suffisante pour que les eaux puissent y prendre leur cours de l'orifice extérieur à l'orifice de dégorgement, (ceux qui n'ont pas cette pente fonctionnent très mal; ils s'engorgent avec une grande facilité, et deviennent des foyers d'infection); 3° un parcours et une direction réglés sur le niveau du bassin qu'ils doivent desservir depuis le point de départ jusqu'à la rivière (l'oubli de ce soin a souvent entraîné à de grands travaux de rectification); 4° une hauteur suffisante pour que les ouvriers employés au curage puissent y travailler debout (c'est l'omission de cette précaution qui a rendu si difficile, pour ne pas dire impossible, le curage de certains égoûts).

Considérés en eux-mêmes, les égoûts sont composés ainsi : 1° le canal lui-même, fait en maçonnerie revêtue d'un ciment hydraulique bien lisse et bien adhérent; 2° le sol ou radier sur lequel doivent couler les eaux; 3° les deux ouvertures, l'une, la plus haute, pour l'introduction des eaux, et l'autre pour leur sortie; 4° les orifices ou regards, ouvertures qui font communiquer sur divers points l'intérieur de l'égoût avec la rue ou la place publique dont le canal suit le parcours.

Il importe beaucoup de bien choisir les matériaux constituants de l'égoût, et tous, à beaucoup près, ne sont pas propres à cet usage. Ainsi, on ne doit point employer pour ce genre de construction des pierres friables, poreuses, calcaires, sur lesquelles les acides des eaux ménagères ne manqueraient pas d'exercer une action corrosive. Une pierre qui forme le sol de l'égoût auprès du pont d'Arcole, à Paris, a été creusée par des eaux très acides, d'un atelier de teinture, à tel point qu'il s'y est formé une rigole très profonde. Les matériaux des égoûts doivent être résistants, compactes et inaltérables; les meilleurs sont les pierres siliceuses. Un point essentiel, c'est qu'il n'y ait dans l'intérieur de l'égoût, ni fissures, ni saillies, ni angles rentrants; rien ne doit y arrêter les eaux, et aucune fuite de ces liquides infects ne doit être possible.

Quelque bien construit qu'un égoût puisse être, il s'engorge à la longue, et l'éventualité de son curage doit être prévue; on la retardera par une surveillance continuelle. Quelques-uns en ont beaucoup plus besoin que d'autres : ceux qui sont négligés ne se laissent plus traverser par les eaux; des barrages se forment dans leur intérieur, et, pendant les temps d'orage, les eaux pluviales, ne pouvant y être reçues, refluent en masses abondantes sur la voie publique.

A Paris, tous les égoûts de service sont lavés, à grande eau, une fois par semaine, et plusieurs le sont deux ou trois fois. On s'y prend de différentes façons : ceux qui ont beaucoup de pente et dans lesquels il n'y a pas d'encombrement de matières, sont nettoyés de l'orifice supérieur à l'inférieur, par le simple contact de l'eau. Ceux qui contiennent beaucoup de boue sont pourvus de vannes, qu'on remplit d'une grande quantité d'eau dans laquelle les ouvriers délaient la vase, dont l'écoulement devient facile. Il ne reste plus sur le radier que du gravier qu'il est facile d'extraire. Un égoût est dans des conditions d'autant plus salubres, qu'il peut être lavé plus souvent; il faut y faire couler beaucoup d'eau; les villes qui ont des bornes-fontaines en grand nombre disposent d'un moyen très efficace de curage.

Il y a plusieurs moyens de désinfecter les égoûts et de les nettoyer : l'un des plus simples, quand il est praticable, c'est d'y faire passer une très grande quantité d'eau, qui délaie et entraîne les immondices. Un courant d'air permanent n'est pas moins utile. Pour l'établir et le maintenir, il faut donner une large dimension à l'orifice extérieur, et multiplier ces ouvertures extérieures qu'on nomme regards. Si ces moyens sont insuffisants, on aura recours aux procédés de ventilation artificielle, et on fera usage des chlorures désinfectants.

Quelques précautions de détail doivent être indiquées ici : il faut garnir d'un grillage ou de barreaux de fer, l'ouverture extérieure qui est le point de départ de l'égoût sur la voie publique; on les enlèvera toujours avec facilité quand on aura à s'occuper du curage. Ce n'est pas dans le sens vertical, c'est dans le sens horizontal que doit se trouver la dimension la plus grande de cette ouverture : il est facile de l'étendre beaucoup dans ce sens, et de la dissimuler, en quelque sorte, sous un rebord du trottoir.

Il faut éviter, autant qu'il se peut, de faire traverser les égoûts par des conduites de gaz. Si on ne peut se soustraire à cet inconvénient, on enfermera le tuyau à gaz dans un manchon en fonte. Au faubourg St-Honoré, à Paris, des infiltrations de gaz s'étaient fait jour dans un conduit encore en construction ; un ouvrier, voulant prouver qu'il n'y avait aucune fuite d'hydrogène carboné, jeta, par l'œil d'un regard de l'égoût, un morceau de papier allumé : à l'instant, dit M. Chevalier, le gaz enfermé dans cette galerie s'enflamma; il y eut détonation; trois tampons des regards de l'égoût sautèrent en l'air; mais il n'y eut heureusement à regretter que quelques vitres cassées dans les maisons voisines.

Ce sont les dispositions des localités qui doivent déterminer, dans chaque ville, la direction et le nombre des égoûts. La règle générale serait d'établir un canal couvert dans chaque rue, recevant les eaux ménagères de chaque maison par un petit conduit particulier, et venant déboucher dans un égoût central.

Il faut cependant qu'on le puisse; ni Paris ni Lyon n'ont la faculté de donner une pente suffisante à leurs égoûts, qui ont à peine un millimètre de déclivité par mètre de longueur, et qui ne sont tenus libres que par le travail d'hommes qui parcourent ces galeries une ou deux fois la semaine. Il est impossible d'abaisser le niveau de la Seine et de la Saône, ainsi que celui de nappes souterraines qui, sur plusieurs points de Paris, sont assez rapprochées de la surface du sol pour gêner l'établissement des caves. Beaucoup de maisons, d'ailleurs, sont à une grande distance de la voie publique; beaucoup sont en contre-bas du sol; beaucoup ont leurs fosses d'aisance construites au-dessous même du sol des caves.

Les procédés du curage sont du ressort de la voirie; Parent-Duchâtelet les a décrits avec soin, et nous devons renvoyer à son livre. Selon ce médecin, les ouvriers qui travaillent aux égoûts, se portent fort bien et vivent tout aussi longtemps que d'autres. Il veut, avec raison, qu'ils soient bien nourris, bien vêtus, qu'ils évitent l'ivrognerie, et qu'ils ne travaillent qu'après avoir enveloppé leurs pieds, leurs jambes et la partie inférieure des cuisses, de bottes en cuir imperméable, ou, ce qui vaut mieux encore, en caoutchouc. Au reste, les chances du curage varient selon l'état de l'air atmosphérique dans l'intérieur du conduit. Il est des égoûts qui sont infectés et d'autres qui ne le sont pas. Le genre d'asphyxie dont ces travaux peuvent s'accompagner, a beaucoup d'analogie avec celui des fosses d'aisance : on a vu que les gaz délétères des égoûts étaient surtout un gaz ammoniacal et l'hydrogène sulfuré.

§ 4. Enlèvement des boues et des neiges. Voirie. — Les rues, pendant les temps humides et de pluie, sont couvertes d'une boue diffluente, qui est une cause d'insalubrité et un obstacle à la circulation; il est facile de maintenir très propres celles que traverse un ruisseau d'eau courante; mais peu possèdent cet avantage. Il y a donc lieu, dans les grandes villes, à l'organisation d'un service de nettoiement des rues.

Sa nécessité a été sentie depuis longtemps, quoique la pratique régulière de ce nettoiement se soit fait attendre. Déjà, vers la fin du quatorzième siècle, le prévôt de Paris infligeait des amendes à ceux qui déposaient dans les rues des *fuerres, fiens, boes, ordures,* etc. L'extrême malpropreté des rues de Paris, à cette époque, est révélée par ces paroles d'une ordonnance de Charles VI, rendue en 1388 :

« Es pavemens des chauciées qui y sont (dans Paris), lesquels » sont moult empiriez et teilement decheuz en ruine et doma-» giez, qu'en plusieurs lieux l'on ne peult aler à cheval ne à » charroy, sans très grant périls et inconvénients.... et avec

» ce icelle ville a esté tenue longtemps, et encore si orde, et si
» pleine de boes, fiens, gravois et autres ordures que chacun
» a laissié et mis communément devant son huis..... que c'est
» grant horreur et très grant déplaisir à toutes personnes de
» bien et d'honneur; et sont ces choses en très grant esclande,
» vitupère, et déshonneur d'icelle ville, et un grant grief ou
» préjudice des créatures humaines demourans et fréquentans
» en nostre dite ville, qui par l'infection et punaisie desdites
» boes, fiens et autres ordures, sont encourues ou temps passé en
» griefs maladies, mortalitez et infirmitez de corps, etc. »

Toutes les rues qui ne sont pas arrosées par une eau courante
ne sont maintenues propres qu'avec une extrême difficulté ; plus
leur niveau est bas, et plus la circulation des passants et des
voitures y est active, plus la boue est abondante dans la saison des
pluies. Mais ces conditions fâcheuses ne sont qu'une raison de
plus pour attaquer avec ténacité la malpropreté de la voie publique. Dans beaucoup de villes, l'administration municipale
confie exclusivement le nettoiement des rues aux pluies d'orage;
c'est oublier l'un de ses premiers devoirs.

Le service de propreté des rues se compose de l'enlèvement
journalier et régulier, non-seulement des boues ou des neiges
et glaces, mais encore des immondices de chaque ménage, qui
doivent être déposées sur un point désigné de la rue, à une
heure donnée, avant le passage des tombereaux. Tous les habitants des boutiques sont tenus de balayer devant la maison qu'ils
habitent; une partie de ce soin échoit de droit aux portiers.
Viennent ensuite des tombereaux, peu différents, quant à leur
construction, des tombereaux ordinaires, mais dont les planches
sont jointes assez exactement pour ne laisser échapper aucun
liquide. On les emplit de rue en rue, avec une pelle ; c'est leur
conducteur qui est chargé de ce travail. Toutes ces immondices sont transportées à grande distance hors des villes, et jetées
dans un lieu désigné. Si le tombereau est chargé de neiges, de
glaces ou de boues diffluentes, on le vide dans la rivière, voie
d'émission la plus voisine et la meilleure. Le Conseil de salubrité
de la Seine a émis l'opinion que l'évacuation des boues, au
moyen d'embarcadères sur la Seine, lui paraissait le système le
plus simple, le plus facile, le moins onéreux pour l'Administra-

tion, le plus utile pour l'agriculture, et surtout le plus avantageux pour la salubrité publique. En adoptant ce système, les boues de Paris, embarquées sur la Seine, iraient féconder au loin des terres ingrates. On se débarrasserait ainsi d'une multitude de foyers d'infection disséminés à deux ou trois kilomètres de rayon des grandes villes ; on ne verrait plus la voie publique encombrée de tombereaux d'un aspect dégoûtant : le service serait plus prompt, plus facile, et non-seulement il serait moins onéreux pour l'Administration, mais il arriverait encore que le prix des boues solderait, au moins, la dépense de ce service.

Ces observations ne sont pas applicables seulement à Paris, beaucoup d'autres villes peuvent en profiter. Il y a des inconvénients, quant à la salubrité, à permettre le dépôt permanent autour des villes, de leurs boues et de leurs immondices ; c'est constituer des foyers d'infection dans des campagnes, dont l'état sanitaire mérite une grande considération.

A Bruxelles, dans les temps de pluie et de neige, la quantité de boues qui sont enlevées de la voie publique, varie de 250 à 300 mètres cubes ; on se sert pour cela de tombereaux jaugeant, les uns $0^m,71$ centimètres cubes, d'autres 1 mètre 30 centimètres, et les plus grands 2 mètres 60 centimètres. Ces boues sont transportées sur une esplanade assez étendue, qui est comprise dans l'enceinte de la ville. Elles y sont amoncelées en un tas disposé de telle manière, qu'un côté de sa base s'appuye sur le quai d'un embranchement du grand canal de jonction de l'Escaut à la Sambre. Les cultivateurs viennent enlever ces boues lorsqu'elles sont desséchées, et s'en servent, à l'état de terreau, comme engrais pour les terres fortes et pour les prairies. La ferme des boues rapporte, à Bruxelles, 36,000 fr.

Le simple balayage des boues diffluentes dans les rues qui n'ont pas de cours d'eau, a plus d'inconvénients que d'avantages : d'ordinaire le point le moins malpropre de la voie publique est celui que l'indolent balai des ouvriers employés à cette besogne, n'a pas encore atteint. Ramassée en amas jusqu'auprès du rebord de la dalle des trottoirs ou des quais, la boue se recouvre d'une croûte qui a trompé plus d'une fois le pied du passant. De tous les moyens de nettoiement, le meilleur c'est une grande masse d'eau courante qui se précipite, chargée de boues délayées, jusqu'au dehors des égoûts. Après celui-là, vient le service des tombereaux, parcourant régulièrement, à des heures données, toutes les rues de la cité, et en nombre proportionné aux besoins.

On arrose, en été, la voie publique, dans les villes bien tenues ; c'est une bonne opération quand elle est exécutée avec intelligence. On sait comment on procède : des chevaux promènent un tonneau, dont la partie postérieure répand l'eau par mille jets sur la surface du sol. L'atmosphère est rafraîchie, et le dégagement si incommode de la poussière est réprimé. Il est encore un autre moyen de pourvoir à l'état sanitaire des rues et des places publiques.

§ 5. URINOIRS ; LATRINES PUBLIQUES. — Il s'est établi dans les grandes villes, et surtout dans quelques-unes, une habitude non moins blâmable sous le rapport de la salubrité, que blessante pour la décence : les hommes croient avoir le droit d'uriner en plein jour sur la voie publique encombrée de passants. Beaucoup prennent à peine quelques-unes des précautions qu'indique l'honnèteté, et plusieurs s'en dispensent tout-à-fait. Cette habitude grossière, si honteuse pour la civilisation, a des inconvénients de plus d'un genre ; on est souvent embarrassé pour circuler dans les rues quand on a au bras une femme, et pour soustraire sa sœur ou sa fille à un dégoûtant aspect. Incessamment imprégnés d'urine dont les sels attirent des nuées d'insectes, les murs de nos maisons exhalent une odeur fétide, et deviennent des foyers d'infection. Cet inconvénient est moins sensible dans les villes dont les maisons ont leur entrée constamment fermée ; il est porté au plus haut degré chez celles dont les allées sont ouvertes pendant le jour. Nombre d'individus sans vergogne ne prennent pas même la peine d'entrer dans une allée, et s'adressent, en plein jour, au premier pan de muraille qui se présente à eux.

Ce n'est point tout. En général, le peuple tient peu à la propreté ; il croit n'en pas avoir le temps, et c'est de sa part un très grand tort. Beaucoup de gens qui n'appartiennent pas tous aux classes inférieures, couvrent de leurs déjections stercorales les quais et les places publiques, qu'ils transforment en cloaques. Nous ne connaissons rien de plus repoussant qu'un tel usage ; rien n'est à nos yeux plus indécent. Nous voudrions qu'il fût réprimé par l'Administration ; nous désirerions que tout agent de police eût le droit d'arrêter et de conduire devant le commissaire, tout individu surpris en flagrant délit d'uriner en plein jour, dans une rue fréquentée. On serait bien peu pénétré des principes de la salubrité, si on trouvait que nous entrons ici dans des détails trop infimes.

Cependant il y a des exigences de circonstance qui rendent indispensable la rencontre d'un lieu pour les déjections, surtout dans les villes d'un immense parcours, comme Paris et Londres. Toutes les éventualités doivent être prévues : il faut un de ces lieux dans le voisinage des théâtres et de quelques autres établissements. Cette nécessité a suggéré l'excellente pensée de la construction d'urinoirs et de latrines publiques, disposés de telle sorte, que la décence est parfaitement respectée, et que la salubrité ne l'est pas moins. Il y a deux sortes de latrines publiques : celles-là sont des cabinets d'aisance rétribués, qui sont tenus avec propreté et le plus grand confortable possible ; celles-ci sont gratuites, publiques dans toute l'acception du mot, et construites avec moins de recherche, quoique avec la même intelligence des conditions de salubrité.

Le système à choisir pour que le récipient des matières fécales ne devienne pas un foyer d'infection, varie selon les localités. Lorsque les latrines publiques sont établies sur un quai (ce sont les mieux disposées), il n'y a pas de réservoir ; les matières tombent dans le courant du fleuve, qui les entraîne. Si elles sont situées sur une place ou dans une rue très fréquentée, on fait nécessairement usage des fosses mobiles, au moyen desquelles tout dégagement d'émanations fétides devient impossible.

Il ne faut pas croire que la construction des latrines publiques soit facile, même sur l'alignement des quais ; elle présente à l'architecte de très grandes difficultés à résoudre. Un des premiers points à établir, c'est la chute des matières dans un courant toujours pourvu d'une quantité d'eau suffisante ; il faut qu'en aucun cas les déjections ne tombent sur le sol. L'aménagement intérieur mérite beaucoup d'attention. S'il y a plusieurs siéges, aucune communication ne doit exister de l'un à l'autre. Les individus qui les occupent simultanément ne doivent point se voir ; il faut encore qu'ils ne puissent être aperçus d'aucun point de la voie publique. C'est aux abords des ponts qu'on place d'ordinaire ces cabinets.

Les latrines publiques sont construites en pierres de taille. Le siége n'est point percé d'un orifice circulaire ; c'est le rebord en pierre d'une ouverture allongée et assez étroite. Il n'y a pas de tuyau de chute, hors quelques cas exceptionnels. Le plancher est dallé ; c'est quelquefois une grille en fonte ou en fer qui en tient lieu ; un toit en pierre recouvre le cabinet, qu'une lanterne à gaz éclaire pendant la nuit.

Nous avons vu les latrines publiques de Londres, de Paris et de quelques autres capitales ; nulle part elles ne sont faites avec autant de solidité et d'intelligence qu'à Lyon, où elles ont atteint la perfection du genre. A Londres, beaucoup d'urinoirs (qu'il ne faut pas confondre avec les latrines publiques) présentent, à leur partie supérieure, un filet d'eau courante qui lave constamment le tuyau d'émission.

On a cherché à protéger de différentes manières les murailles des églises et des établissements publics, contre la grossière habitude qu'ont nombre d'individus de les souiller de leur urine ; elles ont peu·d'efficacité. La mesure la meilleure, c'est l'intervention vigilante de la police. Ce n'est point toujours par la persuasion seule qu'on peut faire l'éducation des masses, en matière de salubrité ; sans des ordonnances municipales, appuyées sur une pénalité, nos villes deviendraient d'impurs cloaques. Nous ne réclamerons nullement l'indulgence de nos lecteurs pour l'étude que nous venons d'aborder : il n'y a point de fait indifférent en hygiène, il n'y a point de détail oiseux pour nous, lorsqu'il s'agit de déterminer les meilleures conditions sanitaires d'une grande ville, et surtout lorsque, à la question de salubrité, viennent se joindre des considérations fournies par la décence publique.

CHAPITRE V.

—

DES ÉDIFICES DESTINÉS A RECEVOIR UNE POPULATION AGGLO-MÉRÉE, ETUDIÉS AU POINT DE VUE DE LA SALUBRITÉ.

Les bâtiments qui sont destinés à recevoir sous le même toit un grand nombre d'individus ont des conditions spéciales de salubrité ; ce qui convient aux habitations particulières, ne leur est point applicable sans modification. Il leur faut des procédés différents de chauffage et de ventilation ; ils ont besoin d'une plus grande quantité d'air atmosphérique ; enfin ils sont, en général, exposés à l'action de foyers d'infection plus nombreux ou plus puissants. Chacun de ces édifices a une destination spéciale, dont il faut tenir compte dans l'application des mesures sanitaires qui doivent leur être appropriées : les uns sont habités par des enfants, les autres par des adultes ; il en est qui gardent leurs habitants seize ou dix-huit heures sur vingt-quatre ; d'autres ne sont occupés que pendant quelques heures de la soirée. Dans beaucoup, l'air est vicié, non-seulement par les émanations d'un nombre considérable de personnes, mais encore par des gaz qui se dégagent pendant la pratique de certaines professions. Ceux-là renferment un grand nombre d'individus, à qui il n'est pas permis de respirer une autre atmosphère ; encore plus peuplés, ceux-ci sont encombrés par des lits de malades, et réclament l'ensemble le plus complet et le mieux entendu possible des moyens de salubrité. Les habitudes et le genre de vie ou de profession des individus que reçoivent les édifices publics ne sont pas des circonstances indifférentes : une caserne ne doit point être tenue comme un séminaire, et l'hygiène d'un vaisseau n'est point celle d'un atelier de filature.

Toutes les fois qu'un grand nombre de personnes habitent sous un même toit, des conditions de salubrité deviennent in-

8

dispensables. Elles varient selon la durée du séjour de ces individus dans la demeure commune, et encore selon l'âge, la
profession et bien d'autres circonstances qui seront indiquées en
leur lieu. L'étude des causes d'insalubrité qui sont particulières
à chacun des grands établissements publics, conduit naturellement à l'indication de mesures sanitaires spéciales; ce sont ces
modifications qu'il est temps de passer en revue. Nous nous
renfermerons dans l'exposition des faits généraux.

§ 1. SALUBRITÉ DES ATELIERS ET FABRIQUES. — Il n'y a
pas longtemps qu'on s'est occupé des conditions sanitaires des
fabriques et des ateliers; encore ne l'a-t-on fait que dans un
assez petit nombre d'établissements des grandes villes industrielles. Partout ailleurs, ni la loi ni la police administrative
ne prennent le moindre souci de la santé des ouvriers; elle est
abandonnée à l'inexpérience ou à la cupidité des entrepreneurs :
tant d'insouciance a porté de tristes fruits; alors même qu'on
a fait la part de l'exagération, la condition misérable d'un grand
nombre de travailleurs n'en est pas moins un fait prouvé.
Des enquêtes officielles et les recherches de quelques hommes
spéciaux l'ont montrée ce qu'elle était, et le mal a paru si grand
que l'administration s'en est préoccupée. Elle a voulu savoir
ce qui se passait dans les ateliers : une loi a réglé le travail des
enfants; d'autres, qui ne sont pas moins nécessaires, ne sauraient tarder.

La vie de l'ouvrier est moins longue que celle des hommes qui
sont dans d'autres conditions; ce fait encore est incontesté : elle
est souvent compromise par des maladies souvent inhérentes à
la profession, et plus souvent lentement amenée par la misère.
A une vieillesse anticipée, vient s'unir, pour beaucoup de travailleurs, le mal d'une constitution débile; et ce n'est point tout
encore : la mortalité est bien plus grande chez les enfants d'ouvriers que chez ceux des riches.

C'est un tel état de choses qu'il faut changer. Il fut un temps,
encore bien rapproché de nous, où la mortalité chez les enfants
trouvés était effrayante; peu de ces malheureux survivaient. Ils
sont protégés maintenant par tant de précautions et par des
mesures hygiéniques si bien entendues, que leurs chances de

vie sont, à peu de différence près, celles des enfants légitimes. C'est une révolution analogue qu'il faut obtenir dans la condition des ouvriers; ils ont droit à être bien nourris, bien vêtus, bien logés : le travail doit leur obtenir, non-seulement le strict nécessaire, mais un peu plus. S'il n'est pas possible de les faire tous riches, on doit, et on peut, leur procurer un air pur, des eaux pures et abondantes, enfin les conditions de salubrité indispensables au maintien de la santé, sans laquelle il n'y a pas de travail profitable. Ces principes ne sont pas une utopie de philanthropes, ou une flatterie adressée à la classe ouvrière; ils n'ont rien qui ne soit parfaitement réalisable. Les administrations municipales peuvent beaucoup à cet égard : il ne s'agit, pour elles, que de vouloir, et de vouloir toujours.

Les ateliers présentent des différences très nombreuses : ceux-là ont de grandes dimensions, et reçoivent beaucoup d'ouvriers des deux sexes et de tous les âges; ceux-ci sont des chambres qui contiennent seulement un ou deux métiers. Les uns n'ont d'autres causes d'insalubrité que celles qui résultent du fait de la réunion d'un certain nombre d'individus sous un même toit; les autres fatiguent leur population par leurs émanations incommodes ou malfaisantes. Ils ne sont pas soumis aux mêmes conditions; on ne saurait même poser comme règle générale que tout atelier doit être bien chauffé, bien aéré ou bien ventilé. Il en est qui sont placés, à dessein, dans des rez-de-chaussée ou dans des caves obscures, humides et sans renouvellement d'air : on choisit ces locaux tout exprès pour conserver à certaines matières premières de la souplesse, de la moiteur et de l'élasticité. D'autres ont une température extrêmement élevée, à raison des opérations qu'on y pratique.

Les grands ateliers qu'habitent quarante, cinquante ou soixante ouvriers, ne sont pas insalubres, si l'air est suffisamment renouvelé, et s'ils sont convenablement chauffés. Une petite fabrique ou une chambre occupée par un seul métier, est très souvent dans de mauvaises conditions sanitaires : en effet, la chaleur, en été, y est insupportable, l'atmosphère est rendue fétide par des émanations de tous les genres. Un lit, les objets et provisions de ménage, un poêle, se disputent l'espace; enfin, les latrines sont presque toujours très mal tenues. Mais, quand un grand atelier est insalubre, il peut être considéré, par les populations industrielles, comme une calamité. Les émanations du corps des ouvriers qui y sont entassés sont fâcheuses, en raison du nombre des individus réunis sous un même plancher, de l'espace qu'ils occupent, et de la durée de leur séjour dans la fabrique.

Une des premières conditions pour la salubrité d'un atelier, c'est la ventilation. Des dimensions de la fabrique telles, que chaque ouvrier soit assuré de la jouissance, par heure, de six mètres cubes d'air atmosphérique, ne sont pas suffisantes, si le renouvellement de l'air n'est point facile et régulier. Il a lieu par les joints des portes et fenêtres, et par les cheminées. En hiver, le feu de la cheminée ou du poêle fait appel à l'air extérieur, ce qui n'a point lieu en été; mais, dans la saison tempérée, on peut ouvrir les fenêtres et les portes. On peut combiner avec avantage le chauffage et la ventilation, au moyen de calorifères et de prise d'air à l'extérieur; c'est ce qui a été fait dans de grands ateliers. Le chauffage à l'eau chaude est fort usité en Angleterre; il a été préconisé, en France, par M. Léon Duvoir-Leblanc. Si on ne veut qu'obtenir le renouvellement suffisant de l'air, on emploira avec beaucoup d'avantage, soit les soupapes qui établissent en permanence des prises d'air extérieur, soit les plaques de zinc perforé dont nous avons parlé, soit les canaux en toile métallique. Quant à la capacité absolue de la pièce, elle est réglée sur le nombre des ouvriers. Une fabrique qui doit être habitée douze ou quinze heures, chaque jour, par quarante ouvriers, ne serait point parfaitement salubre si elle n'avait que les deux cent quarante mètres obligés, surtout si les travaux de l'atelier étaient pénibles. Il faut à chaque homme un peu plus que ses six mètres cubes d'air par heure.

Les causes générales de l'insalubrité d'un atelier ou d'un métier sont très variées.

Il faut mettre d'abord en ligne de compte l'âge de l'ouvrier. Dans beaucoup de villes industrielles, on fait un grand emploi des enfants dans les manufactures : d'une part, ils abondent, et d'autre part, leur travail est à bas prix. Une autre considération peut être indiquée : les ouvriers de cette classe sont dociles, et on peut en abuser avec impunité. Renfermé dans des mesures déterminées, le travail des enfants est fort convenable et ne saurait exercer aucune influence fâcheuse sur la santé ; abandonné à la cupidité des entrepreneurs, il devient une des causes les plus dangereuses de la mortalité. Des enquêtes multipliées sur ce point ont révélé des faits de la nature la plus affligeante : on a vu que certaines filatures de coton ou de laine faisaient une consommation énorme d'enfants, mis au travail trop jeunes, mal nourris, mal vêtus, privés d'un sommeil suffisant, et obligés souvent à se tenir debout, dans un air méphitique, pendant quinze ou seize heures. Placés dans de telles conditions, ces petits malheureux sont atteints par des infirmités précoces; beaucoup meurent à la peine, et ceux qui survivent sont dévoués à une vieillesse anticipée. Ces abus si graves ont été portés au plus haut degré dans les ateliers de l'Angleterre; ils ont excité des réclamations si vives, que la législation a dû intervenir pour les faire cesser. Rien de plus sage que les dispositions de la loi française de 1841; voici les principales : pour être admis dans un atelier, les enfants doivent être âgés de huit ans au moins; de huit à douze ans, ils ne pourront être employés à un travail effectif que huit heures sur vingt-quatre, divisées par un repos. De douze à seize ans, la durée de ce travail sera de douze heures sur vingt-quatre, sous la même condition d'intervalles de repos. Le travail ne pourra avoir lieu que de cinq heures du matin à neuf heures du soir; de neuf heures du soir à cinq heures du matin, tout travail est considéré comme travail de nuit, qui est interdit aux enfants âgés de moins de treize ans.

Une profession sédentaire est, par cela même, moins saine qu'une dont l'exercice a lieu en plein air; les tailleurs, cordonniers, tisserands vivent moins longtemps, en général, que les autres ouvriers, et n'ont pas une santé aussi bonne. Cette différence dans la durée moyenne de la vie est évaluée, par M. Lombard, à deux années et trois sixièmes. C'est dans les ateliers de cette classe qu'il y a le plus d'encombrement, et moins de renouvellement d'air atmosphérique.

La trop grande durée du travail, dans quelques ateliers, exerce une influence très fâcheuse sur la santé des ouvriers;

elle épuise les forces et ne laisse point un temps suffisant pour le repos et pour le sommeil. Il faut qu'elle ait de raisonnables limites ; certains artisans sont à l'ouvrage pendant seize et même dix-huit heures sur vingt-quatre ; c'est beaucoup trop. L'homme ne peut supporter la fatigue que dans des bornes déterminées, en dehors desquelles il compromet gravement sa santé. Un travail modéré, mais régulier, conduit d'ailleurs à de plus grands résultats qu'un travail forcé et intermittent. Cette considération n'a point assez frappé quelques industriels, dont la cupidité inintelligente laisse à regret quelques heures de repos à leurs malheureux ouvriers. Quatorze heures de travail, coupées par des intervalles de repos, sont une proportion très suffisante ; elle doit être moindre de quatre heures pour les femmes.

Il faut que l'ouvrier soit bien nourri dans son atelier ; tout état qui ne lui fournit point une alimentation saine et abondante, est un mauvais métier. Nombre d'artisans ont grand appétit et peu de moyens d'y pourvoir ; ils sont condamnés, par l'insuffisance des salaires, à faire usage d'aliments de mauvaise qualité. Beaucoup, même dans les grandes villes, vivent de pommes de terre et de soupes maigres. On peut se bien porter, à la rigueur, en ne mangeant que du pain noir et en buvant de l'eau, c'est ce qu'on voit dans les prisons ; mais l'ouvrier qui travaille a besoin, pour entretenir ses forces, d'une alimentation stimulante. La viande lui est indispensable, ainsi que l'usage modéré d'une boisson fermentée. On ne sait point assez combien est grande, sous ce rapport, la misère de certaines classes laborieuses, et de quels misérables aliments se nourrissent grand nombre d'artisans, sans espoir d'un avenir meilleur.

Il est des professions qui ne sont insalubres que par leur température fort élevée ; telles sont celles des boulangers, cuisiniers, forgerons, chauffeurs de machines à vapeur, verriers, etc. Ces hommes vivent dans une atmosphère de 20 à 40°, et quelquefois bien plus chaude encore ; une sueur abondante ruisselle sur leur corps, en général amaigri. Cependant, hors le cas d'imprudence, ces hommes jouissent d'une bonne santé.

Dans certains ateliers, les ouvriers sont exposés à des accidents graves, par suite du jeu ou de la rupture des machines. Ainsi, des couteliers-émouleurs ont été blessés grièvement par les fragments de leurs meules, qui se brisaient et volaient en éclats. Entraînés par les engrenages des machines à carder et à filer, d'autres artisans ont été broyés littéralement, ou mutilés d'une manière affreuse. On a peine à se faire une idée de l'extrême facilité et de la promptitude avec lesquelles les doigts, le bord libre des vêtements, ou le bout flottant d'une cravate, sont accrochés par les dents des roues. Toute résistance est impossible; l'avant-bras et le bras suivent la main, et bientôt un accident effroyable est arrivé.

Grand nombre d'ateliers sont insalubres par la poussière ou par les gaz qu'on y respire. Cette poussière est d'espèce diverse, tantôt minérale, tantôt végétale, tantôt animale. Les gaz ne sont pas moins variés : ceux-là ne sont qu'incommodes ; ceux-ci sont positivement dangereux. Ce n'est point ici le lieu de faire l'histoire particulière de l'influence de chaque profession sur la santé de l'ouvrier, et nous ne devons point aller au-delà des aperçus généraux ; un chapitre spécial passera en revue les établissements industriels qui sont incommodes ou positivement insalubres. Les moyens de protéger la santé des ouvriers varient nécessairement selon chaque profession; ici, encore, nous ne devons pas sortir des indications générales.

Il est des métiers qui exposent le visage et les yeux au choc de parcelles minérales ou métalliques ; il en est beaucoup d'autres qui condamnent l'ouvrier à vivre dans une atmosphère imprégnée de gaz délétères. On a proposé, dans le premier cas, l'usage fort rationnel des visières en toile métallique. Le masque Robert permet de pénétrer et de séjourner, un certain temps, dans un lieu rempli de fumée ou de gaz méphitiques ; c'est une sorte de bonnet ou capuche de cuir avec deux orifices au-devant des yeux, garnis chacun d'une glace épaisse. Un tuyau de cuir, tenu constamment ouvert par une spirale en fil de fer qui est dans son intérieur, part du nez et se termine en une espèce de trompe d'un mètre de longueur. L'extrémité ouverte du tuyau est remplie par une éponge mouillée, et couverte entièrement par une étoffe de laine grossière. L'usage de cette trompe est fondé sur le fait suivant, observé dans les lieux remplis de fumée : la couche d'air qui est la plus rapprochée du sol, contient toujours une moins grande quantité de cette fumée que les couches élevées; c'est donc là que la respiration doit s'alimenter. Le masque Robert a des inconvénients; il entretient autour de la tête une grande chaleur, et la trompe est fort incommode. On l'a modifié très avantageusement : la trompe a été supprimée et remplacée par une sorte de cage bourrée d'éponge, et recouverte de futaine; c'est le masque des pompiers. On imbibe l'éponge de liquides divers, que l'air traverse en se dépouillant de ses principes délétères.

De tous les moyens d'assainissement des ateliers, les meilleurs sont ceux qui consistent dans l'anéantissement des émanations insalubres, au fur et à mesure de la production de ces gaz délétères; nous aurons occasion de répéter cette remarque. La chimie et la physique ont rendu, sous ce rapport, de très grands services à l'industrie. On sait combien étaient malsains les ateliers dans lesquels on bat le coton ; une poussière irritante et un duvet cotonneux couvraient tous les points à découvert du corps des ouvriers, et pénétraient dans les narines, dans la gorge et dans les oreilles : l'invention d'une mécanique, le batteur-ventilateur, a mis fin à cet inconvénient. Rien n'est plus insalubre que les fabriques de soude artificielle : elles versent dans l'atmosphère des torrents d'acide hydrochlorique; on les a assainies au moyen de condenseurs qui arrêtent le gaz au passage. Le condenseur de M. Rongier, appliqué aux fours à soude, qu'on appelle fours doubles, parce qu'on y produit, à la fois, de la soude factice et du sulfate de soude sur deux soles séparées, atteint fort bien son but. Il sera question autre part des procédés de dorure par l'action galvanique, qui a soustrait les ouvriers doreurs à l'action funeste des émanations du mercure.

Il est cependant une cause d'insalubrité encore plus funeste aux ouvriers que les émanations du mercure, du cuivre, du soufre ou des acides métalliques : c'est la misère. Elle les oblige à prendre leur domicile dans des chambres obscures, étroites et malsaines, dans des quartiers infects, et les force à se nourrir d'aliments non-seulement grossiers ou avariés, mais encore en quantité insuffisante : elle les détourne de l'emploi journalier des moyens de propreté, qui ont sur la santé une si grande action, et les fait vivre dans une anxiété morale qui tourmente et abrége leur existence. L'ouvrier qui a quelque aisance travaille davantage, se porte mieux et vit plus longtemps; le nombre et la gravité des maladies, ainsi que la mortalité, augmentent régulièrement chez les classes laborieuses, avec les privations et la misère. Un chef d'atelier qui asseoit ses chances de gain sur le bien-être de ses employés, calcule beaucoup plus juste que celui qui spécule sur leur indigence. Donner à un ouvrier la faculté de manger, par jour, au moins deux soupes grasses et de la viande, ainsi que celle de boire une quantité modérée de vin, c'est faciliter beaucoup son travail. Il n'y a point d'assainissement complet des ateliers, quoi que puissent inventer la chimie et la physique, si l'ouvrier manque de pain.

§ 2. Salubrité des établissements d'instruction publique : colléges, maisons d'éducation, écoles primaires, salles d'asile. — Un père qui place son enfant dans un collége royal, n'a pas seulement à s'enquérir des moyens d'instruction offerts par cet établissement; son attention doit se porter sur d'autres points non moins essentiels, la salubrité de la maison dans laquelle son fils va passer huit ou neuf années de sa vie. D'habiles professeurs et un bon système d'études ne suffisent point pour constituer ce qu'on doit appeler un bon collége : les détails de la vie matérielle doivent y être aussi bien entendus que ceux de la vie intellectuelle. L'organisme physique des enfants ne doit point être sacrifié au développement du cerveau; nos fils doivent sortir de ces établissements, non-seulement instruits, selon la mesure de leur aptitude, mais encore et surtout bien portants, et sainement constitués. Un bon collége doit faire l'éducation du corps au même degré que celle de la pensée, et donner la santé en même temps que la science. Si tout est donné à la culture de la pensée, le développement d'action du cerveau a lieu aux dépens des forces physiques des autres organes ; l'enfant devient savant, mais il demeure chétif, valétudinaire, pâle et sujet à des maladies de la nature la plus grave. Un bon système d'éducation comprend l'équilibre qu'il faut constamment maintenir entre les facultés intellectuelles et les facultés physiques; il a de puissants moyens à sa disposition pour modérer l'excitation, trop vive ou trop prolongée, de ces cerveaux si mobiles et si impressionnables. C'est l'emploi raisonné d'heures d'exercices, de récréations et de repos. La gymnastique, largement appliquée, est un correctif de la plus haute importance contre l'action énervante d'études trop fortes; rien ne délasse de la fatigue de l'esprit aussi parfaitement que celle du corps. D'une autre part, l'enfant ne répondra à tout ce que ses maîtres sont en droit d'attendre de lui, qu'autant qu'il sera en bonne santé; en d'autres termes, qu'autant qu'il vivra dans une atmosphère salubre, qu'il sera bien vêtu, bien chauffé et nourri d'aliments sains et abondants. Il y a beaucoup à dire sur l'hygiène des grands établissements d'instruction publique; nous nous bornerons à établir les faits principaux.

Il faut examiner, dans un collége, sa situation, les qualités de l'air, celles de l'eau, la disposition des salles d'études, des classes, du réfectoire, des cours, des dortoirs, des latrines et des fosses d'aisance; l'alimentation sous le rapport du nombre et de la qualité des repas, le nombre d'heures distribuées aux études, à la récréation et au sommeil; enfin, la tenue de l'infirmerie et l'organisation du service de propreté. D'autres considérations d'un ordre plus spécialement moral, ont beaucoup d'influence sur l'avenir physique des enfants; de ce nombre est la continuité de la surveillance. Dans tous les lieux où ils sont réunis en grand nombre, quel que soit leur sexe, et quel que soit le nom de l'établissement, collége, pensionnat, école primaire, salle d'asile, prison pénitentiaire, les enfants ne doivent jamais être seuls ni le jour ni la nuit; il faut auprès d'eux un surveillant intelligent, non-seulement dans la salle d'études et au réfectoire, mais encore pendant leurs jeux et dans leurs dortoirs Cette règle est capitale.

Quand un collége a une population très nombreuse, on la répartit en quartiers selon la force des études, qui marche d'ordinaire avec la différence des âges. Cette sage division n'est pas sans importance sous le rapport de la salubrité. Des enfants de sept à huit ans n'ont ni les mêmes habitudes, ni les mêmes jeux, ni la même force que des jeunes gens de seize à vingt ans ; leur corps plus frêle réclame plus de soins. Il y a plusieurs périodes dans le développement moral comme dans l'accroissement physique, pendant la durée de la vie du collége. La division en quartiers s'harmonise avec cette loi ; elle s'oppose d'ailleurs à l'encombrement dans les salles d'études, au réfectoire et dans les dortoirs.

Un collége situé à mi-coteau ou sur une colline, dans une campagne, a un avantage incontestable de position, s'il possède des eaux pures et abondantes. On y respire un air bien plus sain que celui des villes, et les enfants ont à leur disposition des promenades très profitables à leur développement physique. Ils ont grand besoin d'air, de soleil et de lumière, éléments de salubrité qu'on trouve aux champs bien mieux qu'ailleurs. Mais d'autres considérations appellent les colléges dans les villes ; ils y sont, au reste, fort bien s'ils réunissent de bonnes conditions sanitaires. L'exposition des bâtiments au levant est la meilleure ; celle au nord est la moins favorable. Il importe que le mur d'enceinte du collége ne soit pas dominé par des maisons d'une grande hauteur, qui prennent leur jour sur les cours, et qui leur enlèvent une grande partie de la lumière solaire. Il n'est pas moins essentiel qu'il n'y ait pas, dans le voisinage immédiat du collége, de grands massifs d'arbres, source constante d'humidité, des eaux stagnantes ou des fabriques à émanations incommodes ou insalubres : en un mot, un établissement d'instruction publique doit être situé de telle manière, que la ventilation y soit bien faite, et que le soleil y trouve un large et facile accès.

On a vu, ailleurs, quelles étaient les conditions d'une bonne eau potable ; sa qualité ne doit rien laisser à désirer dans un collége. Sa quantité n'importe pas moins : il en faut beaucoup pour les besoins domestiques de l'établissement, pour le lavage des dalles et carreaux, pour le service de propreté, si utile à la santé des enfants, et qui a une si grande influence sur l'avenir. On a dit, avec beaucoup de raison, que la propreté est une demi-vertu : devenue une habitude, elle appelle presque toujours d'autres bonnes qualités, par exemple, le goût de l'ordre et le soin de sa personne, qui est un chemin à un grand progrès moral. Les enfants, dans chaque quartier, doivent se laver le visage au moins une fois par jour, et les mains plusieurs fois, non compris les cas d'urgence. Un maître d'études présidera à ces ablutions, et prononcera une petite peine disciplinaire contre les délinquants. La propreté est à l'ordre du jour dans un régiment, et tout soldat est soumis, sous ce rapport, à une inspection incessante ; la moindre tache sur ses vêtements lui fait encourir une punition. C'est un exemple à imiter dans les établissements d'instruction publique, quoique avec un peu moins de sévérité. Tout collége bien tenu doit avoir des bains dans son enceinte.

Les considérations de salubrité qui sont relatives aux salles d'études et aux classes, ont pour objets principaux les dimensions de ces appartements relativement à leur population habituelle, la ventilation et le chauffage. Une salle d'études est destinée à recevoir trente élèves : quelle doit être sa capacité d'après la loi des 6 mètres cubes par individu et par heure ? 6 mètres cubes, par élève, produiront 180 mètres pour les trente élèves ; mais il faut que cette salle soit pourvue de ventilateurs assez puissants pour renouveler toutes les heures cette masse d'air de 180 mètres cubes. S'il n'en était pas ainsi, sa capacité générale de 180 mètres ne serait pas suffisante. Voici des proportions très convenables (on suppose les trente élèves de cette salle placés à deux tables et sur un rang par table) : longueur, 0,80 par élève ; pour quinze, ci 12,00. Distance aux extrémités de la salle, 4,00 ; total, 16 mètres. Largeur : deux tables de 0,70 de largeur, 1,40. Distance des murs latéraux, 1,60 ; distance entre les deux tables, 2,00 ; largeur totale, 5 mètres ; hauteur, 4 mètres 60. Une salle d'études ainsi disposée contiendra un volume d'air de 368 mètres, c'est-à-dire 12 mètres par enfant, au lieu de 6. Rien n'est plus facile que d'approprier ces chiffres à un nombre quelconque d'élèves dans une salle d'études, au moyen d'un calcul de proportion.

Un bon système de chauffage n'est guère moins essentiel. M. Péclet pense que dans les maisons d'éducation, un appareil unique doit être établi pour le chauffage et la ventilation des dortoirs, des salles d'études, des classes, des salles de récréation et du réfectoire; il le préfère à cette multitude de poêles dont on fait usage : selon lui, un calorifère à fumée ne convient point, parce que, les bâtiments occupant une trop large surface, il y a de trop grandes pertes d'air chaud. Comme le chauffage ne doit pas être continu, le système à vapeur avec quelques poêles à eau chaude, serait le plus convenable; des poêles chaufferaient les pièces qui ne doivent pas être ventilées : mais l'établissement de cet appareil unique pour la ventilation et le chauffage est fort coûteux, et bien rarement possible. Le moyen le plus simple et le plus économique, suivant M. Péclet, pour chauffer une salle d'études, consiste à se servir d'un poêle en métal ou en terre cuite, recouvert d'une enveloppe en tôle ouverte par le haut. On le place dans la partie de la pièce qui est opposée à celle où se trouve la cheminée. L'intervalle du poêle et de la double enveloppe communique avec l'extérieur, et le tuyau du poêle traverse la salle pour se rendre dans le tuyau de la cheminée. Dans les classes, comme l'espace est occupé en grande partie par les gradins, l'entrée de l'air chaud et la sortie de l'air vicié auraient nécessairement lieu d'un même côté, et dans la partie la plus basse. M. Péclet conseille de placer le poêle à double enveloppe en avant de la chaire du professeur, et de faire aspirer l'air pur par un certain nombre d'orifices situés à une hauteur de $0^m 40^c$ à $0^m 50^c$, et qui aboutiraient à la cheminée. Ce professeur, juge compétent sur ces matières, préfère le chauffage intérieur à eau chaude et basse pression, au chauffage à vapeur, parce que les appareils sont plus simples et plus faciles à diriger, parce qu'ils n'exigent point d'appareil d'alimentation, qu'ils ont peu besoin d'être nettoyés, enfin parce que la plus grande masse d'eau qu'ils renferment, produit une régularité plus grande dans le chauffage, malgré les irrégularités les plus considérables dans l'alimentation du foyer, et enfin parce que le chauffage se prolonge longtemps encore après l'extinction du feu. Cependant M. Péclet reproche à ce système un inconvénient réel : c'est l'effet fâcheux qui pourrait résulter d'une fuite dans les tuyaux; il peut être atténué par des circuits partiels, chauffés séparément à la vapeur.

Des poêles en fonte suffisent pour chauffer les salles de récréation lors des grands froids; il est rarement nécessaire d'entretenir beaucoup de chaleur dans ces pièces, les jeux si animés des enfants en tiennent lieu.

Il est également peu nécessaire de chauffer les dortoirs : cette partie si essentielle de l'intérieur des colléges et des maisons d'éducation, mérite d'ordinaire des reproches très graves. Il n'y a pas assez d'air, les plafonds sont bas, les lits si rapprochés qu'ils se touchent en quelque sorte. Les enfants passent chaque nuit au moins sept heures dans le dortoir : il faudrait, dès lors, 42 mètres cubes de capacité pour chaque lit. En admettant 3 mètres de hauteur; un lit devrait correspondre à 3 mètres de surface du plancher, et d'ordinaire cet espace en reçoit 3 ou 4. Un dortoir est destiné à trente élèves : quelle capacité doit-il avoir pour être salubre, d'après la loi des 12 mètres cubes d'air, pendant la nuit et par heure? Cette capacité devrait être de 360 mètres répartis suivant les trois dimensions, hauteur, largeur et longueur. Mais ce volume d'air doit être renouvelé, et ces dimensions ne sont que le strict nécessaire. Voici des proportions plus libérales; on supposera les lits placés sur deux rangs : Longueur; quinze lits de 0^m 80^c l'un, ci 12^m. Distance, 1^m entre les lits, 16^m; total de la longueur, 28^m. Largeur pour deux lits, 3^m 80^c; distance du lit au mur, 0^m 60^c; distance entre les deux rangs de lits, 2^m; total de la largeur, 6^m 40^c : hauteur, 4^m 50^c. Cette capacité donnera un cubage de 806^m 40^c d'air atmosphérique, qui, répartis entre les trente élèves, fourniront, à chacun d'eux, un contingent de près de 27 mètres cubes d'air pour les sept heures de nuit. Cette quantité sera la même si la pièce a moins de 28^m de longueur, et plus de 6^m 40^c de largeur, ou plus de 4^m 50^c de hauteur.

Mais un dortoir n'a pas la moitié ou le tiers de ces dimensions : le plancher est bas, et chaque lit touche presque son voisin. On peut rendre cette pièce parfaitement salubre en y établissant une ventilation convenable. M. Péclet conseille de faire le chauffage et la ventilation au moyen d'un calorifère placé en dehors, et en établissant les orifices d'aspiration au niveau du sol. Pour la ventilation d'été, il suffirait de metre un très petit foyer dans la cheminée d'appel, et de prendre l'air à une hauteur de 1^m 50^c à 2^m. Il propose, comme la disposition la plus convenable pour les dortoirs, de placer dans l'axe un certain nombre de poêles à eau chaude, chauffée par un foyer placé en dehors. Chacun d'eux serait mis sur l'orifice d'un canal qui communiquerait avec l'extérieur, et serait garni d'une enveloppe qui formerait autour de lui un espace annulaire, dans lequel l'air s'élèverait en s'échauffant. Quelques petites cheminées en bois, appliquées contre les murs et ouvertes à une petite distance du sol, feraient écouler l'air comprimé par le mouvement de l'air chaud. Le chauffage de l'eau pourrait avoir lieu le soir, et la ventilation s'effectuerait par le refroidissement du liquide. Pour la ventilation d'été, on fermerait les orifices inférieurs des cheminées, et on ouvrirait d'autres orifices, percés sur leurs faces latérales à 1^m 50^c de hauteur. Pour un dortoir contenant quarante lits, deux ou trois poêles, renfermant ensemble 300 litres d'eau, suffiraient parfaitement.

Un moyen simple, selon M. Péclet, d'obtenir une ventilation suffisante, c'est de placer, dans une cheminée ouverte par le bas, un combustible brûlant avec lenteur, par exemple, de la houille sèche : des lampes pourvues de tuyaux de zinc rempliraient le même office.

Ces moyens sont excellents sans doute, mais ils ont l'inconvénient grave d'exiger beaucoup de surveillance ; il faut penser chaque jour à leur emploi. L'usage, aux carreaux de fenêtres, de la toile métallique ou des plaques de zinc perforées, serait plus sûr ; ce qui vaut beaucoup mieux encore, c'est d'avoir des dortoirs qui aient les dimensions données par l'hygiène. Tous doivent être éclairés pendant la nuit, et situés, non au rez-de-chaussée, mais aux étages supérieurs : un plancher est préférable aux carreaux, qui n'ont pas d'inconvénient, cependant, s'ils sont recouverts d'un tapis, ou du moins si chaque lit a le sien. La plus extrême propreté et un ordre parfait dans l'alignement et dans la tenue des lits, sont des conditions de rigueur.

Même observation pour le réfectoire ; il est bon que cette pièce soit chauffée, pendant les grands froids de l'hiver du moins, et revêtue d'un parquet en planches : des dalles sur le sol rendent l'appartement froid et humide, et leur contact est sensible aux pieds des enfants.

Il est rare que les fourneaux de la cuisine soient bien disposés dans les colléges; on les chauffe souvent au charbon de bois, et c'est un inconvénient; le double courant qui s'établit si facilement par la cheminée, renvoie dans la cuisine une partie de l'oxyde de carbone produit pendant la combustion. M. Péclet conseille des fourneaux dont il donne la description, et qui sont chauffés à la houille : il s'y fait toujours un appel très puissant de dehors en dedans, et la chaleur perdue est utilisée pour chauffer l'eau nécessaire aux différents services.

Très peu de colléges ont un bon système de latrines et de fosses d'aisance; c'est cependant un point bien important pour la salubrité. Les cabinets ne sont pas tenus avec propreté; ils ne sont point pourvus de syphons, et laissent dégager au dehors les émanations des matières fécales. Ils doivent être complètement inodores, ainsi que les fosses, dans les établissements d'instruction publique : un simple coup-d'œil sur leur état de propreté apprendra ce qu'il faut penser de la tenue du collége. Le sol, dans les cabinets d'aisance du collége, doit être revêtu d'une plaque de plomb ou de zinc, disposée en pente vers un orifice qui communique avec le tuyau de chute; l'enfant pose ses pieds sur deux plaques épaisses qui lui servent de point d'appui. On garnira les murs soit d'un ciment imperméable, soit de plaques de zinc, ce qui est préférable : des lieux à l'anglaise, maintenus dans le plus parfait état de propreté, conviennent parfaitement à un collége. Il faut à chaque cabinet un robinet d'eau, coulant à volonté, pour de très fréquents lavages soit du sol, soit de la lunette. Quant aux fosses et au système de vidange, nous renvoyons à ce que nous avons dit ailleurs, avec cette observation, que le collége doit choisir le procédé le meilleur, c'est-à-dire celui qui rend la vidange absolument inodore. Ce résultat peut être obtenu aujourd'hui sans difficultés.

Quelques colléges ont des cours étroites, et dominées par les maisons voisines; elles sont humides et mal ventilées, et la lumière du soleil n'y pénètre pas assez. Des proviseurs ont la très bonne attention de les faire arroser pendant l'été, et d'en faire souvent recrépir les murailles. Ces cours ne sauraient être trop spacieuses et trop bien ventilées; il est bon qu'elles soient plantées d'arbres , dont la végétation est un moyen d'assainissement de l'atmosphère.

Les aliments sont, en général, parfaitement convenables dans les colléges royaux ; il y a, sous ce rapport, quelques observations à faire : une nourriture salubre et abondante est due aux enfants , mais, cette condition première observée, il ne faut pas que le service de table aille jusqu'à la recherche et jusqu'au luxe. A dîner et à souper, un plat de viande bien apprêtée, un plat de légumes , une soupe grasse, un peu de vin coupé avec de l'eau, un pain bien cuit, un peu de dessert ; du pain et de l'eau pour le goûter et pour le déjeûner, composent un ordinaire suffisant. Dans les maisons pénitentiaires, les enfants ne mangent de la viande qu'une seule fois par semaine ; leur régime alimentaire se compose de soupes maigres, d'un peu de légumes, d'eau et de 375 grammes d'un pain salubre, mais grossier. Cependant ces jeunes détenus se portent fort bien ; leur santé n'est nullement altérée par la sévérité de ce régime. Nous ne le conseillons certainement pas aux colléges royaux, mais il est bon , peut-être, de l'opposer aux plaintes peu raisonnables qu'élèvent souvent les enfants, et les parents quelquefois, sur la qualité et la quantité des aliments dans les colléges.

On sait combien la santé des élèves a gagné depuis l'introduction de la gymnastisque dans les établissements d'instruction publique ; elle a combattu avec le plus grand avantage l'influence énervante des études. Variés selon les indications qu'on se propose de remplir et proportionnés aux âges, ainsi qu'aux degrés de force physique des individus , les exercices gymnastiques donnent plus de vigueur et d'élasticité à la pensée en accroissant l'énergie de l'organisme. Un enfant peut supporter un travail intellectuel de dix ou douze heures sur vingt-quatre , si ce temps de labeur est coupé par des intervalles suffisants de récréation et de repos. Huit heures de sommeil, ce n'est point trop ; on dort beaucoup et bien dans la jeunesse, et rien ne répare mieux la dépense faite, pendant la veille, en forces intellectuelles et physiques.

L'infirmerie doit être, de toutes les parties du collége, la plus propre , la mieux tenue et la plus saine : ici les mesures de

9

salubrité devraient être portées jusqu'à la perfection. Il en est ordinairement ainsi, et, presque partout, les religieuses qui sont chargées de ce service le remplissent avec un zèle irréprochable.

Les conditions sommaires qu'on vient de lire sur la salubrité dans les colléges, sont applicables aux autres établissements d'instruction publique, institutions pour les jeunes gens, pensionnats de demoiselles, écoles primaires, séminaires, salles d'asile; il n'y a que quelques modifications de détail à observer dans l'application des principes.

M. Péclet a rédigé, en 1842, d'après l'ordre du ministre de l'instruction publique, une instruction sur le chauffage et l'assainissement des écoles primaires et des salles d'asile; nous en résumerons les dispositions principales. L'appareil doit présenter les conditions relatives au chauffage et à la ventilation, et satisfaire à quelques autres convenances. Il faut qu'il soit d'une extrême simplicité, facile à réparer, à l'abri de tout accident; qu'il utilise la chaleur le mieux possible; enfin qu'il soit placé dans la pièce elle-même, parce que le maître doit le diriger. On emploiera un calorifère dans lequel l'air sera chauffé, sans autre intermédiaire que celui de plaques métalliques. M. Péclet décrit avec exactitude cet appareil, dans son Traité de la chaleur; l'air chauffé se répand d'abord à la partie supérieure de là salle, et descend, par couches horizontales de même température, jusqu'au niveau des orifices d'appel, et par conséquent la température est sensiblement uniforme, dans toute la salle, à la même hauteur. Les calorifères doivent être placés auprès de l'estrade et surveillés par le maître; les tuyaux traversent la salle et y répartissent une chaleur uniforme. Pour les salles d'asile, il serait nécessaire, selon M. Péclet, de chauffer et de ventiler la salle et le préau. Dans la salle, le calorifère devrait être placé à l'extrémité opposée aux gradins occupés par les enfants, et il conviendrait de faire sortir l'air par des orifices très nombreux, percés dans les contre-marches des gradins. L'instruction de 1842 complète ces indications générales.

§ 3. SALUBRITÉ DES PRISONS. — De tous les édifices publics, ceux qui ont le droit le mieux établi à la jouissance complète de toutes les conditions de salubrité, ce sont, sans contredit, les prisons et les hôpitaux. La population nombreuse qui les habite n'a pas eu le choix d'y venir ou de n'y pas venir ; elle est condamnée à y vivre, pendant un temps donné, par de graves maladies ou par les arrêts des tribunaux. Plus son malheur est grand, et plus il importe que des causes d'insalubrité ne viennent pas l'augmenter. Quand la justice humaine prive un homme de sa liberté, elle n'entend pas qu'à la peine de l'emprisonnement, vienne se joindre la perte de la santé. Un prisonnier se trouve dans une situation toute spéciale par le fait de sa captivité ; non-seulement il n'est plus libre, mais encore il est obligé de contracter des habitudes entièrement nouvelles, et se trouve dans des conditions morales et physiques très différentes de celles qui lui étaient ordinaires : du moins, faut-il que sa prison soit entièrement salubre. Le but de la loi est dépassé et l'humanité outragée, si, par sa disposition matérielle ou par son régime disciplinaire, la maison de correction compromet la santé du détenu. S'il était possible d'en rendre le séjour plus sain que celui des habitations particulières, il faudrait le faire : le seul bien matériel qui reste à un prisonnier, c'est sa santé ; qu'on le respecte donc, c'est un devoir sacré.

A ce titre, les prisons sont sous la surveillance toute spéciale des Conseils de salubrité, auxquels il appartient de décider, après un examen approfondi, si elles réunissent, au degré suffisant, toutes les conditions sanitaires désirables. Puisque l'air atmosphérique ne peut parvenir au prisonnier qu'au travers des barreaux et sans soleil, qu'il soit du moins bien pur. Si le détenu ne doit boire que de l'eau, qu'elle soit de la qualité la meilleure : si la justice des hommes l'oblige de se nourrir d'un pain grossier, que ce pain soit sapide, nourrissant et bien préparé. Dès que la société, représentée par les tribunaux, prend à sa charge le condamné, c'est à elle de veiller à ce qu'il ait, en hiver, des vêtements chauds, et en tout temps un lit dans un lieu sec et bien aéré. Il ne faut pas, sans doute, que le détenu soit mieux dans la prison qu'il ne serait chez lui ; ainsi conçue, une maison de détention est une absurdité : mais que du moins aucun agent insalubre, quelle que soit sa nature, ne mette en péril la santé du condamné.

Les dimensions d'une prison, des salles d'un hôpital, d'une

caserne, de tous les édifices dans lesquels se trouvera une agglomération d'hommes, doivent être calculées d'après le chiffre de leur population présumée. Lorsque beaucoup de personnes habitent un lieu d'une capacité donnée et clos, il se fait, en peu de temps, un changement important dans la proportion des éléments constituants de l'air atmosphérique. Sous l'action incessante des organes respiratoires, il y a dans cet air moins d'oxygène et plus d'acide carbonique, et son insalubrité est d'autant plus grande, qu'il s'éloigne davantage de sa composition normale. Pour que la respiration ne soit pas gênée, il faut à chaque prisonnier de 8 à 10 mètres cubes d'air atmosphérique par heure; il n'en est pas ainsi dans beaucoup de maisons de détention, où chaque homme peut à peine disposer de 4 ou 5 mètres cubes d'air par heure : c'est un inconvénient capital.

La salubrité de l'air dans les maisons de détention, a beaucoup occupé l'attention du Conseil général du département de la Seine. On construit actuellement, à Paris, une prison cellulaire pour les prévenus; une Commission, composée de MM. Gay-Lussac, Dumas, Péclet, Pouillet, Boussingault, Andral et Leblanc, fut chargée de déterminer quelle masse d'air il fallait introduire, chaque heure, dans une cellule, pour donner à l'air une salubrité parfaite. Un membre de la Commission s'enferma dans une cellule, calfeutrée de telle façon que l'air se renouvelait, dans l'intérieur de la petite chambre, par un procédé de ventilation exclusivement analogue à celui dont on devrait faire usage pour la prison même. Ce point obtenu, on chercha à déterminer, par les moyens d'analyse les plus délicats et les plus précis, à quel degré de ventilation il fallait arriver pour que l'air sortît d'une pureté complète. Cette expérience a prouvé qu'on dépasserait la limite en donnant à chaque prisonnier 10 mètres cubes par heure; avec cette proportion, l'air sortait parfaitement pur d'une cellule fort mal construite de la Conciergerie. Pour maintenir à la ventilation des cellules de la prison nouvelle la valeur déterminée par la Commission, on introduira dans la cheminée centrale un appareil qui mesure l'intensité de la ventilation, chaque jour et chaque heure, au besoin. Une température uniforme, réglée avec la même précision, régnera dans les cellules, soit le jour, soit la nuit.

Il faut des moyens coërcitifs dans une prison : les détenus peuvent commettre des délits graves ; il en est qui sont insubordonnés et indisciplinables. Tout châtiment corporel est expressément défendu aux geôliers ; mais la peine du cachot est prononcée souvent : ce mot doit être défini. Un cachot n'est autre chose aujourd'hui qu'une cellule en pierre de taille, éclairée, aérée et placée au rez-de-chaussée. L'humanité ne permet plus aujourd'hui de jeter des prisonniers dans des trous souterrains sans air et sans lumière ; il n'y a plus de cachots creusés au-dessous du sol dans les prisons modernes, et c'est à peine si on se sert des chaînes, comme moyen coërcitif, dans quelques cas exceptionnels.

On peut se porter très bien dans une prison. Cependant, quelque bien qu'elle soit tenue, une maison de détention n'en est pas moins un lieu dans lequel on ne trouve pas au même degré qu'ailleurs, les conditions de salubrité nécessaires au maintien complet de la santé. La privation de la liberté entraîne à peu près celle de l'exercice, du moins de l'exercice au grand air. Le prisonnier n'y possède plus la quantité d'air et de lumière dont il jouissait ailleurs ; on lui donne une nourriture saine, sans doute, mais réduite à l'expression la plus simple, sous le rapport de la qualité et de la quantité. Enfin, à ces causes débilitantes, il faut ajouter l'action des peines morales, beaucoup moins grandes, toutefois, dans les prisons, qu'on ne le croit généralement.

Pour l'état de liberté, les chances de mort annuelles, étant égales à 1, s'élèvent à 3,84 dans les bagnes, et dans les maisons centrales, à 5,00 pour les hommes, et à 5,59 pour les femmes. Ainsi, l'emprisonnement abrége sensiblement la durée de la vie ; il nuit surtout à la santé des hommes dont la profession, avant leur condamnation judiciaire, était celle d'une vie active. D'après les observations personnelles de l'un de nous, faites depuis seize ans, la mortalité est plus grande chez les enfants, dans les pénitenciers, sous l'influence de ces trois causes qui se lient, la masturbation, les scrofules et la phthisie. Viennent ensuite les vieillards de soixante ans et au-delà ; la plupart sont usés par la débauche et la misère. Les chances de mortalité varient selon le genre de la prison, abstraction faite de toute autre circonstance accessoire. Dans les maisons d'arrêt, il y a beaucoup de maladies vénériennes et de gales, apportées par les prévenus, et peu de morts à la suite d'affections chroniques; les prisonniers ne font guère que traverser les établissements. Dans les prisons de correction et dans les prisons centrales, il y a peu de gales et d'affections syphilitiques; mais les phthisiques et les scrofuleux ont le temps d'y mourir. Les chances de mortalité sont beaucoup moins fortes dans les maisons de correction que dans les maisons centrales, à en juger du moins par celle dont l'état sanitaire est confié à nos soins; on y voit infiniment peu de malades chez les adultes, et nous ne pensons pas avoir eu en seize années, sur une population moyenne de 300 détenus, dix maladies aiguës à traiter. Cette prison est parfaitement salubre, la ventilation s'y fait très bien, et la police des détenus est paternelle. On a dit qu'une prison n'était pas un hôpital, et qu'on y enfermait des condamnés, non pour leur bien-être, mais pour les punir. Un inspecteur général des prisons n'a pas craint d'imprimer ces cruelles paroles : « Tout ce qu'on peut, tout ce qu'on doit exiger d'une prison, c'est qu'elle ne tue pas » ! Ce n'est pas ainsi que nous entendons le régime de ces établissements. Rien n'est plus absurde, nous l'avons dit, qu'une prison organisée de telle sorte, que les détenus y soient mieux nourris, mieux vêtus, et en quelque sorte mieux logés que dans l'état de liberté; une philanthropie aussi inintelligente n'est autre chose que l'institution de primes au profit des criminels. On ne doit aux prisonniers que le strict nécessaire, mais ce nécessaire se compose, pour nous, d'un air parfaitement pur et abondant, d'aliments sains en quantité suffisante, de vêtements chauds, et du travail dans une température modérée. Une prison peut ne pas tuer, et causer par son insalubrité des maladies très graves; c'est ce que la loi n'a pas voulu. Elle condamne un prévenu, nous le redisons, à la perte de sa liberté pendant un temps donné, et non à contracter, sous l'influence d'un air malsain, des infirmités cruelles. Nous avons obtenu des faveurs très grandes pour les prisonniers commis à nos soins; on nous autorise à faire transférer immédiatement dans les hôpitaux, les aliénés furieux, certains malades qui ont besoin d'un traitement spécial, et toutes les femmes enceintes, lorsque l'époque de l'enfantement approche. Nous demandons beaucoup dans l'intérêt de nos prisonniers, et l'autorité supérieure nous accorde beaucoup. Le médecin d'une maison de détention doit à ses fonctions une influence qu'il peut rendre très utile : toute la direction hygiénique de l'établissement lui est confiée. Quelle que soit la sévérité du règlement, il a le droit d'augmenter, quand il l'a jugé convenable, la quantité des aliments de certains détenus; il a tout pouvoir pour donner aux convalescents et aux malades du pain blanc, du lait, des mets plus variés et mieux apprêtés, du vin de bonne qualité, et cette latitude qu'on lui laisse ne nuit point à l'ordre, et sert la cause de l'humanité.

Au point de vue de la salubrité, le corps de l'homme ne s'accommode pas au même degré du régime des prisons, selon que le sujet est un adulte ou un enfant : celui-là résiste, celui-ci éprouve beaucoup plus fortement l'influence du milieu dans lequel il est obligé de vivre. Il faut à l'enfant une somme d'air, de lumière et d'exercice qu'une prison ne saurait lui offrir ; en général, le voisinage des pierres de taille est fâcheux pour lui. Cette influence de la vie des prisons devient plus défavorable encore, lorsqu'une prédisposition morbide antérieure augmente l'impressionnabilité de l'organisme, et c'est le cas ordinaire.

Il faut avoir vécu avec les prisonniers, et longtemps, pour les connaître; c'est une classe d'hommes à part ; leur réforme est le principal objet que la société espère de l'emprisonnement, mais ce but est bien rarement atteint. L'introduction du travail obligé, dans les maisons de détention, a fait beaucoup pour le bon ordre, ainsi que pour la santé, et très peu pour la régénération morale : malgré les efforts incessants d'hommes religieux et leur surveillance continuelle, il y a une grande dépravation parmi les détenus. Leurs ignobles mariages ne sont plus possibles que par exception ; mais il est un vice désastreux contre lequel ont échoué toutes les précautions et tous les moyens de police, et ce vice, c'est la masturbation.

Il est commun aux prisonniers adultes et aux enfants des pénitenciers; mais, mieux en mesure pour lui résister, les uns échappent à ces conséquences, tandis que les autres sont énervés par leur funeste habitude, et précisément à un âge de la vie et dans des circonstances où l'économie animale aurait besoin de toutes ses ressources. C'est sous l'influence permanente de la masturbation que se développent, chez les jeunes détenus, des maladies meurtrières, dont les plus communes sont les scrofules et la phthisie. Les métiers sédentaires disposent à l'onanisme; cette observation a été vérifiée, au pénitencier, chez les cordonniers et les tailleurs. Pour contrebalancer, autant qu'il était possible de le faire, les résultats de ce vice, un des auteurs de cet ouvrage chercha, dans une prison dont il est le médecin, à introduire la gymnastique, qui devait suppléer à l'insuffisance de l'exercice et user, dans la fatigue physique, cette aberration morale dont la masturbation est le résultat. Accueilli avec faveur par l'Administration, ce puissant moyen de santé succomba bientôt sous la résistance passive de quelques employés; il n'en est resté que des promenades sur le chemin de ronde, et divers jeux dont les bons effets ont été remarquables. On essaya l'influence d'une grande impression morale, celle du spectacle des victimes de la masturbation arrivée à son dernier terme : il n'est pas de leçon plus éloquente que l'aspect de ces squelettes vivants, aux joues plombées et amaigries, au regard terne et vitreux, au teint livide et jaunâtre. On a conduit autour du lit de ces malheureux, ceux des enfants qu'on savait le plus adonnés à l'onanisme, et on leur a dit : Voyez! Tentative inutile! ces enfants ne voyaient pas, et, pendant ce temps l'agonisant éteignait, dans un dernier acte, le souffle de vie qui lui restait.

Très peu de jeunes détenus meurent d'une maladie aiguë; le plus grand nombre périssent d'affections chroniques, dont la marche est presque toujours la même. Ils succombent complètement usés par le marasme, comme une lampe dont l'huile a été consommée. Il est une maladie qui prend dans l'enceinte des pénitenciers un accroissement fâcheux, ce sont les scrofules : rien ne lui est plus défavorable que l'insuffisance de l'air, du soleil et de l'exercice; aussi ne tarde-t-elle pas à empirer dans le voisinage des pierres de taille.

En principe, les pénitenciers sont très mal placés dans l'enceinte des grandes villes; leur place naturelle est aux champs : on les a faits industriels, ils devraient être agricoles. Il faut aux jeunes détenus beaucoup d'air, de lumière et d'exercice;

c'est ce qu'ils ne sauraient trouver que dans les travaux de la campagne. Au point de vue de la salubrité, comme sous le rapport psychologique, les établissements pénitenciers, comme les maisons d'aliénés, ne peuvent vivre sans inconvénients graves dans l'atmosphère des villes. Pour ramener à son état normal la raison humaine viciée chez l'aliéné par une lésion physique, et chez le jeune détenu par un mal moral, il faut écarter et les uns et les autres des grandes agglomérations d'hommes, et briser toutes leurs relations avec le passé pour leur reconstituer un avenir. L'établissement de l'abbé Fissiaux, auprès de Marseille, se recrute, en partie, dans le pénitencier de Perrache; il serait à désirer que le plus grand nombre des jeunes détenus y fussent conduits; leur condition physique et morale ne tarderait pas à s'améliorer beaucoup.

Les Conseils de salubrité doivent s'occuper avec zèle des prisons et de la manière dont les détenus s'y trouvent : c'est à eux qu'il appartiendrait de constater, par des visites renouvelées plusieurs fois dans l'année, si les prisonniers sont convenablement vêtus, chauffés et nourris, si l'eau dont ils s'abreuvent est de bonne qualité, si leur pain est bien ce qu'il doit être. De telles investigations ne font pas moins d'honneur aux administrateurs qui les ordonnent, qu'aux hommes qui les exécutent. Les plaintes des détenus ne sont pas toujours fondées, à beaucoup près; mais elles peuvent l'être, et dès lors l'autorité compétente doit en tenir compte, pour les prendre en considération, s'il y a lieu.

Le pain des détenus n'est pas toujours ce qu'il doit être, et plus d'une fois, mal cuit ou fait avec des farines fermentées, il laisse à la gorge une saveur âcre et désagréable; toute fourniture doit être examinée au moment de son arrivée. Si la qualité du pain n'est point satisfaisante, tout doit être renvoyé immédiatement au boulanger, tenu, par son engagement, de remplacer immédiatement la fourniture laissée pour son compte, en pain d'une qualité meilleure. On a introduit, à Paris, dans le cahier des charges du boulanger, cette clause, que les farines de première qualité contiendront dix parties de gluten, et qu'il y en aura sept dans les troisièmes. Cette condition et la saveur franche des farines garantissent aux prisonniers un pain de qualité excellente.

Il est, dans les prisons, un élément de salubrité dont nous avons eu occasion d'observer l'action puissante : c'est le travail. Avant son introduction dans les maisons de détention, l'oisivité forcée entretenait beaucoup de désordres , et provoquait à des vices graves, au premier rang desquels il faut placer la masturbation. Ce n'est point tout : elle était une cause réelle de maladies; nos souvenirs et les notes que nous avons recueillies établissent ce fait d'une manière incontestable. Mais, depuis que le travail a été admis en principe pour tous les détenus, l'occupation active des forces physiques a réagi de la manière la plus favorable sur l'organisme. Occupé d'un métier souvent de son choix, le prisonnier s'est mieux porté; son travail lui a procuré un adoucissement matériel à sa condition, et a rendu plus courtes et plus agréables les heures de sa captivité. La mortalité a diminué dans l'établissement, et le gouvernement de la prison est devenu beaucoup plus facile. Les métiers qui plaisent le plus aux détenus sont ceux qui exigent du mouvement, par exemple, les professions de forgerons, de marbriers, de chaudronniers , etc. Un prisonnier qui travaille ne songe guère à organiser des cabales ou des projets d'évasion ; il est d'humeur plus gaie, et son appétit devient meilleur. Son gain est peu de chose , mais ce salaire, tout modique qu'il est, lui permet d'amasser un petit pécule bien précieux pour lui au moment de sa mise en liberté. Nous avons introduit la gymnastique dans le pénitencier qui est soumis à notre surveillance ; elle a produit les meilleurs effets. Grâce à son action, le fléau de la masturbation a diminué ; il y a eu moins de scrofules et moins de phthisies, et la diminution dans le nombre des malades a eu pour conséquence une réduction très forte dans les dépenses en médicaments. Le travail était bien obligatoire dans ce pénitencier; il existait bien, déjà dans cet établissement de cent vingt enfants, des ateliers de tailleurs, de cordonniers , de chaudronniers, de tisseurs d'étoffes de soie, etc.; ce n'était cependant point assez. Nous avons recommandé de longues promenades dans le chemin de ronde, et divers exercices qui demandent une certaine dépense de forces , pour suppléer aux exercices gymnastiques réguliers qu'on nous avait accordés d'abord, et qu'on a interdits dans la crainte, peu fondée, qu'ils ne devinssent un moyen d'évasion.

Les prisonniers adultes ont été couchés pendant longtemps les uns à côté des autres, sur une simple paillasse, posée immédiatement sur le sol; rien n'était plus insalubre et plus immoral : nous avons réclamé souvent, et l'Administration a fait droit enfin à nos plaintes. Tout prisonnier doit avoir une petite couchette en fer, garnie d'une paillasse et mobile de telle sorte, que chaque matin le détenu puisse la relever et l'appliquer contre les parois de la muraille. Ce système est fort commode, il permet de tenir les dortoirs parfaitement propres. Le médecin de la prison a le droit d'accorder un matelas et des couvertures de supplément aux prisonniers qui lui paraissent en avoir besoin.

La propreté dans une prison est une condition fort essentielle de salubrité; il est facile, avec une volonté ferme et persistante, de l'obtenir. Des détenus peuvent être chargés de ce soin, sous le titre de servants; ils acceptent très volontiers ces fonctions. Nous voudrions que les ateliers, les dortoirs, le réfectoire, les escaliers et les cours fussent balayés tous les jours avec la plus grande régularité, sous la responsabilité des prévôts des salles. Nous avons exprimé, plusieurs fois, le désir que les détenus eussent à leur disposition une quantité d'eau plus considérable pour l'usage de leurs personnes, et que l'obligation de laver leur visage et leurs mains, à des heures déterminées, devînt un article du règlement intérieur. Propreté, sobriété, travail, telles sont les conditions principales du bien-être des prisonniers.

Nous n'avons pas obtenu encore une réforme satisfaisante dans le service des latrines, des urinoirs et des fosses d'aisance; il y a beaucoup à faire sous ce rapport. Quelques prisons sont bien tenues à cet égard; mais dans beaucoup la malpropreté des cabinets d'aisance est intolérable. Cependant il n'y aura pas de salubrité parfaite pour les maisons de détention, tant que ce foyer d'infection n'aura pas été détruit. Nous voudrions aussi pour les prisons des vidanges complètement inodores, des syphons aux tuyaux de chute des latrines, et des cabinets d'aisance maintenus toujours dans un état de propreté parfait. La disposition de ces cabinets qui a été indiquée pour les colléges, pourrait être appliquée aux prisons.

Nous sommes persuadés que l'hygiène des prisons a pour résultat l'amélioration non-seulement de la santé des prisonniers, mais encore de leur état moral. L'habitude d'un travail régulier et des soins de propreté leur profitera dans le présent comme dans l'avenir, et il leur en restera toujours quelque chose.

§ 4. SALUBRITÉ DES HOPITAUX. — A toutes les causes d'altération de l'air respirable qui résultent de la réunion, dans un espace resserré, d'un grand nombre d'individus, viennent s'ajouter, dans les hôpitaux, des foyers d'infection d'une espèce particulière. Si les émanations du corps de l'homme en bonne santé vicient l'atmosphère, qu'on juge ce que doivent être celles des malades; elles sont souvent de la nature la plus délétère et agissent dans plusieurs circonstances comme un poison. Il est des maladies contagieuses sous l'empire desquelles le corps humain, profondément désorganisé, exhale des gaz qui les propagent au loin; beaucoup de fièvres graves et certaines gangrènes n'ont pas d'autre cause que l'encombrement des lits sous un même toit. Rien n'est plus redoutable que les miasmes que dégage, sous toutes les formes, la population des grands hôpitaux; chaque maladie interne produit son genre particulier d'émations, et pourrait être reconnu à l'odeur, par un sens exercé. Auprès de chaque lit est une chaise percée qui contient les déjections du malade, et contribue, pour sa part, à l'infection générale. Les salles de chirurgie, ont, de plus, l'odeur des matières purulentes et des linges qui ont servi aux pansements; non loin de là, sont les amphithéâtres, les salles de dissection, le dépôt des morts : il résulte, de la réunion de tous ces agents d'infection, sans cesse en activité, une atmosphère générale dont l'insalubrité est extrème.

Et cependant cet air si redoutable peut être facilement assaini : toutes ces émanations si dangereuses dans leur ensemble et en particulier, peuvent être écartées ou détruites. Il est possible d'entourer d'un air pur les malades, qui en ont tous un si grand besoin. Plus les causes de viciation de l'air atmosphérique sont variées et nombreuses dans un hôpital, plus il importe de les combattre avec vigilance. Tout le luxe des moyens de salubrité n'est ici, en quelque sorte, que le strict nécessaire ; il doit être porté jusqu'à la recherche. Ce sont les malades des hôpitaux qui doivent profiter, avant tout, des découvertes de l'hygiène ; ils ont un droit spécial à recueillir les premiers le bénéfice des applications de la physique et de la chimie, à l'assainissement de l'air, de l'eau et du sol. On ne saurait faire assez pour soulager les maux du pauvre gisant sur son lit de douleur, et pour multiplier en sa faveur les chances de guérison.

C'est aux hôpitaux surtout que s'appliquent les observations faites, dans ce livre, sur la nécessité d'un bon système de ventilation ; nulle part il n'y a autant urgence de renouveler l'air atmosphérique. Tout malade doit avoir à sa disposition au moins 20 mètres cubes par heure d'un air très pur ; toute salle d'hôpital doit être si bien ventilée, que l'odorat le plus délicat n'y reconnaisse aucune odeur incommode, et que la température moyenne soit toujours de 16°.

Combien faut-il de mètres cubes d'air atmosphérique pour les besoins de la respiration? Il faut à un homme adulte un mètre cube, et à une femme 0^m 566 litres d'air atmosphérique à 16°. Combien de mètres cubes d'acide carbonique sont-ils fournis par un malade et par heure, par l'expiration? Selon les calculs de M. Poumet, l'expiration fournit par malade et par heure, pour un homme, 0^m cube 0,22 litres ; pour une femme, 0^m cube 0,12 litres et demi d'acide carbonique à 16°. Combien faut-il de mètres cubes d'air atmosphérique par malade et par heure, pour neutraliser les effets de l'acide carbonique ainsi formé? Il faudra, par homme, pour étendre les 22 litres d'acide carbonique exhalés en une heure, 11^m cubes, et pour les 532 litres exhalés en un jour, 266^m cubes. Enfin, combien de grammes d'eau sont-ils produits, par malade et par heure, par les transpirations pulmonaire et cutanée, et par l'évaporation des surfaces liquides ou mouillées qui se trouvent dans une salle? Selon M. Poumet, la transpiration cutanée exhale, en une heure, 60 grammes de produit liquide, et pour l'évaporation de ces 60 grammes, il faudrait fournir, par heure, 16 mètres cubes d'air à 16°. M. Dumas a trouvé qu'il brûlait en une heure, par l'acte de sa respiration, 10 grammes de carbone ; selon les recherches de MM. Andral et

Gavarret, un homme adulte brûle, terme moyen, en une heure, 11 grammes 3, et par jour, 271 grammes de carbone, dont chacun représente 1 litre 85 d'acide carbonique. M. Poumet a déduit les corollaires suivants de ses recherches : pour suffire aux besoins de la respiration, et réduire à 2 pour 1,000 (quantité normale) l'acide carbonique qu'elle dégage, comme aussi pour évaporer les produits des deux transpirations, la ventilation des salles dans les hôpitaux, devra fournir, par malade et par heure, 30^m cubes 200 litres d'air atmosphérique pur et à 16^0 de température. Il faudra ajouter à ce chiffre, pour alimenter l'éclairage à l'huile et neutraliser les effets de l'acide carbonique qu'il produit, 7^m cubes 600 litres d'air par bec et par heure ; pour le même usage, l'éclairage au gaz devra recevoir 120^m cubes, 063 litres, toujours par bec et par heure.

Les travaux récents qui ont pour objet l'appréciation du renouvellement de l'air dans les hôpitaux, sous le rapport de condition de la salubrité, se distinguent par un caractère d'exactitude digne de remarque; d'habiles chimistes et des hommes versés dans les sciences physiques les ont portés fort loin; il ne s'agit plus que d'en faire l'application. On a vu, non d'après des conjectures vagues, mais d'après des calculs rigoureux et une patiente observation, combien la ventilation était imparfaite dans la plupart des grands établissements publics. M. Péclet déclare qu'à l'exception de l'hôpital d'Alais, il ne connaît aucun établissement de ce genre dans lequel l'air des salles soit renouvelé régulièrement. On se contente, dit-il, de donner aux salles une grande hauteur et d'ouvrir de temps en temps les fenêtres; mais ces précautions sont insuffisantes, car, dans l'état de santé, il faut plus de 150 mètres cubes d'air à un individu par jour, et, dans les hôpitaux, la ventilation doit être beaucoup plus grande. Voici les principes que pose M. Péclet : 1° la ventilation doit être continue, le jour et la nuit, dans toutes les saisons, et être telle qu'il n'y ait pas de différence perceptible à nos sens entre l'air extérieur et l'air intérieur; 2° la ventilation doit être établie, au moins, en raison de 10 à 15 mètres cubes d'air par lit et par heure; mais les appareils doivent être établis de manière à ce qu'on puisse doubler au besoin ce volume; 3° la chaleur transmise par les vitres et par

les murailles doit être fournie par le rayonnement de poêles à
fumée, à vapeur ou à eau chaude, placés dans les salles et servant en même temps aux usages ordinaires, parce que, la chaleur nécessaire à la ventilation étant très petite relativement à
celle que transmettent les vitres et les murailles, le chauffage
par l'air de ventilation exigerait que cet air entrât dans la pièce
à une température trop élevée; 4° la sortie de l'air doit être
produite par des cheminées d'appel, parce que les ventilateurs,
mus par des hommes, ne présenteraient aucun avantage, et ne
produiraient pas des effets aussi réguliers et aussi certains. Les
foyers d'appel doivent être distincts des foyers de chauffage et
être réduits au plus petit nombre possible. Chacun d'eux doit
être à flamme renversée, et sans grille : on les alimentera soit avec
de la houille, soit avec du coke, disposé de telle sorte que l'activité de la combustion puisse être réglée au moyen d'un registre placé dans le canal qui amène l'air sur le combustible,
et que l'air chaud débouche au centre de la cheminée d'appel,
au-dessous d'un chapiteau en maçonnerie qui le disperse
dans la cheminée. Quant au mouvement de l'air dans les salles,
on peut l'obtenir en pratiquant un grand nombre d'orifices,
d'une part, sous les lits, et d'autre part, dans le plafond ;
une partie seulement de l'air traverserait les chaises percées et
s'écoulerait par des tuyaux particuliers; alors, dit M. Péclet,
les cheminées d'appel partiraient des combles. Ou peut aussi
faire arriver l'air chaud par un petit nombre d'orifices pratiqués dans le plancher, et le faire sortir en totalité par les chaises
percées. La ventilation peut fort bien être obtenue par des poêles
à double enveloppe et garnis de tuyaux intérieurs, ou par des
fourneaux brûlant sous de vastes cheminées. Cette combustion
appelle l'air extérieur, qui pénètre dans la salle par les fissures
des portes et des fenêtres. Nous avons parlé autre part du
très bon système de ventilation insensible établi, en Angleterre,
au moyen de plaques de zinc criblées de petits trous et placées
à l'angle supérieur des fenêtres, ou en France, au moyen d'une
toile métallique : l'un et l'autre de ces procédés sont fort bons.

Le renouvellement de l'air dans les hôpitaux est une question de vie ou de mort; il n'y a pas de salles de malades salubres
s'il n'est régulier et complet; tout hôpital dans lequel l'air

atmosphérique demeure vicié, bien loin d'être un bienfait pour les classes pauvres, devient une calamité publique. Nous avons dit autre part comment devaient être situées les fenêtres pour la ventilation; il faut qu'elles soient placées en face les unes des autres, et divisées en compartiments, dont le supérieur puisse être ouvert ou fermé à volonté.

Nous savons très bien que la thérapeutique met à la disposition de l'art, des moyens de guérison très réels et très puissants. Nier la science médicale, ce serait un paradoxe; il n'est nullement égal pour un malade d'être entre les mains d'un médecin capable et prudent, ou d'un ignorant. Les hôpitaux sont le théâtre où l'art de guérir déploie ses ressources avec le plus d'éclat; c'est là qu'il se crée de nouvelles ressources par le perfectionnement des procédés de la médecine et de la chirurgie; c'est là surtout que sa puissance n'a pas besoin d'être démontrée. Et pourtant, chose singulière! après avoir professé ces vérités, nous ne devons pas hésiter à proclamer deux faits capitaux qui, bien étudiés et bien compris, n'en sont pas la négation : la médecine, privée du secours de l'hygiène, est frappée d'impuissance : le salut des malades, dans les grands hôpitaux, dépend encore plus de l'hygiène que de la pharmacie.

Appliquées à tel ou tel malade en particulier, les diverses méthodes de traitement ne présentent pas les mêmes probabilités de succès : il n'est pas indifférent, sans doute, dans un cas donné, d'employer une médication énergique ou expectante; cette vérité d'observation journalière ne saurait être contestée. Cependant elle ne paraît pas conserver toute son autorité, lorsqu'il est question de grandes masses de malades agglomérés dans un hôpital. Si on n'a égard qu'au résultat définitif, c'est-à-dire au chiffre des décès, les différentes méthodes thérapeutiques semblent avoir des chances égales, et des médecins qui suivaient, dans leur pratique, des doctrines médicales très diverses, ont paru perdre le même nombre de malades. Nous donnons cette observation sans en tirer aucune conséquence, et surtout sans la présenter comme un fait d'une exactitude absolue. On ne saurait apporter trop de réserve dans de telles appréciations.

Lorsque des tables de mortalité sont dressées sur une grande masse d'observations et pendant un nombre considérable d'années , elles méritent d'être prises en considération : il n'y a pas de hasard , en effet, pour des résultats qui se présentent tous les jours et toujours les mêmes. Toutefois encore, ne doit-on pas se borner au simple examen des chiffres : dans des matières si complexes, ils ne nous paraissent pas suffisants pour tout dire ; la nature de certains faits est en dehors de l'arithmétique.

L'hygiène n'est pas tout dans un hôpital , mais elle est l'objet essentiel. Telle salle de malades qui passait à bon droit pour malsaine et presque meurtrière, a perdu tout-à-coup sa malheureuse célébrité et mérite une réputation contraire , lorsqu'elle a été complètement assainie dans toutes ses dispositions. Un hôpital encombré devient le foyer de maladies graves, dues évidemment à l'air pernicieux qu'on y respire : changer ces conditions , rendre sain un air infecté, c'est servir beaucoup plus l'intérêt des malades que ne saurait le faire la méthode de traitement de l'efficacité la mieux constatée. Une médication thérapeutique n'agit que sur des unités ; l'influence de bonnes dispositions hygiéniques s'exerce sur des masses, à toutes les heures du jour et de la nuit. On a donc grandement raison d'attacher une grande importance aux améliorations qui ont été introduites dans le régime des hôpitaux.

Il en est une qui n'est peut-être pas assez comprise : c'est la nécessité d'éloigner des salles des malades tous les foyers d'infection ; à ce principe se rattache cette conséquence , qu'il ne faut pas en créer de nouveaux. On ne peut pas faire qu'il n'y ait point de morts dans un hôpital , mais il est facile de prendre des mesures pour que les cadavres n'y séjournent pas au-delà du temps légal. C'est bien sans doute de faire servir l'enseignement clinique à l'avancement de l'art de guérir; il est certainement juste que les hôpitaux rendent à la société , en instruction médicale, ce qu'ils lui coûtent en dépenses. Mais où est la nécessité, auprès des salles de malades , d'amphithéâtres pour les dissections? Ne sont-ils pas , quelque bien tenus qu'ils puissent être , des foyers d'émanations putrides de l'espèce la plus délétère? Un cabinet bien dallé et bien ventilé, pour les autopsies, est tout ce qu'une administration sage doit permettre. Nous n'avons certes pas la pensée de gêner par des entraves l'enseignement de l'anatomie ; mais nous ne voulons pas que l'éducation des élèves se fasse aux dépens de la vie des malades. Tout foyer d'infection, dans un hôpital, doit être pourchassé avec une infatigable vigilance, quel que soit son nom ; avant toutes choses, la salubrité de l'air : aucune concession n'est possible sur ce point. Il importe beaucoup qu'un hospice ne soit pas un foyer d'émanations délétères, soit pour les malades qui viennent y chercher leur guérison, soit pour les habitations du voisinage. Mal administré, il mériterait d'être inscrit au nombre de ces établissements de première classe que la loi rejette à de grandes distances hors des villes : bien tenu, il peut être toléré dans l'enceinte des villes, quoiqu'il ne soit jamais complètement inoffensif.

La salubrité d'un hôpital comprend des considérations de divers ordres : il faut avoir égard à la destination particulière de l'établissement, ainsi qu'à son exposition ; on doit tenir compte de la disposition des salles, de leur capacité relativement à leur population habituelle, et du nombre des étages. Il est d'autres objets d'études non moins essentiels : la ventilation directe ou insensible, le service des chaises et des latrines, l'aménagement des lits, l'organisation des soins de propreté, le service de la lingerie, celui de la pharmacie, etc. : rien n'est indifférent dans les hôpitaux, au point de vue sanitaire, et le moindre détail a son importance.

Il est des établissements qui reçoivent à peu près, sans distinction, toutes les maladies, réparties ensuite dans des divisions particulières. Les maladies dites chirurgicales sont d'un côté, les maladies dites internes sont de l'autre ; des sous-divisions sont affectées aux hommes et aux femmes, aux adultes et aux enfants. Cette classification a de grands avantages sous le rapport de l'ordre, et surtout de la salubrité. Un hôpital général n'est pas précisément dans les mêmes conditions sanitaires qu'un hospice de vieillards ; une maison d'aliénés doit être nécessairement éloignée de l'agitation et du bruit des grandes villes ; mais cette condition n'est pas de rigueur pour un hospice de vénériens ou de femmes enceintes. C'est également dans les champs, à mi-coteau ou sur une colline, qu'il convient de placer un établissement de convalescents ; un hôpital militaire est fort bien dans l'enceinte des villes.

L'exposition à l'est est la meilleure pour tous, et celle au nord la plus défavorable, dans les climats froids et tempérés. Quelle qu'elle soit, il importe beaucoup que la lumière solaire ait le plus large accès possible dans les salles et dans les cours; elle est un moyen de salubrité. Un hôpital devrait être éloigné complètement du bruit des rues, si incommode aux malades; mais des nécessités de position ne permettent pas toujours de lui donner cet avantage. Ce qui n'importe pas moins, c'est qu'il soit complètement isolé par tous ses côtés; rien de plus étrange qu'un grand hôpital dont les façades sont occupées par des boutiques et par des habitations d'ouvriers : il y a quelque chose d'inconvenant dans une telle association. Un hôpital doit être chez lui, s'il est permis de s'exprimer ainsi : tout l'espace qui lui appartient est la propriété des pauvres, et ne saurait être aliéné à l'industrie sans préjudice pour l'intérêt des malades.

Toute la partie de son périmètre qu'on met en location pourrait être utilisée, soit pour l'agrandissement et l'assainissement des salles, soit pour l'établissement de promenoirs. Des considérations financières peuvent faire fléchir le principe, mais il n'en subsiste pas moins, et une administration éclairée doit y revenir dès qu'elle le peut. Convient-il mieux, sous le rapport de la salubrité, de placer un hôpital sur une colline ou dans une plaine? Il n'y a rien d'absolu à cet égard. Un hospice voisin immédiat d'un grand cours d'eau, a des avantages et des inconvénients de position ; il est placé souvent dans une atmosphère de brouillards; l'air qui pénètre dans ses salles est souvent froid est humide. Mais, d'une autre part, la proximité d'une rivière met à la disposition de l'établissement un puissant moyen d'assainissement et de propreté. La situation de l'hôpital à mi-coteau ou sur une colline est préférable, quand on peut les choisir, et lorsqu'on peut disposer d'eaux salubres et abondantes à cette hauteur.

La disposition générale des salles, dans un hôpital, mérite d'être prise en considération sérieuse; il ne faut pas de communication directe entre les salles de chirurgie et les salles de médecine, et toutes les parties de l'édifice doivent être complètement isolées. Quelques grands hôpitaux, à l'étranger, ne sont autre chose qu'une agglomération de petits pavillons à deux étages, séparés par des cours plantées d'arbres, et en communication soit par une galerie, soit par les cours elles-mêmes. Cette disposition n'a rien de monumental ; elle ne flatte nullement la vue par de belles lignes : mais l'intérêt hygiénique s'y trouve à un haut degré. On ne se persuade pas assez qu'un hôpital n'est pas un monument qui doit se recommander par le luxe de son architecture, et que toutes les considérations doivent fléchir, dans sa construction, devant la question de salubrité. Le plus modeste dans sa forme extérieure est le plus parfait, s'il présente aux malades qui y sont admis plus de chances de salut qu'un édifice splendide. Peu importe au malheureux ouvrier qu'accable la fièvre, ou une maladie aiguë, la richesse et le bon goût de la façade d'un hospice : ce qu'il désire, c'est sa guérison.

La répartition des salles, dans un hôpital, ne va guère au-delà de ces divisions générales : les maladies chirurgicales et les maladies internes, les femmes et les hommes, les vieillards et les enfants. On ne saurait, en effet, faire davantage, et un hospice n'est pas un cadre nosologique. Cependant il est une amélioration à cet égard, que nous appelons de tous nos vœux : c'est l'établissement, dans le département des maladies internes, d'une salle bien isolée, affectée au traitement de certaines maladies contagieuses, la petite-vérole, par exemple. Si les hôpitaux rendent de très grands services, ils ont aussi de grands inconvénients ; s'ils guérissent souvent de maladies très graves, ils donnent quelquefois la mort à des malheureux qui y étaient entrés pour des indispositions peu graves. Nous avons vu, dans une salle de trente lits, un enfant affecté de la petite-vérole communiquer cette fièvre éruptive dangereuse, à dix-huit de ses petits camarades, vaccinés pour la plupart cependant, et plusieurs de ceux-ci succomber sous la violence d'un mal dont ils n'auraient point été atteints sous le toit de leur mère. Ce cas si affligeant s'est présenté plusieurs fois à notre observation ; nous avons eu plusieurs fois la douleur de voir un funeste voisinage frapper d'une petite-vérole mortelle des enfants qui se portaient très bien.

Des médecins recommandables ont affirmé que, dans un même hôpital, la mortalité est ordinairement un peu plus grande à l'étage supérieur qu'à l'étage inférieur, toutes les conditions étant égales quant au nombre des malades et à la nature des maladies ; cette loi est fort singulière , et n'en est pas moins, pour ces médecins , un fait qui paraît constaté, bien qu'il ne dépasse point certaines limites.

Des observations irrécusables à leurs yeux ont, en effet , démontré cette insalubrité plus grande aux étages supérieurs, qu'au premier étage et au rez-de-chaussée. En 1780, à Newport de Rhode-Island, sept temples avaient été transformés en hôpitaux temporaires : Coste reconnut que la mortalité était plus considérable aux tribunes que dans la nef. Deux salles de l'hôpital de Brown-Low-Street avaient les mêmes dimensions , contenaient le même nombre de malades, et étaient placées dans des conditions absolument semblables ; cependant il y avait plus de morts au second étage qu'au premier. Même remarque à l'Hôtel-Dieu de Paris ; elle a été consignée dans un rapport de M. de Pastoret, au Conseil général des hospices : lorsque deux salles égales étaient placées l'une au-dessus de l'autre , un plus grand nombre de malades guérissaient dans l'inférieure. M. Villermé a fait la même remarque à Ulm, après la bataille d'Austerlitz, et à Culm en 1807 ; la mortalité se montra toujours plus forte à l'étage d'en haut, et la différence n'était pas moindre qu'un sixième ou qu'un cinquième. Il résulterait de ces faits, non que les hôpitaux ne doivent pas avoir d'étages, mais qu'il y aurait un peu plus d'insalubrité à l'étage supérieur qu'au premier étage : il faut, au reste, des conditions parfaitement les mêmes quant au nombre et à l'espèce de malades, et le parallèle ne peut plus être établi s'il y a , par exemple , des femmes malades à l'étage inférieur et des hommes à l'étage au-dessus.

Nous avons fait faire des recherches sur ce point curieux , dans un très grand hôpital , dont deux salles, contenant chacune cent malades, ont été confiées à nos soins pendant dix ans ; nous renvoyons ce dépouillement important des registres de la mortalité , relativement aux étages supérieurs et inférieurs comparés , à un article spécial sur les hôpitaux, qui fait partie , dans ce volume , de l'hygiène de Lyon.

Les dimensions d'une salle d'hôpital sont calculées sur le nombre de lits qui doivent y être placés ; il y a cependant une observation préalable à faire : cette salle sera d'autant plus salubre, qu'elle contiendra un nombre moindre de lits. Quelle que soit l'élévation de son plancher et la masse d'air atmosphérique, si elle renferme un très grand nombre de malades, elle ne sera pas dans d'aussi bonnes conditions sanitaires qu'une salle, moins grandiose, de vingt ou trente lits : disséminer ceux-ci sur la surface la plus large possible, c'est diminuer les chances d'insalubrité. Au point de vue hygiénique, une salle de deux cents ou trois cents malades (il en existe), est un contre-sens; aucune ne devrait contenir plus de trente lits, et le plus grand des hôpitaux ne devrait pas en renfermer plus de quatre ou cinq cents. Six mètres cubes d'air atmosphérique par individu et par heure ne suffisent point; il en faut une proportion bien plus considérable pour faire équilibre aux nombreux foyers d'infection inhérents à un hôpital. Voici des proportions très convenables pour une salle de trente lits, placés sur deux rangs. Longueur : quinze lits de 0^m 90^c de largeur, 13^m 50^c; distance entre deux lits, 1^m 20^c; pour les dépendances, 3^m 00^c; longueur totale, 35^m 70^c. Largeur : pour un lit, longueur 1^m 90^c; pour le lit en face, 1^m 90^c; distance du lit aux murs latéraux, 1^m 00^c; largeur de l'espace entre les deux rangs de lits, 2^m 00^c; largeur totale de la salle 6^m 80^c. Hauteur du plafond, 5^m 50^c. Une telle salle contiendra 1,335^m 18^c cubes d'air, et donnera, à chacun de ses trente malades, la jouissance de 44^m cubes d'air atmosphérique, dont il faudra ensuite assurer le renouvellement régulier par un bon système de ventilation.

Pour déterminer avec exactitude la quantité de mètres cubes d'air atmosphérique qui est renfermée dans une salle de malades ou dans un lieu quelconque, il faut tenir compte du volume des corps solides contenus dans cette salle, et en faire la déduction. En effet, ces objets, quelle que soit leur nature, représentent un volume égal d'air déplacé et chassé. Le corps d'un homme adulte, pesant en moyenne 80 kil., équivaut à 80 litres d'air; chaque lit est l'équivalent d'un mètre cube, et on ne doit point oublier les rideaux, traversins, coussins, les chaises, tables, poêles, etc. Il y aurait donc à déduire des 1,335 mètres cubes d'air de la salle à trente lits, 30 fois 80 litres d'air correspondant aux trente malades, 30 mètres cubes d'air pour les trente lits, etc. La capacité d'un local quelconque ne représente le nombre de mètres cubes d'air qu'il renferme, selon M. Poumet, qu'autant que cet air est à zéro de température, et sous la pression de $0^m,760^m$.

Un plafond très élevé rend les salles très froides : les malades ont bien tout l'air qui leur est nécessaire, ils en ont même jusqu'au luxe; mais une autre condition, celle de la température, n'est pas servie. Des poêles et même des calorifères chauffent très mal ces salles gigantesques. Nous avons vu à Londres, dans quelques hôpitaux, des salles de malades dont les dimensions ne différaient guère de celles d'un appartement; il n'y avait aux murs qu'un simple badigeonnage, mais fort propre, chacune ne renfermait que dix ou quinze lits; le plancher était un parquet couvert de tapis entre les lits. Ces hôpitaux n'avaient point de belles lignes architecturales, et on passait devant leur façade sans y prendre garde; mais ils remplissaient bien leur destination : cependant, à tout prendre, l'Angleterre est, sous ce rapport, fort en arrière de la France.

Les parquets sont l'une des meilleures améliorations qui aient été introduites dans l'aménagement intérieur des hôpitaux; ils sont pour les malades, non un objet de luxe, mais une nécessité. Nous avons eu longtemps occasion d'observer les inconvénients de très grandes salles dont le sol était revêtu de dalles en pierre; elles étaient à peine tenables pour nous pendant notre visite, qu'on juge de ce qu'avaient à en souffrir les malades qui descendent de leur lit si souvent les pieds nus ! On lavait à grande eau ces dalles et les carreaux d'autres salles; ce système de nettoiement était fort défectueux; il imprégnait l'atmosphère et le sol d'une humidité fétide. Tout hôpital bien administré doit avoir des parquets; on les établit, tantôt sur la surface entière de la salle, tantôt seulement sur l'alignement des lits; l'espace intermédiaire est carrelé. Un plancher complet est le meilleur système. Les bois blancs pour les parquets ont un inconvénient : ils durent peu et sont bientôt couverts de taches indélébiles; on doit donc préférer les bois compacts. Nous résumerons en peu de mots le service de propreté dans les hôpitaux : une salle de malades doit être aussi bien tenue, sous ce rapport, que l'appartement le mieux soigné.

Les lits en fer sont adoptés généralement dans les hôpitaux; leur usage est commode; il est plus facile de les nettoyer que les lits en bois. Une petite planchette s'adapte en arrière à leur partie supérieure, et reçoit la tasse et les vases qui contiennent les médicaments du malade. On les entoure de rideaux, du moins en arrière et sur une partie des faces latérales. Ce ciel de lit ne doit point intercepter tout passage à l'air ; il faut, dans l'intérêt de la salubrité, qu'il y ait un espace libre : l'un de nous a fait adopter cette utile pratique dans un grand hôpital. Dans les hôpitaux d'enfants, les lits, toujours en fer, mais plus petits, n'ont pas en général de rideaux : c'est un inconvénient; ces petits malades en ont encore plus besoin que les adultes. Un rideau doit protéger leur tête dans tous les sens, en haut, en arrière, par côté, et surtout en avant dans les cas très fréquents d'ophtalmies et de petites-véroles. On ne saurait croire combien les mouches fatiguent les enfants gravement malades, pendant l'été. Un hospice d'enfants doit avoir deux modèles de lits : l'un, très petit, pour les malades de un à six ans, avec deux arceaux en fer sur lesquels le rideau à claire voie s'adapte à merveille : l'autre plus grand, pour les malades de sept à quinze ans, sur la forme des lits d'adultes, quoique un peu moins grand. La petite planchette en fer, à rebords saillants, s'adaptera fort bien à l'un et à l'autre.

Nous n'ajouterons rien à ce que nous avons dit du meilleur système de latrines, de fosses d'aisance et de vidange, sinon que le plus parfait doit être préféré; il ne faut pas qu'il y ait dans les salles le plus faible dégagement de matières fécales. Les fosses mobiles sont d'un excellent usage; les latrines avec un syphon au tuyau de chute conviennent fort bien. Toute chaise percée doit être construite de telle sorte, qu'il n'y ait pas de fuite de gaz possible. On les construit en bois dur et verni; la caisse contient un vase en zinc, qui s'adapte à son enveloppe par un rebord : c'est, en diminutif, une fosse d'aisance mobile.

Quelques observations générales sur le régime alimentaire des hôpitaux, sont sans doute à leur place dans un traité de la salubrité.

On doit aux malades des aliments, non d'une grande recherche, mais de qualité parfaite et en quantité suffisante, selon leur âge, leur sexe et leur degré de santé. Un convalescent et un enfant ont besoin d'une nourriture plus délicate, les vieillards d'une alimentation plus stimulante. Il n'est pas nécessaire que tout l'art d'un cuisinier se déploie dans la préparation des mets pour un hôpital; mais il importe beaucoup que les aliments soient bien cuits, sains au corps et agréables au goût. C'est un soin d'autant plus essentiel, que beaucoup de malades ont l'estomac très impressionnable et fort difficile; tous, d'ailleurs, ne sont point condamnés à la diète; grand nombre peuvent et doivent manger pour guérir. Cette indication ne sera point remplie chez eux, si on leur présente des aliments grossiers, indigestes et incommodes, non moins pour le sens de l'odorat que pour celui du goût. Quand il s'agit d'un intérêt aussi majeur que la santé de l'ouvrier, on ne comprend pas les considérations fournies par la nécessité du bon marché. L'alimentation la plus économique est celle qui, par la bonne qualité, rétablit, dans l'espace de temps le plus court, la santé altérée de l'ouvrier : les aliments les plus coûteux sont évidemment ceux qui nourrissent le moins. Ces principes posés, nous aborderons quelques questions de détail.

Le vin, dans la plupart des hôpitaux, est coupé, c'est-à-dire étendu d'une certaine quantité d'eau, et formé du mélange, dans diverses proportions, de vins de différentes qualités. C'est le bon marché qu'on recherche; on relève des vins faibles par une certaine quantité de vins alcooliques du Midi, et l'addition de l'eau diminue les droits d'octroi. Il résulte de ce mélange une boisson qui n'est pas insalubre, et dont le goût n'est point précisément désagréable, mais de qualité très inférieure. Mieux vaudrait donner aux malades une quantité de vin moindre, mais d'un vin naturel. Ajoutons que dans ces mêmes hôpitaux, les médecins ont à leur disposition, pour les convalescents, des vins vieux fort bons, et même du vin de Bordeaux.

En général, le pain est de bonne qualité, les farines sont achetées par la voie des adjudications publiques, et examinées avec le plus grand soin. Il y en a de plusieurs espèces : les farines de première qualité ne laissent rien à désirer; celles de seconde qualité sont rarement à l'abri de tout reproche. On les fabrique avec un mélange de farines de blé, de seigle, de pois et de fécule de pomme de terre. Il faudrait du moins que les proportions de ces substances fussent déterminées d'une manière fixe : M. Bouchardat propose de faire moudre ensemble parties égales de blé, de seigle et de fécule; le mélange produit une farine économique et de bonne qualité. La bonne confection du pain est un point essentiel : l'eau que beaucoup de boulangers préfèrent est celle qui est la plus chargée de sels calcaires; ces sels augmentent, par leur poids, la quantité du pain, et saturent l'acide qui se produit pendant la fermentation panaire. Le pain des malades doit être bien cuit, bien levé, agréable au goût, et d'une digestion facile.

Le bouillon est l'un des objets principaux du régime alimentaire; il est presque toujours beaucoup trop étendu d'eau, et mal préparé, sans saveur ou d'un goût désagréable. Après un air pur, rien n'importe davantage au rétablissement prompt et solide des malades, que de l'excellent bouillon; rien ne restaure mieux leurs forces épuisées, et ne consolide davantage la convalescence. Nous ne ferons mention de la gélatine que pour en repousser l'emploi.

Il y a, dans tous les hôpitaux, un régime gras et un régime maigre, plus ou moins varié, et subordonné aux prescriptions particulières du médecin, juge souverain en pareille matière. La quantité des aliments se subdivise en portions, trois quarts de portion, demi-portion et quarts de portion. Voici les proportions, d'après le règlement des hôpitaux de Paris, pour la portion entière : pain blanc, 45 décagrammes aux hommes, 37 aux femmes; 11 décagrammes de riz ou de vermicelle; deux soupes de 25 centilitres de bouillon chacune; 25 décagrammes de viande cuite et désossée; 18 décagrammes de légumes frais cuits, ou 6 décagrammes soit de pruneaux, soit de raisiné. La proportion pour les doses inférieures est facile à établir.

Le régime alimentaire, dans les hôpitaux, doit être amélioré sous le rapport de la quantité et surtout de la qualité. On a parlé plusieurs fois de la convenance de confier la préparation des aliments, dans ces grands établissements, à de véritables chefs de cuisine; cette proposition n'avait rien de ridicule. Il faut aux malades, non le luxe de la table, mais le confortable, du vin naturel, du bon pain, de l'excellent bouillon, du lait pur, des légumes bien cuits et convenablements assaisonnés, et de la viande irréprochable; ce que nous demandons n'excède pas les limites du possible. Le régime alimentaire, dans les hôpitaux d'enfants, est beaucoup trop négligé : il se compose assez souvent des restes de la table des servants ou des adultes, et ces restes sont parfois des aliments tellement grossiers et mal apprêtés, qu'on ne saurait leur donner un nom. L'appétit, dans le jeune âge, est vif, et l'estomac délicat; que les aliments, pour ces petits malades, soient de l'espèce la plus simple, mais que leur qualité soit parfaite, et leur préparation soignée. Que le lait surtout soit abondant et pur.

Les hôpitaux sont un texte fécond en observations variées, et de la plus grande importance; mais ce livre ne doit point aller au-delà de la question de salubrité.

§ 5. SALUBRITÉ DES CASERNES. —Les Conseils de salubrité ont, dans leurs attributions, l'inspection des édifices publics sous le rapport sanitaire. C'est à eux qu'il appartient de décider s'il entre assez d'air et de lumière dans ces établissements, et si on n'y rencontre rien qui soit de nature à compromettre la santé de leurs habitants. Mais comment pourront-ils remplir leur mission et répondre pleinement à la haute confiance dont l'Autorité les investit, si on ne fait un appel à leurs lumières que lorsqu'il est déjà trop tard pour en rendre l'application opportune? Est-il prudent de construire d'abord un édifice public, puis, lorsque tout est consommé, et à notre insu, de nous demander si l'exécution est conforme aux principes hygiéniques? Puisque nous devons être appelés à porter un jugement sur tout établissement public quelconque, ne préviendrait-on pas bien des erreurs, quelquefois graves et presque toujours irréparables, si nous étions préalablement consultés? Pourquoi ne le sommes-nous pas lorsqu'une administration civile ou militaire pense à la construction d'un hôpital, d'un théâtre, d'une boucherie, d'une caserne, etc.? Nous n'avons certainement pas la prétention de tracer des plans et d'entrer dans les détails techniques de l'architecture ; mais nous avons qualité pour examiner le travail dans son rapport direct avec l'hygiène. C'est à notre expérience qu'on devrait s'adresser, de prime abord, pour savoir quelles sont les conditions de salubrité à respecter, les règles principales à suivre, les vices de construction préjudiciables à la santé qu'il faut éviter. Une fois ces grands principes arrêtés par les hommes de science et approuvés par l'Administration, l'architecture agirait en conséquence; son travail, loin d'en souffrir, y gagnerait le mérite d'être parfaitement approprié à sa destination.

Ces observations nous ont été suggérées par quelques missions dont nous avons été chargés. On nous a remis le soin d'émettre un avis sur l'état sanitaire de casernes qui venaient d'être construites, et dont les conditions de salubrité présentaient de grandes imperfections ; le mal était irréparable.

On choisit, avec raison, pour les casernes, un emplacement dans un lieu élevé, sur le point culminant d'une colline, par exemple ; ici l'intérêt stratégique s'allie fort bien avec celui de la salubrité. Aussi la ventilation se fait-elle d'ordinaire parfaitement dans ces grands corps de bâtiment : le génie militaire veille à ce qu'aucun établissement à émanations incommodes ou insalubres ne soit placé dans leur voisinage; il est prompt à réclamer, et il fait très bien ; on ne saurait trop protéger la santé du soldat. En général, les casernes sont construites avec plus de soin et d'intelligence de la salubrité, que ne le sont les habitations particulières; chaque chambre ne renferme que le nombre d'hommes proportionné à ses dimensions, et le renouvellement de l'air est régulier. Nous parlons, on le comprend, des casernes récemment construites pour un nombre d'hommes déterminé, et non des vieux bâtiments qu'on affecte souvent à cet usage. Les règles qui ont été posées dans ce livre, sur la quantité de mètres cubes d'air atmosphérique dont doit disposer chaque individu par heure, sont applicables aux casernes : il faut au moins six mètres cubes par soldat, et, dans les dortoirs, douze par homme sont nécessaires lorsque les portes et les fenêtres ferment très bien. Le mobilier des chambrées est réduit à son expression la plus simple, et il n'y a pas, sous ce rapport, danger d'encombrement. Mais les couchettes en fer sont quelquefois beaucoup trop rapprochées : il convient d'établir entre elles un intervalle de 0, 60 centimètres pour bien isoler les soldats les uns des autres. Très peu de casernes ont un bon système d'urinoirs, de latrines et de fosses d'aisance ; elles ne seront salubres , cependant, qu'au moyen de cette amélioration. Les fosses mobiles peuvent fort bien y être établies, ou du moins cet appareil qui rend les vidanges parfaitement inodores; si on ne veut pas des lieux à l'anglaise, comme objets d'une trop grande recherche , on ne saurait repousser du moins l'emploi des syphons en fonte. Le plancher des latrines doit être revêtu de zinc et incliné vers un orifice qui communique avec le tuyau de chute; on couvrira également les murs latéraux de plaques métalliques , et on veillera au lavage fréquent, à grande eau, de ce cabinet. Aucune émanation d'urine ou de matières fécales ne doit être aperçue dans une partie quelconque de la caserne.

En général, ces grandes maisons n'ont pas assez d'eau pour leurs divers services et pour les soins de propreté imposés au soldat : cet inconvénient ne peut pas être toujours évité, précisément parce que les casernes sont placées sur un terrain en général élevé. On sait combien les Romains attachaient d'importance à pourvoir leurs légions d'une grande quantité de très bonne eau ; les casernes ne sont autre chose qu'un camp permanent. On chauffe d'ordinaire les chambrées avec de petits poêles en fonte qui brûlent de la houille; l'appareil de M. Léon Duvoir conviendrait beaucoup mieux et atteindrait au but d'une manière plus complète.

Il y a des casernes insalubres et dont l'intendance militaire devrait ordonner la clôture : telles sont celles qui sont situées sur le bord des canaux ou des rivières , et surtout celles qui ne sont autre chose que de vieux édifices construits pour une destination différente. On sait, dans les hôpitaux militaires des grandes villes, de quelles casernes viennent les malades en plus grand nombre, et une observation journalière a permis de déterminer avec précision leur degré de salubrité relative. Celles qui sont situées au sommet de collines escarpées ont un inconvénient particulier : la difficulté des abords fatigue beaucoup leurs habitants : les soldats, au sortir d'une revue ou de leurs exercices , arrivent en sueur à la caserne , quittent leurs vêtements, et s'exposent imprudemment à un courant d'air froid ; c'est aux officiers qu'il appartient de faire la police sanitaire.

Les écuries des casernes de la cavalerie et de l'artillerie demandent une attention particulière ; la plupart sont mal construites, et ne renferment pas une quantité d'air suffisante pour la santé des chevaux : leur assainissement ne saurait être trop complet.

Voici les mesures générales qu'il convient d'appliquer aux casernes dont la construction a été ordonnée ; nous les empruntons à un rapport du Conseil de salubrité de la Seine : 1° les cours seront très spacieuses et plantées d'arbres , autant que les localités pourront le permettre ; 2° toutes les chambrées auront un plafond élevé de 5 mètres ; elles seront parfaitement ventilées et disposées de manière à recevoir le soleil pendant une partie de la journée ; 3° les planchers supérieurs doivent être plafonnés , et les murs du rez-de-chaussée être revêtus à l'intérieur d'un mastic imperméable à l'humidité ; 3° les couchettes seront en fer, à une seule place, et séparées l'une de l'autre par un espace de 50 centimètres au moins ; 5° les latrines, même celles qui sont à ciel ouvert, doivent être assainies par le moyen d'un tuyau d'appel, et les pissotières garnies d'une cuvette à la Déparcieux ; 6° les buanderies seront placées au rez-de-chaussée, et leur sol sera dallé en pente douce ; un petit caniveau, creusé à la partie la plus déclive, aboutira au ruisseau de la cour, pour que les eaux puissent s'écouler facilement ; on défendra tout savonnage dans les étages supérieurs ; 7° dans le cas où on serait obligé de pratiquer des corridors, il faudrait y établir une grande ventilation par de larges ouvertures aux deux extrémités opposées ; 8° de grands réfectoires seront établis dans les casernes ; alors il sera défendu aux soldats de prendre leurs repas dans les chambrées ; 9° il serait à désirer que, dans les casernes de cavalerie, et surtout dans celles des gendarmes, qui sont exposés à des courses plus fréquentes et par tous les temps, il y eût des espèces d'antichambres ou de vestiaires, où ils déposeraient leurs manteaux et leurs buffleteries

mouillés ; 10° on devrait supprimer tous les cachots souterrains : c'est assez qu'ils soient placés au rez-de-chaussée ; on
aura soin, surtout, que ces lieux de punition soient bien aérés
et bien ventilés ; 11° enfin, on enjoindra à MM. les officiers
des corps casernés, à veiller mieux qu'ils ne le font, à ce que
la plus grande propreté règne dans les casernes.

§ 6. SALUBRITÉ DES ÉGLISES. — Les églises ont plusieurs points
de contact avec la salubrité ; placées, pour la plupart, dans l'enceinte des grandes villes, et au cœur de quartiers très populeux , elles ont des murs élevés qui peuvent entretenir ,
dans des rues étroites, une grande humidité. Une foule , ordinairement très compacte, les encombre les dimanches et les jours
de fête : il est donc important qu'elles aient des abords faciles ,
et de larges voies de dégagement. Ce n'est pas l'air atmosphérique qui manque dans leur intérieur, mais cet air est confiné
et ne se renouvelle point suffisamment ; les fenêtres ne s'ouvrent
jamais , et leurs vitraux coloriés ne se laissent point traverser
par la lumière solaire ; enfin leur enceinte est souvent obscure et
froide ; leurs dalles sont humides et glacent , pendant l'hiver,
les pieds des fidèles. Telles qu'elles sont , nos églises ne sont
point un séjour salubre ; mais rien ne défend de les chauffer
et de les assainir.

Un exemple apprendra combien la ventilation est défectueuse
dans les églises , malgré l'immensité de leurs dimensions, lorsqu'il y a encombrement. Lors de la cérémonie funèbre du duc
d'Orléans, à l'église Notre-Dame , à Paris, plus de six mille
personnes étaient réunies. Une grande quantité de bougies éclai-
raient la nef , des décors fermaient les fenêtres, et la ventilation n'avait lieu que par des doubles courants qui traversaient
la grande porte d'entrée : aussi, en peu d'instants , la température y devint insupportable. Les cierges qui environnaient
le catafalque se courbaient de manière à faire craindre qu'ils
ne missent le feu aux draperies , et, dans le chœur, où la température était le plus élevée, plusieurs personnes perdirent
connaissance. Les architectes chargés de la décoration de l'é-
glise avaient eu le tort de ne point tenir compte de la foule
et d'un si grand nombre d'appareils d'éclairage.

Mais, hors des circonstances exceptionnelles, ce n'est point par l'élévation de la température que les églises sont nuisibles: leur défaut ordinaire, pendant l'hiver, c'est le froid humide qui y règne. Très incommodes sous ce rapport aux fidèles, elles le sont surtout à leurs desservants, qui y demeurent un temps plus long, et ne peuvent supporter toujours cette atmosphère insalubre. Nous pourrions citer des églises très remarquables sous le rapport de l'art, dont le curé et les vicaires ont contracté, en peu de temps, des infirmités graves par l'action incontestée du froid humide. Très peu d'églises sont chauffées; nous n'en connaissons que deux qui le soient, celle de la Charité à Lyon, et celle de la Madeleine à Paris. L'église de la Madeleine est chauffée et ventilée par un calorifère à eau chaude construit par M. Léon Duvoir.

M. Péclet a donné de bonnes instructions sur la manière la plus convenable de chauffer les églises : elles seront sans doute appliquées à la plupart de ces édifices. Les églises gothiques, à nefs élevées, dit ce professeur, sont toujours garnies de vitraux blancs ou coloriés, dont les parties, réunies par des lames minces en plomb, laissent entre elles des intervalles nombreux, qui occasionnent une ventilation naturelle, souvent très puissante, quand les portes sont ouvertes. La première chose à examiner, c'est l'influence de ces orifices sur le chauffage. Lorsqu'une pièce, fermée de toutes parts, reçoit par la partie inférieure un courant d'air chaud, on sait que cet air chaud s'élève d'abord assez rapidement, mais avec une vitesse décroissante à mesure qu'il se mêle à l'air environnant : arrivé à la partie supérieure de la pièce, il s'étale en couches sensiblement horizontales, et si, à la partie inférieure se trouvent des orifices communiquant au dehors, l'air descend progressivement en se refroidissant, et toujours par couches horizontales, ayant dans toute leur étendue à peu près la même température. Mais, indépendamment de ce mouvement général de la masse, il y a toujours contre les murs des courants descendants, animés d'une vitesse d'autant plus grande, que les murs sont à une température plus basse. Dans cette circonstance, l'écoulement de l'air par les orifices pratiqués dans le sol, est dû à l'excès de pression résultant du mouvement ascensionnel de l'air chaud, avant et après son introduction : par conséquent, s'il existait des orifices à la partie supérieure de la pièce, ils donneraient issue à une quantité plus ou moins grande d'air chaud, et, si leur étendue était assez grande, ils pourraient laisser échapper tout l'air chaud introduit. Mais, si l'air chaud arrivait dans la pièce par des orifices nombreux, également répartis sur le sol, dans l'axe du bâtiment ; si, parallèlement et contre les deux murs, on avait établi deux rangées d'orifices d'aspiration communiquant avec une cheminée d'appel ; si le volume d'air appelé différait peu de celui qui est introduit, et si les mouvements de l'air s'effectuaient à une faible vitesse, du moins à la partie supérieure, comme les orifices de communication avec l'extérieur sont très petits, les mouvements de l'air, à travers ces orifices, seraient très faibles. Mais, si le volume d'air appelé était beaucoup plus grand ou beaucoup plus petit que le volume d'air chaud introduit, il est évident que les orifices supérieurs laisseraient entrer de l'air froid ou sortir de l'air chaud. Selon M. Péclet, pour les églises dont les vitraux ont peu de fissures, le mode de chauffage qui convient le mieux, consiste dans une circulation d'air chaud, admis par des orifices pratiqués dans le sol et dans l'axe du bâtiment, et attiré par deux rangées d'orifices semblables, parallèles à la première, les volumes d'air introduits et appelés étant peu différents. S'il n'était pas nécessaire de produire de ventilation, on pourrait faire circuler le même air dans le calorifère ; dans le cas contraire, il faudrait appeler l'air par une cheminée.

Les inhumations n'ont plus lieu dans les églises, même celles des dignitaires ecclésiastiques ; la loi est inflexible sur ce point : c'est une grande insalubrité de moins. Des accidents terribles, que l'un de nous a racontés autre part (1), ont accompagné plusieurs fois ce déplorable usage de déposer des cadavres en putréfaction dans le séjour des vivants. Aucune disposition dans la discipline ecclésiastique ne défend de ventiler et de chauffer l'intérieur des églises : il ne s'agit point ici d'une commodité de luxe, mais d'une condition sanitaire d'une évidente nécessité.

____

(1) Article INHUMATIONS du Dictionnaire des Sciences médicales.

Dans tous les lieux où grand nombre de personnes se réunissent, la santé publique doit être protégée; c'est ce que veulent la salubrité et la religion.

§ 7. SALUBRITÉ DES THÉATRES. — Très peu de théâtres sont dans de bonnes conditions de salubrité; peu d'architectes se préoccupent, en les construisant, de la nécessité de bâtir des salles bien ventilées , point trop chaudes en été, point froides en hiver, et pourvues de larges voies de dégagement pour la foule qui s'y entasse pendant cinq ou six heures de la soirée. Il faut cependant tenir compte de la viciation de l'atmosphère, par les poumons de plusieurs milliers d'individus pressés dans un espace étroit, et par plusieurs centaines de quinquets et de becs de gaz. Grand nombre de spectateurs ont contracté des maladies ou des indispositions très graves dans des salles froides et humides; beaucoup ont eu à souffrir de l'incommodité des aménagements intérieurs, qui ne leur permettent d'être assis que dans une position extrêmement gênée; beaucoup, sortant de l'atmosphère embrasée et infecte d'un théâtre, ont été saisis par le froid extérieur, et frappés de fluxions de poitrine ou d'autres maladies aiguës. Dans la plupart des théâtres, la ventilation est très irrégulière, tantôt trop forte, tantôt insuffisante et insensible ; dans plusieurs, la respiration est sensiblement gênée, et l'odorat est fatigué par des émanations désagréables.

Le problème à résoudre, quant à la température, est celui-ci : il ne faut pas qu'elle varie de plus d'un degré pendant le cours d'une longue représentation; il faut qu'en été, la température intérieure de la salle reste sensiblement égale à celle de l'air extérieur. Le système de chauffage et de ventilation doit être établi de telle sorte, que ce but soit atteint; on le peut facilement, il ne s'agit que de vouloir.

Il faut que des émanations désagréables, celles des cabinets d'aisance, par exemple, ne fatiguent point l'odorat. La ventilation de la salle doit fournir une température moyenne et constante d'environ 16°, ne pas produire de courant d'air brusque, laisser à l'air à peu près la moitié de l'eau hygrométrique qui le saturerait pour la température donnée, et renouveler l'atmosphère avec assez de promptitude et de régularité pour qu'elle ne soit jamais viciée.

M. D'Arcet a rempli toutes ces conditions à l'Opéra , en profitant de la chaleur du lustre ; son appareil est disposé de la manière suivante : une cheminée d'appel s'élève au-dessus du lustre et s'ouvre à la partie supérieure de la toiture que soutient la salle ; une semblable cheminée est établie sur la scène. Des ouvertures passent des corridors sous les loges , débouchent dans leur devanture, et établissent entre chaque loge et la cheminée d'appel une communication au moyen de tuyaux de petit diamètre ; un vasistas a été pratiqué à la partie supérieure de chaque porte de loge. Pour maintenir une température fraîche en été, on ouvre, pendant la nuit, les fenêtres et les cheminées d'appel, qu'on ferme dès la pointe du jour. On ventile la salle , au moment de son ouverture, d'abord avec l'air des souterrains, et ensuite avec l'air extérieur à mesure que la température s'abaisse.

C'est par l'air de ventilation que la salle doit être chauffée , selon MM. D'Arcet et Péclet ; il suffit qu'il se trouve à une température peu supérieure à celle de 15°, pour fournir la chaleur transmise par les murailles. La déperdition de calorique est faible, parce que, d'une part , les spectateurs dégagent beaucoup de chaleur , et que , d'autre part , l'enceinte chauffée des couloirs environne la salle. On chauffe l'air dans des caniveaux à eau chaude, ou qui renferment des tuyaux à vapeur ; cet air chaud se répand d'abord dans les couloirs , et pénètre dans la salle par des orifices pratiqués sous le plafond des loges, et par des plaques criblées de petits trous, ménagées sur divers points du parterre. La hauteur de la colonne d'air chaud contenue dans la salle serait suffisante, en hiver, pour produire un très grand appel d'air. Mais on emploie, dans toutes les saisons, la chaleur développée par les lumières du lustre, en plaçant , au-dessus de l'orifice du cintre, une cheminée en planches , s'élevant de quelques mètres au-dessus du toit, fermée en dessus , garnie sur les quatre faces de jalousies fixes et pourvues d'un registre tournant, destiné à régler le tirage. Selon M. Péclet , pour répartir l'air d'une manière plus uniforme , il serait nécessaire de faire communiquer les parties supérieures des dernières loges avec la cheminée, par des canaux en planches construits au-dessus du plafond de la salle.

Les salles de spectacle sont dévouées à l'incendie ; telle est, tôt ou tard, leur destinée, et bien peu parviennent à s'y soustraire. Leurs matériaux sont combustibles au premier degré ; des feux nombreux y sont allumés ; enfin on ne peut les surveiller comme on fait dans les habitations particulières. Elles font courir le danger du feu au public pendant les représentations et, en tout temps, aux maisons voisines. Divers moyens sont en usage pour atténuer ces chances. Dans quelques théâtres, un rideau métallique, tombant tout-à-coup du cintre, isolerait les spectateurs de la scène enflammée et les mettrait à l'abri. Des réservoirs, constamment remplis d'eau, sont placés dans les combles de la salle ; des tuyaux en cuir sont auprès, et tout est disposé pour que l'eau puisse être lancée promptement sur le point enflammé. Pendant les hivers rigoureux, les tuyaux et les réservoirs gèlent : c'est un inconvénient grave si le feu vient à éclater. M. Gaultier de Claubry a proposé de maintenir à une température de 20 à 25° l'eau des réservoirs, en faisant traverser ceux-ci par les tuyaux des appareils de chauffage ; moyen simple, qui n'occasionne aucune dépense, et dont rien ne peut empêcher l'effet, puisque la congélation n'est à craindre qu'au temps où le chauffage des salles est indispensable. Une toiture en fer serait un moyen préservatif bien meilleur.

CHAPITRE VI.

—

DES ÉTABLISSEMENTS ET DES LIEUX A ÉMANATIONS INCOMMODES, DANGEREUSES ET INSALUBRES.

§ 1. L'industrie peut être nuisible de différentes manières : tantôt elle attaque la santé des hommes, tantôt elle compromet les commodités de la vie sociale. Dans l'un et l'autre cas, le dommage qu'elle occasionne peut exister à des degrés différents ; il y a lieu dès lors à répartir dans des catégories spéciales les nombreux ateliers auxquels la législation des établissements incommodes ou dangereux est applicable. Quand les inconvénients de l'usine sont très grands et d'une nature telle, que la salubrité publique est gravement menacée, l'éloignement des habitations d'une industrie aussi redoutable est une condition rigoureuse. Dans les autres cas, qui sont nombreux, la législation transige avec les arts et métiers, et les assujétit à des formalités d'espèces différentes, selon que la propriété et la salubrité ont à leur demander plus ou moins de garanties.

On comprend maintenant quel est l'esprit de la législation : elle distribue en trois classes les établissements incommodes, dangereux et insalubres, et définit, pour chacun, sa manière d'être insalubre ou incommode.

Les établissements de la première classe ne peuvent être tolérés dans le voisinage des habitations particulières ; leur formation n'est permise qu'en vertu d'une ordonnance royale rendue en Conseil d'Etat. A cette catégorie appartiennent la fabrication des acides sulfurique, hydrochlorique, nitrique, ainsi que celle des cendres gravelées et de divers produits chimiques ; les fonderies de suif en branche à feu nu, les ateliers pour la préparation des taffetas, cuirs et tissus cirés ou vernissés ; les ateliers d'écarrisseurs, de boyaudiers, tripiers ;

ceux dans lesquels on confectionne le noir animal, la colle-forte, le bleu de Prusse, les engrais cruoriques, l'orseille, l'amidon; les ateliers des artificiers et ceux dans lesquels on fabrique en grand les briquets phosphoriques, et les différentes espèces de pâtes fulminantes. Les inconvénients que la législation leur reconnaît sont la viciation de l'air par le dégagement, dans l'atmosphère, d'émanations dangereuses pour la santé, le danger d'un incendie, une odeur d'une insupportable fétidité; aussi leur établissement n'est-il possible qu'après l'accomplissement de formalités longues et multipliées. Adressée au préfet, la demande de l'industriel est affichée par l'ordre des maires des communes à cinq kilomètres de rayon, autour de l'emplacement proposé, pour l'atelier de première classe. Ces affiches demeurent en place pendant un mois, et, durant ce temps, les oppositions sont reçues dans chaque mairie et inscrites sur un registre particulier. Ce délai expiré, l'autorité locale fait dresser un procès-verbal *de commodo et incommodo*, et transmet au préfet toutes les pièces, au nombre desquelles se trouve l'avis motivé du maire ou du sous-préfet. Le préfet renvoie le dossier au Conseil de salubrité, qui nomme une Commission pour apprécier les oppositions et faire une enquête directe sur les lieux mêmes. Après avoir vérifié tous les faits et interrogé les opposants, cette Commission lit son travail au Conseil de salubrité, qui met en discussion le rapport et approuve ou rejette les conclusions des commissaires. Le Conseil donne un avis favorable ou défavorable sur la demande de l'industriel, et renvoie au préfet toutes les pièces, augmentées de son rapport. S'il existe des oppositions, et c'est le cas ordinaire, après avoir été jugées par le Conseil de salubrité, elles sont soumises à l'appréciation du Conseil de préfecture, qui n'est aussi appelé qu'à donner un avis. Cette opinion n'est point un jugement contre lequel l'atelier condamné ait à se pourvoir; elle est communiquée officieusement à l'industriel, qui se désiste ou persiste : dans ce dernier cas, toutes les pièces de l'instruction sont adressées au ministre du commerce. S'il y a lieu à autorisation, elle est accordée par une ordonnance royale rendue en Conseil d'Etat, et transmise au préfet par le ministre, qui retient le rapport du Conseil de salubrité. Cette ordonnance est définitive et il n'y a point de recours contre elle, hors le cas, expressément enregistré dans le décret du 15 octobre 1810, où, nonobstant l'avis du Conseil de salubrité, la santé publique serait compromise. Un plan de l'atelier en projet est joint ordinairement aux pièces du dossier. Si, n'ayant pas attendu le résultat de ces démarches en autorisation, l'industriel a fait construire son atelier, il est contraint, sinon de le démolir, du moins de n'en faire aucun usage, lorsque sa demande a été rejetée : cette circonstance s'est présentée plusieurs fois.

Les établissements de seconde classe sont ceux dont l'éloignement des habitations n'est pas rigoureusement nécessaire, mais dont il importe néanmoins de ne permettre la formation, qu'après avoir acquis la certitude qu'on n'y pratique aucune opération de nature à incommoder les propriétaires voisins, ou à leur causer des dommages. A cette catégorie appartiennent les fours à chaux et à plâtre lorsqu'ils sont permanents, les machines à vapeur dites à haute pression, les usines pour la fabrication en grand du gaz hydrogène carboné destiné à l'éclairage, les ateliers de corroyeurs, de tanneurs, de chapeliers, les fonderies en grand au fourneau à réverbère, les fabriques de sulfate de fer et de zinc, de sulfate de soude à vases clos, de phosphore, de fausse bijouterie, de mastic bitumineux, de chandelles et de bougies stéariques, les ateliers pour le dérochage et le décapage du cuivre, industries diverses que les Conseils de salubrité ont souvent étudiées.

Ni les unes ni les autres ne sauraient être dangereuses pour la santé ; elles ne sont jamais nuisibles ; mais plusieurs, très incommodes, ont des inconvénients graves, qui sont la fumée, le bruit, le danger du feu et la mauvaise odeur. Toute demande en autorisation pour un établissement de seconde classe doit être adressée au sous-préfet, ou au préfet, qui la transmet au maire de la commune, chargé de procéder à une enquête *de commodo et incommodo*, et invité à donner son avis motivé. Cette formalité accomplie, le Conseil de salubrité émet son opinion, selon la manière qui a été indiquée, et le préfet statue par un arrêté. Si l'industriel voit sa demande repoussée, il peut se pourvoir contre la décision du préfet, devant le Conseil de préfecture, et, s'il est encore condamné, il a le droit d'attaquer le jugement du Conseil de préfecture par-devant le Conseil d'Etat. Le même recours est à la disposition des opposants : une ordonnance royale n'est pas nécessaire pour les établissements de seconde classe.

Ceux de troisième classe sont les ateliers qui peuvent rester sans inconvénient auprès des habitations particulières, mais qui doivent cependant être soumis à la surveillance du préfet, qui les a autorisés. Cette catégorie comprend les fours à chaux et à plâtre qui ne travaillent pas plus d'un mois dans l'année, les fours pour briqueteries, poteries et tuileries, les fabriques de gélatine et de colle de poisson, les fonderies au creuset, les ateliers de teinture, etc. Les autorisations sont accordées par le préfet d'après l'avis du maire, l'enquête *de commodo et incommodo* et le rapport du Conseil de salubrité : les réclamations, si elles interviennent, sont jugées par le Conseil de préfecture. Quelques établissements de troisième classe peuvent être fort incommodes.

Il n'y a rien d'absolu dans cette classification, en ce sens qu'une même industrie, dont les procédés sont perfectionnés, peut passer d'une catégorie dans une autre moins surveillée. C'est ainsi que des Conseils de salubrité, consultés, ont émis une opinion favorable à la translation de l'orseille, traitée directement par l'ammoniaque, de la première classe dans la troisième; ainsi, le suif fondu à vases clos cesse d'appartenir à la première classe ; ainsi, la chaux fabriquée au coke passe de la seconde dans la troisième.

Assez souvent des arts nouveaux se produisent et demandent à être classés; alors le préfet consulte son Conseil de salubrité, qui émet son opinion; c'est le ministre du commerce qui statue. Ces nouvelles industries, ainsi reconnues, sont comprises dans des états supplémentaires que le ministre du commerce annexe au tableau général des établissements incommodes, insalubres ou dangereux.

Toute la sécurité des établissements industriels, ainsi enregistrés, est dans l'autorisation qu'ils ont obtenue. Quelle est la force de cette permission? l'autorisation est-elle absolue et définitive? c'est ce qu'il importe d'examiner.

§ 2. — L'autorisation est une garantie de sécurité accordée par la législation à l'industrie ; elle assure au chef d'atelier qui l'a sollicitée et obtenue, l'exercice paisible et complet de son art. Revêtue de ses formes légales, cette permission défend les usines contre des attaques passionnées et injustes, et impose silence à la malveillance ; mais plus sa force est grande, plus il importe à l'intérêt général qu'elle ne soit accordée qu'après un long examen. On a vu combien d'enquêtes préalables doivent précéder les autorisations pour les établissements de première classe. Les voisins de l'établissement en projet sont préalablement avertis ; ils ont un mois pour formuler leur opposition et préciser leurs griefs ; vient ensuite l'enquête *de commodo et incommodo*, faite par le maire ou par un commissaire de police, qui émet son avis motivé. Puis la Commission du Conseil de salubrité, consultée, se rend sur les lieux, examine les plaintes, interroge les opposants, et fait un rapport qui passe par l'épreuve d'une discussion générale. Tout n'est pas terminé : le Conseil de préfecture délibère à son tour, et, comme il l'a fait plusieurs fois, admet en sa présence un avocat qui vient plaider la cause de l'industrie ou de la propriété. Enfin, un tribunal supérieur, le Conseil d'Etat, peut être appelé à instruire l'affaire de nouveau, et à réformer la décision des premiers juges.

L'opinion des Conseils de salubrité a une grande influence sur le pouvoir qui accorde ou qui refuse l'autorisation. Si elle est favorable à la demande de l'industriel, le débat, d'ordinaire, est vidé et la fabrique approuvée ; mais si elle se prononce pour un établissement que repoussent de grandes considérations relatives à la propriété ou à la salubrité, la situation du préfet et du Conseil de préfecture devient plus difficile, et le conflit se prolonge. Un Conseil de salubrité peut se tromper ; des circonstances étrangères à ses attributions ont pu exercer quelque influence sur son avis : alors l'Administration fait procéder à une contre-enquête, qu'elle confie à des hommes spéciaux choisis en dehors du Conseil. Le conflit n'est plus entre l'industrie et la propriété, il passe entre les opinions scientifiques, quelquefois d'accord, mais d'autrefois en dissidence complète. Lorsque les préfets consultent les Conseils de salubrité, ils ne s'engagent nullement à en suivre l'avis ; plusieurs décisions de ces corps savants ont été réformées, soit par le Conseil de préfecture, soit par le Conseil d'Etat.

L'autorisation accordée par le Conseil d'Etat à un établissement de première classe, n'est pas définitive à toujours, et la législation admet positivement la possibilité de la révocation de l'ordonnance royale qui l'accorde. On croit que l'Administration est sans puissance contre les fabriques insalubres ou incommodes qui existaient antérieurement au décret du 15 octobre 1810 ; c'est une erreur. On a plusieurs fois affirmé qu'elle n'avait aucun recours contre des établissements dont la fumée était très incommode aux nombreuses habitations du voisinage. On a déploré l'impossibilité dans laquelle se trouvait l'Autorité de sévir contre des fabriques d'acide sulfurique dont la position, au centre d'un quartier populeux ou sur le bord d'une route royale, a excité des réclamations si vives. Mais l'Administration n'est désarmée ni dans l'un ni dans l'autre cas ; voici, en effet, dans quels termes sont conçus les articles 11 et 12 du décret du 15 octobre 1810 :

« Les dispositions du présent décret n'auront point d'effet
» rétroactif ; en conséquence, tous les établissements qui sont
» aujourd'hui en activité continueront à être exploités libre-
» ment, sauf les dommages dont pourront être passibles les en-
» trepreneurs de ceux qui préjudicient aux droits de leurs
» voisins ; les dommages seront arbitrés par les tribunaux.

» Toutefois, en cas de graves inconvénients pour la salu-
» brité publique, la culture ou l'intérêt général, les fabriques
» et ateliers de première classe qui les causent pourront être
» supprimés en vertu d'un décret rendu en notre Conseil d'Etat,
» après avoir entendu la police locale, pris l'avis des préfets,
» et reçu la défense des manufacturiers ou fabricants. »

Ainsi, l'Administration n'est nullement désarmée comme on l'a cru, et le préfet a pleinement qualité, soit pour prescrire des conditions nouvelles à un établissement de première classe, soit pour provoquer la révocation de l'ordonnance d'autorisation d'un établissement reconnu, soit pour interdire un atelier antérieur à la législation. Il peut même prononcer la prohibition provisoire.

Accordée selon toutes les formalités légales, une autorisation peut encourir la déchéance dans plusieurs circonstances que la législation a déterminées.

Pour qu'elle soit valable, il faut que l'établissement reste fidèlement dans les conditions dont l'observation lui a été imposée : l'autorisation énonce quels produits doit fabriquer l'usine, par quels procédés, et souvent dans quelle mesure ; elle devient révocable, si l'industriel donne une plus grande extension à sa fabrication, et s'il confectionne des produits autres que ceux pour lesquels il a été autorisé. Un établissement de première classe n'a pas même le droit de s'annexer l'exploitation d'industries qui appartiennent à la seconde ou à la troisième : des limites sont tracées par l'autorisation, il faut qu'elles soient respectées, ou la législation n'existe plus. Toute altération aux conditions qu'elle porte change les rapports de la fabrique avec les propriétés voisines. Les infractions à des dispositions aussi sages devraient être plus sévèrement punies qu'elles ne le sont ; les Conseils de salubrité ont eu plus d'une fois occasion de déplorer le peu de bonne foi d'industriels qui, autorisés à exploiter des produits bien déterminés, ne se faisaient aucun scrupule d'en fabriquer d'autres, et, dans plus d'une circonstance, par des procédés d'une insalubrité notoire.

Une fabrique autorisée perd encore son privilége si elle est transférée d'un local dans un autre, ou si les travaux ont été suspendus pendant six mois. Dans l'un et l'autre cas, les propriétés et les habitants du voisinage sont placés dans des conditions nouvelles ; ils ne peuvent jamais perdre le bénéfice de leur recours. Ces points établis, quelles sont les limites de la compétence des Conseils de salubrité ?

§ 3. Les Conseils de salubrité n'ont à s'enquérir que de l'un et de l'autre de ces deux points : l'établissement qu'ils ont à examiner est-il incommode, est-il insalubre ? Toute leur compétence est renfermée dans ces deux ordres de considérations ; ils n'ont à s'occuper que de l'insalubrité ou de l'incommodité, bien qu'il puisse exister, en dehors de ce cercle, des motifs d'admission ou de rejet.

Il importe de bien définir la valeur des termes.

Si les émanations qui se dégagent dans une usine et au dehors sont irritantes, comme le sont, par exemple, celles des gaz sulfureux, azotique ou hydrochlorique; si les procédés de fabrication de tel ou tel produit chimique abrégent la vie des ouvriers; si les habitants des maisons voisines ne peuvent respirer qu'un air imprégné de gaz délétères, tels, par exemple, que l'oxyde de carbone ou l'hydrogène sulfuré, on dit alors que l'atelier est insalubre et nuisible. On l'appelle dangereux, s'il expose, soit à une explosion, soit à un incendie; à cette classe appartiennent les établissements d'artificiers et ceux dans lesquels on prépare en grand les pâtes et autres matières fulminantes. On peut considérer encore comme insalubres, le dégagement abondant du gaz acide carbonique, et, à un degré moindre, l'air dans le voisinage des fonderies de suif à feu nu, et des fabriques de bleu de Prusse ou de colle-forte. Dans ces circonstances diverses, l'établissement est positivement nuisible; il peut mettre en péril la vie de l'homme. On doit remarquer que les ouvriers s'acclimatent assez souvent dans l'atelier; très peu se plaignent, très peu paraissent s'apercevoir de l'insalubrité du milieu dans lequel ils sont condamnés à vivre. Mais la statistique a démontré que, s'ils échappaient aux effets immédiats des émanations malfaisantes qu'ils respiraient, ils n'en subissaient pas moins les conséquences de cette position exceptionnelle. En général, les hommes qui travaillent dans ces dangereuses usines meurent jeunes, et il faut les renouveler souvent. Les Conseils de salubrité ont eu plusieurs fois occasion de constater la fréquence et le danger, chez eux, de l'irritation aiguë ou chronique des organes pulmonaires.

Le mot insalubrité est appliqué, par extension, à la qualité de l'air devenu un agent de destruction pour le règne végétal. On dira d'une usine qu'elle est insalubre ou nuisible, si les émanations corrosives qui s'en dégagent font périr les végétaux du voisinage. On sait l'aspect désolé des lieux autour des amas de pyrites brûlées, ou des fabriques d'acide sulfurique. Ainsi, dans l'appréciation de l'insalubrité, le Conseil doit soigneusement porter en ligne de compte l'action délétère, sur la végétation, des gaz que dégage une fabrique.

Il est tenu toujours d'être fort sévère lorsqu'il est constant qu'un établissement industriel est insalubre; peu importent et la valeur commerciale de la fabrique, et l'excellence des procédés qui y sont mis en pratique, si l'air est vicié par ses émanations : avant tout, l'intérêt de la santé publique, dont les Conseils de salubrité sont les gardiens naturels. Plus d'un exemple fâcheux ont démontré les inconvénients de l'indulgence en semblable conjoncture ; un rapport favorable légèrement accordé à un atelier insalubre peut compromettre, de la manière la plus grave, la situation d'une contrée jusqu'alors prospère, et léguer à toute une population une longue suite de calamités.

Mais la question de l'insalubrité d'une usine n'est pas toujours facile à résoudre pour les hommes de science : tel croit un atelier dangereux, tel le proclame inoffensif ; ceux-là ne se préoccupent que du côté industriel de la question ; ceux-ci croient la santé publique suffisamment protégée si quelques restrictions, faciles à éluder, sont imposées à des hommes d'ordinaire fort peu scrupuleux. Dans ces cas équivoques, le doute doit profiter évidemment à la santé publique, et mieux vaut, mille fois, courir la chance de léser un intérêt industriel que celle de frapper un canton sain et prospère de la plus terrible des servitudes, l'insalubrité. Sous ce point de vue capital, le devoir d'un Conseil de salubrité est impérieux et ne saurait s'accommoder d'aucune transaction. Si, dans la composition organique de ces corps savants, la majorité du nombre est accordée aux médecins, c'est que les médecins sont par état les protecteurs-nés de la santé publique. Au reste, tous leurs membres, quelle que soit leur profession, sont astreints à la même règle et commandés au même titre par le même principe. Lorsque ces Commissions sont en séance, il n'y a plus, dans leur sein, ni architectes, ni ingénieurs, ni chimistes, ni géologues, ni vétérinaires, ni industriels ; on ne saurait y voir que des hommes qu'oblige au même degré la jurisprudence de l'institution.

Un établissement qui n'est ni insalubre, ni dangereux, ni nuisible, peut cependant être interdit, s'il est incommode. Telle fabrique de seconde classe a beaucoup plus d'inconvénients que telle autre de la première, et doit être rejetée à grande distance des habitations. L'incommodité est le second ordre des considérations qui entrent dans les attributions des Conseils de salubrité, mais elle n'est pas facile à définir. Considéré en lui-même, ce mot est élastique et se prête à une large interprétation. Il y a, au centre des grandes villes, nombre de métiers dont le voisinage est fort incommode, et contre lesquels aucune réclamation ne serait admise : tels sont les ateliers de ferblantiers, de chaudronniers, de fondeurs, de blanchisseurs, les dépôts de chiffons, etc. Pour que l'incommodité soit prise en considération par les Conseils de salubrité et devienne un motif de rejet, il faut qu'elle atteigne un haut degré et ne soit réellement pas tolérable. Dans les cas très nombreux de ce genre, les Conseils de salubrité sont en général favorables à l'industrie ; ils autorisent tous les jours des établissements dont le voisinage est évidemment désagréable. On ne saurait les blâmer de cette tolérance : s'ils devaient faire droit à toutes les plaintes plus ou moins fondées qu'ils reçoivent, très peu d'arts et métiers seraient possibles. Dans tous les lieux où s'établissent des ateliers quelque peu incommodes, il se trouve des voisins dont les oppositions, souvent nombreuses et violentes, se formulent aussitôt ; cependant il faut bien tolérer quelque part les ateliers de chapellerie, les corroyeurs, les tanneurs, les fours à chaux. Il n'est pas vingt des milliers de machines à vapeur qui fonctionnent dans les quartiers les plus populeux des grandes villes, dont l'interdiction n'ait été demandée par quelqu'un : faut-il donc proscrire les machines à vapeur? Ainsi donc, le Conseil de salubrité doit user de tolérance au profit de l'industrie, lorsqu'il n'est question que d'incommodité; mais cette indulgence a nécessairement ses limites.

Un atelier insalubre ou incommode est établi, après les formalités légales, dans un lieu désert ou peu habité; mais bientôt s'élèvent, dans le voisinage, des maisons dont les habitants se plaignent avec amertume, et qui réclament l'éloignement de leur fâcheux voisin. Ce n'est pas l'industrie malfaisante qui est venue s'installer auprès de la propriété, c'est la propriété représentée par des maisons, qui s'est placée, en pleine connaissance de cause, auprès de l'atelier incommode ou insalubre; il est évident que, dans cette circonstance, ses griefs ont peu de droit à être écoutés. Souvent des réclamations s'élèvent contre un établissement industriel, dans l'intérêt de constructions qui n'existent pas encore, mais qui pourront exister un jour; il est clair que des Conseils de salubrité doivent rarement tenir compte de cette éventualité. Il ne faut pas toutefois qu'ils la rejettent tout-à-fait : tel emplacement est appelé par sa situation à devenir un quartier riche et populeux; y permettre la formation d'établissements incommodes ou insalubres, c'est le déshériter de son avenir. D'autrefois, un industriel achète ou loue quelques mètres de terrain dans un fertile et riant paysage, tout exprès pour y placer une fabrique de colle, un four à chaux ou une fonderie de suif : on ne saurait évidemment lui accorder sa demande. Ici, l'appréciation des circonstances locales est tout, et le pouvoir discrétionnaire des Conseils de salubrité a une grande extension.

Il existe, en dehors de la question d'insalubrité et d'incommodité, un ordre de considérations importantes pour l'autorisation ou le rejet d'un atelier : c'est le dommage causé par l'usine à la valeur des propriétés voisines. Tous les ateliers incommodes ou insalubres ont cet inconvénient, qu'ils frappent leur voisinage d'une dépréciation souvent considérable : plus l'opinion publique s'est alarmée, à tort ou à droit, et plus la moins-value est forte. Un Conseil de salubrité n'a point à s'occuper des faits de cet ordre, ils sont exclusivement de la compétence de la préfecture et des tribunaux. Tel établissement que le Conseil n'a jugé ni incommode ni insalubre, et qu'il a dès lors autorisé parce qu'il n'avait pas à s'enquérir d'autre chose, est rejeté cependant, et à juste titre, par un autre pouvoir, dont les attributions sont d'une autre nature. Chacun des tribunaux consultés a prononcé selon son mandat.

§ 4. — Les Conseils de salubrité n'ont pas été institués uniquement pour déclarer qu'un établissement industriel appartient à telle classe ou à telle autre ; ils n'ont pas pour mission exclusive de faire appliquer la législation des ateliers incommodes, nuisibles ou dangereux ; d'autres attributions, d'un ordre plus élevé, leur appartiennent. Une usine vraiment redoutable pour le voisinage devrait être, à ce titre, reléguée loin des habitations ; mais les avis d'un Conseil de salubrité la rendent inoffensive, et elle demeure. La plupart des rapports de ces corps

savants ont pour objet principal, l'introduction, dans les ateliers, de procédés qui faisaient cesser des plaintes parfaitement
fondées, et désarmaient les oppositions. Un Conseil de salubrité
ne sacrifie pas l'industrie à la propriété, ou la propriété à l'industrie ; il recherche un tempérament entre leurs intérêts
opposés, et indique des moyens qui maintiennent l'une et
protége l'autre avec efficacité. Mais quels sont ces moyens?

On peut les résumer en un seul : enlever à un établissement
industriel les inconvénients qui lui sont reprochés sous le rapport de l'incommodité et de l'insalubrité, ou, ce qui est même
chose, soustraire les propriétés et les habitants du voisinage
au contact de ses émanations. On peut obtenir ce résultat par
deux procédés : détruire les émanations incommodes ou insalubres au fur et à mesure qu'elles sont produites ; transporter
ces éléments délétères à une distance telle, qu'ils ne puissent
nuire : il ne s'agit plus que de déterminer s'ils sont praticables.
Une autre considération importe encore : il faut que le moyen
d'assainissement soit économique ; s'il charge l'exploitation industrielle d'une dépense inconciliable avec les chances de bénéfices, ce n'est plus qu'un objet de curiosité : ce cas se
présente assez fréquemment. On peut théoriquement changer
toutes les conditions d'insalubrité d'un atelier ; la science indique
des moyens certains d'en détruire les émanations incommodes
ou nuisibles ; mais le procédé nouveau, ou ne permet pas la
fabrication en grand, ou est fort dispendieux, et, dans ces
deux circonstances, ne peut être imposé par un Conseil de salubrité à l'industriel. La substitution du coke à la houille
délivrerait grand nombre d'usines d'un inconvénient grave, la
fumée ; mais elle n'est pas toujours possible. Ainsi, l'une des
conditions capitales des modifications que proposent les Conseils
de salubrité, c'est qu'elles soient économiques, et qu'elles ne deviennent pas un empêchement à la quantité des produits dont elles
améliorent la qualité. Les applications de la science aux arts
industriels ne sont vraiment bonnes qu'autant qu'elles peuvent
devenir usuelles.

Les établissements insalubres ou incommodes qui opèrent en
plein air remplissent l'atmosphère d'émanations fatigantes ou
pernicieuses ; c'est ce grave inconvénient qui les inscrit dans la

première classe et motive leur éloignement des lieux habités. Mais leurs produits peuvent être fabriqués quelquefois à vaisseaux clos, c'est-à-dire dans des appareils fermés ; ce qui rend impossible le dégagement à l'air libre de leurs émanations malfaisantes. Toutes les fois que ce procédé est praticable, il ôte complètement à l'usine son caractère d'insalubrité, et dès lors elle peut être maintenue, sans le moindre inconvénient, au centre de quartiers populeux. Peu d'ateliers sont aussi pernicieux que ceux dans lesquels on prépare en grand l'acide hydrochlorique ; ils deviennent fort innocents, si le même produit est confectionné dans des appareils fermés. Nous l'avons dit, inscrites dans la première classe, les fonderies de suif à feu nu passent de droit dans la troisième, lorsque ce corps graisseux est traité au bain-marie, et un four à chaux cesse d'être un voisin incommode, lorsque ses produits sont fabriqués à vases clos. Malheureusement, on l'a dit encore, la pratique de ce mode d'opérer n'est pas toujours possible ; elle se prête peu aux préparations en grand ; enfin, elle peut être si coûteuse, que l'industriel ne saurait l'adopter. Dans d'autres circonstances, des émanations insalubres sont saisies, au moment même de leur dégagement, par des agents chimiques qui les transforment en particules inertes. C'est ainsi qu'agissent sur les matières organiques en putréfaction les liquides chlorurés de M. Labarraque, qui ont reçu tant d'applications utiles comme moyens désinfectants. L'art du boyaudier a éprouvé de grandes améliorations d'après le principe de la destruction immédiate des gaz insalubres ; elle a été appliquée à la préparation en grand de la poudrette.

Un nouveau système de vidange, de tous le meilleur, est fondé sur ce principe : on désinfecte l'urine et les matières fécales, en jetant, dans l'intérieur de la fosse d'aisance, une couche de noir animalisé ou une quantité donnée de peroxyde de fer hydraté. A l'instant même les émanations putrides et les gaz ammoniacaux sont anéantis.

La fumée, souvent si incommode, et qui, seule, suffit pour motiver l'éloignement des habitations de certains ateliers, peut être détruite au moment de sa production ; tel est l'objet des fourneaux fumivores. Il n'est pas de corps combustible qui ne se transforme totalement en produits gazeux, s'il est brûlé, sous certaines conditions, dans un excès d'oxygène. Considérée en elle-même, la fumée est un composé de produits gras et de charbon divisé, essentiellement combustible lorsqu'on la chauffe à la température rouge, après l'avoir mise en contact avec un excès d'air. Des fourneaux parfaitement fumivores ont été appliqués à des appareils chauffés à la houille ; d'autres brûlent, en entier, la fumée âcre et irritante qui provient de la combustion des lies de vin, dans les fabriques de cendres gravelées. On s'en est servi avec un égal succès pour l'incinération des côtes de tabac, dans des ateliers de teinture et dans des raffineries de sucre. Le problème de la combustion complète de la fumée et des produits volatils, dans des fourneaux spéciaux, est résolu, mais sa solution n'a réalisé aucune économie de combustible.

Si la fumée et les gaz incommodes ou insalubres ne peuvent être ou brûlés ou détruits pendant leur formation, il est souvent possible de les transporter à une telle hauteur dans l'atmosphère, qu'ils ne sauraient nuire aux propriétés du voisinage. Il suffit assez fréquemment aux Conseils de salubrité, pour maintenir une usine, objet d'oppositions vives et nombreuses, d'exiger que la cheminée soit portée à plusieurs mètres d'élévation au-dessus de la plus haute des maisons du voisinage. Telle est la condition que leurs rapports imposent souvent aux fours à plâtre, aux machines à vapeur, et, en général, à tous les établissements qui, sans être insalubres, s'accompagnent d'un dégagement abondant de fumée ; elle doit être demandée bien plus impérieusement encore, si, à cette fumée, sont unis des principes volatils irritants. Dans quelques cas, les Conseils imposent, comme mesure accessoire, l'élévation du mur d'enceinte de l'usine.

Quelques ateliers qui mettent en œuvre des substances organiques, auraient peu d'inconvénients si celles-ci étaient à l'état sec ; dans ce cas, les rapports exigent l'interdiction la plus formelle des dépôts d'écailles, d'os ou de tendons à l'état frais. Les principes délétères qu'il s'agit d'écarter des habitations, ne sont pas toujours volatils et gazeux ; ils peuvent être en solution dans l'eau, et c'est ce qu'on voit dans les ateliers d'écarrissage, les triperies, les boyauderies, etc. Ces eaux infectes n'ont pas le droit de couler à l'air libre ; on prescrit à l'industriel, selon les localités, soit de les recevoir dans un puits fermé, soit de les conduire jusqu'à une eau courante, dans des canaux soigneusement voûtés. Il est beaucoup plus facile, en général, de neutraliser les agents d'infection liquides, que la fumée et les gaz délétères.

Aux moyens spéciaux qui sont imposés par les Conseils de salubrité pour défendre la santé publique contre les ateliers insalubres, viennent s'ajouter des précautions générales dont la stricte observation n'est pas sans importance. Beaucoup d'usines sont mal aérées ; la ventilation laisse à désirer dans la plupart, et cependant ses conditions, bonnes ou mauvaises, exercent sur l'organisme de l'ouvrier une influence remarquable : on ne saurait donc veiller avec trop de soin à ce qu'elle soit aussi bien faite que les localités le permettent. C'est encore dans l'intention de protéger la santé des travailleurs que les Conseils prescrivent, à certains établissements, la construction de manteaux de cheminée qui s'opposent à la diffusion, dans l'atmosphère de l'atelier, d'émanations incommodes ou malfaisantes, et dirigent les particules délétères dans la gaîne du fourneau. Ces mesures doivent être recommandées partout où elles sont applicables.

La ventilation est un moyen d'assainissement puissant ; en dernier résultat, c'est toujours à elle qu'il faut arriver. Son but, c'est de renouveler l'air dans un lieu quelconque, c'est-à-dire de substituer un air bien pur à celui qu'ont altéré les émanations d'une usine insalubre, ou l'agglomération, sur un point donné, d'un grand nombre d'individus. Ainsi, expulsion de l'air vicié, et introduction fréquemment renouvelée d'un air sain, tel est le double problème que doivent résoudre les procédés de ventilation. Il est des produits volatils très délétères qui se dégagent incessamment dans la pratique de certains arts ; telles sont les vapeurs de mercure ou des sels mercuriels dans le procédé de dorure par l'amalgame, et les vapeurs d'acide nitreux dans le décapage ; on comprend combien il importe de purger l'atmosphère de ces poisons subtils. On obtient la ventilation par divers procédés, tantôt au moyen d'appareils particuliers nommés ventilateurs, tantôt au moyen de fourneaux d'appel, tantôt par des ouvertures parallèles, pratiquées aux murs de l'usine ou de l'appartement, dont l'air doit être renouvelé. On parvient quelquefois au même but, en se servant de tuyaux qui mettent en communication le milieu qu'on veut aérer, avec un autre milieu, à un niveau différent et à une température plus élevée. La plupart de nos feux ordinaires de cheminée débitent, sans toutefois les consommer, trois cents mètres cubes d'air par heure; cette masse atmosphérique leur est fournie par les joints des portes et fenêtres : quelques arts et métiers peuvent être rendus parfaitement salubres, par l'emploi de procédés de ventilation bien entendus.

Mais il en est d'autres dont il est impossible de corriger les inconvénients graves. Les émanations pernicieuses qu'ils dégagent ne peuvent être, ni détruites au moment de leur production, ni transportées assez au loin, dans l'atmosphère, pour que les habitants et les propriétés du voisinage n'aient rien à en redouter. Ces établissements doivent être relégués hors des villes; la législation n'admet pas de transaction sur ce point. Mais à quel distance? Si le degré de leur éloignement pouvait être formulé en un chiffre précis, il n'y aurait jamais lieu à débats à cet égard; tout dépend de la disposition des localités. La distance n'est pas déterminée rigoureusement par la loi qui régit les établissements insalubres, et, fréquemment consultée sur cette question, l'Administration n'a pu la résoudre d'une manière absolue, non-seulement pour tel ou tel établissement industriel, mais encore pour tous les ateliers d'un même ordre. Il est des usines de première classe qui peuvent être tolérées, sans inconvénients, au centre de quartiers populeux, à raison, tantôt de la situation de la fabrique, tantôt des conditions restrictives qui lui ont été imposées : il est des ateliers de seconde classe tellement incommodes, que leur établissement dans des lieux fort habités est intolérable. Placée sur le point culminant d'une colline, une fabrique d'acide sulfurique n'aurait pas, à beaucoup près, les inconvénients qu'elle présente sur une chaussée. Certaines émanations insalubres, par exemple, le gaz chlorhydrique, sont essentiellement diffusibles, et parcourent, en peu d'instants, de grands espaces; d'autres ont plus de densité et de pesanteur spécifique, et ne s'éloignent pas beaucoup de leur point de départ ; telles sont celles des matières grasses fondues à feu nu. Ces considérations influent beaucoup sur les conclusions des rapports des Conseils de salubrité. Ils portent toujours en ligne de compte, pour l'appréciation de la distance à laquelle il convient de reléguer l'usine insalubre, la situation de l'établissement par rapport à la direction des vents ou d'un grand cours d'eau, ainsi que les accidents du sol. Ces rapports indiquent soigneusement le chiffre des mètres qui sépareront la fabrique des habitations les plus voisines, et se règlent, pour cette détermination, non-seulement sur l'examen attentif du plan géométrique contenu dans le dossier, mais surtout sur l'exploration des lieux, soigneusement faite par les Commissions.

M. D'Arcet a donné au Conseil de salubrité de Paris, pour la détermination de la distance, d'utiles conseils qui ont été mis à profit. Si tous les vents soufflaient pendant des temps égaux et constamment avec la même intensité, il est évident qu'il faudrait placer chaque fabrique à émanations insalubres ou désagréables, au centre d'un cercle dont la circonférence servirait de limite aux habitations du voisinage, et qui aurait un rayon d'autant plus grand, que les émanations de l'atelier seraient plus intenses, plus fréquentes, plus nuisibles ou plus désagréables; mais il n'en est pas ainsi. Les vents du nord, du midi et de l'ouest ne sont point d'une égale fréquence : chaque vent ne se charge des émanations d'une fabrique insalubre qu'en passant sur elle, et ne nuit au voisinage que du côté de la fabrique opposé à celui d'où il vient. M. D'Arcet a tracé sur une carte la sphère d'action des principaux vents aux alentours d'une fabrique insalubre, d'après un relevé d'observations météorologiques faites à l'observatoire de Paris, de 1835 à 1843, et il a indiqué par des nombres, sur ce tableau, combien de jours par an chacun des principaux vents passe sur l'usine avant d'arriver aux habitations du voisinage. Lorsqu'il s'agit de l'établissement d'une fabrique insalubre dans une localité donnée, M. D'Arcet commence par bien s'orienter dans le centre de cette localité au moyen d'une boussole; il pose sur le terrain le polygone qu'a tracé son tableau, et place la boussole sur cette figure *en l'y centrant*, de manière à faire coïncider ou à rendre parallèles les méridiennes de la boussole et du plan. Il n'a plus alors qu'à examiner : 1° la disposition générale du terrain et du voisinage; 2° si la distance de la fabrique aux maisons les plus voisines, du côté opposé aux vents de l'ouest et du sud-ouest, qui sont, à Paris, les vents régnants, est assez grande pour que ce côté du voisinage ne puisse avoir à souffrir des émanations de la fabrique projetée. La figure tracée sur le polygone de M. D'Arcet rend, en quelque sorte, palpable l'influence des principaux vents. Ce polygone, indiquant ainsi graphiquement la direction des vents principaux, doit être tracée, d'après les observations météorologiques recueillies dans chacune des villes où existent des Conseils de salubrité.

Toutes ces formalités ont été accomplies; le Conseil a prescrit, dans une usine pour l'éclairage, l'épuration plus fréquente et plus complète du gaz hydrogène carboné, et à un four à plâtre, la substitution du coke à la houille. Il a interdit à un fabricant d'acide sulfurique l'exploitation de tous autres produits chimiques ou de procédés autres que ceux pour lesquels on l'a autorisé; il a permis un établissement de cendres gravelées sous la condition expresse qu'un fourneau fumivore, bien construit, en brûlerait complètement la fumée, et a défendu, sous la menace d'une révocation immédiate, à un fabricant de colle-forte ou de gélatine, de conserver, dans ses hangars, des dépôts de matières organiques à l'état frais. Toutes ces restrictions et prohibitions ont été formulées dans le rapport comme autant de conditions impérieuses, et l'industriel a été bien averti que l'inobservation d'une seule frapperait son autorisation d'une déchéance méritée. Qu'advient-il de toutes ces défenses, de tous ces conseils, de toutes ces précautions, dans l'intérêt de la propriété et de la salubrité? elles sont très souvent méprisées. Après avoir plus ou moins bien obéi pendant un temps plus ou moins long, l'industriel revient à sa pratique et se refuse à l'observation de conditions qu'il juge onéreuses : peu lui importe d'ordinaire qu'un procédé soit insalubre s'il est plus économique; il suppose que la surveillance de son établissement ne saurait être ni suffisante ni complète, et tient infiniment peu de compte des plaintes de ses voisins.

Cet inconvénient grave et fort ordinaire a fait penser à quelques Conseils de salubrité qu'il y aurait avantage à créer un inspecteur des établissements insalubres. Quelle est la valeur de prohibitions qui ne sont pas exécutées? C'est de la théorie, et rien de plus. L'inspecteur veillerait à la stricte observation des mesures sanitaires que le Conseil aurait voulues; ses visites seraient fréquentes et consciencieuses; exercé chaque jour, son contrôle imposerait à la négligence et à la mauvaise foi; cet employé serait l'agent du Conseil de salubrité et, en quelque sorte, son pouvoir exécutif. Mais, en y regardant de près, on s'est convaincu qu'une telle inspection n'aurait que des avantages équivoques et ne pourrait être mise utilement en pratique. Nous ne parlerons point du traitement assez élevé que l'Administration devrait assurer à un employé dont les fonctions auraient un caractère scientifique; mais où trouver un homme dont les connaissances en médecine, en physique et en chimie industrielle seraient assez variées et assez positives pour suffire à toutes les exigences de son inspection? Combien la collusion serait facile entre cet homme et les industriels assujétis à l'enquête, et à combien de réclamations et d'oppositions fondées donneraient lieu les visites de l'inspecteur?

Il y a, toutefois, quelque chose à faire. Si la surveillance des établissements incommodes ou insalubres n'est pas suffisante, elle n'est point nulle, et les commissaires de police sont appelés assez souvent à l'exercer. L'intérêt des voisins, toujours en éveil, est une garantie; ils s'aperçoivent bientôt d'un surcroît d'incommodité ou d'insalubrité, et se hâtent de porter à l'Administration des plaintes qui doivent toujours être écoutées. On peut faire mieux : les établissements industriels, insalubres ou incommodes, sont sous la juridiction immédiate de la police médicale; le nombre de ceux qu'on peut qualifier de suspects n'est pas considérable; c'est aux Conseils de salubrité qu'il appartient de les inspecter d'office. Qu'une commission permanente, formée de membres renouvelés de trois mois en trois mois, soit chargée de la surveillance spéciale de ces usines, et qu'elle les visite aussi souvent qu'il en sera besoin. Les préfets ne refuseront certainement pas les pouvoirs nécessaires pour l'exercice de cette inspection, et, mieux que personne, la commission médicale aura qualité pour veiller à la scrupuleuse observation des conditions qu'elle aura indiquées.

Les Conseils de salubrité sont une institution permanente, et dont l'action sur les établissements incommodes ou dangereux n'est jamais prescrite. Ils ont toujours qualité pour donner, à une fabrique dont les procédés sont l'objet de plaintes fondées, des conseils, officieux quand ils viennent d'eux seuls, et obligatoires lorsqu'ils sont revêtus de l'approbation du préfet. On ne doit pas croire que lorsqu'un atelier a reçu une autorisation, il est affranchi à tout jamais de toute surveillance, et pourvu légalement, en cas de trop d'indulgence, du droit d'infecter à toujours les nombreuses habitations qui l'environnent : la jurisprudence de tous les Conseils de salubrité et les précédents, sont à cet égard parfaitement d'accord. L'industrie, nous l'avons déclaré plusieurs fois, a grand besoin de sécurité ; une autorisation seulement temporaire ne lui permettrait pas de construire des ateliers et de se livrer à des opérations qui exigent souvent l'avance de grands capitaux. Mais cette vérité, que nous admettons dans son acception la plus large, ne saurait soustraire un établissement dangereux ou incommode à l'exercice d'un droit bien autrement sacré, confié aux Conseils de salubrité, celui de protéger la santé publique contre toute atteinte qui lui est portée. Si nous ne pouvons et ne devons pas limiter à un temps donné, l'autorisation que nous accordons, nous avons très expressément le droit de stipuler des réserves en faveur de l'avenir, dans certains cas particuliers.

Oui, sans doute, nous l'avons dit, l'industrie doit être libre, mais sous la condition expresse de ne point nuire à autrui. Nous ne pensons pas que les membres d'un Conseil de salubrité aient individuellement qualité pour se présenter dans une fabrique réputée insalubre ou incommode, et lui imposer telle ou telle pratique qu'ils croiraient utile. Le Conseil lui-même, agissant comme corps constitué, n'a pas même, selon nous, ces prérogatives, tant qu'il n'agit pas en vertu d'un mandat exprès de l'autorité administrative. Cependant la permanence du droit de surveillance sur les établissements qui ont été autorisés, n'en existe pas moins dans toute sa latitude ; il ne s'agit, pour régulariser son exercice, que d'une simple formalité. Quand une fabrique incommode ou dangereuse donne lieu à des plaintes ; lorsque, dans l'absence de réclamations légalement formulées, le Conseil de salubrité croit que les conditions de l'autorisation d'un atelier ont été violées, cette commission sanitaire a mission, en tout temps, pour donner à l'industriel des conseils auxquels l'intérêt de celui-ci veut qu'il ait égard. Si cette intervention est déclinée, si elle n'est point prise en considération, on sollicite celle du préfet, qui ne se fait jamais attendre. C'est peut-être parce que les Conseils de salubrité n'usent point assez fréquemment de ce droit de surveillance sur des établissements autorisés, que l'Administration fait inspecter quelquefois ceux-ci par des experts pris en dehors de ces comités. Toutes les fabriques incommodes ou insalubres sont soumises à un contrôle permanent ; l'avis des Conseils de salubrité, quand il y a contestation , doit être appuyé par un arrêté du préfet ; mais une formalité à remplir n'est pas la négation d'un droit acquis. Nous avons exprimé le vœu, dans la première partie de ce travail , qu'une mesure administrative, une fois prise, soumît , et les établissements publics , et les principales fabriques insalubres, à des visites qui seraient répétées plusieurs fois dans l'année , et dont l'ensemble serait l'objet d'un rapport annuel que le secrétaire adresserait au préfet. C'est alors seulement que la perpétuité d'une surveillance compétente donnera à l'action des Conseils de salubrité toute l'efficacité qui lui appartient.

Admettre qu'une autorisation accordée par eux à une fabrique , affranchit à perpétuité l'industriel de tout contrôle et des améliorations que l'intérêt de la santé publique pourrait exiger, ce serait, non - seulement proclamer leur infaillibilité et leur omnipotence, mais encore laisser un champ libre à la mauvaise foi, au grand détriment de la santé publique. Autorisé pour tel ou tel produit chimique et par tels procédés, un fabricant ne se fait quelquefois aucun scrupule d'en préparer d'autres dont l'exploitation est dangereuse ou incommode au premier chef. On lui a imposé des moyens d'épuration de ses gaz, mais l'exécution consciencieuse de ces mesures de salubrité lui paraît onéreuse ou gênante : il la néglige, et ne prend aucun souci des dommages auxquels l'exercice de son industrie peut donner lieu, parfaitement certain qu'il ne rencontrera pas d'obstacles sérieux. Dira-t-on que, dans ces deux circonstances très communes, les plaintes du voisinage avertissent à temps l'autorité? elles se font souvent attendre, et lorsque l'Administration est saisie de leur appréciation, le mal est devenu irréparable. On a vu assez souvent, à l'occasion des fabriques incommodes ou dangereuses, que les Conseils de salubrité, tout en accordant leur autorisation, se réservaient la faculté de visiter l'établissement lorsqu'il serait construit et en plein exercice : rien de plus sage qu'une semblable mesure; elle protége la santé publique sans gêner aucunement l'industrie. Ils ne reçoivent pas toujours des déclarations sincères; on leur a demandé plusieurs fois l'autorisation de fabriquer tel produit fort innocent, avec l'intention d'en exploiter un autre très incommode ou très insalubre : n'ont-ils pas sagement agi dans ces cas, dont on ne connaît que trop d'exemples, en se réservant le moyen de déjouer la fraude? D'autres fois, les conditions qu'ils avaient imposées à un établissement de première classe n'avaient pas été comprises, ou avaient été très mal exécutées; on se plaignait, et on les accusait de l'oubli du premier de leurs devoirs : n'ont-ils pas été prudents, dans quelques circonstances de ce genre, en n'accordant pas une autorisation irrévocable? Ces cas, nous devons le déclarer, sont assez rares; le principe que les autorisations sont définitives, est la règle ordinaire; une autorisation conditionnelle, c'est l'exception; mais cette exception est essentiellement raisonnable, et l'interdire, lorsque des circonstances particulières la recommandent, ce serait méconnaître le droit de tous les Conseils de salubrité et compromettre la santé publique. L'Administration s'en remet sur ce point à eux : elle leur laisse un pouvoir discrétionnaire dont ils usent toujours avec mesure.

D'autres considérations ne permettent pas d'engager à jamais l'avenir par une décision. Un Conseil de salubrité peut se tromper et avoir été trompé; il peut n'avoir imposé à une fabrique insalubre que des conditions insuffisantes ou illusoires : l'approbation qu'il aura donnée sera-t-elle un titre irrévocable et absolu pour le maintien, sans modifications, d'un établissement vraiment incommode ou dangereux? Qui pourrait soutenir une assertion aussi déraisonnable? Nous devons le redire encore, quelle que soit son autorisation, une fabrique est toujours responsable des dommages qu'elle a causés : il n'y a pas de décision d'un Conseil de salubrité, il n'y a pas même d'ordonnance royale, qui confère à un atelier de première classe le droit imprescriptible de répandre abondamment, dans un voisinage peuplé d'habitations, des gaz qui sont un poison meurtrier. Toute approbation donnée par un Conseil de salubrité peut être révisée; toute ordonnance royale concédée à une fabrique incommode ou dangereuse, peut être révoquée selon des formalités déterminées. L'Administration ne saurait demeurer impassible en présence d'attaques contre la vie ou la propriété des citoyens : une fabrique évidemment insalubre, est un ennemi public; c'est aux Conseils de salubrité qu'il appartient de le combattre, et, dans sa prévoyance, la loi leur en a fourni les moyens.

Avant de passer en revue les divers établissements à émanations incommodes, insalubres et dangereuses, nous étudierons certains lieux qui réclament une surveillance particulière, et qui peuvent facilement devenir des foyers d'infection de l'espèce la plus nuisible : ce sont les cimetières, les chantiers d'écarrissage, et les abattoirs.

CHAPITRE VII.

§ 1. SALUBRITÉ DES CIMETIÈRES. — Le corps de l'homme, après la mort, ne saurait être abandonné, en plein air, à la putréfaction spontanée; un long et abondant dégagement d'émanations méphytiques accompagnerait ce hideux spectacle. Salubrité, respect humain, religion, tels sont les motifs principaux qui ont porté toutes les nations civilisées à soustraire les cadavres aux regards des vivants. Il faut que la dépouille mortelle de l'homme ne devienne point un foyer d'infection; quel que soit le procédé qu'on emploie, l'inhumation, l'embaumement, l'incinération, le but est le même.

Avant d'exposer les conditions de salubrité des cimetières, nous devons parler d'un point d'hygiène bien important, les inhumations précipitées.

Les apparences de la mort ont été quelquefois si grandes, que la vérité n'a pu éclairer les yeux de médecins instruits; mais, plus souvent, l'ignorance et la précipitation placèrent dans le tombeau, des malades qui n'avaient point perdu tous leurs droits à la vie. Qu'on se peigne la situation d'un malheureux enseveli vivant, qui se réveille dans le séjour de la mort; ses cris ne frapperont point les airs, et aucune oreille humaine ne les entendra. En vain il veut déchirer le linceul dont ses membres sont enveloppés; en vain il tente de repousser la masse de terre qui pèse sur son cercueil : meurtri, épuisé, il éprouve toutes les angoisses du désespoir, et cédant à sa rage et à la faim, il mord, il ronge ses bras qui ne peuvent l'arracher à son horrible destinée. Tel fut le supplice effroyable de Jean Scot, de l'empereur Zénon, et d'autres infortunés dont diverses circonstances ont fait connaître la mort tragique. Beaucoup de malades réputés morts, et déjà déposés dans le cercueil, ont été rendus à la vie : combien n'importe-t-il pas de proscrire les inhumations précipitées? Depuis longtemps les médecins ont appelé l'attention des magistrats sur l'indécence des inhumations : aujourd'hui encore, dans plusieurs parties de l'Europe, aussitôt qu'un malheureux paraît avoir expiré, des mains mercenaires s'emparent de son corps, le transportent de son lit sur le carreau ou sur un banc en bois ou en pierre, tamponnent les deux orifices de l'appareil digestif, garottent ses membres, et l'abandonnent aux injures de l'air, quelle que soit la rigueur de la température. Que pourraient-elles faire davantage si elles voulaient accélérer la mort, ou rendre absolument impossible le retour à la vie ?

Winslow, Bruhier, Louis et Hufeland ont démontré l'incertitude des signes de la mort, et on ne saurait trop accorder d'éloges au zèle qui inspira leurs éloquentes réclamations. Rien n'est plus rare que le concours de circonstances par lequel la précipitation d'une inhumation se fait connaître ; mais, puisque des exemples authentiques ont prouvé qu'elle avait causé de grandes catastrophes, l'humanité n'ordonne-t-elle pas de prendre, pour les éviter, toutes les précautions suggérées par la prudence humaine? Citerons-nous des histoires de malades qui ont revu la lumière après avoir reçu les honneurs funèbres ? Platon parle d'un guerrier blessé grièvement sur le champ de bataille, qui resta dix jours parmi les morts, privé de sentiment et de mouvement; porté chez lui, il se ranima deux jours après, lorsque tout se disposait pour ses funérailles, et que son corps était déjà placé sur le bûcher. Asclépiade fit suspendre l'inhumation, et rendit à la vie un malheureux qu'on portait au tombeau, et sur lequel il avait trouvé un signe obscur d'existence. Pline, qui a fait un livre sur ceux qui se sont ranimés pendant qu'on leur rendait les derniers devoirs, parle de Lucius Aviola et de Lucius Lamia, que les flammes de leur bûcher rappelèrent à la vie, et qu'on ne put enlever assez tôt pour les sauver de l'action terrible du feu.

Le danger d'ensevelir un vivant n'est pas la seule considération qui doit faire proscrire les inhumations précipitées; il en est une autre dont l'importance, en matière criminelle, est fort grande. Elles facilitent au crime les moyens de se soustraire aux regards des hommes, et de braver les lois; elles mettent à la disposition des scélérats les jours d'un vieillard, ou de toute personne qui vit isolée; elles peuvent couvrir d'un voile impénétrable les plus horribles assassinats.

Des inhumations précipitées ont eu lieu souvent chez les Juifs. Marc Herz s'est élevé fortement contre elles, et a prouvé qu'elles n'étaient ordonnées, ni par le Talmud, ni par la Bible. C'est un abus que le rabbin Itzig Sotnow attribue à l'oppression des Israélites sous les tyrans polonais. On trouve dans le Talmud des exemples d'asphyxiés qui ont été rendus à la vie, et ce livre, en ordonnant comme une mesure de police de ne pas laisser passer la nuit aux morts, n'a voulu désigner que ceux dont la mort était parfaitement constatée. Il est évident que, dans un cas douteux, il vaut infiniment mieux conserver un jour ou davantage le corps d'un homme privé de la vie, que de s'exposer au danger d'ensevelir un homme vivant. Mais des rabbins superstitieux ont défendu les anciens usages, et voulu que l'ordre du Talmud fût exécuté à la lettre et sans distinction de cas. Marx insiste beaucoup sur le danger de l'infection, et l'exagère : selon ce Juif, les cérémonies funèbres de sa nation sont telles, que les asphyxiés se ranimeraient nécessairement, lors même qu'ils n'auraient conservé qu'un souffle de vie : cependant il souhaite l'établissement de maisons particulières pour conserver les cadavres pendant trois ou quatre jours. Aucune nation européenne ne permettrait aujourd'hui les inhumations précipitées des Juifs, et ce peuple obéit sans doute aux règlements de police des pays qu'il habite.

Il y a beaucoup de merveilleux, de crédulité, et surtout d'absurdité dans ce qui a été écrit sur la mastication des morts : de graves auteurs ont prétendu sérieusement qu'ils mâchaient dans leurs tombeaux tout ce qui était à leur portée, et qu'ils mordaient jusqu'à leurs propres membres. On a fait surtout honneur aux femmes de ce privilége singulier : Les cadavres féminins meuvent leurs os avec un bruit sensible, *claro sonitu*, dit Ranfft, dont l'ouvrage sur la mastication des morts est principalement connu par ce qu'en a dit un bénédictin d'une crédulité insoutenable, don Calmet. De ces contes ridicules sur ce qui se passe dans les tombeaux, sont nées les apparitions de vampires, et mille autres rêves d'une imagination malade (Ph. Rohrius, *de Masticatione mortuorum*; Leips., 1679. Mich. Ranfft, *de Mast. mort.*; Leips., 1728). Mais peut-être ces chimères sur la mastication des cadavres ont eu pour origine le désordre dans lequel aura été trouvé un malheureux enseveli vivant.

La plupart des peuples ont pris des mesures contre les inhumations précipitées; ils n'ensevelissaient leurs morts qu'après avoir laissé écouler plusieurs jours, et, pendant ce temps le mort était habillé, le visage découvert, et soumis à un grand nombre d'épreuves qui rendaient impossible une méprise. L'air frais pouvait retenir le dernier souffle de vie près de s'exhaler, et le visage, n'étant point voilé, permettait d'examiner l'état des yeux, de la coloration des téguments, et la nature des vapeurs qui sortaient des cavités aériennes. Les Romains conservaient leurs morts sept jours entiers ; ceux qui les gardaient les appelaient plusieurs fois à grands cris par leur nom. Cet usage est la *conclamatio*. Il y avait une conclamation qui se faisait avec des instruments bruyants, tels que des trompettes. Avant de porter le corps au lieu des funérailles, on appelait le mort une dernière fois, et, s'il ne donnait aucun signe d'existence, il était jugé privé de la vie pour jamais.

Les Anglais ont puisé dans la jurisprudence romaine une ordonnance de police qui défend d'enterrer aucun cadavre avant que des experts aient certifié que la mort n'a pas été produite par le fer ou le poison.

En Grèce, il n'y eut point d'époque bien déterminée pour la sépulture des morts. On ne leur décernait les honneurs funèbres, à Athènes, qu'après le troisième jour. Ailleurs on attendait le sixième. Pendant cet intervalle de temps, le corps était lavé avec de l'eau tiède ou du vin, baigné de parfums, vêtu de divers tissus, et exposé sous le vestibule des maisons, la tête couronnée de fleurs. Plusieurs nations modernes ont chargé des experts de la visite des morts, et cet usage a existé à Genève. Bruhier souhaitait qu'on les établît dans chaque ville ou village, et qu'il fût défendu d'inhumer aucun corps avant que la mort n'eût été bien constatée par ces inspecteurs. Nul doute qu'ils ne fussent fort utiles pour prévenir des obsèques précipitées, pendant les ravages d'une maladie épidémique, et dans les hôpitaux civils et militaires.

On a proposé la création de maisons mortuaires pour rendre impossibles les inhumations précipitées ; Hufeland en fit établir une à Weymar, en 1785 : cette institution ne s'est pas maintenue ; elle exigeait, pour être de quelque utilité, une surveillance continuelle et minutieuse chez les employés, et on ne pouvait y compter.

La loi prescrit, en France, de ne faire aucune inhumation sans une autorisation de l'officier de l'état civil, qui ne peut la délivrer qu'après s'être transporté auprès de la personne décédée, pour s'assurer du décès, et que vingt-quatre heures après le décès, hors les cas prévus par les règlements de police. « L'acte de décès sera dressé, dit-elle, par l'officier de l'état civil, sur la déclaration de deux témoins. Ces deux témoins seront, s'il est possible, les deux plus proches parents ou voisins, ou, lorsqu'une personne sera morte hors de son domicile, la personne chez laquelle elle sera décédée, et une autre. En cas de décès dans les hôpitaux militaires, civils, ou autres maisons publiques, les supérieurs, directeurs, administrateurs et maîtres de ces maisons, seront tenus d'en donner avis, dans les vingt-quatre heures, à l'officier de l'état civil, qui s'y transportera pour s'assurer du décès, et en dressera l'acte conformément, etc., sur les déclarations qui lui auront été faites, et sur les renseignements qu'il aura pris. Lorsqu'il y aura des signes ou indices de mort violente, ou d'autres circonstances qui donneront lieu de la soupçonner, on ne pourra faire l'inhumation qu'après qu'un officier de police, assisté d'un docteur en médecine ou en chirurgie, aura dressé procès-verbal de l'état du cadavre et des circonstances y relatives, ainsi que des renseignements qu'il aura pu recueillir sur les prénoms, nom, âge, profession, lieu de naissance et domicile de la personne décédée. »

Le délai de vingt-quatre heures que le Code exige avant de permettre aucune inhumation, est généralement suffisant, mais il est des circonstances dans lesquelles il serait trop court. Nous rapporterons plusieurs exemples de malades qui n'ont recouvré le sentiment et le mouvement qu'après plusieurs jours d'une mort apparente. Rarement les médecins sont appelés pour constater la mort ; ce soin important est abandonné à des mercenaires ou à des individus qui sont entièrement étrangers à la connaissance de l'homme physique. Un médecin qui ne peut sauver un malade, évite de se trouver chez lui après qu'il a rendu son dernier soupir, et tous les praticiens paraissent pénétrés de cet axiome d'un grand philosophe : *Il n'est pas de la civilité qu'un médecin visite un mort.*

Examinons rapidement quelle confiance méritent les signes de la mort, et quels sont ceux que l'on devrait attendre avant de permettre l'inhumation du cadavre.

Un grand nombre de faits ont constaté l'incertitude des signes de la mort ; Bruhier en rapporte plus de cent quatre-vingt ; en voici le résumé : cinquante-deux personnes enterrées vivantes ;

quatre ouvertes avant leur mort; cinquante-trois revenues spontanément à la vie, après avoir été renfermées dans le cercueil; soixante-douze réputées mortes sans l'être. Depuis la publication de l'ouvrage de Bruhier, d'autres exemples de mort apparente ont été observés, et il en est de fort extraordinaires. Toutes ces observations ne sont pas, sans doute, également authentiques : Bruhier, par exemple, puise parfois dans des sources fort suspectes ; mais il est constant qu'un grand nombre sont vraies, et il s'agit d'un sujet assez important pour qu'on ne le traite point avec légèreté. Dès la plus haute antiquité, on savait que des individus ont abandonné leur cercueil, pour reprendre leur place parmi les vivants; il a existé un livre sur les morts apparentes attribué par des érudits à Démocrite, par d'autres à Héraclide de Pont, et les philosophes anciens ont avoué l'incertitude des signes de la mort. En a-t-on vu jamais un plus grand exemple que celui qui fut présenté par milady Roussel? Ce fait est si connu, qu'il est inutile de le raconter ici.

La durée des signes de la mort peut induire en erreur. N'a-t-on pas vu des asphyxiés reprendre leur sens après en avoir été privés pendant trois, quatre et même six jours, sans donner aucun signe de vie, malgré les épreuves chirurgicales les plus douloureuses? La cessation apparente ou réelle de l'exercice des sens et des facultés intellectuelles, existe dans un grand nombre de maladies comateuses, dans beaucoup de névroses, et est un signe de mort très équivoque. Il en est ainsi de la lividité des téguments : certains morts, les apoplectiques, quelques phthisiques, ont la face très injectée ; la pâleur de la peau est un effet du froid, et un symptôme assez commun de certaines affections vives de l'âme, ou de quelques maladies nerveuses ; enfin, il est des individus dont les téguments ont, pendant la vie, une teinte plombée et un aspect cadavéreux. On peut trouver une absence presque complète de chaleur sur des malades qui ne sont point en danger de mourir : elle est un effet de l'asphyxie par submersion à un faible degré, de l'hystérie, de la syncope, et de ce qu'on appelle la fièvre algide. D'ailleurs, la température du corps est modifiée par diverses circonstances : les corps chargés d'embonpoint perdent

13

plutôt leur chaleur que ceux qui sont maigres ; les vieillards se refroidissent plus promptement que les adultes ; plusieurs maladies mortelles et qui ont produit la mort, n'ont pas, cependant, éteint la chaleur, ou plutôt ont fait naître si rapidement celle qui accompagne quelquefois la décomposition putride, qu'on pourrait confondre celle-ci avec la chaleur naturelle. Que dirons-nous des signes de mort tirés de l'inspection des yeux ? Sont-ils infaillibles ? Non, certainement. Au moment de la mort, et quelque temps avant, la cornée perd sa transparence, et semble obscurcie par un nuage ou une toile ; les yeux sont pulvérulents et flasques, en quelque sorte. Déjà les anciens avaient observé l'obscurcissement de la cornée chez les mourants, et ils calculaient sur son degré le temps qui s'était écoulé depuis la mort ; mais quelques maladies tuent si rapidement, qu'on ne remarque pas, et le nuage de la cornée, et l'affaissement du globe de l'œil : telles sont l'apoplexie, la mort par la rupture d'un gros vaisseau artériel, ou l'asphyxie par le gaz acide carbonique ; cet état des organes de la vue a existé quelquefois sur des asphyxiés que des soins éclairés ont rendus à la vie. Le *facies* hippocratique n'est pas un signe plus infaillible : c'est un effet ordinaire des maladies chroniques ; on le remarque sur la plupart des criminels que l'on conduit au supplice ; on ne le trouve pas sur beaucoup d'individus qui périssent d'une mort prompte. Il ne faut pas attacher plus d'importance à la perte de transparence de la main, qu'on place, pour l'examiner, devant une bougie. Tant de maladies diverses peuvent suspendre l'exercice des mouvements, de la voix et de l'influence nerveuse, qu'on se tromperait souvent, si on annonçait, d'après leur absence, la réalité de la mort. Quelques auteurs ont regardé comme un signe très précieux d'un reste de vie, l'état de contraction du muscle coccygioanal ; son relâchement serait un faible indice de la mort.

La respiration peut exister encore, et paraître entièrement suspendue ; les côtes ne se meuvent plus, mais un mouvement lent et insensible du diaphragme entretient l'action des organes pulmonaires. Il ne faut pas annoncer la mort sur la cessation des battements du pouls ; la vie n'est pas toujours éteinte lorsque la circulation a cessé : ainsi, dans la syncope, le cœur est paralysé, et la mort n'est qu'apparente. Pour bien explorer le pouls, il est souvent avantageux de mettre l'artère radiale dans un état de relâchement, en faisant fléchir légèrement le poignet, et de palper le vaisseau sans trop presser, en le suivant jusqu'au pli du bras et même plus haut. Si la radiale ne fait sentir aucune pulsation, on explorera les grosses artères et le cœur lui-même, en se rappelant, dans l'occasion, les transpositions de ce viscère qui ont été observées par plusieurs anatomistes. Lorsque ce cas fort rare se rencontre, on chercherait vainement à gauche les battements du cœur; c'est à droite et sous le sternum qu'ils se font sentir.

Des individus ont possédé le singulier privilége de suspendre à volonté les mouvements du cœur; Cheyne en rapporte un exemple, qui lui a été emprunté par Bruhier et beaucoup d'autres écrivains. Le colonel Townshend, malade depuis fort longtemps, fait appeler les docteurs Cheyne et Baynard, et Shrine, son pharmacien, pour être témoins de l'expérience la plus singulière, celle de mourir et renaître en leur présence. Ils viennent : le colonel se couche sur le dos; Cheyne palpe l'artère radiale, Baynard place sa main sur la région du cœur, et le pharmacien Shrine présente un miroir à sa bouche. Un moment s'est écoulé, et l'on ne sent plus ni pulsation dans l'artère, ni battement au cœur, et la glace n'est point ternie par l'air expiré. Ce phénomène étrange subsiste demi-heure, et déjà les spectateurs pensent à se retirer, persuadés que le malade est victime de son expérience, lorsque, en l'examinant de plus près, ils aperçoivent un mouvement : on sent les pulsations du pouls et les battements de la radiale revenir par degrés, la respiration renaît; enfin le malade est ressuscité. Quand ils sont sortis, il fait venir un notaire, ajoute un codicille à son testament, et meurt paisiblement, huit heures après l'expérience. D'autres exemples d'individus qui commandaient aux mouvements de leur cœur ont été rapportés par Haller, dans sa Physiologie.

Les animaux qui dorment tout l'hiver sont dans un état de mort apparente complet : la respiration et la circulation sont presque insensibles; le sentiment et le mouvement n'existent plus; la chaleur animale descend jusqu'à un ou deux degrés au-dessus de zéro. Pendant la durée de ce sommeil léthargique, on peut disséquer plusieurs animaux sans qu'ils donnent aucun signe de douleur. Des naturalistes ont gelé des chenilles, au point de les rendre cassantes ; cependant ils parvenaient à les ranimer. Il est des cas dans lesquels l'homme, saisi par le froid, tombe dans un sommeil léthargique, qui diffère peu de la mort apparente des animaux hibernants.

La rigidité des cadavres est l'un des signes de la mort les plus caractéristiques; tant que les membres sont flexibles, si leur flexibilité n'a pas succédé à la roideur, on peut présumer un reste de vie. Une fille âgée de huit ans, qui avait fui la maison paternelle, fut trouvée sept jours après dans un bois, privée de sentiment, de mouvement, de circulation et de respiration; mais ses membres étaient flexibles, et on connut à ce signe que la vie existait encore. Bruhier propose, pour constater la réalité de la mort, d'abaisser la mâchoire inférieure, et d'observer ce qui en résulte : si la mort n'est qu'apparente, la mâchoire ne reste point dans la situation qu'on lui a fait prendre, et se rapproche spontanément de la supérieure; mais que de circonstances peuvent rendre cette épreuve fort équivoque! La luxation de l'os, la paralysie des adducteurs maxillaires, le spasme des abducteurs, sont autant de causes qui peuvent tenir la bouche béante, et la contractilité du tissu peut suffire, après la mort, pour ramener l'os de la mâchoire abaissée au-devant du supérieur. Louis regarde la rigidité cadavérique comme un effet constant de la mort, et, par conséquent, comme le plus précieux des signes qui servent à la constater. Il dit qu'ayant fait, pendant plusieurs années, des recherches non interrompues sur plus de cinq cents sujets qui venaient d'expirer, il a toujours vu qu'au moment de la cessation absolue des mouvements, les articulations commencent à se roidir, même avant la diminution de la chaleur naturelle. Mahon ne croyait point la rigidité cadavérique un signe fort certain de la mort, et il a assuré que ce signe pouvait être très équivoque; il eût modifié son opinion, s'il avait pu connaître l'excellent travail de Nysten sur ce sujet. Tout ce que nous allons dire de la roideur cadavérique est une analyse des recherches de ce savant, qu'une mort prématurée a enlevé.

La roideur cadavérique commence par le tronc et le cou, gagne les membres thorachiques, et s'étend de là aux membres abdominaux ; en se dissipant, elle suit la même marche, et persiste d'autant plus longtemps qu'elle a commencé plus tard. Son énergie et sa durée seront toujours en raison du degré de développement et de conservation des organes musculaires à l'instant de la mort : ainsi, elle est extrèmement forte sur les cadavres des individus athlétiques, de ceux qui sont morts du tétanos, ou qui ont été asphyxiés par des gaz dont l'action délétère ne se dirige pas sur la contractilité. Dans tous les animaux, le moment où la roideur commence est celui où la chaleur vitale paraît s'éteindre, et elle survient plus promptement quand le corps est exposé aux influences atmosphériques, surtout si la température est basse. Pendant tout le temps qu'elle subsiste, les organes qui en sont le siége résistent à l'action des forces chimiques, et ce n'est que lorsqu'ils ont repris toute leur souplesse, que la fermentation putride commence à se déclarer. Nysten regarde cette roideur comme la mesure de la résistance opposée par les forces organiques aux forces chimiques ; la vie, sur le point de s'éteindre, semble se réfugier dans les muscles, et y détermine le spasme qui constitue la rigidité. Seuls, les muscles sont le siége de cette roideur, qui dépend entièrement de la contractilité vitale, à la vérité très faible, mais suffisante pour résister, pendant quelque temps, aux forces chimiques.

Nysten expose, avec beaucoup de sagacité, les différences qui distinguent la roideur accidentelle de la cadavérique. La première peut être causée par l'action du froid, une fièvre ataxique, une inflammation cérébrale, l'apoplexie, le tétanos, et autres maladies convulsives, et par l'asphyxie. Est-elle un effet de la congélation ? Comment la méconnaître ? Tous les tissus sont également durs, gelés, et leur dureté est proportionnée à leur masse ; l'abdomen lui-même est très résistant ; la pression sur les téguments laisse une dépression fort apparente ; quand on fait mouvoir un membre, on entend un bruit comparable au cri de l'étain, et qui est produit par la fracture des petits glaçons. Alors, les poumons et le cœur sont ordinairement gelés comme les autres organes. La roideur est-elle convulsive : qu'on palpe les téguments, on sentira encore un certain degré de chaleur. Dans ce cas, la roideur précède toujours la mort apparente, et il n'en est pas ainsi de la rigidité cadavérique, qui n'est d'ailleurs presque jamais aussi forte. Lorsqu'on a surmonté cette tension convulsive, le membre revient brusquement à sa position ; il obéit, au contraire, à toutes les impressions, lorsque la rigidité vaincue était un effet de la mort. Enfin, si la maladie nerveuse a eu une terminaison funeste, la contraction convulsive cesse, au bout d'une heure ou deux, avec l'influence nerveuse, et la roideur cadavérique lui succède après l'extinction de la chaleur. Cette rigidité est-elle syncopale : les membres roidis sont froids ; mais les phénomènes qui l'ont précédée se sont succédé avec la plus grande rapidité ; mais la chaleur est encore fort sensible au tronc ; mais le moment où les membres deviennent roides n'est séparé que par un intervalle de temps extrêmement court de celui où l'action du cerveau, des poumons et du cœur a été suspendue. La roideur qui suit certaines asphyxies est ordinairement convulsive.

Une excellente épreuve pour constater la réalité de la mort dans un cas douteux, consisterait à découvrir un muscle qu'on soumettrait à l'action d'une pile voltaïque. Si l'irritabilité se tait, on peut ordonner l'inhumation.

De tous les signes de la mort, le plus certain, celui dont l'existence reconnue prévient infailliblement les catastrophes qui suivent quelquefois les inhumations précipitées, c'est le commencement de putréfaction des cadavres, caractérisée par la coloration verdâtre du ventre, avec ballonnement et une odeur particulière. Peu de personnes, même parmi celles qui ne sont point initiées dans les secrets de l'art de guérir, sont capables de confondre avec la putréfaction cadavérique, la gangrène ou la pourriture d'hôpital, ou les vergetures, et les ecchymoses qu'on voit dans certaines maladies. Lorsque la décomposition putride survient, tous les autres signes de la mort, à l'exception de la roideur, existent au plus haut degré d'intensité ; cette putréfaction paraît ordinairement dans le délai de trois à six jours ; mais beaucoup de causes, que nous sommes dispensés d'indiquer, peuvent l'accélérer ou la retarder.

De grandes catastrophes ne seraient point survenues, si les signes de la mort avaient été recherchés soigneusement par quelques médecins qui ont plongé le scalpel dans le sein d'individus vivants. Tout le monde connaît l'histoire de Vésale, et les suites de sa méprise. Térilli rapporte un autre exemple du même accident. Philippe Peu pratique l'opération césarienne sur une femme qu'il croit morte; mais la trépidation de tout le corps, le grincement des dents, et les mouvements convulsifs des lèvres sous l'action de l'instrument tranchant, lui apprennent qu'elle vit encore. Cette mort tragique était réservée à l'auteur de Manon Lescaut et de Cléveland : l'abbé Prévôt fut trouvé, dans la forêt de Chantilli, privé de sentiment et de mouvement ; on le crut mort, et un chirurgien procéda à l'autopsie cadavérique. Mais, à peine eut-il plongé le scalpel dans le corps du malheureux apoplectique, qu'un cri, arraché par la douleur à sa victime, lui fit connaître sa méprise : Prévôt ne revit la lumière que pour sentir toute l'horreur du genre de mort par lequel il périssait.

Des maladies peuvent produire la mort apparente, et exposer aux inhumations précipitées. On a vu souvent des apoplectiques présenter presque tous les signes de la mort, et induire en erreur sur leur état des yeux peu éclairés. Amatus Lusitanus a raconté l'histoire d'une jeune fille de Ferrare que tout le monde crut morte d'apoplexie. Sa mère, qui l'aimait beaucoup, ne voulut pas qu'on lui donnât la sépulture si tôt, et sa tendresse fut récompensée par le retour à la vie de la malade au troisième jour de la mort apparente. Un individu, dit Zacutus Lusitanus, était frappé d'apoplexie depuis vingt-quatre heures; son corps, déjà froid, fut cousu dans un linceul, et déposé à terre jusqu'au moment de la cérémonie funèbre; mais, pendant qu'on le transportait au lieu de sa sépulture, on entendit un bruit sourd dans le cercueil; on suspendit les funérailles, et des soins éclairés le rappelèrent à la vie. Plusieurs exemples analogues ont porté les médecins à recommander de différer quelque temps l'inhumation des apoplectiques. Rhazès voulait que ce délai fût de soixante-douze heures; Arnaud de Villeneuve, de soixante. Dans la léthargie, le malade a perdu l'exercice des facultés intellectuelles et du mouvement; son sommeil est la parfaite image de la mort, sa respiration est insensible; on sent à peine, et quelquefois on ne peut sentir les pulsations du pouls. Si cet état est porté à un haut degré d'intensité, et persiste quelque temps, il pourra tromper des assistants, et même des médecins peu attentifs. Quel que soit le degré de l'apoplexie, rarement la chaleur animale est éteinte, rarement les battements du cœur sont imperceptibles; le visage présente presque toujours une couleur foncée; il est injecté, tuméfié; la bouche contient une salive écumeuse; d'autres fois, il faut l'avouer, la face s'éloigne peu de son état naturel. Lorsque la mort paraît équivoque, n'est-il pas humain de suspendre l'inhumation du corps et d'attendre, pour lui donner la sépulture, l'apparition de signes qui ne peuvent tromper, la rigidité cadavérique et le commencement de la putréfaction?

Des extatiques sont tombés, en exaltant leur imagination, dans un tel état de mort apparente, que les plus forts stimulants ne pouvaient réveiller leur sens: dans cet état, ils bravaient les épreuves les plus douloureuses, et supportaient, sans donner la plus légère marque de douleur, l'action du feu et du fer. On trouve des exemples de ce phénomène, que le vulgaire appelle miraculeux, parmi les fanatiques de toutes les religions, et nos convulsionnaires du dix-huitième siècle en ont présenté plusieurs. Mais rarement l'extase se prolonge beaucoup, ou assez longtemps, pour faire croire à la mort, dont il n'existe d'ailleurs que quelques signes.

La catalepsie, à un haut degré, frappe souvent le corps d'une stupeur générale; tous les sens sont plus ou moins complètement suspendus; l'œil est quelquefois ouvert, la pupille est immobile, le regard est fixe; la rétine ne perçoit plus les rayons lumineux; l'oreille, les rayons sonores; le goût, les saveurs; l'odorat, les odeurs; la peau a perdu son exquise sensibilité, et le cerveau a cessé de commander aux muscles. Ce n'est là qu'une petite partie des merveilles que les cataleptiques peuvent présenter; mais l'état de mort apparente est facile à connaître. Ici, comme dans le cas précédent, le corps a conservé sa chaleur; presque toujours les muscles ont perdu leur souplesse, et on peut reconnaître à un degré quelconque, et les battements du cœur, et les mouvements de la respiration.

Lorsque l'épilepsie est fort intense, elle produit les mêmes effets que l'apoplexie; même état de stupeur générale, même sommeil comateux, même insensibilité. Cependant il est rare qu'il n'existe pas des signes de vie, comme ceux-ci : face rouge et pourprée, hémorrhagie, salive écumeuse, pulsation des artères manifeste, mouvements de la respiration plus ou moins apparents, conservation de la chaleur. Dans les cas douteux, mêmes précautions que pour l'apoplexie.

Plusieurs signes de mort peuvent accompagner le tétanos violent ; des assistants peuvent se méprendre sur la nature de la roideur des membres ; mais toute erreur est impossible, lorsqu'on possède une idée juste de la rigidité cadavérique. Des signes de vie assez nombreux décèlent la vérité ; il y a ordinairement, dans le tétanos, grand resserrement du sphincter, continuation de la respiration, qui n'est guère altérée que pendant l'exacerbation des symptômes et de la chaleur du corps , qui ne cesse qu'aux approches de la mort véritable.

Dans l'hystérie, les apparences de la mort sont quelquefois très grandes, et cet état a lieu lorsqu'il y a complication de syncope : alors la respiration est imperceptible, le battement du pouls insensible, la chaleur presque éteinte ; tous les sens sont suspendus, tous les muscles sans mouvement, et les facultés intellectuelles absolument nulles. Le froid est glacial aux lombes et aux membres inférieurs ; la peau est ordinairement sèche ; rien ne peut arracher le malade au sommeil comateux qui le prive de toutes ses fonctions. Une femme hystérique, dont parle Cullen, resta six jours entiers privée de mouvement et de sentiment, et, ce temps écoulé, revint à la vie. Alexandre Benedict assure qu'une hystérique, ensevelie vivante, reprit ses sens dans le tombeau, et périt de la mort la plus affreuse. Forestus conserva la vie à une femme qui était dans un tel état de stupeur depuis vingt-quatre heures, que tout le monde la croyait morte. Une religieuse de Brescia, dont parle Licetus, qui était sujette à des accès hystériques, resta dix jours entiers dans un état apparent de mort : elle était privée de sentiment et de mouvement, et ne prit , pendant ce temps, aucune nourriture. Dix jours de mort apparente, c'est beaucoup. Terminons cette énumération fort incomplète des femmes hystériques qui ont été inhumées vivantes, par ce que dit d'elles notre bon Ambroise Paré : « En telle disposition, ne se faut hâter de les ensevelir, et moins ouvrir leur corps, de peur d'encourir une calomnie, ainsi que de ce siècle est arrivé à un grand anatomiste. Je dy grand et célèbre, duquel les livres reparent aujourd'huy les estudes des hommes doctes, lequel estant pour lors résidant en Espagne, fut mandé pour ouvrir une femme de maison, qu'on estimoit être morte par une sufocation de matrice; le deuxième coup de rasoir qu'il lui donna, commença ladite femme à se mouvoir, et démontrer par autres signes qu'elle vivait encore, dont tous les assistans furent grandement étonnés. Je laisse à penser au lecteur, comme ce bon seigneur faisant cet œuvre, fut en grande perplexité, etc. »

Aucune maladie ne produit plus parfaitement les apparences de la mort, qu'une lipothymie très intense. Ici, on trouve tous les signes qui se tirent de la respiration, de la circulation, et même de l'état de la chaleur et de la coloration ; mais les muscles ont conservé leur souplesse, les traits de la face ne sont pas décomposés ; la lipothymie, portée au plus haut degré, est un véritable état de mort.

A la suite de douleurs extrèmement vives pendant un travail long et laborieux, une femme peut tomber dans une lipothymie d'une durée considérable, et parfaitement semblable à la mort. L'observation de Rigaudeaux est bien connue ; mais elle est trop extraordinaire, et rentre trop parfaitement dans notre sujet, pour que je me dispense de la rapporter. Ce chirurgien fut appelé pour accoucher une femme, aux environs de Douai (en 1745) : on était venu le chercher à cinq heures du matin ; mais il n'avait pu se rendre qu'à huit heures et demie auprès de la malade. On lui dit, lorsqu'il entra dans la maison, que l'accouchée était morte depuis deux heures, et qu'on n'avait pu trouver un chirurgien pour lui faire l'opération césarienne. Rigaudeaux s'informa des accidents qui avaient pu causer une mort si prompte ; on lui répondit que, dès quatre heures du soir de la veille, la morte avait commencé à ressentir les douleurs de l'enfantement; que, pendant la nuit, la violence de ces douleurs avait causé des faiblesses et des convulsions, et que le matin, à six heures, une nouvelle convulsion avait anéanti ce qui restait de forces à cette malheureuse. Elle était déjà ensevelie lorsque Rigaudeaux demande à la voir; il fait ôter le suaire pour examiner le visage et l'abdomen; il tâte le pouls au bras, sur le cœur et au-dessus des clavicules, point de battement; il présente un miroir à la bouche, la glace n'est pas ternie; beaucoup d'écume la remplissait, et l'abdomen était prodigieusement gonflé. Un heureux pressentiment l'engage à porter la main dans l'utérus : il trouve son orifice très dilaté, et la poche des eaux fermée; aussitôt il déchire les membranes, et sent la tête de l'enfant dans une bonne position; il la repousse pour introduire sa main, et met le doigt dans la bouche de l'enfant, qui ne donne aucun signe de vie. Cependant il le retourne, l'amène par les pieds avec assez de facilité, le met entre les mains des femmes qui sont présentes, et, quoiqu'il lui paraisse mort, il les exhorte à le réchauffer, en projetant du vin chaud sur son visage et sur tout son corps. Ces femmes se prêtent d'autant plus volontiers à ces soins, que l'enfant est très beau; mais, fatiguées d'un travail de trois heures, en apparence inutile, elles se disposent à l'ensevelir, lorsqu'une d'elles s'écrie qu'elle lui a vu ouvrir la bouche : aussitôt leur zèle est ranimé, le vin, le vinaigre, l'eau de la reine de Hongrie sont employés avec profusion; l'enfant donne des signes de vie manifestes, et bientôt il pleure avec autant de force que s'il était né heureusement. Rigaudeaux veut visiter la mère une seconde fois; on l'avait encore ensevelie, et même bouchée. Il fait enlever tout l'appareil funèbre, et après un examen attentif, il la juge morte, comme après la première inspection. Cependant il est étonné de la flexibilité des membres après sept heures de mort; il fait quelques tentatives inutiles pour ranimer la vie, et repart pour Douai, en recommandant de ne procéder à l'inhumation du corps que lorsque les membres de la morte auraient perdu leur souplesse, et prescrit de lui frapper de temps en temps dans les mains, de lui frotter les mains, le nez, les yeux et le visage avec du vinaigre et de l'eau de la reine de Hongrie, et de la laisser dans son lit. Deux heures de ces soins ressuscitèrent la morte, et l'enfant et la mère reprirent si bien des forces, qu'ils étaient tous deux pleins de vie le 10 août 1748; mais la mère resta paralytique, sourde et presque muette.

Beaucoup d'inhumations précipitées ont été faites pendant le cours des maladies pestilentielles, et il est hors de doute qu'alors on a enseveli, plusieurs fois, des malheureux qui vivaient encore. Dans l'hôpital du Saint-Esprit, à Rome, un jeune homme atteint de la peste, dont Zacchias nous a conservé l'histoire, tomba, par la violence de sa maladie, dans une syncope si parfaite, qu'on le crut mort. Son corps fut mis au nombre de ceux qui, étant morts de la même maladie, devaient être incessamment inhumés. Dans le temps qu'on transportait ces cadavres sur le Tibre, dans la barque destinée à cet office, le jeune homme donna quelques signes de vie, et fut transporté à l'hôpital; mais, après deux jours d'une vie faible, il éprouva une syncope aussi forte que la première, et son corps, réputé mort sans retour, fut placé parmi ceux qu'on devait enterrer. Cependant il se ranima encore, et on lui donna de nouveaux soins, qui furent si heureux, que la guérison fut parfaite. D'autres exemples de même nature ont été rapportés par Misson, Guillaume Fabri, Crafft, Diemerbroek, et sont consignés dans l'ouvrage de Bruhier sur l'incertitude des signes de la mort.

Louis a emprunté aux causes célèbres un exemple de mort apparente fort extraordinaire : Un jeune religieux étant en voyage, et logeant dans une maison où l'on venait d'ensevelir une jeune fille qu'on croyait morte, s'offrit pour passer la nuit dans la chambre où était le cercueil; l'idée lui vint de découvrir cette fille et de l'examiner; sa beauté enflamma ses sens, et il satisfit ses désirs. Le lendemain matin il partit; cependant la morte ressuscita, et neuf mois après mit au monde un enfant, au grand étonnement de ses parents et du sien. Le religieux passa dans le même endroit à cette époque, et, feignant d'être surpris de trouver vivante celle qu'il disait avoir crue morte, il s'avoua le père de l'enfant, et en épousa la mère, après s'être fait délier de ses vœux. Cette anecdote ne présente pas tout le degré d'authenticité qu'on lui désirerait.

C'est après les combats qu'on a vu souvent des soldats être réputés morts, et cependant recouvrer leur sens, quelquefois après avoir été laissés plusieurs jours sur le champ de bataille. François de Civille, gentilhomme normand, était capitaine d'une compagnie de cent hommes dans la ville de Rouen, lorsque cette place fut assiégée par Charles IX. Il fut blessé à mort à la fin d'un assaut, et jeté d'un rempart dans le fossé; quelques pionniers le dépouillèrent de ses vêtements, le mirent dans une fosse avec un autre corps, et le couvrirent d'un peu de terre. Il resta dans cet état depuis onze heures du matin jusqu'à six heures et demie du soir, heure à laquelle il fut déterré par son valet. Ce fidèle domestique, en l'exhumant, sentit quelques signes de vie, et le porta dans sa maison. Civille, pendant cinq jours et cinq nuits, ne parla et ne remua point; il ne donnait aucun signe de sentiment; mais son corps était aussi brûlant qu'il avait été froid dans la fosse. La ville fut prise d'assaut; les valets d'un officier de l'armée victorieuse, qui devait loger dans la maison où était Civille, le jetèrent d'abord dans une chambre de derrière, et enfin le précipitèrent par la fenêtre. Il tomba heureusement sur un amas de fumier, et y resta pendant trois fois vingt-quatre heures en chemise. Au bout de ce temps, il fut recueilli par un de ses parents, et revint parfaitement à la vie. Civille avait été retiré vivant du sein de sa mère, qui avait succombé pendant le travail, et, en mémoire de ces étranges aventures, il se qualifiait, dans ses actes, de trois fois mort, trois fois enterré, et trois fois ressuscité par la grâce de Dieu. Il est probable qu'après les grandes batailles, on fait souvent des inhumations précipitées.

Il faut surtout redouter les inhumations précipitées après l'asphyxie par submersion. Plusieurs noyés réputés morts sans ressource, ont été cependant rappelés à la vie; et Bruhier en rapporte des exemples fort remarquables. L'immersion dans une eau extrêmement froide peut causer sur-le-champ une lipothymie, qui suspend absolument tous les signes de la vie; toutes les fonctions cessent au moment même; le besoin de respirer un nouvel air ne se fait point sentir, et les individus qui sont dans cet état restent assez longtemps sous les flots, en conservant une vie latente, que des secours, bien dirigés, rendent quelquefois manifeste, lorsqu'ils ont été retirés de l'eau. Mille exemples ont prouvé la nécessité de continuer longtemps les soins que l'on donne aux noyés; mille fois leur présence a rendu au jour des submergés que l'on croyait morts sans retour.

Un froid très vif frappe tout le système nerveux d'une stupeur profonde, surtout si, à son action longtemps continuée, se joint la fatigue des organes musculaires. Un besoin insurmontable de se livrer au sommeil aveugle les malheureux qui sont placés dans ces circonstances, sur les dangers dont leur vie est menacée; s'ils ne peuvent lui résister, ils s'endorment et ne se réveillent jamais lorsqu'ils sont longtemps exposés à la rigueur de la température : on ne se hâtera point de les inhumer. Le premier janvier 1777, jour extrèmement froid, dit Pia, un grenadier du régiment Lyonnais, en garnison à Strasbourg, a été trouvé dans la rivière, debout, la tête hors de l'eau, roide comme un pieu, et sans mouvement ni connaissance, etc. On le regarda comme gelé et mort sans ressource, et déjà l'on disposait ses funérailles. Un jeune chirurgien pria instamment qu'il lui fût permis de tenter quelques secours, et coucha le corps sur un matelas dans un cabaret, la tête plus élevée que le corps; il lui souffla beaucoup d'air dans les voies aériennes, et le fit couvrir de draps et de couvertures bien chaudes : le grenadier fut agité, frotté, réchauffé; on lui injecta, par le rectum, des lavements de tabac, de savon et de sel; on lui brossa fortement la plante des pieds; on stimula vivement la pituitaire, etc.; et ces secours produisirent le plus heureux effet.

Des individus presque gelés et jugés morts, sont revenus à la vie, après avoir été laissés longtemps dans du fumier, ou couverts de la peau d'un animal écorché récemment. Lorsqu'il est question de la vie d'un homme, il importe beaucoup de ne pas se presser.

Il est d'autres causes de mort apparente durant le cours des maladies aiguës ou chroniques; l'asphyxie surtout en fournit un grand nombre; et, dans tous ces cas, la précipitation peut faire commettre des méprises funestes. Elles sont moins communes depuis les travaux de Winslow, Bruhier et Louis sur l'incertitude des signes de la mort. Ces signes eux-mêmes sont beaucoup mieux connus qu'ils ne l'étaient autrefois, et les lois ont pris en considération les réclamations des médecins. On n'a plus à désirer encore l'établissement d'inspecteurs chargés spécialement de la visite des morts et de constater les décès: le délai de vingt-quatre heures, que le Code ordonne entre l'époque de la mort et celui de l'inhumation, peut quelquefois être trop court; mais rien ne défend de le prolonger dans un cas douteux. Si tous les corps étaient conservés plusieurs jours dans les maisons particulières, la salubrité publique serait compromise par cet usage, surtout lors des grandes chaleurs. Il faudrait donc encore édifier des dépôts publics de morts, et les entourer de toutes les précautions nécessaires pour prévenir l'infection de l'air.

On a conseillé beaucoup d'épreuves pour constater la réalité de la mort; quelques-unes sont fort équivoques. Pour s'assurer s'il existe encore un reste d'action dans les poumons, les auteurs veulent qu'on place, au-devant de la bouche et des narines, la flamme d'une bougie; si cette flamme est immobile, la respiration est absolument suspendue. La même épreuve peut se faire avec un miroir placé comme la bougie; si l'air expiré et la vapeur pulmonaire ternissent la glace, l'action des poumons n'a pas cessé entièrement. Mais la glace ne peut-elle pas être ternie par les vapeurs qu'exhalent les muqueuses aérienne et digestive d'un cadavre encore chaud ? Des médecins veulent qu'on place, devant la bouche et les fosses nasales, un brin de paille, un filament de laine ou de coton : s'il vacille, son agitation est causée par l'air expiré; donc la respiration subsiste encore. Cette expérience n'est pas moins équivoque que les premières. Il en est ainsi de celle qui consiste à placer, le corps étant couché sur le dos, un verre d'eau sur le cartilage xiphoïde, ou mieux, d'après Winslow, sur le cartilage de l'avant-dernière côte, après avoir situé le corps sur le côté, et à juger de l'existence ou de la cessation de la respiration sur l'oscillation ou l'immobilité du liquide. Un mouvement extrêmement lent et doux du diaphragme peut entretenir la respiration, pendant que les côtes sont dans une immobilité parfaite, et ce mouvement, aucune épreuve ne peut le constater.

On a recommandé d'examiner, devant la lumière d'une bougie, l'intérieur des mains et de la plante des pieds. Bonafox de Mallet, conseille, comme une bonne épreuve, de rapprocher les doigts les uns des autres, et de les opposer à la lumière, en les tenant rapprochés; s'ils ont une transparence sensible, la vie n'est pas encore éteinte. Ce signe a peu de valeur.

Beaucoup d'épreuves consistent dans la stimulation des membranes muqueuses; ainsi, on conseille la titillation de la luette, l'irritation de la membrane pituitaire par les plus forts sternutatoires, surtout les lavements irritants et la fumée de tabac introduits dans les intestins. L'électricité, si vantée jadis, et maintenant si dédaignée, ne produit pas ici de fort grands effets; il en est de même du galvanisme, qui a été conseillé spécialement dans tous les cas où l'on pourrait douter de la réalité de la mort. Les expériences les plus variées ont prouvé combien peu de confiance méritent ces divers stimulants; une chaleur douce est un moyen fort bon de ranimer les corps qui ont éprouvé trop longtemps l'action d'un froid rigoureux; l'insufflation pulmonaire est particulièrement utile dans divers cas d'asphyxie; une vive stimulation des sens, particulièrement de l'ouïe, a réussi quelquefois : mais ces épreuves diverses n'ont rien de décisif, et leur non succès n'est pas une preuve de la réalité de la mort.

Il faut peu compter sur les excitants internes et l'application des vésicatoires; ces stimulants agissent lentement, et beaucoup de causes, autres que la mort, peuvent empêcher leur action. Quelques malades sont revenus à la vie uniquement par de fortes secousses imprimées à leurs membres; d'autres n'ont donné aucun signe de sentiment pendant les expériences les plus douloureuses, et n'en ont pas moins recouvré l'exercice de toutes leurs fonctions, après un temps plus ou moins considérable.

Winslow regarde les épreuves chirurgicales comme les plus capables de prouver la réalité de la mort; ces épreuves sont très variées : telles sont l'urtication, des frictions extrêmement rudes sur les parties de la peau les plus sensibles et sous la plante des pieds, mais surtout des piqûres avec des aiguilles, l'application de ventouses scarifiées aux environs des mamelles, suivie de la torréfaction avec l'huile bouillante, une brûlure avec l'huile ou l'eau très chaude, ou un cautère actuel, la combustion d'un moxa. Ces opérations douloureuses n'ont aucun effet sur les paralytiques, et spécialement sur les épileptiques; ils ne sentent rien, et cependant ne sont pas morts. A plus forte raison, faut-il peu compter sur les blessures faites avec un instrument tranchant. Foubert a conseillé de mettre le cœur à nu par une incision, et d'aller reconnaître avec le doigt s'il est absolument immobile. Cette expérience est un excellent moyen pour tuer un homme qui vit encore, et certes nous ne savons pas si le chirurgien qui trouverait le cœur palpitant sous son doigt, devrait beaucoup s'applaudir de son épreuve. D'ailleurs, dans une lipothymie portée au dernier degré d'intensité, le cœur n'est-il pas privé de tout mouvement, pendant qu'une vie latente subsiste encore dans les organes? Nous avons dit ailleurs que Nysten conseille de mettre un muscle à découvert, et d'interroger son irritabilité avec la pile voltaïque : cette irritabilité donnera sans doute des marques de son existence dans plusieurs cas de morts récentes bien réelles; mais, lorsqu'elle ne se manifestera par aucun signe, on pourra affirmer, dans tous les cas possibles, que la vie est éteinte pour jamais.

M. Lévy a proposé un moyen fort simple, l'application du cautère actuel : le fer incandescent appliqué sur les tissus d'un cadavre n'y détermine jamais d'eschare, ni de rougeur en forme d'auréole, ni de ligne rouge : avec l'intensité et la durée d'action du cautère qui suffiraient pour désorganiser sur le vivant toute l'épaisseur de la peau, on produit à peine sur le cadavre le dessèchement de l'épiderme et la flétrissure de la superficie du derme. Plus intense, plus prolongée, l'action du fer rouge n'a pour résultat, sur le cadavre, qu'une simple carbonisation. A Paris, des médecins vérificateurs sont chargés, dans chaque arrondissement, de constater, d'après un examen direct, la mort d'abord, puis toutes les circonstances qui l'ont accompagnée. De toutes les garanties, c'est incontestablement la meil-

leure ; l'institution de ces médecins vérificateurs de la réalité
des décès, devrait être appliquée à toute la France.

Toutes les nations policées ont respecté les lieux destinés aux
inhumations. Cicéron répète souvent ces mots : *Sanctitudinem
sepulchri, sanctitatem sepulchrorum.* Le sage Plutarque observe
que ceux qui violèrent les tombeaux, furent punis par les dieux
et périrent malheureusement : tel fut le sort de Pyrrhus, de Sylla,
de Lysimaque et de plusieurs autres capitaines. Solon fit une
loi contre ceux qui profaneraient les sépultures ; et ce crime
inspira toujours une horreur extrême aux peuples de la Grèce
et de l'Italie. Cette vénération pour les morts, ce respect
pour les lieux qui contiennent leurs dépouilles, tiennent essentiellement à l'ordre social : malheur à la nation qui les
méconnaît ! La profanation des tombes royales de Saint-Denis
est l'un des crimes affreux qui ont déshonoré la révolution
française : quelques scélérats osèrent porter des mains avares
sur les cercueils de Henri IV et de Louis XIV, et la majesté
du séjour de la mort n'inspira aucune crainte à des êtres pervers
que le génie du mal conduisait.

Chez les Romains, tout le terrain destiné aux sépultures était
consacré, et le soc de la charrue cessait pour jamais de le sillon-
ner. Ils déposèrent d'abord les restes de leurs ancêtres dans
les jardins et les prairies ; mais ces terres, perdues pour l'agriculture, appauvrissaient l'Etat. Que firent-ils ? Ils ornèrent
des tombeaux de leurs plus illustres citoyens, les grands chemins les plus fréquentés.

Ce fut d'abord dans les cavernes, les déserts, les vallées,
les antres écartés, que les hommes ensevelirent les morts. Des
peuples barbares et sans habitations fixes les abandonnèrent
aux outrages des bêtes féroces ; mais, aussitôt que la civilisation forma les mœurs, la religion et la politique présidèrent
aux sépultures. L'inhumation des cadavres a été en usage chez
les nations les plus anciennes. Xénophon assure que Cyrus ordonna lui-même qu'on l'inhumât après sa mort.

On a vu ailleurs que les peuples de l'antiquité avaient,
hors des villes, des lieux destinés aux inhumations : tel était
l'usage des Egyptiens, des Chinois, des nations asiatiques.
Solon renouvela la loi qui proscrivait les sépultures dans

Athènes ; et Sparte seule s'éloigna, sur ce point, des principes du reste de la Grèce. Les Romains ordonnèrent qu'on n'élevât aucun bûcher, ou qu'on ne bâtit aucune sépulture, à moins de 20 mètres de distance d'une maison, si le propriétaire de cette maison refusait qu'on fît les funérailles plus près de sa maison : *Rogum vel sepulchrum, deinceps ædibus alienis, domino invito, propius sexaginta pedes admovere jus ne esto.* Beaucoup d'empereurs renouvelèrent les édits qui défendaient les inhumations au sein des villes, et la loi ne les permettait que pour les vestales et les hommes qui avaient rendu de grands services à l'Etat. Un édit d'Adrien ordonna la confiscation du terrain sur lequel un tombeau aura été élevé dans Rome, et l'exhumation du cadavre. Dioclétien, dans un rescrit adressé à Victorinus, s'exprime ainsi : *Mortuorum reliquias ne sanctum municipiorum jus polluatur, intra civitatem condi jam pridem vetitum est.* Ainsi, des idées religieuses excluaient les morts du sein des villes : *Ne funestantur sacra civitatis,* dit Adrien. Cicéron appréhendait les incendies.

Mais la religion chrétienne s'introduit et règne bientôt dans l'empire romain ; de nouveaux usages sont substitués aux anciens. Constantin est inhumé dans le vestibule de la basilique des Saints-Apôtres, qu'il avait fait construire; ce grand exemple est imité : tous les hommes puissants sollicitent le même privilége, et bientôt ces abus sont portés au point qu'ils excitent l'animadversion des empereurs. En vain ils défendirent les inhumations dans les villes, en vain ils restreignirent ce privilége aux seuls martyrs, une piété mal entendue et des préjugés triomphèrent de l'autorité impériale. Des idées religieuses entretenaient les abus, des hommes puissants voulaient n'être point confondus avec le vulgaire, et pensaient participer aux récompenses des justes, en obtenant d'être inhumés dans leur voisinage. D'abord les tombeaux furent construits auprès et autour des murs des églises, et on éleva des vestibules pour défendre les fidèles, que la piété attirait en foule dans ces lieux, contre les injures du temps et la rigueur de la température. Les moines avaient la permission d'être inhumés dans leurs cloîtres ; les fondateurs d'église possédaient le même privilége. Dès le sixième siècle, il y avait beaucoup de sépultures au sein des villes ; mais elles ne furent pas communes dans les églises avant le neuvième. Les Juifs inhumaient leurs morts hors de Paris, et avaient un cimetière particulier ; les premiers rois de France accordèrent à cette ville une portion de leur domaine pour servir aux inhumations , et ce cimetière était situé hors de la capitale.

Contre l'esprit de religion et l'usage général des chrétiens pendant les cinq premiers siècles de l'Eglise, les prêtres s'arrogèrent le droit d'être inhumés dans les temples, et en firent un de leurs priviléges. Ce droit fut reconnu par divers conciles , contesté par d'autres, attaqué et défendu par plusieurs écrivains, et enfin respecté presque universellement en Europe. L'homme pieux qui avait édifié une chapelle, pouvait être inhumé dans ce lieu saint ; le chœur était destiné aux sépultures des prêtres ; des moines reposaient sous les immenses galeries de leurs couvents. Lorsque les médecins appelèrent l'attention du gouvernement sur le danger des inhumations au sein des villes , les ecclésiastiques réclamèrent leur antique privilége , et un arrêté du parlement de Paris , en 1765, leur permit de recevoir la sépulture dans les temples. Plus tard, les prêtres, écoutant une piété plus éclairée , abandonnèrent un droit qu'accompagnaient tant de dangers.

Théodose avait ordonné qu'on enlevât de l'intérieur des villes les tombeaux, les urnes et les sarcophages ; soit qu'il ait fait de cet édit une loi générale de l'empire , soit qu'il en ait restreint l'application à la seule ville de Constantinople, il ne fut pas mieux obéi que ses prédécesseurs les empereurs Gratien et Valentinien ; et, depuis, la superstition l'emporta toujours sur les défenses d'inhumer les morts dans les villes, qui furent portées par les synodes, les conciles, les capitulaires de Charlemagne, François Ier, et plusieurs parlements du royaume. Un pape accorda de singuliers priviléges à un cimetière qui était placé dans le voisinage de Notre-Dame de la Daurade : les morts qui y étaient inhumés, obtenaient plein pardon et rémission de tous leurs péchés. Les comtes de Toulouse ne manquèrent pas de s'en réserver la possession exclusive.

Cependant de grands inconvénients, des accidents terribles

signalaient le dauger des inhumations dans les villes et les églises, et, de toutes parts, les médecins firent entendre d'utiles réclamations. Dès longtemps ils avaient remarqué que les fossoyeurs vivaient peu, et déféré aux magistrats plusieurs catastrophes dont ils avaient été les témoins. Distinguons, parmi les hommes qui luttèrent avec tant de zèle contre un abus intolérable, Haguenot, Navier, Maret et Scipion Piatoli, qu'un duc de Modène chargea d'examiner les dangers qui accompagnent les sépultures au sein des villes, et qui eut l'honneur d'être traduit par Vicq-d'Azyr, à la sollicitation de d'Alembert. Haguenot publia le récit d'un malheur effrayant causé, par une inhumation, dans une des caves communes de l'église paroissiale de Notre-Dame, à Montpellier. Si ces savants recommandables n'avaient pas atteint leur but, nous devrions rappeler les grandes catastrophes qu'ils ont signalées à l'attention publique; mais le plus heureux succès a couronné leurs travaux, et nous sommes dispensés de rapporter leurs observations et leurs raisons. Il est bien reconnu, bien démontré aujourd'hui, que les inhumations dans les villes compromettent gravement la salubrité publique; que les miasmes dégagés des sépultures peuvent causer et ont causé souvent des catastrophes épouvantables, et que non-seulement ils donnent plus d'intensité aux maladies régnantes, mais encore qu'ils enfantent des maladies contagieuses, dont les ravages sont affreux. Depuis 1776, toute inhumation dans les villes et les églises a été défendue; et cette mesure importante de police a été observée avec tant de rigueur, qu'en 1810, un archevêque d'Aix sollicita vainement du gouvernement la fayeur d'être inhumé dans son église cathédrale. Souhaitons que cette sévérité prudente ne se démente jamais; une exception rappellerait bientôt les anciens abus.

Il paraît que le peuple romain avait des bûchers et des tombeaux communs : les bûchers publics étaient appelés *ustrina;* les lieux destinés aux sépultures communes paraissent avoir été de petits puits, *puticuli.* Lorsque les premiers chrétiens devinrent nombreux, ils reçurent en don, des gens riches, plusieurs fonds de terre destinés aux inhumations publiques;

et telle fut l'origine des cimetières. Ce mot est dérivé du mot grec qui a la même signification que le mot *dormire* des Latins. Bientôt les cimetières se multiplièrent ; ils furent d'abord situés, comme les tombeaux des anciens Romains, le long des grands chemins les plus fréquentés, puis transférés autour des églises, et enfin hors des villes.

Il faut plusieurs cimetières à une grande cité ; ils doivent être situés, autant que les localités le permettent, sur un lieu élevé, à une distance peu considérable de la ville, et au nord des habitations ; de telle sorte que le vent du sud ne passe point sur elles après s'être chargé des émanations des cimetières. On évitera de les placer dans des lieux bas et exposés aux inondations. Chaque cimetière doit être clos de murs de 8 à 10 pieds d'élévation, et ne contenir d'autre édifice habité que le logement du concierge. Il importe beaucoup de donner un caractère imposant aux cimetières des grandes villes, et d'entourer les inhumations de beaucoup de décence et de dignité.

La fermentation putride des corps est le triomphe des forces chimiques sur les forces vitales ; il faut du temps pour que la décomposition d'un cadavre soit complète.

Maret fixe à 25 ou 30 pieds l'étendue à laquelle les miasmes émanés d'un corps qui éprouve la fermentation putride, peuvent infecter l'air et devenir dangereux. En supposant, a dit ce savant, qu'une couche de terre de 1 pied raccourcisse les rayons miasmatiques de 2 ou 3 pieds, il en résulte qu'un cadavre enfoncé à 7 pieds de profondeur ne porte ses exhalaisons qu'à 5 ou 6 pieds au-dessus. Mais il est très probable que le raccourcissement des rayons se fait, non-seulement en raison de chaque couche de terre, mais encore en raison du nombre, de la réunion et de la profondeur de ces mêmes couches ; c'est-à-dire qu'un mètre de terre d'épaisseur a un effet plus que triple de chaque tiers de mètre de terre pris séparément. Suivant Maret, la réfraction des rayons miasmatiques est d'autant plus grande, que les couches de terre qu'ils traversent sont plus épaisses ; si la fosse a 7 pieds de profondeur, ces rayons se rapprochent de la perpendiculaire, et sont presque parallèles entre eux ; si elle n'en a que 4, les rayons peu réfractés vont se joindre à ceux des fosses voisines, et augmentent leur densité. Il suit de ces considérations que les fosses de 1 mètre 50 centimètres de profondeur doivent être séparées entre elles, entre leurs grands côtés, par une égale distance, et par 60 centimètres aux extrémités : 10 mètres carrés sont les dimensions de la fosse d'un adulte. Des motifs divers peuvent réclamer l'emploi de moyens chimiques pour arrêter la putréfaction ; les résines, les huiles essentielles, l'alcool sont insuffisants : l'acide pyro-ligneux et les chlorures méritent plus de confiance, sans valoir cependant l'excellent procédé de M. Gannal, qui consiste dans l'injection, par les carotides du cadavre, d'un liquide alumineux (acétate obtenu instantanément par la double décomposition de l'alun et de l'acétate de plomb).

On réglera l'étendue du cimetière sur la population de la ville à laquelle il est destiné; il faut en général cinq ans pour la décomposition d'un cadavre. La loi ne permet au sol d'un cimetière de servir à de nouvelles inhumations qu'après cet intervalle, temps suffisant, mais qui est subordonné à plusieurs circonstances accessoires, telles que la nature du terrain, celle des enveloppes du cadavre, la profondeur de la fosse, la chaleur moyenne du climat, etc. L'étendue du cimetière doit donc être le triple de l'espace nécessaire aux inhumations de chaque année: ainsi, 10 mètres carrés étant les dimensions de la fosse d'un adulte, qu'on multiplie d'abord le nombre des morts de chaque année par 10, et le produit par 3, qui est le nombre d'ans nécessaire pour que la décomposition putride d'un cadavre soit achevée, on aura l'étendue que doit avoir le cimetière.

Pour que la fermentation putride s'opère dans les corps organisés, il faut qu'il y ait un concours de l'humidité, de l'air et d'une certaine température. L'air cède une portion de son oxygène au carbone et à l'hydrogène du corps, qui est abandonné à l'action des forces chimiques. Si les fosses ont plus de 2 mètres de profondeur, le contact de l'air avec le cadavre devient presque impossible, et la décomposition putride est beaucoup plus lente que lorsque les fosses ne sont profondes que d'un mètre. Elle est d'une lenteur extrême dans les cercueils qui ne permettent pas l'accès de l'air : tels les cercueils en plomb ou en pierre, que l'on a cimentés ou vernissés avec soin. D'une autre part, si les fosses sont superficielles, les miasmes putrides traversent facilement ces couches de terre, et infectent l'atmosphère. Il faut donc prendre un terme moyen, et leur donner une profondeur qui facilite la putréfaction et annule les dangers qui accompagnent la dispersion des miasmes dans l'air. Un décret impérial de 1804 prescrit d'établir les cimetières dans des points culminants, à l'exposition du nord ; il règle les dimensions des fosses à $1^m 5$, 2^m de profondeur sur $0^m 8$ de largeur, et l'intervalle de séparation entre $0^m,3$ à $0^m,4$ sur les côtés, et $0^m,3$ à $0^m,5$ à la tête et aux pieds. Les fosses communes sont de larges tranchées creusées à la profondeur ordinaire, et au fond desquelles les bières sont déposées les unes à côté des autres.

Les cimetières de Paris, surtout celui du P. Lachaise, sont, à beaucoup d'égards, fort bien disposés ; il en est ainsi de ceux de quelques grandes villes des départements. Lyon a deux cimetières : l'un, situé sur un lieu très élevé, présente toutes les conditions sanitaires requises ; mais il n'en est pas ainsi de l'autre, qui est situé dans un lieu trop central et trop voisin du Rhône ; mais il commence à être abandonné. Dans beaucoup de petites villes et la majorité des bourgs et villages, les cimetières sont encore, au mépris des ordonnances, à côté de l'église et au milieu des habitations ; ou, s'ils sont situés hors de ces habitations, c'est à une distance beaucoup trop petite.

S'il est utile d'éloigner les cimetières des villes, il en résulte qu'il est peu prudent d'élever des habitations dans leur voisinage : ces habitations seraient exposées, à peu de chose près, aux accidents qui, jadis, menaçaient les maisons dont étaient entourés les lieux destinés aux sépultures. Comme les cités populeuses reculent sans cesse leurs limites, elles auraient bientôt envahi les cimetières, si on n'avait pas eu la précaution de les placer à une assez grande distance de leurs murs. Quelques écrivains ont proposé de mettre des bornes à leur agrandissement excessif, en leur donnant les cimetières pour barrières, et ils observent avec raison qu'on ne saurait leur en donner de plus augustes.

On ne voit point encore les grandes villes des départements adopter l'usage des chars funéraires; et Lyon, la seconde ville du royaume, ne suit point l'exemple de la capitale. Ces chars sont spécialement utiles aux villes de premier ordre, qui ont leurs cimetières situés à une grande distance de leurs murs.

Des philosophes ont désiré que les inhumations ne fussent permises que de très grand matin ou le soir. Les chars funèbres circulent dans la capitale au milieu du jour, et pendant qu'une population immense encombre les rues, des équipages brillants froissent, dans leur course rapide, le drap lugubre qui recouvre le cercueil; des obstacles sans cesse renaissants arrêtent la marche du convoi; le tumulte, la confusion, ôtent toute dignité à la pompe funèbre, et l'indifférence la plus profonde accompagne la dépouille mortelle de l'homme à l'asile qu'il doit habiter pour jamais.

On éloignera, autant que possible, les cimetières des puits, sources et rivières, dont les eaux servent aux besoins des hommes; on a remarqué que les eaux séléniteuses perdaient leur crudité en traversant le sol des cimetières. Il faut que ceux-ci ne soient point entourés de bâtiments susceptibles de gêner la libre circulation de l'air, et qu'ils soient dans un lieu élevé, bien ouvert au nord et à l'est. Navier condamne les plantations de végétaux dans les cimetières, et leur reproche de retenir les vapeurs et de s'opposer à la circulation de l'air; mais il exagère leurs inconvénients. Les végétaux absorbent le gaz carbonique produit par la combustion et la respiration des milliards d'animaux qui couvrent le globe; ils décomposent ce gaz, retiennent le carbone qui est nécessaire à leur accroissement, et exhalent tout l'oxygène. Ainsi, ils contribuent puissamment à la pureté de l'air. Toutefois, si on plante beaucoup d'arbres très élevés autour d'un cimetière, leur masse gênera la circulation de l'air, et alors leur présence sera un inconvénient; mais on peut sans danger cultiver les fleurs et multiplier les arbrisseaux autour des tombeaux.

Les végétaux cultivés dans les cimetières, s'ils ne forment point par leur masse une barrière qui s'oppose à la circulation de l'air, ne peuvent causer aucun inconvénient, ou plutôt ils sont une condition de salubrité.

§ 2. Voirie; écarrissage. — Les nombreux chevaux qui vivent dans les grandes villes, parvenus à l'âge de la vieillesse, ou mis hors de service soit par une maladie, soit par une cause quelconque, sont condamnés à être abattus; d'autres sont trouvés morts sur la voie publique et ne peuvent y demeurer. On appelle écarrissage la série des opérations qui est pratiquée sur l'animal mis à mort, pour tirer parti de ses dépouilles et pour faire disparaître ceux de ses débris qui n'ont aucun usage. Ainsi, ce sont des chevaux usés par la fatigue et la vieillesse, ou atteints de maladies graves et souvent contagieuses, qu'on amène dans le clos de l'écarrisseur. Mais ce n'est point tout : grand nombre de chiens et de chats périssent, dans les grandes cités, de maladie ou d'un genre quelconque de mort violente, et leurs cadavres ne peuvent être abandonnés à la putréfaction auprès de nos demeures. D'une part, les villes sentent le besoin de faire disparaître de leur enceinte des animaux morts, dont la vue est un objet d'horreur, et qui deviendraient inévitablement des foyers d'infection très désagréables; d'autre part, ces cadavres de chevaux et même de chiens ont une valeur réelle et sont les éléments d'une industrie qui peut devenir très lucrative. Du contact de ces deux intérêts est né l'art de l'écarrisseur, fort repoussant, sans doute, si on considère la nature de quelques-uns de ses procédés, mais d'une très grande importance au point de vue, non-seulement de l'hygiène, mais encore des arts industriels. Les clos d'écarrissage ont pour objet d'écarter des regards, soit les détails de l'abattage des chevaux vivants, soit les opérations dégoûtantes du dépècement des cadavres, et d'éloigner des habitations de grandes masses de matières organiques, dont la putréfaction révolterait nos sens et infecterait l'air atmosphérique. La chimie a fait plus : elle a su transformer ces hideux cloaques, auxquels on ne demandait que de ne pas nuire, en ateliers de fabrication de produits nombreux et recherchés; mais il a fallu du temps pour arriver à de tels résultats.

Bien plus puissante que toutes les ordonnances de police, la chimie a débarrassé nos rues des objets qui les infectaient, et servi merveilleusement la cause de l'hygiène publique; elle a converti en engrais inodores les matières des fosses d'aisance, et fait servir l'urine à la fabrication d'une couleur brillante. Nos cuisines, les hôpitaux et nos grands établissements publics, jetaient sur la voie publique de grandes masses d'os qui n'étaient qu'un embarras : ces débris organiques, recherchés avec grand soin aujourd'hui et devenus l'objet d'un commerce considérable, deviennent tantôt une gélatine, tantôt de la colleforte, quelquefois, une poussière noire, agent précieux de désinfection, et, d'autres fois, du phosphore. Grâces à la chimie et aux besoins de l'agriculture et de l'économie rurale, on sait aujourd'hui tout ce que vaut un cheval mort; c'est encore elle qui a créé les chantiers d'écarrissage.

Les chevaux amenés vivants dans les chantiers sont abattus par le procédé suivant : on attache l'animal a un pieu, et un couteau, plongé dans le poitrail, ouvre les gros vaisseaux artériels et veineux. Des flots de sang s'échappent par la plaie ; d'abord étonné, immobile, le cheval chancelle, tombe et meurt après quelques minutes. Ce genre de mort paraît peu douloureux. D'autres procédés sont mis en pratique à Paris : on peut assommer le cheval, après lui avoir préalablement bandé les yeux avec soin, comme on fait à l'abattoir pour les bœufs renversés d'un coup de massue : il tombe à peu près sur le lieu qui convient à l'écarrisseur pour les opérations ultérieures, ce qui est un avantage lorsqu'il y a beaucoup de chevaux à abattre dans un chantier étroit. On a renoncé à l'insufflation de l'air dans les veines, et on ne pratique plus la section de la moelle épinière, genre de mort fort prompt et très sûr, mais qui exige une adresse dont sont capables peu d'ouvriers écarrisseurs.

Mort d'hémorrhagie, le cheval est renversé sur le dos, son sang coule dans les rigoles pratiquées aux dalles, et est recueilli avec soin. Il s'agit de le dépouiller de sa peau : cette opération est faite avec rapidité au moyen d'incisions étendues, d'une part, de la mâchoire inférieure à l'anus, et, d'autre part, du côté interne des quatre membres ; la queue est coupée auprès de la racine, et chacun des pieds successivement détaché. L'ouvrier enlève les membres abdominaux par la désarticulation, et sépare les thorachiques en même temps que les os de l'épaule. Quand l'animal a beaucoup de graisse, l'écarrisseur luxe quelquefois en dehors les quatre membres, après avoir incisé les capsules articulaires; puis les chairs sont enlevées par larges lambeaux. La peau est placée provisoirement dans un coin du chantier; on a mis les pieds dans un autre, et les carcasses sont transportées ailleurs. Puis toutes les parties dépecées de l'animal sont jetées dans l'eau d'une vaste chaudière, bien close et soumise à l'action du feu; il faut douze ou quinze heures pour la cuisson complète. A Paris, la chaudière est mise en ébullition par la vapeur; lorsque les chairs sont bien cuites, elles ont perdu une grande partie de leur graisse et de leur gélatine, et se détachent facilement des os, dont le tissu est devenu plus friable. La chaudière contient une masse liquide partagée en trois couches superposées : la supérieure est la graisse qu'on enlève avec de grandes cuillers, la moyenne est l'eau gélatineuse, l'inférieure est un mélange de sang et de débris organiques.

Toutes les parties de l'animal peuvent être utilisées. La peau, à l'état frais, pèse de vingt-cinq à trente kilogrammes; elle est vendue aux tanneurs, qui la paient, selon sa condition, de 9 à 15 fr. On enlève les longs crins de la queue et de la crinière sur l'animal vivant : un cheval moyen fournit de cent à cent cinquante grammes de crins longs ou courts, qui valent de 10 à 30 cent. On peut employer, pour les raffineries de sucre, la partie liquide et la fibrine du sang, soit à l'état frais, soit desséchée. On peut s'en servir comme engrais, ou le donner, comme aliment fort nourrissant, à des poules et à des porcs. Un cheval ordinaire a de 18 à 20 kilogrammes de sang, dont l'écarrisseur peut tirer 2 fr. 50 à 3 fr. Les chairs sont un aliment et un engrais; elles pèsent, en moyenne, de 160 à 200 kilogrammes, et représentent une valeur de 30 à 40 fr. On fait grand usage, à Paris, de la chair de cheval pour la nourriture de l'homme; les écarrisseurs n'en connaissent guères d'autre : peu leur importe que l'animal leur ait été amené mort ou vivant; ils ne prennent aucun souci du genre de maladie qui a fait périr le cheval. Parent-Duchâtelet, qui a mangé de cette viande, la déclare très bonne et très savoureuse; il pense qu'à l'aide de préparations convenables, on pourrait en tirer un parti très grand pour la nourriture des pauvres et des détenus. Les viscères ou issues, tels que les intestins, le foie, le cerveau, la langue, les poumons, le cœur, les reins, etc., pèsent de 30 à 40 kilogrammes, et peuvent servir comme engrais. On les emploie, à Paris, pour la nourriture des vers nommés asticots, et on les vend de 1 fr. 60 cent. à 1 fr. 80 cent. On fait de la colle-forte avec les tendons, qui pèsent 2 kilogrammes et sont vendus, desséchés, 5 fr. Il y a plus ou moins de graisse dans un cheval, selon l'âge et la condition de l'animal; son poids varie de 4 à 30 kilogrammes; sa quantité de 30 à 40 litres. Recherchée très soigneusement par l'écarrisseur, elle est coupée en très petits morceaux, et fondue dans une chaudière; cette huile animale est fort demandée par les émailleurs, les fabricants de perles et par tous les ouvriers qui travaillent le verre à la lampe. Payée à raison de 1 fr. 20 c. le kilogramme, elle représente une valeur de 5 à 25 fr. Les fabricants de peignes achètent les cornes et sabots réduits en poudre, de 1 fr. 50 à 2 fr. On vend les fers et les clous de 1 fr. 50 à 2 fr. Dépouillés des parties molles, les os pèsent de 46 à 48 kilogrammes, et servent à la confection du noir animal; les couteliers, tabletiers et émailleurs en font usage. Un cheval vaut, pour l'écarrisseur, de 10 à 15 fr.; son cadavre, bien exploité, peut rapporter de 60 à 100 fr. Les écarrisseurs n'en tirent pas à beaucoup près un aussi bon parti à Lyon, et leur industrie n'est pas aussi avancée que celle des ouvriers de la voirie de Montfaucon. Ils nourrissent aussi des porcs et de la volaille avec les chairs, unies à du son ou à des pommes de terre, et fabriquent des engrais estimés avec ces mêmes chairs et le sang. A Paris, les écarrisseurs brisent en petits morceaux les carcasses et les gros os, qui, réduits en poudre et carbonisés dans de grandes cornues, sont, tantôt vendus comme engrais, et tantôt livrés aux fabricants de bleu de Prusse et de produits ammoniacaux. C'est ce qu'on ne fait point encore partout; l'art des écarrisseurs n'est point très développé, mais cependant il est évidemment en progrès. A Paris, on tire même parti du crottin que renferment les intestins; mêlé immédiatement avec du noir animalisé, il est converti en engrais.

D'après cet exposé fort sommaire des procédés de l'écarrissage, on peut prévoir la nature des oppositions auxquelles donnent lieu ces établissements et que les Conseils de salubrité ont eu à examiner.

Les chantiers d'écarrissage sont rangés dans la première classe des établissements insalubres, non que leurs émanations soient, en aucune façon, malfaisantes et nuisibles à la santé de l'homme, mais à cause de l'extrême incommodité. C'est un spectacle hideux que celui de l'abattage des chevaux et du dépècement des cadavres : la malpropreté presque inévitable dans ces chantiers, les mares de sang, les amas d'ossements et de carcasses, tout se réunit pour en faire un lieu d'horreur. Malgré le fréquent lavage à grande eau dans ceux de ces établissements qui sont bien tenus, et malgré la défense d'y laisser séjourner des chairs et du sang à l'état frais, beaucoup de matières organiques y sont dans un état permanent de putréfaction. Soumises à l'ébullition, dans des chaudières mal fermées et qui, quelquefois, ne le sont pas du tout, les chairs et la graisse en liquéfaction dégagent une odeur fade et nauséabonde, qui se répand au loin et qui est insupportable. Les inconvénients de ces foyers d'infection du premier ordre dépassent tout ce qu'on en pourrait dire; il n'y a pas d'habitation possible à petite distance de l'établissement; toutes les propriétés voisines sont frappées d'une dépréciation considérable et bien fondée; elles sont à jamais perdues pour l'agrément. Nous n'avons point tout dit encore : les matières animales qui existent en si grande quantité dans les ateliers d'écarrissage y appellent des rats énormes, dont la multiplication est tellement prodigieuse, que Paris s'en est effrayé : leur voracité est telle, que peu d'heures leur suffisent pour amener le corps d'un cheval à l'état de squelette. On a parlé de l'action délétère, sur la végétation et sur l'homme, des émanations d'un chantier d'écarrissage : cette imputation, que nous avons trouvée dans les plaintes des opposants, n'est nullement fondée; c'est bien assez de ce qui existe. Le Conseil de salubrité croit à l'infection, à l'odeur putride et nauséabonde, mais non à l'existence de gaz corrosifs, comme le sont les acides minéraux. Les prairies et les bois n'ont rien à souffrir du voisinage des chantiers d'écarrissage, et ils ont même à y gagner. Si des maisons existaient dans le voisinage des ateliers, aucune concession ne serait possible : ces établissements doivent être éloignés des villes, pour lesquelles, quoi qu'on fasse, ils seront toujours un objet d'horreur. Nous avons dit que les émanations des chantiers d'écarrissage, incommodes et désagréables au premier degré, n'avaient absolument rien de malfaisant ; rien n'est mieux constaté : cette observation s'applique à toutes les émanations des matières organiques putréfiées. Les ouvriers écarrisseurs jouissent d'une santé fort bonne et vivent fort longtemps : c'est ce que nous avons appris par nos enquêtes ; c'est surtout ce qu'ont démontré, jusqu'à l'évidence la plus complète, les recherches de Parent-Duchâtelet. On voit, à Montfaucon, des ouvrières qui allaitent des enfants superbes, auxquels elles donnent pour berceau une carcasse de cheval. Nous savons combien une telle opinion blesse un préjugé très répandu, mais il n'y a rien à opposer à des masses de faits recueillis par des hommes compétents, et que ne démentent pas des faits contradictoires et authentiques.

On a beaucoup amélioré l'écarrissage ; sous le rapport de l'assainissement, cette industrie est en progrès. Plusieurs de ses procédés ont cessé d'être nuisibles, grâces à d'heureuses applications de la chimie. Si, comme l'a conseillé M. D'Arcet, on met dans la chaudière, outre les substances grasses, une proportion convenable d'eau et d'acide sulfurique, il n'y a plus d'émanations infectes, et les produits acquièrent une qualité supérieure. On atteint le même but en plaçant, au-dessus de la chaudière, un chapiteau terminé par un serpentin, qui ramène sur le foyer les parties volatiles. Nous avons indiqué cette amélioration à nos écarrisseurs. Le docteur de Lachanterie a proposé, pour la ville de Rouen, un chantier central d'écarrissage que recommandent des procédés très ingénieux, dont le résultat serait la désinfection presque instantanée des chairs et autres matières animales. Son établissement renfermerait un atelier d'écarrissage, un laboratoire où seraient établis des appareils propres à rendre imputrescibles toutes les matières animales aussitôt après leur entrée dans l'atelier, une fabrique de gélatine, une fabrique de noir animal provenant des os, une fabrique de prussiate de potasse ferruré, et une fabrique d'hydrochlorate d'ammoniaque.

Le Conseil de salubrité de la Seine-Inférieure a donné hautement son approbation à ce projet.

MM. D'Arcet, Parent-Duchâtelet, Payen, Buran et Cambacérès, ont beaucoup perfectionné l'art de l'écarrissage, qui paraît au moment d'éprouver une régénération complète ; il la verra réalisée si Paris réussit à éloigner de son voisinage la voirie de Montfaucon, et à placer autre part un chantier central pour l'abattage des chevaux, établissement dans lequel seront mis en pratique de nombreux procédés d'assainissement, et de désinfection. L'établissement de Grenelle, dirigé par MM. Payen, Buran et Cambacérès, est conduit par des procédés si bien entendus, qu'il pourrait exister, sans le moindre inconvénient, dans l'intérieur même de Paris, selon les paroles expresses du Conseil de salubrité de la Seine. La désinfection des matières animales est immédiate ; on l'obtient avec la poudre de noir animal.

Les Conseils de salubrité soumettent les chantiers d'écarrissage à des conditions sévères, dont l'observation rend ces établissements parfaitement inoffensifs. Voici quelles sont les principales : un mur d'enceinte entourera les chantiers, dont l'isolement est complet ; il n'y aura pas d'habitations à cent cinquante mètres de distance. Il est bon que les murs de face et de refend soient en pierres de taille et revêtus d'un enduit imperméable. Le sang du cheval mis à mort coule sur un plan incliné, garni de dalles ou revêtu de bitume ; on le reçoit dans un tonneau, et il est immédiatement desséché et mêlé aux engrais. Tous les gaz, toutes les émanations sont recueillis par un haut fourneau, qui les transporte à une grande hauteur dans l'atmosphère. Aucune des opérations de l'écarrissage, l'abattage excepté, ne se fait à l'air libre ; la cuisson des chairs, la principale de ces opérations, a lieu en vaisseaux clos et à la vapeur ; puis les chairs, pressées, desséchées et pulvérisées, sont converties en engrais. Les Conseils de salubrité doivent s'assurer de la bonne disposition des fourneaux et des chaudières ; le cheval abattu est dépecé, soumis à tous les procédés de l'écarrissage, et transporté hors du chantier dans l'espace de vingt-quatre heures. On imposera aux chantiers l'obligation d'un dallage en pierres dures, unies entre elles par du bitume, et sillonnées par des rigoles en pente, destinées à conduire au dehors les eaux de l'atelier. Chargées de matières organiques, ces eaux répandraient dans l'atmosphère des vapeurs infectes si elles coulaient à l'air libre; des canaux voûtés les conduisent au fleuve, où elles sont reçues dans des puisards. Celles des matières organiques que l'industrie ne consomme point, sont enfouies dans de grandes fosses parallèles, et s'y transforment en utiles engrais. Tout dépôt de matières organiques à l'état frais, ossements, sang, tendons et peaux, est expressément interdit; le transport d'animaux dépecés ou de matières organiques quelconques, n'est permis que dans des charriots couverts. Ces établissements sont placés sous la surveillance spéciale de la police, et rendus responsables de toute infraction aux conditions de leur autorisation. Les Conseils de salubrité doivent se réserver le droit de les visiter et de les soumettre à toutes les mesures que l'intérêt de la salubrité leur paraîtront exiger. Ils auraient à indiquer d'autres précautions encore s'ils avaient à s'occuper d'un établissement en grand : ils recommanderaient alors la construction de cases d'abattage munies, au-dessus, de séchoirs ouverts à tous les vents; celle d'un égoût, de 1 mètre de largeur sur 1 mètre 80 centimètres de hauteur, qui traverserait tout l'établissement; celle d'une voirie pour recevoir momentanément les matières organiques, dallée avec pente ou enduite de bitume, et garnie, dans son pourtour, de pierres dures, à la hauteur de deux mètres au moins, etc. La commission du Conseil de salubrité de la Seine, dont le rapport, écrit en 1825, nous a fourni quelques-uns de ces conseils, voulait que la porte d'entrée fût ouverte, non sur la voie publique, mais sur le derrière de l'établissement, afin de dérober aux passants la vue de l'intérieur ; elle désirait encore que le chantier fût frappé directement et sur une large surface par les vents les plus constants.

Avant de sortir du clos d'écarrissage, les eaux de lavage doivent être désinfectées dans des cuvettes ; on peut les épurer très facilement. Il faut, en outre, dans tout chantier bien tenu, un réservoir de la capacité de 50 à 100 hectolitres, toujours rempli, et vidé au moins deux fois la semaine, pour nettoyer à fond les dalles, les rigoles et les égoûts. Une mesure excellente, dont nous n'avons pu imposer la pratique aux écarrisseurs, c'est la désinfection des matières fournies par les animaux écarris au moyen de la poudre de charbon.

Ramené aux véritables termes de la question, un chantier d'écarrissage n'est pas autre chose qu'un abattoir. Ses aménagements intérieurs seront d'autant plus convenables, qu'ils se rapprocheront davantage de ceux des établissements de ce genre, dont la construction est si bien entendue aujourd'hui.

§ 3. Abattoirs. — Une des améliorations les plus précieuses que la salubrité publique ait obtenues dans les villes, c'est, sans contredit, l'institution des abattoirs.

Elle n'est pas ancienne. Témoin des inconvénients graves dont s'accompagnait le régime des boucheries, les médecins l'appelaient de tous leurs vœux, et il n'a pas tenu à eux qu'elle n'ait eu lieu plus tôt. Ce progrès était dans la pensée des administrations municipales, mais il est demeuré longtemps à l'état de projet avant d'être réalisé. On avait à faire une réforme radicale dans une des branches les plus essentielles du service d'une grande ville : il s'agissait de heurter des habitudes invétérées, et de déplacer nombre d'industries privées ; mais l'utilité d'un abattoir public était si évidente, que les résistances n'avaient aucune chance de succès. Rien ne sert davantage à faire apprécier le présent que le souvenir du passé : quelques mots sur les anciennes tueries ne seront donc pas hors de propos. Autour des boucheries se groupaient des établissements secondaires fort incommodes, tels que des triperies et des dépôts de matières organiques à l'état frais. On rencontrait à toutes les heures du jour, dans les rues les plus populeuses, des troupeaux de bœufs et de moutons qui encombraient la voie publique. Le sang des animaux égorgés refluait dans les ruisseaux, et on voyait stationner, auprès des plus beaux quartiers de la ville, des tombereaux dans lesquels s'accumulaient des débris organiques de toute sorte. Quelques-unes de ces boucheries étaient, par leur position, des passages très fréquentés, qu'on ne pouvait traverser sans horreur et sans dégoût. Enfin, la salubrité publique se trouvait compromise encore d'une autre manière : des bœufs s'échappaient quelquefois de l'espèce de cave dans laquelle on les avait conduits pour les mettre à mort, et, dans leur course rapide, portaient partout le trouble et l'effroi.

Des abattoirs publics furent enfin établis : voici les principales conditions de salubrité de ces établissements : les cases destinées à l'abattage sont dallées et construites en pierres très solides ; elles ont une pente et des rigoles suffisantes pour l'écoulement des liquides, et leur température, quoique encore trop élevée, est cependant plus fraîche que celle de l'atmosphère environnante. Chacune a un robinet de lavage, un baquet pour recevoir le sang, un système de treuils et de poulies pour élever le corps de l'animal, et, sur les parois latérales, des crochets où sont suspendus les quartiers de bœuf, de veau et de mouton. Toutes les matières chymeuses que renferment l'estomac et les intestins des animaux tués, sont portées dans un courant d'eau et ne séjournent point dans l'établissement. Un égoût de grande dimension et dont la pente est fort convenable, est construit sous l'abattoir, et porte au fleuve les bouts d'intestins, le sang et les matières chymeuses et stercorales. On sait combien l'eau est utile dans un tel établissement : elle est distribuée abondamment par une machine à vapeur. Des séchoirs assez vastes sont établis à l'étage supérieur, dont les fenêtres sont grillées. Les lavages ont lieu fréquemment, mais point assez peut-être ; il importerait à la propreté et à la salubrité que l'eau coulàt sans cesse dans les échaudoirs, dans les cours de service et surtout dans les triperies. Des bateaux couverts, quand l'abattoir est voisin d'un fleuve, servent aux bouchers pour certaines de leurs opérations qui réclament continuellement le contact de l'eau. Enfin, les viandes dépecées sont transportées par des voitures, également couvertes, aux boutiques très propres et quelquefois élégantes que les bouchers occupent dans les quartiers des villes. Nous n'avons point à nous occuper de celles des constructions d'un abattoir qui n'ont aucun rapport avec la salubrité, ni de ces établissements au point de vue administratif. Grâce à eux, les immondes boucheries qui déshonoraient plusieurs des plus beaux quartiers des villes, se sont transformées en constructions élégantes ; il y a, non-seulement un grave inconvénient de moins, mais encore des embellissements et avantage positif de plus. Terminons par l'expression d'un vœu : il n'y a point, dans beaucoup de villes, d'abattoir pour les porcs ; ces animaux sont égorgés le matin, dans l'arrière-boutique du charcutier, et fatiguent le voisinage de leurs cris ; c'est encore de la barbarie. On pourrait préalablement assommer ces animaux, comme on fait à Paris, avant de les saigner. On ne saurait trop éloigner de l'odorat les bestiaux récemment égorgés, et écarter des yeux les détails de leur meurtre nécessaire : on ne peut atteindre ce but qu'au moyen d'un abattoir. Il serait fort à désirer que l'enceinte de ces établissements réunît toutes les industries dont les dépouilles des bestiaux sont la matière première, telles que la fonte du suif en branche, les triperies, la dessication du sang, les préparations des cuirs verts, les boyauderies, le noir d'os, etc. On concentrerait ainsi dans un seul local, préparé pour cette destination expresse, une multitude de petites fabriques disséminées autour de la ville, et qui deviennent autant de foyers d'infection lorsqu'elles sont mal surveillées.

CHAPITRE VIII.

—

DES ÉTABLISSEMENTS A ÉMANATIONS INCOMMODES, INSALUBRES ET DANGEREUSES.

—

Première Section.

ÉTABLISSEMENTS DE PREMIÈRE CLASSE.

La première classe des établissements insalubres se compose des fabriques dont l'éloignement des habitations est une nécessité. Nous avons dit, autre part, quelles formalités légales devaient précéder la demande en autorisation, et combien de circonspection demandait son examen.

Quelques établissements de cette série sont en même temps incommodes et insalubres. Les émanations qu'ils dégagent ont une odeur fétide, et exercent une action irritante et dangereuse, soit sur l'organisme de l'homme, soit sur la végétation : telles sont les fabriques d'acides nitrique et hydrochlorique, de cendres gravelées, de soude factice, etc.

D'autres sont insalubres sans exhaler d'odeur précisément fétide ; les gaz qui en sortent sont délétères, et cependant fatiguent peu l'odorat : telles sont les fabriques de sels mercuriels et de sels de plomb.

Beaucoup sont incommodes au premier degré par les gaz infects qu'ils dégagent, gaz qui sont sans action délétère sur le règne végétal ou sur la santé de l'homme : tels sont les chantiers d'écarrissage, les fabriques d'amidon, d'orseille, de colle-forte.

D'autres enfin ne sont ni incommodes ni insalubres, mais ils font courir à leur voisinage les dangers de l'incendie ou d'une explosion : telles sont les fabriques de poudres fulminantes, d'artifices, d'allumettes chimiques, de toiles et taffetas cirés ou vernissés.

La chimie s'occupe sans cesse à réduire le nombre des établissements renfermés dans cette catégorie ; ce sont d'immenses services qu'elle rend, soit à l'industrie, soit aux ouvriers. Des procédés empruntés à l'action galvanique ont fait passer l'art du doreur de la première classe dans la troisième. Rien n'est plus hideux qu'un chantier d'écarrissage dirigé d'après l'ancien système : exploité selon l'état actuel des sciences industrielles, il pourrait être placé, sans inconvénient bien sensible, sur une place publique. On pourrait faire aujourd'hui, dans l'appartement le mieux tenu, de l'amidon, produit dont la fabrication fétide donnait lieu à tant de plaintes. Ainsi, les arts chimiques devront travailler constamment à faire passer les établissements incommodes et insalubres dans les catégories inoffensives ; ils parviendront peut-être un jour à supprimer la première classe en totalité.

Nous n'avons point à parler, dans cette section, de tous les établissements inscrits sur la première classe ; moins générale, notre tâche est bornée aux fabriques dont les Conseils de salubrité ont eu à s'occuper, observation qui est commune aux sections suivantes. Tous les faits qui concernent un même art industriel, sont réunis ici de manière à ne former qu'un seul chapitre; il est évident que des considérations toujours semblables s'appliqueront à tous les établissements de nature identique. Quels que soient les lieux sur lesquels des fabriques sulfuriques sont situées, les gaz qu'elles dégagent sont toujours de même nature, et s'accompagnent partout du même ordre d'inconvénients; des circonstances de localité peuvent modifier plus ou moins les conditions imposées à la fabrique, mais le fond même des choses ne saurait changer. Les nombreux rapports des Conseils de salubrité sur les fours à chaux ont dû nécessairement reproduire les mêmes généralités ainsi que les mêmes oppositions, et se formuler en conditions presque toujours identiques. Nous les avons groupés en un seul article; quand il y a eu quelques différences, elles ont été indiquées. Toujours motivées et établies, d'une part, sur la législation des établissements insalubres, de l'autre, sur l'appréciation des circonstances de localité et des oppositions, la jurisprudence des Conseils de salubrité a des procédés et des règles d'une parfaite uniformité.

Cependant quelques différences peuvent se présenter, dans leurs conclusions sur un même genre d'industrie, lorsque le progrès des arts chimiques a modifié les procédés de fabrication. Tel rapport, fort sévère en 1830, est devenu approbatif en 1844; c'est qu'il y a eu amélioration remarquable dans les moyens d'exécution. Ainsi, rangée à bon droit, en 1811, dans la première classe des établissements insalubres, la fabrication de l'acide sulfurique a perdu beaucoup de ses inconvénients, depuis qu'elle est faite dans des fourneaux ou vaisseaux clos. Quand les procédés industriels ont changé, les conclusions des rapports des Conseils de salubrité doivent être modifiées.

§ 1. ACIDES MINÉRAUX. FABRICATION DE L'ACIDE SULFURIQUE. — De tous les acides, le plus employé par les arts, et à ce titre le plus important, c'est le sulfurique; sa consommation est très considérable et suffit à peine à des besoins sans cesse renaissants. Les établissements dans lesquels on le prépare sont indispensables, et méritent beaucoup d'être encouragés tant qu'ils ne portent aucun préjudice, soit à la propriété, soit à la santé publique. Il faut absolument les tolérer quelque part ; mais le point essentiel, c'est de leur assigner un local tel, qu'ils ne puissent nuire au voisinage.

Il faut trois choses pour faire de l'acide sulfurique, de l'eau, du gaz sulfureux et du deutoxyde d'azote : de la combinaison de ces trois principes, résulte un acide hydraté inodore, de consistance huileuse, très dense, et qui, mêlé à de l'eau, en élève beaucoup la température. On fabrique l'acide sulfurique liquide par grandes masses, dans des chambres de plomb, métal qui résiste à son action corrosive. Il y a deux procédés : dans l'un, la fabrication est dite à combustion intermittente, et demande des appareils d'une dimension très considérable ; dans l'autre, cette même fabrication, qui est continue, a lieu au moyen de réservoirs en plomb d'une capacité moindre, mais en nombre plus grand. On brûle dans l'appareil un mélange de soufre et de nitre pour obtenir le gaz sulfureux et le deutoxyde azote, ou le gaz seulement, lorsqu'on se procure le deutoxyde par un autre moyen. La théorie de l'opération est connue : l'acide sulfureux et le deutoxyde d'azote pénètrent dans un vase rempli d'air atmosphérique ; l'air cède son oxygène au deutoxyde d'azote, qui devient de l'acide hyponitrique. Mêlé à une petite quantité d'eau, cet acide hyponitrique est décomposé par l'acide sulfureux, dont une partie devient de l'acide sulfurique, et une autre partie de l'acide nitreux. Combinés avec une petite quantité d'eau, les deux acides produisent des cristaux adhérents aux parois du vase, que dissout avec effervescence une quantité d'eau plus grande : l'acide sulfurique est formé, et des vapeurs d'acide hyponitrique et de deutoxyde d'azote se dégagent dans l'atmosphère. Cent parties de soufre brûlées dans les patères produisent deux cent cinquante à trois cents parties d'acide sulfurique. Une certaine quantité de gaz sulfureux est entraînée dans l'atmosphère, soit par la ventilation des chambres dans les procédés par combustion intermittente, soit par le courant nécessaire pour la combustion continue. Mais ce n'est pas toujours du soufre qu'on retire le gaz sulfureux ; une fabrique de Lyon l'obtient de la combustion des pyrites ferrugineuses qui existent en grande abondance à Sain-Bel et à Chessy.

Les fabriques d'acide sulfurique sont nuisibles par les vapeurs qu'elles dégagent dans l'atmosphère; les émanations sont les gaz non condensables, et une quantité notable de gaz sulfureux et de vapeur nitrique. Mais ce n'est point tout : l'acide sulfurique qu'on a fabriqué doit être concentré et blanchi; c'est ce qui se pratique au moyen d'un feu ardent, placé sous des bonbones remplies d'acide, dans la chambre de concentration. Cette opération n'a lieu qu'à des époques variables et pendant une courte portion de la journée : un dégagement abondant de vapeur d'eau et de gaz sulfureux en est le résultat. Il est particulièrement incommode lorsque la chambre de concentration n'a ni hotte ni tuyau d'émission pour les gaz. Le fabricant a grand intérêt à conserver le plus de gaz sulfureux possible ; mais, quels que soient ses procédés, il en perd toujours une quantité considérable. Aux causes d'insalubrité qui ont été indiquées, il faut ajouter les fuites de gaz par les fissures des appareils, et l'énorme dégagement de vapeurs dont s'accompagne la rupture d'une bonbone remplie d'acide.

Une fabrique d'acide sulfurique peut nuire à la salubrité de deux façons, dans les ateliers et à l'extérieur. Des observations multipliées et irrécusables ont démontré l'action délétère, sur la santé des ouvriers, des gaz irritants qui se dégagent dans l'intérieur de l'usine ; une enquête à laquelle nous avons dû nous livrer ne nous a laissé aucun doute à cet égard. Les accidents les plus graves ont été remarqués ; des ouvriers ont succombé à des inflammations aiguës des organes pulmonaires; la vie de nombre d'autres a été abrégée. On a cité plusieurs cas de mort presque subite, chez des hommes qui travaillaient à détacher les cristaux chargés d'arsenic dont la paroi intérieure de la chambre de plomb est enduite. Nous reviendrons sur ces faits.

Il y a, en dehors de la fabrique, un dégagement abondant de vapeurs nitriques et d'acide sulfureux; ce sont les premières qui sont particulièrement nuisibles. On ne saurait contester leur action délétère, soit sur la végétation, soit sur la santé de l'homme. Quelles que soient les précautions qu'on puisse prendre pour empêcher la déperdition du gaz sulfureux, elle est inévitable dans de certaines proportions, nous l'avons dit : il en est de même du dégagement des vapeurs hyponitriques. Versés dans l'atmosphère par des tuyaux élevés, ces gaz irritants n'agissent pas sur la petite végétation, qui peut être très vigoureuse aux alentours de la fabrique ; mais ils s'attaquent aux arbres à haute tige, qu'ils font périr en peu de temps, et corrodent tous les grands végétaux avec lesquels ils sont en contact. L'intensité de cette action délétère augmente beaucoup, lorsque la fabrique brûle à l'air libre des pyrites, pour se procurer son gaz acide sulfureux. Quand l'usine de Perrache, à Lyon, n'exploitait qu'un seul produit chimique, l'acide sulfurique, elle n'en était pas moins signalée comme un foyer très redoutable d'insalubrité. On se plaignait déjà beaucoup, alors, de son voisinage ; déjà les beaux peupliers de la presqu'île, frappés de mort aux environs de l'usine et jusqu'à une distance considérable, étaient la démonstration permanente du danger de ses émanations nitreuses ; déjà on ne pouvait traverser la chaussée Perrache sans être pris à la gorge par des vapeurs irritantes. Ces inconvénients, dénoncés à l'autorité dans des temps déjà reculés, n'ont pas diminué à beaucoup près. On se fera une idée fort juste de l'action du gaz sulfureux sur la végétation en visitant Chessy et surtout Sain-Bel, dans le voisinage des lieux où les pyrites sont grillées : or, les mêmes causes produisent partout les mêmes effets. Nous avons cru devoir établir ces considérations générales avant d'aborder l'examen des faits particuliers. Le décret du 15 octobre 1810 place les fabriques d'acide sulfurique dans la première classe des établissements insalubres, et leur reconnaît l'inconvénient suivant : odeur désagréable, insalubre et nuisible à la végétation. Tant que la loi n'a pas été abrogée ou remplacée par une loi nouvelle, on doit la respecter ; elle écarte les établissements de première classe des lieux habités et, par extension, des lieux qu'une riche végétation recouvre.

Nous avons eu l'occasion de faire l'application de ces principes.

Déjà concessionnaires des pyrites de Chessy et de Sain-Bel, MM. Perret devinrent propriétaires des mines de cuivre. Elles n'étaient point épuisées ; on ne les avait jamais abandonnées, mais leur exploitation ne donnait qu'un faible produit. MM. Perret se proposèrent, par des procédés très ingénieux, d'extraire encore du cuivre de minerais qui paraissaient très appauvris, et en même temps d'employer en grand les pyrites pour la fabrication de l'acide sulfurique. C'était, d'une part, reconstituer l'une de nos richesses minérales les plus précieuses, et, de l'autre, tirer grand parti de masses immenses de minerais, fort riches en gaz sulfureux. MM. Perret sollicitèrent, en 1842, l'autorisation d'établir, au territoire de la commune de Chessy et sur le lieu d'exploitation de la mine, une fabrique d'acides sulfurique, chlorhydrique et nitrique, de sulfate de soude, de soude et de chlorure de chaux.

La vallée de Chessy est l'une des plus agréables et des plus fertiles de la France; elle est entourée de villages riants; une rivière pittoresque, l'Azergue, traverse ses vertes prairies. Disposée en une sorte d'entonnoir, elle est peu balayée par les vents, dont deux chaines parallèles de montagnes gênent le cours. Son sol, fort accidenté, est couvert de vignobles et de prairies; sa population est condensée dans une petite ville et dans quelques villages. Déjà Chessy avait eu à souffrir beaucoup des travaux de la mine de cuivre, et surtout du grillage en plein air des pyrites; mais la commune avait dû se résigner à cette servitude acquise aux propriétaires de la mine en exploitation. Plusieurs actions en dommages et intérêts avaient été cependant intentées aux entrepreneurs, qui n'étaient parvenus à désarmer jusqu'à un certain point les oppositions, qu'en achetant une grande quantité de terrain autour de leur établissement. En s'éloignant ainsi de tout voisinage, ils ne nuisaient plus qu'aux champs qui leur appartenaient, précaution qui ne fut pas toujours suffisante, même pour la ville de Chessy.

L'annonce du projet de MM. Perret père et fils causa la plus vive émotion dans la vallée. MM. Perret ne s'étaient pas rendus acquéreurs de la totalité des terres qui séparaient, par un très grand intervalle, les bâtiments d'exploitation de la mine de cuivre, des propriétés voisines, et désormais les points de contact devaient être plus multipliés et plus rapprochés. Ce n'est pas tout : il ne s'agissait plus seulement du grillage en plein air des pyrites; on demandait la fabrication, en grand, d'acides réputés corrosifs, et de produits chimiques inscrits, au premier rang, dans la première classe des établissements insalubres et dangereux. Peu familière avec les procédés métallurgiques nouveaux qui devaient être mis en pratique, et peu confiante dans les affirmations de MM. Perret, toute la vallée vit sa ruine inévitable dans l'autorisation de la fabrique. Toutes les communes, dans un rayon de 8 à 10 kilomètres, protestèrent avec chaleur : jamais établissement industriel n'avait soulevé une masse semblable d'oppositions et provoqué des réclamations aussi énergiques. A des craintes qui pouvaient être fondées, se joignirent des accusations empreintes d'une exagération évidente. Parmi tant d'exaspération, la tâche du Conseil de salubrité était difficile; il fallait calmer des alarmes d'une extrême vivacité, apaiser de profondes défiances et défendre l'intérêt de l'industrie et de la propriété, sans compromettre le droit, encore plus sacré, de la santé publique. On ne pouvait mettre dans l'enquête trop de prudence et donner trop de garanties à l'opinion : tous les membres du Conseil se transportèrent dans la vallée, afin que chacun eût une connaissance personnelle et directe des faits. Une Commission fut chargée de faire une enquête spéciale, et d'en consigner les résultats dans un rapport qui devait être discuté article par article. Ses membres se rendirent plusieurs fois à Chessy.

Dès sa première séance, le Conseil de salubrité simplifia beaucoup la question, en écartant, à l'unanimité, la fabrication des produits secondaires, tels que les acides chlorhydrique et nitrique, la soude, le sulfate de soude et de chlorure de chaux. Il n'y eut plus dès lors à l'ordre du jour qu'un seul fait : Permettra-t-on dans la vallée de Chessy la fabrication limitée ou illimitée de l'acide sulfurique?

A cette fabrication se liait la restauration de l'exploitation de la mine de cuivre, en d'autres termes, la régénération d'une richesse nationale très précieuse. Toute importante qu'elle pouvait être, cette considération n'était cependant qu'accessoire dans la discussion. Le Conseil, défenseur, non de telle ou telle partie de la fortune publique, mais de la salubrité, n'avait pas à rechercher s'il n'existait plus en France d'autres mines de cuivre que celles de Chessy, et ses attributions, nettement définies, ne lui permettaient pas de sortir de la question d'insalubrité ou d'incommodité. Il savait que l'un de ses premiers devoirs, c'était de prévenir toute contestation entre les industriels et leurs voisins, et que le but de son institution, c'était de rendre impossibles, par la sagesse et l'évidence de ses avis, ces réclamations en dommages et intérêts dont tant de fâcheux démêlés sont le résultat.

La commission n'eut donc à s'occuper que d'une fabrication en grand d'acide sulfurique, examinée, au point de vue des attributions d'un Conseil de salubrité, dans une localité déterminée. Elle formula ses conclusions et les appuya, dans une discussion verbale, des considérations suivantes, sommairement reproduites :

La vallée de Chessy est fertile, riche et couverte d'habitations ; sa configuration topographique l'exposera d'une manière particulière à l'action des émanations délétères de la fabrique. Très resserrée et encaissée entre deux chaînes de montagnes, elle recevra ces vapeurs dans toute son étendue, tantôt du nord au midi, et tantôt du midi au nord. Il n'y a pas nécessité dans l'établissement de la fabrique à Chessy ; elle peut fort bien être placée ailleurs : rien n'empêche que les pyrites ne soient transportées autre part et à un prix minime, dans l'une des usines de Lyon, par exemple, mode d'exploitation qui est possible avec avantage, puisque, en fait, il est déjà pratiqué. Il est question, dans le projet de MM. Perret, de faire l'acide sulfurique, non par le procédé ordinaire, la combustion du soufre, mais par la calcination des pyrites ; différence très grande à signaler. Si on accorde à MM. Perret l'exploitation de leurs procédés nouveaux et le grillage en plein air des pyrites, on établira à demeure deux puissants agents d'insalubrité dans la vallée de Chessy, qui n'en subissait auparavant qu'un seul. Quelles que soient les conditions qu'on puisse imposer, les eaux délétères de la fabrique seront versées dans l'Azergue, dont l'eau, si nécessaire aux irrigations, perdra sa pureté et ses bonnes qualités. Avant que la fabrique de MM. Perret, à Perrache, n'eût été transformée en établissement de produits chimiques, le Conseil s'était occupé plusieurs fois de plaintes qui avaient été portées contre elle. Dès ce temps même, l'action irritante des vapeurs nitreuses qui se dégagent pendant l'opération, se faisait sentir à grande distance : cet inconvénient sera plus considérable à Chessy, puisque la fabrication de l'acide

s'y fera sur une échelle beaucoup plus grande. Il est évident
que, dans les projets de MM. Perret, l'exploitation de la mine
de cuivre n'est que l'objet accessoire ; le point essentiel de
leur industrie, c'est la conversion sur place, en soufre et en
acide sulfurique, d'énormes montagnes de pyrites. On ne peut
faire que les fabriques d'acide sulfurique ne soient placées dans
la première classe des établissements insalubres ; la législation,
à ce titre, veut qu'elles soient éloignées des habitations : or,
il y aura, à petite distance de l'établissement, des fermes habitées et des champs fertiles.

On affirme qu'il s'agit, dans la cause, de substituer un procédé inoffensif (la combustion des pyrites dans des fourneaux
ou en vaisseaux clos), à un procédé incommode et insalubre
(le grillage des mattes en plein air). Mais, d'une part, ce grillage, déclaré indispensable à l'existence de la fabrique et devenu un droit acquis, est positivement maintenu ; d'autre part,
la calcination des pyrites dans des fourneaux n'est rien moins
qu'inoffensive, et elle peut être accompagnée des inconvénients
de l'ordre le plus grave. En effet, c'est au moyen de fourneaux
et en vases clos, que les pyrites sont brûlées dans les fabriques
de MM. Perret à la Mouche ; or, ce même établissement, exploité
par les procédés nouveaux proposés pour Chessy, a été déclaré
incommode et fort insalubre : 1° par une attestation du médecin
de la verrerie voisine ; 2° par un procès-verbal du commissaire de police de la Guillotière et du médecin assermenté près
les tribunaux ; 3° par les poursuites en expropriation que le
génie militaire a commencées dans l'intérêt du fort de la Vitriolerie ; 4° par un rapport officiel du Conseil de salubrité, dont
les conclusions ont été adoptées à l'unanimité, après une exploration des lieux, faite par tous les membres réunis du Conseil.
Que devient, en présence de faits positifs, discutés, reconnus
et proclamés par nous-mêmes, l'assertion si absolue qu'aucun
genre d'incommodité ou d'insalubrité ne saurait résulter, à
Chessy, de la calcination des pyrites dans des fourneaux ou en
vaisseaux clos ?

D'après ces considérations, la commission proposa les conclusions suivantes : Il n'y a pas lieu d'autoriser MM. Perret à
établir, au territoire de la commune de Chessy et sur les lieux

destinés actuellement à l'exploitation de la mine de cuivre, une fabrique, même limitée, d'acide sulfurique.

Une discussion approfondie et prolongée suivit cette communication. Après un échange d'observations sur le prix de revient du transport des pyrites, sur la distance à laquelle se fait sentir le gaz sulfureux dégagé par les fabriques, ainsi que sur la nature délétère ou inoffensive des nouveaux procédés métallurgiques dont l'exploitation était demandée, et sur le très grand perfectionnement des fourneaux à calcination pour les pyrites, une majorité se prononça en faveur de la demande de MM. Perret. Le Conseil nomma une commission nouvelle, après avoir établi en principe la combustion des pyrites, à vaisseaux clos, pour la fabrication de l'acide sulfurique, et les limites dans lesquelles elle accordait cette autorisation. Il n'était malheureusement pas possible d'interdire le grillage des pyrites à l'air libre; l'établissement de MM. Perret ne pouvait s'en passer, et d'ailleurs, ce mode d'opérer était, pour eux, un droit acquis et reconnu. Obligé à regret de le maintenir par ces considérations, le Conseil de salubrité n'en permit pas l'emploi simultané avec le nouveau procédé. C'est d'après ces bases que fut rédigé un rapport dont voici, dans leur entier, les considérants et les conclusions :

« Considérant que le mode de traitement du minerai de
» cuivre suivi depuis longues années par les anciens concession-
» naires, a toujours été regardé comme dûment autorisé par le
» fait même de l'acte de concession de la mine de Chessy, et qu'il
» continue à peser sur cette portion de la vallée comme une
» servitude d'autant plus onéreuse, qu'aucune limitation ne lui
» a jamais été assignée; considérant que le mode de traitement
» adopté par les concessionnaires nouveaux ne saurait exercer
» d'influence pernicieuse que dans un rayon très restreint, et
» qu'il ne peut, sans aucune comparaison, qu'être beaucoup
» moins préjudiciable aux intérêts des habitants du voisinage ;
» considérant, néanmoins, que ces intérêts ne sauraient réelle-
» ment bénéficier de l'introduction du nouveau traitement
» qu'autant que les anciens grillages à l'air libre ne pour-
» raient être, à l'avenir, effectués simultanément avec le
» grillage à vases clos ; considérant que le remplacement de

» procédés mal conçus, insuffisants et ruineux, par des procédés
» rationnels et en rapport avec les grands progrès de la chimie,
» peut seul permettre de tirer désormais parti de la presque to-
» talité du minerai que renferme encore le gîte de Chessy, tel-
» lement que l'introduction de ces procédés doit même être
» regardée comme une condition vitale pour cette mine; consi-
» dérant que la fabrication de l'acide sulfurique au moyen des
» pyrites, est une portion intégrante et, en quelque sorte même,
» la base du nouveau traitement; considérant qu'il importe de
» soumettre cette fabrication à certaines précautions détermi-
» nées; considérant encore que, dans le but de rassurer les
» nombreux opposants, et sans qu'il doive, d'ailleurs, en résul-
» ter aucune entrave ruineuse pour l'industrie des demandeurs,
» il convient d'assigner des limites provisoires à la production
» de l'acide sulfurique, relativement à la fabrique des produits
» secondaires; considérant que cette industrie doit être regardée
» comme entièrement indépendante du traitement du minerai de
» cuivre; considérant qu'elle est incommode et insalubre au pre-
» mier chef, et que, dans le cas même où toutes les précautions
» seraient prises pour la condensation de l'acide chlorhydrique,
» il se dégagerait encore forcément des quantités considérables
» de cet acide qui porteraient la dévastation dans le voisinage;
» considérant, enfin, qu'on ne saurait invoquer aucun motif
» valable en faveur de l'érection d'une semblable usine au sein
» d'une riche et populeuse vallée, la commission propose l'adop-
» tion des conclusions suivantes : 1° Le Conseil est d'avis qu'il y a
» lieu d'autoriser le sieur Perret à établir sur l'emplacement des
» anciens lits de grillage de la mine de Chessy, et dans le cen-
» tre même du périmètre tracé sur le plan annexé à la demande,
» une fabrique d'acide sulfurique pour laquelle seraient exclusi-
» vement employées les pyrites de la mine. Toutefois, la capacité
» des chambres de plomb ne pourrait pas, provisoirement du
» moins, et sous la réserve de l'obtention d'une autorisation
» nouvelle, dépasser 6,000 mètres cubes. Il serait de plus inter-
» dit aux demandeurs de faire marcher simultanément les deux
» modes de traitement de la pyrite des mines de Chessy, ou,
» plus explicitement, le grillage des minerais et des mattes à l'air
» libre et en vases clos, sans que l'usage des deux procédés pût

» néanmoins jamais faire périmer le droit de se servir de l'autre,
» quelle qu'eût été la durée de son interdiction. Une cheminée
» de 25 mètres de hauteur devrait encore recevoir les gaz
» et vapeurs provenant des chambres, et des appareils spé-
» ciaux seraient, en outre, établis, ainsi qu'il est pratiqué dans
» diverses usines, pour la condensation complète, autant que
» possible, des vapeurs d'acide sulfurique provenant de l'opéra-
» tion de la concentration. Enfin, il ne serait permis de laisser
» écouler dans la rivière de l'Azergue les eaux vitrioliques pro-
» venant du traitement des minerais de cuivre, qu'autant que,
» par l'intervention de la chaux, elles auraient été dépouillées
» de leurs oxydes métalliques et rendues ainsi sensiblement
» inoffensives. 2° Le Conseil est d'avis qu'il y a lieu de re-
» jeter la seconde partie de la demande, contenant la fabri-
» cation du sulfate de soude, de l'acide chlorhydrique, du
» sous-carbonate de soude, de l'acide nitrique et du chlorure
» de chaux. »

Ces conclusions furent adoptées après des discussions réité-
rées, longues et très approfondies : des deux parts, les opinions
s'étaient produites avec une entière liberté ; des deux parts,
elles s'étaient formées après un mûr examen. Pressée du désir de
donner aux communes de la vallée de Chessy toutes les garanties
que réclamaient ses plaintes, l'Administration, avant de se prononcer, prit l'avis de deux membres de l'Institut, chimistes de
premier ordre, MM. Gay-Lussac et Chevreul, dont l'un avait
interrogé par lui-même et la configuration topographique des
lieux et les procédés d'exploitation de la fabrique.

Après trois années d'attente et d'examens, une solution définitive de la question n'est pas encore définitivement donnée ; le
Conseil d'Etat paraît déterminé à ne pas tolérer, à Chessy, le
grillage des pyrites en plein air, et à n'y permettre que, sous
restriction, la fabrication d'acide sulfurique.

A quelles conditions les fabriques d'acide sulfurique peu-
vent-elles être autorisées ?

On a vu quelles étaient leurs inconvénients : les vapeurs
nitreuses et sulfureuses, rabattues par les vents, détruisent
la végétation dans le voisinage ; elles se répandent à de grandes
distances, irritent le poumon et provoquent la toux ; elles ont

exercé souvent une influence très fâcheuse sur la santé des ouvriers employés dans la fabrique. Les eaux qui sortent de l'établissement sont délétères, et altèrent de la manière la plus fâcheuse celle des petites rivières dans lesquelles on leur donne accès.

Il faut avoir égard d'abord à la direction habituelle des vents, à la distance de l'atelier des lieux habités ou d'une route fréquentée, aux procédés de fabrication, enfin à la nature du terrain et des propriétés environnantes. Ces circonstances particulières influent pour beaucoup sur la détermination qu'il s'agit de prendre.

Quel que soient les perfectionnements de la fabrication en grand de l'acide sulfurique, les établissements de cet ordre sont toujours un mauvais voisinage ; aucun procédé de concentration ou d'épuration, aucun haut tuyau d'émission pour les gaz ne sont des garanties suffisantes pour les lieux fréquentés et pour les propriétés des environs. Des émanations très irritantes se répandent toujours dans l'atmosphère, et vont fatiguer les organes pulmonaires des passants ou des habitants. On ne saurait préciser d'une manière absolue la distance qui doit séparer ces fabriques des maisons occupées ; beaucoup de circonstances locales sont de nature à en modifier le chiffre : mais on peut poser en principe que ces établissements insalubres doivent être éloignés des lieux habités, des routes royales, et, en général, de tous les chemins de grande communication.

Les chambres de plomb doivent être hermétiquement fermées et assez vastes pour recevoir tous les gaz qui peuvent se répandre dans l'atmosphère, notamment le gaz sulfureux.

On a conseillé avec avantage l'usage d'épurateurs adaptés à la chambre de plomb. Ce sont des coffres en bois, garnis de plomb et partagés intérieurement en plusieurs tiroirs ou claies mobiles, revêtus d'un lit de mousse sur lequel on étend une grande quantité de chaux hydratée. Cette chaux a pour objet la condensation des gaz sulfureux et hyponitrique, qui, disséminés dans une quantité trop grande d'azote, n'auraient pu se rencontrer et se combiner. Une cheminée pratiquée à la partie supérieure de l'appareil, assurerait le dégagement des gaz.

Un tuyau d'une grande élévation portera aux couches supérieures de l'atmosphère, les gaz nitreux et sulfureux non condensés.

Si des pyrites sulfureuses sont brûlées dans les fourneaux, on protégera la santé des ouvriers contre leurs émanations, en faisant placer un manteau devant les bouches des fourneaux, pour empêcher la dispersion des gaz dans l'atelier.

On ne permettra pas que la chambre de concentration soit adossée à un lieu habité.

Ces conditions ne sont pas applicables à la fabrication de l'acide sulfurique à vases clos; elle n'a point ou n'a que très peu d'inconvénients.

Celle de l'acide hydrochlorique est insalubre ou incommode au plus haut degré; les vapeurs se répandent à de très grandes distances et corrodent tout ce qui se rencontre sur leur passage. On n'accordera donc d'autorisation pour des établissements de cette nature, dans le voisinage des lieux habités, que sous la condition expresse de fabriquer cet acide dans des vases hermétiquement clos, au moyen d'appareils bien lutés, et avec des précautions convenables pour qu'il n'y ait pas de fuite de gaz.

§ 2. CENDRES GRAVELÉES. — Séchée complètement et brûlée dans un four, la lie de vin se convertit en potasse; c'est alors la cendre gravelée. Il y a, dans la lie, de la potasse et un acide végétal, l'acide tartrique; elle est ordinairement mêlée au marc de raisin et à quelques autres substances : aussi ne trouve-t-on plus, dans le commerce, de cendres gravelées pures. On peut procéder de deux manières à la combustion de la lie de vin : tantôt on laisse la fumée se répandre au dehors, alors la fabrique devient de première classe; tantôt on brûle la fumée, et dès lors l'établissement appartient à la seconde classe et présente peu d'inconvénients. Lorsque la lie est brûlée à ciel ouvert, il se dégage abondamment une fumée très épaisse, âcre, irritante et très fétide, ainsi que des produits volatils d'une odeur fort désagréable, que les vents transportent à grande distance.

M. D'Arcet a fait construire, pour une fabrique de cendres gravelées, un fourneau fumivore qui fonctionnait si parfaitement, que, tant que l'établissement a continué à travailler, on ignorait dans quels moments ses opérations étaient en activité. Mais rarement ces appareils sont aussi bien conditionnés. Il y a d'autres précautions à prendre. Il ne faut pas accorder d'autorisation à ce genre de fabrication, dans le voisinage d'une ville ou de lieux habités quelconques. On a reproché aux gaz qui se dégagent pendant la combustion du tartre, une action corrosive sur les végétaux; on a dit qu'ils nuisaient surtout aux vignobles : mais c'est bien assez de leur odeur infecte, âcre et irritante; rien ne prouve que la végétation ait eu à en souffrir. Si l'atelier fonctionne à vases clos, il n'est ni incommode ni insalubre, et peut être toléré à une certaine distance des habitations ; si la lie des tonneaux est calcinée à l'air libre, la fabrique ne doit être autorisée que sous certaines conditions. Il faut qu'elle soit éloignée des habitations de cinq cents mètres au moins; qu'elle ait un bon fourneau pour bien brûler la fumée, et que la cheminée ait de vingt à vingt-cinq mètres d'élévation. Ces précautions ne sont pas toujours suffisantes ; peu d'ateliers sont aussi désagréables que les fabriques de cendres gravelées à l'air libre : on ne doit donc pas les tolérer dans le voisinage immédiat des villes.

§ 3. Fabrique de produits chimiques. — Il n'y a pas longtemps que les os sont devenus une matière première recherchée et fort utile : jetés sur la voie publique ou entassés en monceaux, ces débris des cuisines et des boucheries, bien loin d'avoir quelque valeur, n'étaient guère qu'un embarras. Cependant leur quantité est considérable, surtout dans les villes de grande consommation; on savait bien, théoriquement, quels principes il était possible d'en obtenir, mais l'industrie n'en tirait aucun parti. Le moyen de les exploiter est, à beaucoup d'égards, d'origine lyonnaise ; un chimiste conçut la pensée de séparer leurs éléments et de les appliquer, sous des formes diverses, au service des arts industriels. Dès lors, les os furent très recherchés;

ils eurent une valeur qui augmenta et doubla en peu d'années; on passa, pour les obtenir, des marchés avec les hôpitaux ; enfin, pour s'en procurer, des hommes fouillèrent jusques dans les immondices, et ces débris devinrent la base d'un commerce très considérable.

Ce sont des masses d'os desséchés qui alimentent diverses fabriques de produits chimiques. On en retire deux matières principales, la gélatine ou colle d'os, et le phosphore, qui ont de nombreux emplois. Depuis quelques années, la fabrication du phosphore a pris une grande extension dans plusieurs établissements; ils en produisent des masses énormes en pains, qui suffisent à peine à des besoins sans cesse renaissants.

Une indication abrégée des moyens de production de la colle d'os et du phosphore, doit précéder celle des conditions que les Conseils de salubrité imposent à ces fabriques. La colle d'os ou de gélatine est préparée avec des ràclures de peaux, de tendons, etc.; celle qu'on retire des os est obtenue par un autre procédé. On choisit des os plats et minces, qui cèdent plus facilement à l'acide, et, après les avoir brisés en petits fragments, on les fait bouillir pour en séparer la partie graisseuse. Cette opération préliminaire terminée, on peut extraire la gélatine, soit en chauffant fortement les os dans une chaudière autoclave remplie d'eau, dont on élève la température jusqu'à 120° ou deux atmosphères, soit en les dépouillant des sels calcaires qu'ils contiennent, au moyen de l'acide hydrochlorique. Dans le premier procédé, l'eau bouillante rend les os extrêmement friables sans altérer leur forme, et dissout toute la gélatine; dans le second, l'acide enlève les sels calcaires osseux et laisse la gélatine à nu. On entend par colle de gélatine, non-seulement la colle-forte, mais diverses colles que les arts consomment.

On extrait le phosphore du phosphate de chaux des os, au moyen de l'acide sulfurique, par des opérations qu'il serait inutile de décrire en détail. Le phosphate de chaux, qu'on a obtenu de l'action de l'acide sulfurique sur les os calcinés, est distillé, à une température très élevée, dans des cornues de terre placées, en nombre plus ou moins grand, sur les divers côtés d'un fourneau construit en briques. On chauffe jusqu'au rouge; le phosphore est distillé et demeure au fond des vases; il en est retiré, et on le filtre au moyen d'une peau de chamois.

On prépare le noir en faisant calciner les os, surtout les os longs, dans des vases clos. Le calorique fait dégager des gaz carbonique, oxyde de carbone et hydrogène carboné, de l'eau, des produits huileux, du carbonate et de l'acétate d'ammoniaque : reste un résidu formé de sels de chaux et de charbon; c'est le noir animal. Cette distillation envoie, en très grande quantité, dans l'atmosphère, des émanations infectes ; aussi appartient-elle à la première classe des établissements insalubres. Pour en diminuer les inconvénients, on doit brûler, le plus complètement possible, les produits pyrogénés qui se dégagent pendant les opérations.

Il n'y a rien de positivement insalubre dans les gaz que dégagent ces ateliers redoutés : ni la santé des nombreux ouvriers, ni la végétation dans le voisinage, ne sont, en aucune façon, compromises. Mais, d'une part, les cheminées versent dans l'atmosphère une grande quantité de fumée et des émanations très désagréables; d'autre part, chargées de matières organiques et très facilement putrescibles, les eaux qui servent à quelques préparations des os ne peuvent couler librement sur la voie publique. Diminuer beaucoup les unes et faire couler les autres par des conduits voûtés, tel a été le but que les Conseils de salubrité ont indiqué. Une autorisation définitive ne doit être accordée qu'aux conditions suivantes : le four à calcination des os sera muni d'un fumivore au coke et à double cintre; il brûlera complètement tous les produits volatils des tissus organiques soumis à l'action du feu. Même obligation sera imposée à la distillation du phosphore; le fourneau doit brûler tous les gaz. Tout dépôt, dans l'établissement, d'ossements à l'état frais est expressément interdit. Les Conseils de salubrité doivent s'assurer des voies d'écoulement des eaux qui ont servi les ateliers, et ne négliger aucun moyen de désarmer les oppositions : si de nouvelles mesures sont nécessaires dans l'intérêt du voisinage, ils se réserveront la faculté de les prescrire.

§ 4. **CHLORURES ALCALINS**. — La fabrication des chlorures alcalins (eau de javelle) donne lieu au dégagement d'une odeur désagréable et incommode lorsque les appareils perdent ; ce qui a lieu quelquefois. Elle est rangée dans la première classe, même quand elle a lieu seulement dans la proportion de 300 kilogrammes au plus par jour ; ses inconvénients sont peu considérables. Pour les atténuer, on imposera les conditions suivantes : l'eau de javelle sera fabriquée en vases clos dans des appareils bien lutés, et seulement dans la proportion de 300 kilogrammes par jour ; l'atelier ne travaillera qu'une fois au plus tous les trente jours ; il sera placé dans un hangar bien clos, dont les jours dépasseront de deux mètres le niveau du sol ; enfin les eaux de l'atelier ne couleront point sur la voie publique : elles seront reçues dans un puits perdu, profond de dix mètres et enduit de ciment.

§ 5. **MATIÈRES ANIMALES : COLLE-FORTE, OSTÉOCOLLE**. — Il a été question déjà de la fabrication de la colle-forte ; nous ne reviendrons pas sur ses procédés : mais c'est ici le lieu d'avertir les Conseils de salubrité de se mettre en garde contre un abus trop commun dans les établissements de première classe.

Un industriel demande l'autorisation d'établir une fabrique de gélatine extraite des os ; c'est bien de la gélatine, et non de la colle-forte, qu'il déclare avoir l'intention de faire. Il s'engage à ne se servir que d'os, et s'interdit expressément l'emploi de rognures de peaux et des débris de tendons et aponévroses, qui sont la matière première de la colle-forte, sous le nom de carnasse. Il déclare même qu'il entend se servir du procédé, entièrement inoffensif, de fabrication à vases clos, proposé par M. D'Arcet. Ces promesses, il les fait pour désarmer les oppositions chaleureuses que provoque toujours l'annonce d'un établissement de cette nature ; une commission désignée par le Conseil de salubrité, d'après l'invitation du préfet, examine les appareils, et les trouve bien confectionnés. Cependant c'est bien de la colle-forte que l'industriel a voulu fabriquer, et il n'a parlé de gélatine que pour abuser les experts : s'il est autorisé pour ce dernier produit, il se joue des oppositions et se livre à son commerce prohibé, jusqu'au moment où, surpris en flagrant délit de contravention, il voit l'autorité judiciaire sévir contre lui ; ce qui, malheureusement, n'arrive pas toujours.

Voici les principales des conditions à imposer aux fabriques de gélatine : l'emploi de toute autre matière animale que les os secs, pour la fabrication de la gélatine, est interdit; tout dépôt d'ossements à l'état frais, dans l'intérieur des ateliers et du clos, est expressément prohibé ; les eaux de l'atelier couleront au dehors, non à l'air libre, mais dans un conduit voûté, jusqu'à un puits perdu ou jusqu'à la rivière; enfin, les vapeurs produites par l'évaporation des dissolutions gélatineuses seront ramenées sur le fourneau principal, et auront, pour voie d'émission, une cheminée haute de vingt à trente mètres, selon les localités.

De semblables conditions doivent être prescrites aux fabriques de noir d'os, dont les émanations ont une odeur fort désagréable ; placées quelquefois dans le voisinage de maisons de campagne, elles en sont le fléau, surtout à certaines époques de l'année et lorsque le vent du midi vient à souffler; on ne doit les tolérer qu'avec une grande circonspection.

§ 6. **Fonderies de suif en branche** (à feu nu). — La graisse du mouton et celle du bœuf sont renfermées dans le tissu adipeux et dans des membranes; pour l'en extraire, on la fond en la soumettant, dans des chaudières, à l'action d'une forte chaleur. Telle est l'industrie qu'on nomme fonderie à feu nu du suif en branche, et dont les Conseils de salubrité ont souvent à s'occuper. Voici, sommairement, en quoi consiste l'opération : on met la graisse de mouton ou suif dans une grande chaudière placée sur un feu ardent; armé d'une longue cuiller, un ouvrier agite la masse, et en met les différentes parties en contact plus immédiat avec le calorique. Le tissu adipeux s'ouvre, et il se forme un bain de graisse liquéfiée, qu'on enlève facilement avec une autre cuiller en forme de poche. On soumet à une forte pression le résidu, et on en retire encore une quantité notable de graisse liquide. Ce qui reste se nomme créton, et sert à divers usages. Le suif fondu est consommé par les fabricants de chandelles et par d'autres industriels.

Soumise ainsi à l'action d'un feu porté jusqu'à 160 degrés centigrades, et coupée en petits morceaux, la graisse de mouton, à laquelle on réunit, d'ordinaire, une quantité considérable de matières grasses provenant du bœuf, exhale, en s'échauffant et en se liquéfiant, une odeur fétide et nauséabonde, dont il est difficile de se faire une idée exacte quand on ne la connaît point. Les émanations ne se répandent pas à une très grande distance; mais, lorsqu'on se place dans leur sphère d'action, il est difficile de les supporter; elles n'ont rien d'insalubre, mais elles sont incommodes au plus haut degré. Cet inconvénient si grave n'est point le seul qu'on puisse reprocher aux fabrications de ce genre; elles exposent au danger de l'incendie. A ces deux titres, les fonderies de suif en branche et à feu nu sont rangées parmi les établissements de première classe; elles passent dans la seconde si le suif est fondu, non à feu nu, mais au bain-marie ou à la vapeur. Préférable au premier sous le rapport de la salubrité, ce procédé a l'inconvénient de ne point fournir une si grande quantité de suif fondu; il laisse beaucoup de matières graisseuses dans le tissu adipeux.

Toutes les oppositions aux fonderies de suif en branche ne sont pas fondées sur l'extrême incommodité de leur voisinage; on a parlé d'insalubrité positive, c'était un erreur. Les émanations de la graisse en fusion n'ont aucune action nuisible sur la végétation ; elles n'altèrent en aucune façon la santé de l'homme : au contraire, nous avons remarqué plusieurs fois la belle santé et l'air de gaîté des ouvriers qui passaient leur vie auprès des chaudières infectes, et dans une atmosphère qui révoltait notre odorat à cinquante mètres de distance.

On comprend, maintenant, pourquoi les fonderies de suif à feu nu sont écartées des villes. On ne peut les autoriser que dans des lieux isolés de toute habitation par une distance d'au moins cent cinquante mètres, et encore faut-il les soumettre à des conditions particulières que nous ferons connaître. Au reste, la fonte du suif en branche, à feu nu, est un procédé vieilli et qui devrait être entièrement abandonné. On extrait parfaitement la graisse au moyen de l'action, sur le tissu adipeux, de l'acide sulfurique faible. Proposé par M. D'Arcet, ce procédé donne un suif au moins aussi beau que celui qu'on obtient de l'action du feu; il en fournit une quantité plus considérable, et cela sans dégagement sensible d'odeur, et sans perte de matière par la formation de crétons. On verse dans la chaudière un mélange d'acide sulfurique étendu d'eau et la graisse brute; on chauffe jusqu'à l'ébullition, et on agite les matières avec une grande spatule. Bientôt décomposé, le tissu adipeux laisse échapper toute la graisse qu'il contient.

Ce procédé si simple et si économique devrait être pratiqué par tous les fondeurs de suif; mais il rencontre un grand obstacle dans la routine. Comme on ne peut y compter, on protégera la santé publique au moyen des conditions suivantes :

Aucun amas de peaux, de chairs, de tissus musculaires ou vasculaires, substances animales éminemment putrescibles, ne doit séjourner plus de trois jours dans l'atelier.

Il faut que la chaudière soit surmontée d'une cheminée à manteau ou en hotte, disposée de telle sorte que les émanations odorantes y soient recueillies. Quant à la hauteur du tuyau d'émission, elle est subordonnée aux conditions de la localité.

Aucune fenêtre ou porte de l'atelier ne peut être établie au dehors, sur la voie publique, si l'établissement n'est pas situé dans un lieu entièrement isolé.

L'autorisation ne saurait être accordée à une fonderie de suif en branche, à feu nu, dans un quartier populeux, ou dans un riant paysage. Une distance de cent mètres doit séparer l'atelier de toute habitation.

A Paris, les suifs ne peuvent être fondus que dans les abattoirs généraux; il est défendu de les mélanger avec des matières étrangères, avec les graisses de porc dites flambarts, avec des graisses vertes, et, en général, avec les graisses qui sont connues dans le commerce sous le nom de petits suifs.

On a imposé plusieurs fois aux fondeurs l'obligation de n'allumer le feu sous leurs chaudières que la nuit, en limitant le nombre de ces opérations. On a exigé souvent la construction d'un mur d'enceinte, et la clôture des jours qui regardaient une habitation, même à distance. Ces précautions sont bonnes, et peuvent être impérieusement commandées par des circonstances de localité.

§ 7. FABRICATION D'ENGRAIS CRUORIQUE. — Le sang des bœufs et des moutons qui sont mis à mort dans un abattoir, sert à divers usages dans les arts; il est devenu la base d'un engrais excellent; on peut évaluer sa quantité à plus de 24 hectolitres par jour. Enlevé immédiatement et transporté à l'état frais dans les ateliers de fabrication de l'engrais, il est mélangé aussitôt à la poussière de charbon de bois et à de la chaux vive, qui en absorbent la partie séreuse; on le fait sécher dans un fourneau, et on le réduit en poudre : les 24 hectolitres de sang peuvent fournir 40 kilogrammes d'engrais.

Lorsqu'on fait le mélange de la chaux et du sang, ce liquide animal est déjà décomposé en deux parties, la fibrine ou caillot, et le serum : au moment du contact, il y a un dégagement abondant d'ammoniaque et d'une odeur cruorique particulière; ces émanations irritantes affectent le nez, les yeux et la gorge, mais leur impression est assez fugace. On ne les rencontre, au reste, qu'à peu de distance de l'atelier. La dessication du sang au moyen du calorique, s'accompagne de l'émission d'une certaine quantité d'huile empyreumatique; si l'atelier est bien tenu, et si la poudre de charbon de bois est desséchée préalablement, ces inconvénients sont fort peu sensibles. On ne trouve pas la fabrication de l'engrais cruorique dans la classification des établissements insalubres : à quelle catégorie convient-il de la rapporter? Si nous la plaçons dans la première classe, c'est par analogie, et en ayant égard à la matière première qui sert à la confection de l'engrais. Il faudrait la mettre dans la troisième, si l'on ne considérait que le caractère fort peu délétère des émanations du sang.

Le procédé que nous venons d'indiquer est celui de M. Charbonneau, fabricant d'engrais cruorique aux Broteaux, près des Charpennes, à 120 mètres environ du clos de M. Duchamp. M. Léger, autre fabricant d'engrais cruorique, à la Guillotière, près du chemin du Sacré-Cœur, opérait à peu près de la même manière. On fait quelquefois absorber le serum du sang par la poudre de charbon de bois, puis on ajoute de la chaux vive, et, pour augmenter la puissance de l'engrais, on mélange, avec le sang ainsi traité, des crottins de mouton, des os pilés, de la suie ; puis on fait dessécher au four ces matières, très riches en molécules organiques azotées. Il n'y a rien d'insalubre et même de très incommode dans ces procédés de fabrication de l'engrais cruorique, surtout lorsque les établissements sont situés à grande distance des habitations ; les Conseils de salubrité peuvent les autoriser aux conditions suivantes : 1° le sang apporté dans les ateliers n'y pourra pas séjourner plus de vingt-quatre heures avant d'être desséché ; 2° tout dépôt de matières organiques autres que le sang, dans ces ateliers, si elles sont à l'état frais, est formellement interdit ; 3° nuls débris de l'engrais cruorique ou de matières animales ne seront déposés sur la voie publique.

§ 8. **Fabrique de bleu de Prusse.** — C'est encore avec le sang des animaux qu'on a préparé longtemps le bleu de Prusse. Ce précipité, si employé en peinture et dans les arts, résulte de la calcination de matières organiques azotées avec de la potasse ; mélange auquel on ajoute un sel de fer péroxidé. On l'obtient de deux procédés très différents sous le rapport de la salubrité. L'ancien est pratiqué ainsi : on mélange du sang desséché, des cornes, des morceaux de cuir et autres substances organiques azotées, avec un huitième environ de potasse, à laquelle on ajoute un peu de limaille de fer, et on fait chauffer le tout dans un creuset, jusqu'à ce que toutes ces matières se soient converties en une pâte, qu'on enlève avec une cuiller en fer et qu'on jette dans une chaudière remplie d'eau chaude. On filtre la liqueur, on lessive de nouveau le résidu, et on obtient le précipité au moyen d'une solution d'un mélange de sulfate de fer et d'alun. Cette fabrication s'accompagne de circonstances graves, qui l'ont fait placer dans la première classe des établissements insalubres. De fortes détonations ont lieu au moment où la pâte est jetée dans l'eau chaude, et, lorsque la solution de sulfate de fer et d'alun est en contact avec la lessive de sang, des émanations hydrosulfureuses sont dégagées en très grande quantité.

Dans un second procédé, on obtient la précipitation par le ferro-cyanure de potassium cristallisé, corps composé qui ne contient pas de sulfure. C'est par un procédé mixte, mais très innocent, qu'opèrent d'autres fabricants : dans leur atelier, les produits gazeux que dégage la cornue en fonte où se fait la calcination des matières animales, sont ramenés, par un conduit, sous le foyer même qui les brûle et dont ils augmentent l'intensité d'action. Cette combustion transforme les gaz ammoniacaux fétides en acide carbonique, azote et carbure d'hydrogène, qui s'échappent avec la fumée par la gaîne et ne causent aucune incommodité. Ainsi modifiée, la fabrication du bleu de Prusse cesse ainsi d'appartenir à la première classe, et rentre dans la troisième. Les Conseils de salubrité autoriseront ces fabriques, à condition que toutes les cheminées partielles des chaudières viendront aboutir à la cheminée, haute de quinze pieds, du fourneau de calcination, et que les eaux de lessive de la fabrique ne séjourneront ni dans les rigoles ni sur la voie publique.

L'appareil imaginé par M. D'Arcet ôte au premier procédé de fabrication ses principaux inconvénients ; l'opération se fait en une sorte de vaisseau clos, et l'acide hydrosulfurique est brûlé en entier dans le cendrier du fourneau.

§ 9. **Matières organiques végétales. Fabrication de l'orseille.** — L'orseille est une couleur rouge très vive et très belle, que l'on retire de plusieurs variétés de lichen et de parelles, dont les plus ordinaires sont le polypoïdes, le tinctorius, le saxatilis et le lichen parellus. La meilleure espèce vient des Canaries, elle croît sur des rochers battus de la mer ; d'autres sont cueillies sur les rochers des îles du cap Vert, des îles Açores, de Madère, et de Corse ou de Sardaigne. La France produit le lichen parellus ou parelle, fort abondant dans les montagnes de l'Auvergne, dans les Alpes et dans les Pyrénées. Cette dernière espèce est la moins estimée. M. Robiquet a donné le nom d'orcine à ce principe colorant, dont la teinte brillante paraît résulter de l'action de l'air et de l'ammoniaque. On prépare l'orseille par deux procédés, dont l'un range cette fabrication dans la première classe, et l'autre, dans la troisième. Dans l'ancien, on place dans de longs baquets les lichens préalablement bien nettoyés et pulvérisés ; puis on les arrose d'une grande quantité d'urine purifiée et clarifiée, et on agite très souvent le mélange : le cinquième jour, on ajoute de la chaux éteinte et tamisée, et une certaine quantité d'acide arsénieux et d'alun. On continue de brasser les matières bien à fond ; la fermentation s'établit, et, après trois semaines ou un mois, l'opération est terminée : une magnifique couleur rouge s'est produite ; elle est dans tout son éclat à la fin de la première année, surtout si on verse de l'urine fraîche dans les baquets.

D'après ces données, on comprend dans quelle classe cette fabrication doit être rangée : l'un de ses éléments principaux, l'urine, répand beaucoup d'odeur ; c'est une matière première fort dégoûtante. Chaque fois qu'on brasse le mélange, et il faut le faire souvent, une forte odeur ammoniacale se dégage, mais ne s'étend qu'à une petite distance en dehors de l'atelier.

Un second procédé de fabrication de l'orseille dispense de l'emploi de l'urine, qui est remplacée par l'ammoniaque liquide; conduit ainsi, l'établissement, devenu entièrement inoffensif, passe de la première classe dans la seconde. MM. Martin et Badin sont parvenus à remplacer deux espèces exotiques et fort chères de lichen, par des espèces abondantes et communes : mais ce qui caractérise essentiellement leur procédé, c'est la substitution à l'urine, de l'ammoniaque liquide. Ces industriels emploient encore une autre substance qui, jointe à l'ammoniaque, paraît faciliter et accroître l'action de leur orseille dans la teinture : ils ont établi un appel pour les vapeurs ammoniacales, et diminué beaucoup, par là, l'infection de l'atelier, très sensible cependant encore pour les étrangers, surtout lorsqu'on découvre les baquets. Enfin, MM. Martin et Badin ont disposé des moyens d'absorption pour les vapeurs, en plaçant, dans leurs ateliers, des capsules remplies d'acide chlorhydrique. Leur établissement est vaste ; l'atelier de fabrication est assez éloigné des maisons voisines, pour qu'aucune émanation désagréable ne se laisse apercevoir aux alentours.

§ 10. Fabrique d'amidon. — L'amidon, ou fécule, est une matière blanche, inodore et sans saveur, composée de grains qui sont formés d'une enveloppe tégumentaire, solide, et d'une substance molle intérieure. On la rencontre abondamment dans les pommes de terre et autres végétaux, parmi lesquels le froment doit être placé au premier rang ; elle y existe unie au gluten.

On extrait ordinairement l'amidon du froment préalablement moulu ; le grain est délayé en une bouillie liquide, au moyen de l'eau ordinaire et d'eau sure. On abandonne ce mélange à lui-même pendant un mois ; la décomposition putride s'en empare ; une écume huileuse s'élève à la surface, et une odeur très infecte se dégage. Trois couches se forment dans les tonneaux ou bernes : la supérieure est l'eau sure devenue opaque ; la moyenne est une matière sédimenteuse à demi liquide ; l'inférieure, c'est l'amidon, qui doit être épuré, lavé, passé au tamis, séché et soumis à diverses manipulations avant d'être en état d'être livré au commerce. Ces opérations successives donnent lieu au dégagement abondant d'émanations fétides, qu'explique la décomposition putride des substances azotées : c'est ce grave inconvénient qui a placé les amidonneries dans la première classe des établissements insalubres. Leurs gaz infects n'ont rien qui soit nuisible à la santé de l'homme ou des végétaux, mais ils sont fort incommodes.

Cependant on peut les autoriser aux conditions suivantes : les eaux sures ne seront pas conservées dans les ateliers pour être vendues aux cartonniers et aux corroyeurs ; on les fera écouler par un conduit, non au dehors, mais dans le jardin du propriétaire, jusqu'à un puisard qui les absorbera. Tout le sol de l'atelier sera dallé, et un canal souterrain les conduira directement à un puisard ou à une rivière. Une des meilleures précautions, c'est d'imposer aux fabricants, comme mesure essentielle, l'obligation de ne pas conserver les eaux sures dans les cuves au-delà du temps nécessaire pour la formation de l'amidon.

Des procédés très supérieurs à celui-ci, mais dont un brevet d'invention assure l'exploitation à l'inventeur, ont été mis en pratique depuis quelques années; ils ont ôté à cette industrie tout ce qu'elle avait d'incommode pour le voisinage. Il n'y a point de décomposition putride dans la fabrique de Gravelle. Moulu grossièrement et gonflé par son séjour dans l'eau, le blé est introduit dans des sacs de toile et pressé par des cylindres dans une auge circulaire, sur laquelle tombe une certaine quantité d'eau. L'amidon est entraîné avec une partie du gluten dans des réservoirs, et les eaux de l'atelier sont conduites à la rivière voisine avant d'avoir eu le temps de fermenter. Mais, dans ces procédés et surtout dans l'ancien, on ne recueille que la fécule et on perd tout le gluten; il est conservé par l'excellent procédé de M. Herpin, de Vervins. Ce pharmacien a eu l'idée fort bonne d'appliquer à la préparation de l'amidon le procédé qui est mis en usage pour extraire le gluten. Transformée en pàte, la farine est divisée en petites masses, qu'on place sur un tamis ovale en toile métallique, et que des femmes pétrissent à l'aide de nombreux filets d'eau tombés d'un tuyau disposé en T; quelques minutes suffisent pour la séparation complète de l'amidon, qu'on soumet à un second lavage. Avec deux ouvriers seulement, M. Martin retire, dans dix heures de travail, l'amidon que contiennent 500 kilogrammes de farine; il en sépare le gluten, et obtient plus d'amidon qu'on ne s'en procurait par l'ancien procédé.

Quand il sera public, ce procédé fera passer les amidonneries, de la première classe des établissements insalubres, dans la troisième.

§ 11. POUDRE FULMINANTE. — Il est une industrie d'origine encore récente, qui a, depuis peu d'années, une très grande extension; elle est l'objet d'un commerce très considérable, soit en France, soit à l'étranger : nous voulons parler des composés divers de fulminate de mercure, auxquels on a donné le nom de poudre, d'amorces et d'allumettes chimiques ou fulminantes. Leur emploi est varié et extrèmement étendu. On sait que les fusils à piston ont pour amorce une capsule, ou petit cylindre de cuivre rempli de poudre fulminante; quant aux allumettes préparées avec ce mélange, leur usage est devenu universel dans les campagnes ainsi que dans les villes, et chez le pauvre comme chez le riche.

On prépare le fulminate de mercure avec du mercure, de l'acide nitrique et de l'alcool, dans des proportions qui varient selon le procédé de fabrication, mais dont voici les plus ordinaires : 735 grammes de mercure sont dissous dans 8 kilogrammes 810 grammes d'acide nitrique, au moyen d'un matras en verre un peu chauffé. Divisé en cinq parties, le mélange est versé dans un nombre égal de matras, où se trouve un volume d'alcool égal à 33 p. % : bientôt des vapeurs rutilantes et éthérées se dégagent en très grande quantité, et on voit se former un dépôt cristallin ; c'est le fulminate de mercure.

Cette préparation est extrêmement dangereuse, non-seulement pour les ouvriers pendant l'opération, mais encore lorsque la poudre est faite ; elle l'est encore lorsqu'elle a été convertie soit en allumettes, soit en amorces. L'explosion de deux décigrammes de fulminate peut faire éclater un fusil. La vapeur blanche qui se dégage, en si grande quantité, au moment du contact de l'alcool avec la solution mercurielle, est fort irritante et fatiguait beaucoup les ouvriers; on n'en doutera pas, lorsqu'on saura qu'elle est composée d'alcool, d'éther nitreux et formique, d'acide hyponitrique, de mercure et d'acide cyanhydrique. Depuis que M. Délion est parvenu à la renfermer dans son appareil condensateur, cet inconvénient n'existe plus.

Le fulminate de mercure n'est point la poudre fulminante : celle-ci est composée d'une partie de fulminate et d'une partie et demie de nitrate de potasse. Toutes les opérations qui sont pratiquées, soit sur la poudre, soit sur le fulminate, sont extrêmement dangereuses, et demandent une habileté ainsi que des précautions infinies. Une légère inadvertance, telle que l'emploi d'une spatule en fer au lieu d'une spatule en corne, ou une pression médiocre, peut suffire pour causer une catastrophe; le danger de l'explosion existe toujours. On fait sécher le mélange du nitre ou fulminate, puis la poudre est tamisée; elle peut servir dès lors, au moyen d'autres manipulations, à la préparation, soit des allumettes, soit des capsules pour les fusils à piston.

§ 12. ALLUMETTES. — Les allumettes fulminantes, appelées encore allumettes allemandes ou allumettes à la Congrève, s'enflamment par un frottement léger sur un corps dur, et lancent, au moment de la conflagration, des portions de matières enflammées. C'est seulement en considération de leur nom qu'elles sont placées ici, car elles ne contiennent pas de fulminate de mercure : ce qui les rend inflammables, c'est un mélange de soufre, de chlorate de potasse et de phosphore très divisé, maintenu sur le bois par un mucilage que colore un peu d'indigo. Quelques différences dans les proportions donnent aux allumettes des qualités diverses; une trop grande quantité de chlorate de potasse, par exemple, leur communique la propriété de détoner lorsqu'on les frotte contre un corps dur, et de projeter, à une assez grande distance, une partie de la matière enflammée. Contiennent-elles, au contraire, trop de phosphore, elles deviennent très inflammables, et peuvent prendre feu spontanément dans les temps où la température est élevée. Des incendies ont été causés par la conflagration, sans frottement appréciable, d'allumettes fulminantes. Des accidents extrêmement graves ont accompagné souvent la fabrication, soit du fulminate de mercure, soit de la poudre fulminante; l'explosion est instantanée et terrible; souvent, très souvent, des ouvriers ont été mutilés ou tués sur place; des ateliers ont été emportés.

On ne s'étonnera donc point que des fabriques aussi dangereuses aient été placées dans la première classe; mais l'autorité a cru devoir faire davantage. Trois ordonnances rendues en 1823, en 1836 et en 1838, ont soumis à des mesures sévères les fabricants d'objets préparés avec les poudres ou matières fulminantes et détonantes; voici quelles sont leurs dispositions principales : les marchands d'objets préparés avec la poudre fulminante doivent inscrire sur un registre le nom et la demeure des fabricants de la poudre, et renfermer les préparations dans un lieu sûr, dont, seuls, ils auront la clef. Toute demande en autorisation pour une fabrique de fulminate de mercure ou de poudre fulminante, doit être accompagnée d'un plan indiquant : 1° la position exacte de l'emplacement par rapport aux habitations, routes

17

et chemins les plus voisins ; 2° celle de tous les bâtiments et ateliers, les uns par rapport aux autres ; 3° le détail des distributions intérieures de chaque local. Les fabriques de fulminate de mercure, amorces fulminantes et autres matières dans la préparation desquelles entre le fulminate de mercure, doivent être closes de mur et éloignées de toute habitation ainsi que des routes et chemins publics. Il faut que les divers ateliers soient isolés les uns des autres ; leur sol sera recouvert de plâtre ou d'une lame de plomb : la pierre siliceuse est prohibée dans la construction de ces ateliers. Grainée et séchée, la poudre sera renfermée dans des caisses en bois blanc bien jointes, recouvertes d'une feuille de carton et placées sur des supports en liége. Le transport du fulminate de mercure et de la poudre détonante est interdit. Il est défendu à tout fabricant de faire des expéditions de ses produits par la voie des messageries ou de toute autre voiture de transport des voyageurs. D'autres dispositions règlent des détails dont nous n'avons pas à nous occuper.

Quant aux allumettes dites phosphoriques ou fulminantes, elles ont été l'objet de mesures de police particulières. Elles doivent être fabriquées dans des localités spéciales et en dehors des villes ; cependant on peut tolérer auprès des habitations, les ateliers dans lesquels la pâte est placée sur de petits fragments de bois. On enfermera les allumettes préparées dans des boîtes remplies de son, afin d'éviter les chocs ; on ne doit point permettre qu'elles soient vendues sur la voie publique par des enfants. Il importe beaucoup que les ouvrières dont l'occupation est de charger les allumettes, soient placées à un mètre l'une de l'autre ; moins elles mettront de pâte, et moins la conflagration sera facile. La partie de l'atelier dans laquelle la pâte est fabriquée, doit être entièrement isolée des autres. A Paris, la police a proscrit la fabrication et l'emploi du phosphore de soufre pour les allumettes, en raison des chances multipliées et presque inévitables d'explosion qu'entraînent la préparation et l'emploi de ce produit. Elle a défendu l'accumulation en tas des allumettes fabriquées, et exigé qu'elles fussent placées, immédiatement après leur confection, dans des boîtes d'une dimension très petite. L'acide arsénieux a été exclu de la fabrication des allumettes, dont la combustion, lorsque cette matière entrait dans leur préparation, dégageait une certaine quantité de vapeur d'arsenic.

Au moment de sa conflagration, l'allumette projette une certaine quantité de matières enflammées; deux cuisinières dont l'œil avait reçu ces parcelles ignées, perdirent la vue, et l'une d'elles faillit mourir. Ces accidents isolés ne peuvent faire proscrire des produits fort utiles et passés dans nos usages ; ils invitent seulement à prendre beaucoup de précautions.

§ 13. Artificiers. — Nous n'avons que peu de mots à dire des ateliers d'artificiers, que le danger d'incendie et d'explosion a fait ranger dans la première classe des établissements insalubres. Ils sont devenus beaucoup moins redoutables depuis qu'on fabrique la plupart des pièces d'artifice sans y faire entrer la poudre à canon; lorsque celle-ci est employée dans leur préparation, c'est en très petite quantité et seulement pour obtenir une détonation plus ou moins forte. On accordera aux artificiers l'autorisation d'acheter une certaine quantité de poudre, mais avec cette restriction, qu'ils ne pourront la transporter que par paquets de 5 kilogrammes dans leur atelier, qui est, au reste, entièrement isolé.

Ces fabriques sont soumises à des mesures de police spéciales; il est défendu aux artificiers d'employer dans la composition des fusées volantes aucune baguette de bois ni d'aucune espèce de corps dur. Eux seuls ont le droit de vendre des pièces quelconques d'artifice, quelque petite qu'en soit la dimension, et il leur est enjoint d'inscrire sur un registre, non-seulement le nom et la demeure de toute personne à laquelle ils auront vendu quelque objet de leur commerce, mais encore la quantité vendue. Il ne leur est permis d'avoir dans leur atelier que la quantité de poudre fixée par l'autorité, et il leur est défendu très expressément de travailler à la lumière dans l'atelier de composition.

§ 14. VERRERIES. — La fabrication du verre, des cristaux et des émaux s'accompagne d'un abondant dégagement de fumée et expose au danger de l'incendie ; rien d'insalubre dans ses procédés. Tout dépend des circonstances de localité pour la question de l'autorisation ; l'usine doit être isolée et située à distance des habitations.

§ 15. TOILES CIRÉES, TAFFETAS ET CUIRS VERNIS. — Cette fabrication a deux inconvénients qui l'ont fait placer dans la première classe, la mauvaise odeur et le danger de l'incendie ; mais l'un et l'autre ne sont pas à redouter lorsque les ateliers sont bien tenus, et situés à une distance d'au moins 150 mètres des maisons voisines. On ne fabrique le vernis qu'une ou deux fois par mois, et son odeur est très désagréable. D'après ces considérations, on peut autoriser les établissements de toiles vernies ou cirées, sous ces conditions, que la cheminée du fourneau au vernis sera enveloppée d'un manteau, et élevée de 8 mètres au-dessus du toit. Une bonne précaution consiste dans l'application, sur la chaudière, d'un couvercle hermétiquement adapté, et surmonté d'un tuyau qui va s'ouvrir dans la cheminée. Fixée à ce même couvercle, une spatule peut se mouvoir en tout sens dans le mélange en ébullition. Il faut en outre qu'une distance d'au moins 500 mètres sépare la fabrique de la maison la plus proche.

Au moyen de ces mesures, on peut tolérer ces ateliers, qui n'en sont pas moins des voisins désagréables ; on doit les écarter, tant que faire se peut, des lieux habités et des propriétés d'agrément.

Nous n'avons point parlé de tous les établissements qui sont inscrits dans la première classe ; les plus importants ont dû, seuls, nous occuper. Il sera facile de déterminer, par analogie, quelles conditions doivent être imposées aux autres.

Deuxième Section.

ÉTABLISSEMENTS DE SECONDE CLASSE.

Les établissements de seconde classe n'ont rien d'insalubre ; ils ne sauraient porter atteinte ni à la santé de l'homme ni à la végétation ; cependant leur incommodité peut être fort grande, beaucoup plus même que celle d'un établissement de première classe. Leur éloignement des habitations n'est pas rigoureusement obligatoire ; mais on ne peut, toutefois, les autoriser qu'après avoir acquis la certitude qu'ils ne sauraient incommoder les propriétaires ou locataires du voisinage. On a dit ailleurs quelles formalités devaient accompagner la demande en autorisation pour les fabriques de cette catégorie. Comme les inconvénients dont leurs procédés d'exécution s'accompagnent se réduisent à une incommodité supportable, quoique très réelle, très peu sont frappées d'interdiction.

§ 1. FOURS A CHAUX ET A PLATRE. — La pierre à chaux est le produit de la calcination d'un carbonate calcaire ; on chauffe le carbonate de chaux, à la pression de l'atmosphère, jusqu'à la température rouge ; l'acide carbonique se dégage, et ce qui reste c'est la chaux, dont les arts, et surtout l'architecture, font une consommation si grande. Ce mode de fabrication a lieu ordinairement à l'air libre, soit qu'on brûle le carbonate en le plaçant par couches alternatives sur du menu bois, soit qu'on se serve d'un four construit pour cet usage. Tantôt le four travaille d'une manière continue, tantôt il ne fonctionne que par intermittence ; dans les deux cas, la manière dont le feu est conduit et la condition de la chaux, plus ou moins chargée de silice, d'alumine ou d'autres substances, modifient beaucoup la nature du produit. Mais les inconvénients de l'exploitation de ce mode d'industrie sont les mêmes : la fabrication de la chaux donne lieu à un dégagement très abondant de gaz acide carbonique, et surtout d'une fumée noire et dense. Rangée d'abord dans la première classe des établissements insalubres , elle a passé dans la seconde ; c'est à la troisième qu'elle appartient lorsque le four ne travaille pas plus d'un mois dans l'année, ou quand on prépare la chaux à vaisseaux clos. Le combustible dont on se sert pour la cuisson du carbonate calcaire donne lieu, selon sa nature, à un dégagement de fumée plus ou moins considérable. On se sert presque toujours de la houille : si on pouvait employer le coke, il y aurait peu de fumée ; mais le coke coûte plus cher et ne fournit pas une grande quantité de chaux.

Les fours à plâtre dégagent aussi une très grande quantité de fumée. On nomme gypse, ou pierre à plâtre, du sulfate de chaux; soumis à la calcination dans un fourneau , le gypse perd son eau de cristallisation , se dessèche et devient pulvérulent : mais une opération est encore nécessaire pour que le plâtre puisse être livré au commerce; il faut le réduire en poudre fine. Aussi cette fabrication s'accompagne-t-elle de deux inconvénients qui sont étrangers à celle de la chaux , le bruit et beaucoup de poussière. Bien cuit, bien pulvérisé , et mis en contact avec de l'eau , le plâtre en absorbe une assez grande quantité , augmente de volume et forme une cristallisation solide. Sa préparation est incommode, non-seulement pour les habitations du voisinage, mais encore pour les ouvriers. On pulvérise le sulfate de chaux sur le sol avec des battes en bois; travail pénible , et qui produit un dégagement abondant d'une poussière tenue , dont les organes respiratoires sont bientôt imprégnés. Dans la plupart des bonnes fabriques, le gypse calciné est pulvérisé par des meules horizontales ou verticales ; la pression d'un cylindre le réduit en poudre très fine et uniforme.

Le décret du 15 octobre 1810, et M. Chevalier, avec plus de détails, reconnaissent aux fours à chaux les inconvénients suivants : 1° l'odeur désagréable et incommode de la fumée du charbon de terre, odeur qui varie selon la nature des charbons employés; 2° la production d'une certaine quantité d'acide sulfureux , résultant de la combustion des sulfures qui existent dans les houilles ; 3° le dégagement d'une grande quantité de buée (vapeur d'eau), qui entraîne avec elle la décomposition des matières organiques du carbonate calcaire; 4° le dégagement d'une grande quantité d'acide carbonique ; 5° enfin, la continuité du travail, qui donne lieu à tous ces inconvénients et qui les aggrave.

Ni l'acide carbonique ni la fumée de houille versés dans l'air atmosphérique par le four, ne sont préjudiciables, soit à la santé, soit à la végétation. Il n'y a rien d'insalubre dans la fabrication de la chaux, mais elle peut être d'un voisinage fort incommode pour des habitations ou pour une propriété d'agrément. C'est l'examen des conditions de localité qui décide du succès des demandes d'autorisation ; elles sont, d'ordinaire, favorablement accueillies.

Parmi les plaintes auxquelles ils ont donné lieu, l'une des plus fréquentes ; c'est l'action délétère des émanations des fours à chaux sur la qualité des vins. On a dit qu'elles brûlaient la fleur de la vigne, on a surtout assuré qu'au temps de la maturité du fruit, la fumée de la houille se déposait en couche sur le raisin et en altérait la qualité.

Cette opinion se trouve exprimée en termes formels dans un rapport de MM. Aubergier et Lecoq, que les *Annales d'hygiène* ont publié (1843). Selon ces experts, la fumée des fours à chaux peut nuire en déposant sur le raisin des matières étrangères, susceptibles de se dissoudre dans l'alcool du vin. Selon eux, le mauvais goût et la mauvaise odeur des vins qu'ils ont examinés, provenaient de la fumée de fours à chaux situés dans le voisinage des vignobles. Il paraîtrait résulter des expériences qu'ils ont faites que, pendant la confection de la chaux, la fumée de la houille dépose sur la pellicule des fruits des matières que le marc du raisin attaque difficilement, mais qui se dissolvent avec facilité dans l'alcool produit par la fermentation.

Les vins des alentours de Rive-de-Gier sont imprégnés de fumée à un degré infiniment désagréable. Très souvent reproduite dans les pays de vignobles, cette grave assertion a été l'objet de discussions fréquentes, qui n'ont point amené de solution définitive : à des faits plus ou moins authentiques, on a opposé des faits contradictoires. Des expériences décisives avaient été annoncées, elles n'ont point eu de résultats ; nous croyons cependant la question complètement jugée dans le sens de la négative, et par un argument auquel nous ne pensons pas qu'on puisse rien objecter de raisonnable. Il y a beaucoup de fours à chaux permanents dans les pays de vignobles, et, pour ne parler que de ce que nous connaissons, par de nombreuses enquêtes, dans le département du Rhône, on en voit à Bully, à St-Germain, à Fontaines, à Sain-Bel, à Belligny, à St-Try, à Belleville, à Givors, à la Demi-Lune, à Tassin, etc., etc. Si leur fumée altérait la qualité du raisin et du vin, cette action délétère ne serait pas un problème ; elle aurait été démontrée par des observations, recueillies en très grand nombre et dans diverses localités. Tous les vignobles qui sont sous le vent des fours à chaux auraient éprouvés une dépréciation incontestable ; leurs vins auraient manifestement perdu de leur qualité et seraient inférieurs au produit des vignobles voisins : or, c'est ce qui n'a point eu lieu. Des fours à chaux permanents sont en pleine activité, depuis grand nombre d'années, auprès de vignes dont la bonne renommée n'a pas faibli : nous croyons ce fait, général, beaucoup plus concluant que des assertions, dénuées de preuves, sur un fait particulier. Cédant au préjugé, nous avons souvent insisté, dans nos rapports, en faveur d'une demande en autorisation d'un four à chaux, sur cette clause, assez mal observée, qu'il ne fonctionnerait pas depuis le temps de la floraison de la vigne jusqu'à la maturité du raisin, c'est-à-dire depuis le 1er mai jusqu'au 1er novembre. Nous serions fort disposés à faire l'abandon de cette condition si, dans les cas où quelque incertitude se présente, le doute ne devait pas profiter à la salubrité.

Il est rare qu'une demande en autorisation d'un four à chaux soit rejetée ; peu d'établissements sont plus utiles, et il faut absolument les tolérer quelque part. Presque tous sont situés dans des lieux isolés ; enfin, leurs inconvénients se réduisent à l'incommodité de la fumée, très grande, il est vrai, pour les habitations. On ne peut pas les permettre lorsqu'ils sont environnés de maisons qui protestent contre leur voisinage, et situés, par exemple, à l'entrée d'une grande ville et dans un quartier populeux, comme on le voit dans une grande ville de province. Jamais établissement de ce genre ne fut plus mal placé : des maisons l'environnent de toutes parts, excepté à l'est ; sa fumée noire, lourde et épaisse, enveloppe tout un quartier et pénètre jusque dans l'intérieur d'un grand établissement public : peu de voisinages sont aussi désagréables. Nous avons dit autre part que l'Administration pouvait interdire un four aussi incommode, alors même qu'il existait antérieurement à la législation des établissements insalubres ; elle a des moyens légaux, et peut en user.

Des circonstances particulières amènent quelquefois la fâcheuse servitude d'un four à chaux, au centre d'un quartier très habité. Ce four, lorsqu'il a été bâti, était dans un lieu isolé ; mais beaucoup de maisons sont venues se placer autour de lui, et il s'est trouvé enclavé dans un amas de constructions récentes , et protégé soit par d'anciens titres , soit par la prescription. On ne peut plus s'en délivrer que par des transactions fort onéreuses aux communes ; c'est une éventualité à ne point perdre de vue.

Cette grande incommodité de la fumée doit donc être prise en considération, lorsqu'il s'agit de permettre la construction d'un four à chaux sur un terrain nu , mais appelé à se couvrir de maisons. Certaines autorisations ne devraient point engager l'avenir ; mais on n'a pas le droit de les accorder pour un temps déterminé. L'avis d'un Conseil de salubrité est nécessairement subordonné à l'appréciation des circonstances locales : il sera défavorable à un four à chaux qui demandera à s'établir dans un riant paysage , auprès de maisons d'agrément , dont il rendrait le séjour insupportable. L'incommodité portée à un certain degré suffit pour motiver le rejet d'une fabrique.

Un arrêté du Comité de police de la commune de Paris , du 20 octobre 1789, défend à tous plâtriers , chaufourniers et autres , d'établir des fours et de calciner de la pierre à chaux dans l'enceinte des nouvelles barrières de Paris, sous peine de mille livres d'amende. La commune ordonnait, en outre, que sous huitaine , tous les fours à chaux et à plâtre construits dans l'enceinte de ces nouvelles barrières seraient démolis.

Des conditions doivent être imposées aux fabricants de chaux ; il faut que les fours soient éloignés de 150 mètres au moins de toute habitation et de 50 mètres d'une route. Le code forestier exige que les fours à chaux soient soumis à une autorisation, quand on veut les construire à moins d'un kilomètre des forêts. On aura soin de ne point diriger leurs ouvertures du côté de la voie publique et des maisons. Il importe beaucoup encore de tenir compte de la direction des vents ; c'est un point capital : l'incommodité du voisinage du four sera d'autant plus considérable, que la fumée se trouvera plus directement sur le passage du vent dominant.

Lorsque le four à chaux ou à plâtre est proche d'habitations, on ne peut l'autoriser qu'aux conditions suivantes : il sera surmonté d'une cheminée assez élevée pour porter la fumée au-dessus du toit des maisons voisines. On placera à l'extrémité de la gaine une tête ou gueule-de-loup, qui dispersera la fumée et en changera la direction. C'est exclusivement avec du coke que le four sera chauffé; il ne dégage que de l'acide carbonique, et sa combustion n'est une cause ni d'incommodité ni d'insalubrité. On ne peut faire, cependant, de cette condition une obligation générale; les fours qui doivent produire beaucoup ne sauraient l'accepter, et la houille est pour eux une nécessité. Nos rapports ont limité plusieurs fois le nombre des cuites que le four pouvait faire chaque mois.

Fabriquée à vaisseaux clos, la chaux est une industrie qui pourrait être permise dans les plus beaux quartiers de la ville; aucun inconvénient ne saurait accompagner cette exploitation, qui n'a rien de commun avec celle d'un four à chaux à ciel ouvert. La fumée est celle d'une cheminée ordinaire et n'a point d'odeur; on veillera, cependant, à ce qu'un tuyau d'une hauteur convenable la transporte au-dessus du toit des maisons voisines.

Ces diverses considérations sur les fours à chaux, sont applicables aux fours pour la cuisson des briques de quartz pulvérisé, dites briques réfractaires; et les uns et les autres doivent être soumis aux mêmes conditions.

§ 2. MACHINES A VAPEUR. — Les machines à vapeur s'appliquent à de nombreux usages, et leur puissance est au service d'une multitude d'industries. Leur emploi est non-seulement utile, mais encore indispensable dans l'intérieur des grandes villes, où, soit défaut de chutes d'eau suffisantes, soit difficulté d'aménagement, on ne peut, en général, recourir à des moteurs hydrauliques. Elles s'adaptent, en outre, avec la plus grande facilité à toutes les exigences de force requise, et, tandis que certains appareils sont susceptibles de produire un effet utile de quatre cents chevaux, et plus, d'autres font avantageusement, dans quelques ateliers, la besogne d'un demi et même d'un quart de cheval.

Le nombre de ces appareils s'est beaucoup accru durant ces dernières années; il deviendra de jour en jour plus considérable.

Nous devons nous abstenir d'entrer dans des détails circonstanciés sur le mode d'action de la vapeur, ainsi que sur la construction des diverses machines qui sont employées, et nous borner à faire remarquer que le mouvement est, en général, transmis par l'intermédiaire d'un piston, snr chacune des faces duquel la vapeur, provenant du générateur, vient successivement agir avec une pression prépondérante. Dans les anciennes machines à double effet de Watt, auxquelles s'applique en réalité la dénomination de machines à basse pression, cette action prépondérante s'obtient par la condensation de la vapeur, obtenue par sa communication avec un réservoir isolé d'eau froide, de telle sorte que, lorsque, par suite de l'arrivée de la vapeur, une des faces du piston est soumise à une pression d'environ 1 atmosphère $^1/_3$, la face opposée n'est retenue que par la faible pression correspondante au vide artificiel produit, pression qui, dans le cas d'une bonne condensation, n'excède pas $^1/_{10}$ d'atmosphère.

Dans les machines à haute pression, la vapeur arrive dans le cylindre sous des pressions de 3, 4, 6 et même 8 atmosphères. Que l'une des faces soit soumise à cette force, et que l'autre se trouve alors en contact avec l'atmosphère, celle-ci ne sera plus pressée que par la tension atmosphérique, et le mouvement s'établira comme dans le cas précédent.

Dans les machines de cette sorte, il arrive souvent qu'on intercepte l'entrée de la vapeur avant que le piston ne soit arrivé au terme de sa course : la distance qui reste à parcourir est alors franchie, tant en vertu de la vitesse acquise, qu'à raison de l'expansion ou de la détente de la vapeur introduite. Cette expansion peut être réglée de sorte, qu'au moment où le piston aura terminé sa course, la vapeur qui le poussait soit à faible pression : il sera alors fort avantageux de la conduire de telle sorte, que la vapeur, arrivant de l'autre côté du piston, ne rencontre sur la face opposée d'autre résistance que la tension qui correspond au vide du condenseur.

Cette circonstance de l'expansion de la vapeur est applicable aux machines à basse pression, dont on a obtenu de bons résultats ; mais elle n'est susceptible d'être réalisée sur une grande échelle que dans les machines à haute pression : les appareils de cette sorte, qui réunissent la double condition d'une grande détente et d'une bonne condensation, doivent être regardés comme les plus parfaits, sous le rapport du parti qu'on peut tirer de la vapeur.

La communication de chacune des faces du piston, soit avec la chaudière, soit avec le condenseur ou l'atmosphère extérieure, est successivement établie et interceptée au moyen de tiroirs ou de soupapes que met en mouvement le piston luimême : des pompes spéciales, également mues par la machine même, sont chargées de fournir à la chaudière l'eau d'alimentation qui lui est nécessaire, et de débarrasser le condenseur de l'eau et de l'air qui s'y accumulent pendant la durée de chaque oscillation.

Quant à la transmission du mouvement du piston et au changement de ce mouvement rectiligne en mouvement circulaire, on les obtient facilement par l'intermédiaire d'une simple bielle, et maintes fois encore d'une manière tout-à-fait directe, comme, par exemple, dans les machines à cylindre oscillant.

Il peut arriver encore qu'on se serve de balancier dont le mouvement angulaire se raccorde avec le mouvement rectiligne du piston par le moyen de parallélogrammes articulés : c'est alors une tige, placée à l'autre extrémité du balancier, qui communique le mouvement de rotation aux manivelles de l'arbre moteur.

On régularise enfin, au besoin, le travail de la machine par l'emploi d'appareils à force centrifuge et de grandes roues dites volants, dont l'action croit en proportion de leur masse, et surtout en proportion de leur vitesse.

Les chaudières dans lesquelles se produit la vapeur, et qui sont, en réalité, la partie essentielle des machines, ont des formes

très variées. Le célèbre auteur des idées principales qui constituent la machine à vapeur, les faisait à faces planes en forme
de tombeaux, et par des retours de flamme très bien ménagés
dans l'intérieur de la maçonnerie ; il utilisait une très forte
proportion de la chaleur qui est développée dans le foyer. Cette
disposition à faces planes ne convient que pour les appareils à
basse pression ; lorsqu'on peut produire de la vapeur à haute
pression , il est nécessaire d'employer des chaudières cylin-
driques d'une épaisseur d'autant plus forte, que le diamètre
sera plus considérable et la pression plus grande.

Il arrive souvent, en outre, qu'il est fort avantageux d'avoir
sous un faible volume de grandes surfaces de chauffe ; on
obtient alors le but désiré, par la disposition de foyers établis
à l'intérieur, et de tubes dans lesquels passe la flamme ou qui
sont remplis par l'eau.

Quelle que soit la forme de la chaudière qu'on adopte, il
importe d'apporter une attention toute spéciale à la construction du fourneau ainsi qu'à l'alimentation du feu, et de prévenir, en les enveloppant de substances mauvais conducteurs,
toute perte de chaleur des chaudières, du cylindre et des tuyaux
dans lesquels circule la vapeur active. Les précautions les plus
minutieuses sont prises à cet égard dans les usines bien administrées, et l'on réalise ainsi une grande économie dans la
consommation du combustible.

La pression que doit supporter une chaudière quelconque
est réglée au préalable ; les ordonnances ne permettent d'autoriser sa mise en activité qu'après qu'elle a été soumise, par
la pompe de pression , à un effort triple , si la chaudière a été
construite en tôle ou en cuivre, et quintuple si l'on s'est servi
de fonte. Cette pression exercée sur les parois de la chaudière
n'est autre que la tension de la vapeur produite à l'intérieur
et diminuée de la pression atmosphérique : les soupapes de la
chaudière doivent être chargées de poids qui leur correspondent. D'après les ordonnances, il est nécessaire que chaque
chaudière soit pourvue de deux soupapes semblables, dont les
diamètres sont calculés en raison de l'étendue de la surface de
chauffe, ou de la puissance de vaporisation des générateurs.
Que la tension intérieure vienne alors à augmenter, les sou-

papes s'ouvrent, et, sauf le cas d'une brusque et considérable vaporisation, la vapeur s'échappe dans l'air jusqu'à ce que la tension normale intérieure se soit rétablie.

Cette tension intérieure est de plus accusée d'une manière constante par des manomètres à air libre, ou tubes de verre, dont l'une des extrémités reste constamment ouverte, tandis que l'autre plonge dans une cuvette remplie de mercure, directement pressé par la vapeur.

Des robinets et tubes en verre ou des flotteurs indiquent en outre, d'une manière constante, le niveau précis de l'eau dans les chaudières, et mettent en garde contre les funestes effets que pourrait avoir l'insuffisance de l'alimentation.

Enfin, chaque chaudière doit être munie d'un flotteur d'alarme. Lorsque l'eau s'abaisse au-dessous du niveau déterminé, la vapeur, s'échappant aussitôt par l'ouverture que ce flotteur lui ménage, avertit, par le bruit qu'elle produit, de l'abaissement de l'eau.

Toute la législation des machines à vapeur a été renouvelée par l'ordonnance royale du 24 mai 1843, qui a coordonné toutes les dispositions à prescrire pour l'emploi de ces utiles appareils, et mis en pratique les enseignements de la théorie. Leur ancienne répartition en deux classes, selon qu'ils fonctionnaient à haute ou à basse pression, n'a pas été conservée ; elle était établie sur une considération unique, la tension de la vapeur dans les chaudières : il en résultait que de très petits appareils, par cela seul qu'ils fonctionnaient à haute pression, étaient assujétis à des conditions d'emplacement souvent fort gênantes, bien que leur explosion fût beaucoup moins à redouter que celle de grandes chaudières à basse pression, dispensées de toute condition de local. Dans la nouvelle ordonnance, on tient compte, non-seulement de la tension de la vapeur, mais encore des dimensions de l'appareil : elle impose à toutes les chaudières l'obligation d'être munies des mêmes appareils de sûreté, et les classe en quatre catégories, selon qu'elles présentent plus ou moins de danger en raison de leur capacité et de la tension de la vapeur.

Les chaudières sont réparties en quatre divisions : on exprime en mètres cubes leur capacité avec les tubes bouilleurs, et en atmosphères la tension de la vapeur ; puis on multiplie ces deux nombres l'un par l'autre. Si ce produit dépasse 15, on place les chaudières dans la première catégorie; elles appartiennent à la seconde si ce même produit surpasse 7 et n'excède pas 15, à la troisième s'il est supérieur à 3 et n'excède pas 7, et enfin à la quatrième si le produit ne dépasse pas 3.

Toute chaudière à vapeur de la première catégorie doit être établie en dehors des maisons d'habitation et des ateliers. Elle pourra cependant être tolérée par le préfet, dans l'intérieur d'un atelier qui ne fera point partie d'une maison d'habitation, toutes les fois qu'il y aura moins de 10 mètres de distance entre une chaudière de la première catégorie et les maisons d'habitation ou la voie publique. Il sera construit, en bonne et solide maçonnerie, un mur de défense de l'épaisseur d'un mètre. Ce mur de défense sera, dans tous les cas, distinct du massif de maçonnerie des fourneaux, et en sera séparé par un espace libre de 50 centimètres de largeur, au moins ; il devra également être séparé des maisons voisines. Lorsqu'une chaudière de la première catégorie sera établie dans un local fermé, ce local ne sera point voûté; on le couvrira d'une toiture légère, sans liaison avec les bâtiments contigus, et placées sur une charpente particulière.

Les chaudières à vapeur de la seconde catégorie pourront être placées dans l'intérieur d'un atelier, s'il ne fait pas partie, toutefois, d'une maison d'habitation ou d'une fabrique à plusieurs étages : si elles sont situées à moins de 5 mètres de distance, soit des maisons d'habitation, soit de la voie publique, le mur de défense sera construit de ce côté.

Il n'est pas exigé pour les chaudières de la troisième catégorie, qui peuvent être placées dans l'intérieur d'un atelier isolé des habitations. Les chaudières de la quatrième catégorie pourront être autorisées dans l'intérieur d'un atelier quelconque, lors même que cet atelier ferait partie d'une maison d'habitation. Les fourneaux des chaudières à vapeur comprises dans la troisième et dans la quatrième catégorie, seront entièrement séparés par un espace vide, de 50 centimètres au moins, des maisons d'habitation appartenant à des tiers.

L'ordonnance du 22 mai 1843 supprime les rondelles fusibles, qui avaient des inconvénients graves : en effet, elles ne se fondent et ne se ramollissent pas généralement au degré que leur timbre accuse, et même à des degrés plus élevés, lorsque la tension de la vapeur augmente rapidement. Elles s'altèrent d'ailleurs avec le temps. Quant aux soupapes, au manomètre, et aux indicateurs du niveau de l'eau dans les chaudières, ce sont des moyens de sûreté dont l'efficacité est bien établie.

Les appareils à vapeur appartiennent aux attributions d'un Conseil de salubrité sous deux rapports : l'insalubrité, par le danger d'explosion ; l'incommodité, par le double inconvénient du bruit et de la fumée.

C'est cependant aux ingénieurs qu'appartient exclusivement l'examen des conditions auxquelles doivent satisfaire les appareils, comme garanties contre les chances de rupture et d'explosion, et un Conseil de salubrité n'a, strictement, à s'enquérir que de la question d'incommodité des machines à vapeur.

Cette incommodité ne saurait être que rarement une cause de rejet d'une demande en autorisation. Le bruit de la machine même n'est généralement pas susceptible d'être entendu en dehors des ateliers, et, si les circonstances de localité sont telles que la fumée de la houille puisse incommoder les habitants du voisinage, il sera le plus souvent facile de parer à cet inconvénient, en imposant l'obligation d'élever la cheminée au-dessus de la toiture des maisons situées, dans un rayon déterminé, autour de l'usine.

Il conviendra, encore, de rechercher si les conditions de localité prescrites par l'ordonnance du 22 mai ont été exactement remplies ; et il faudra, en conséquence, déterminer, dans chaque cas, la catégorie à laquelle appartient la chaudière objet de la demande en autorisation.

Le Conseil de salubrité du Rhône a été consulté quarante-deux fois pour des chaudières à haute ou à basse pression, et n'a repoussé que trois demandes en autorisation. Dans deux de ces cas particuliers, la machine à vapeur aurait frappé les maisons voisines d'une incommodité intolérable ; dans l'autre, au lieu d'être isolée, la chaudière était contiguë immédiatement à un atelier, et était placée au-dessous d'appartements habités.

§ 3. Eclairage au gaz hydrogène. — Vers la fin du dix-septième siècle, un médecin, physicien célèbre, et fondateur de la physique expérimentale en France, faisait brûler du gaz dégagé au moyen de l'acide vitriolique (sulfurique) de l'eau et du fer, par l'extrémité d'un tube de verre effilé à la lampe. Ce petit appareil a conservé son nom ; on l'appelle encore *lampe ou chandelle philosophique de Polinière* (1). On était loin de se douter alors que cette expérience faite, dans les démonstrations de physique et de chimie comme simple objet de curiosité , conduirait les savants à proposer le gaz hydrogène comme moyen d'éclairage, et à rendre son usage universel dans les établissements publics et dans beaucoup de maisons particulières. L'introduction en France de l'éclairage au gaz est récente encore ; il y a bien peu d'années que nos rues et nos places publiques recevaient la lumière, pendant la nuit, de réverbères clair-semés, dont la flamme terne et rougeâtre était à peine aperçue à quelques pas de distance. Paris était une des villes les plus mal éclairées de l'Europe ; c'est ce qu'on ne pourrait dire aujourd'hui. Accueilli d'abord avec quelque défaveur, l'éclairage au gaz a surmonté, en peu de temps , toutes les préventions et tous les obstacles : adopté dès ses débuts par quelques usines, il s'est rapidement propagé dans les cafés, dans les théâtres , dans les magasins , et s'est enfin emparé des ponts et de la voie publique. On le rencontre partout, dans les maisons particulières comme dans les établissements publics, non-seulement dans les grandes villes et dans leurs faubourgs , mais encore dans les villes de troisième ordre. Non-seulement les becs de gaz par lesquels nos rues sont éclairées, donnent une lumière infiniment plus blanche et plus vive que celle de l'huile à quinquet ; ils surpassent encore de beaucoup, en nombre, les anciens réverbères. On a éclairé, au moyen du gaz, des rues et des quartiers entiers qui ne l'avaient point été encore ; les ponts se sont couverts, ainsi que les quais, de candélabres, et des becs à gaz se sont multipliés sur les avenues des grandes routes : jamais méta-

---

(1) Voyez les traités de chimie , notamment ceux de Bouillon-Lagrange , de notre savant confrère, le professeur Alph. Dupasquier , etc.

morphose n'a été plus prompte et plus complète : vues de nuit, de l'une des hauteurs qui les dominent, les grandes villes semblent illuminées comme pour un jour de fête.

Cependant, partout où la nouvelle industrie a voulu s'établir, elle a rencontré des oppositions et donné lieu à des plaintes, quelquefois très fondées. Une courte indication des procédés de l'éclairage au gaz fera connaître la nature des inconvénients dont son exploitation peut être accompagnée.

Le gaz dont la combustion produit la lumière est du gaz hydrogène, plus ou moins carboné, et mêlé souvent d'oxyde de carbone; on le dégage, au moyen de l'action d'une forte chaleur, de diverses matières, dont les plus ordinaires sont le bois, les huiles, les résines et surtout la houille. Comme la fabrication du gaz de houille est celle qui paraît avoir le plus d'inconvénients pour la salubrité, lorsque ses procédés sont défectueux, nous nous en occuperons d'une manière spéciale.

Cette industrie n'est autre chose qu'une distillation de la houille à vases clos, au moyen d'une forte chaleur qui sépare les éléments de ce corps combustible, et chasse le gaz hydrogène carboné, auquel on met le feu. Des cornues ovoïdes sont remplies de houille et fortement chauffées; la houille se décompose, et la séparation de ses éléments donne pour produits principaux, d'une part, du coke, de l'autre, du goudron, une matière grasse, liquide, extrèmement fétide, qui est la naphtaline, des sels ammoniacaux, de l'acide hydrosulfurique, du sulfure de carbone et le gaz hydrogène carboné. On sépare assez facilement le gaz du goudron, en faisant passer le tube de dégagement dans un cylindre incliné et rempli d'eau ; mais il est moins facile de se rendre maître de l'acide hydrosulfurique et du sulfure de carbone. C'est ce qu'on cherche à faire le plus complètement possible, en faisant traverser au gaz, des couches superposées de mousse ou de paille et de chaux éteinte, ou en le lavant dans du lait de chaux. La chaux retient l'acide carbonique, le sulfure de carbone et le gaz hydrosulfurique : ainsi épuré, l'hydrogène carboné est reçu dans un réservoir nommé gazomètre, et il est prêt pour la consommation.

D'après cet exposé des principaux phénomènes de la distillation de la houille, on prévoit quels doivent être les inconvénients, quant à la salubrité, de la fabrication du gaz hydrogène carboné; ce sont les émanations très fétides d'une partie des produits, les infiltrations d'eaux ammoniacales ou chargées de matières grasses, l'incommodité qui résulte du dégagement très abondant de la fumée de la houille, l'odeur très désagréable du gaz qui n'a pas été bien épuré, l'action nuisible, sur l'argenterie, les dorures, les vernis, de ce gaz mêlé à l'hydrogène sulfuré, enfin le danger d'explosion du gazomètre et celui d'incendie. Tous ces inconvénients sont réels; mais ils disparaissent en très grande partie lorsque le gaz a été préparé d'après de bons procédés.

Le danger d'explosion du gazomètre a été fort exagéré; il est difficile à expliquer en théorie, et a été vu si rarement et dans des circonstances tellement exceptionnelles, qu'il n'y a pas, en quelque sorte, à en tenir compte. Pour que l'hydrogène carboné d'un gazomètre puisse faire explosion, il faut qu'il contienne au moins sept fois son volume d'air atmosphérique, ce qui est impossible dans toutes les éventualités. On sait que la quantité d'oxygène nécessaire pour faire détoner de l'hydrogène carboné, dépend de la proportion des éléments de ce gaz : pour être complètement brûlé, le bi-carbure d'hydrogène exige trois fois son volume d'oxygène; mais l'oxygène n'entre que pour un cinquième dans la composition de l'air atmosphérique. Les circonstances sont changées lorsque le gaz, s'échappant par quelque fissure ou d'un robinet mal fermé, s'accumule dans un appartement bien clos : le mélange qui résulte de son union à l'air atmosphérique peut faire explosion au contact d'une lumière, et c'est ce qui est arrivé assez souvent. Il n'y a d'autre conséquence à déduire de ces faits très réels, que la nécessité de porter un prompt remède aux fuites de gaz, et de bien fermer les robinets. D'autres accidents bien autrement graves ont accompagné l'accumulation, dans une chambre trop bien fermée, du gaz échappé d'un fissure ou d'un robinet ouvert; quelques personnes ont été asphyxiées et ont péri. Plus le gaz contient d'hydrogène sulfuré, et plus son action sur les organes respiratoires est délétère. Il ne faudrait certainement pas conclure de ces faits, malheureusement trop bien constatés, qu'on ne doit point se servir, comme éclairage, du gaz hydrogène carboné ; ce qu'il faut éviter , ce sont les fissures aux appareils, et l'emploi d'un gaz mal épuré.

Des plaintes ont été adressées très fréquemment aux Conseils de salubrité sur le gaz d'éclairage ; on lui a reproché, à diverses époques, sa mauvaise odeur, sensible même sur la voie publique. On a cité des magasins brillamment décorés dont il avait détruit en peu de temps les peintures et les dorures ; on a parlé de maladies dangereuses contractées par des personnes qui habitaient des magasins éclairés au gaz. Nous ne contestons nullement la légitimité de quelques-unes de ces plaintes, mais nous n'en tirons d'autre conclusion que l'obligation de soumettre à une grande surveillance les usines à gaz.

C'est aussi ce qu'a fait l'Administration ; elle a imposé des conditions spéciales aux ateliers dans lesquels le gaz est produit, aux ateliers de condensation et d'épuration , aux gazomètres et aux vases portatifs dans lesquels on comprime le gaz. Les ateliers de distillation doivent être séparés les uns des autres, et recouverts de matériaux incombustibles ; on élèvera jusqu'à la hauteur de 32 mètres les cheminées des fourneaux, qu'on rendra le plus fumivores que possible ; un tuyau d'appel horizontal, communiquant d'une part avec la grande cheminée de l'usine et s'ouvrant de l'autre au-dessus des cornues, dirigera leur fumée sur la grande cheminée de l'usine.

Des ouvertures seront pratiquées , soit dans les murs latéraux, soit dans la toiture des ateliers de condensation et d'épuration , de telle sorte que la ventilation y soit continue. Comme l'usine tire parti des produits de la distillation de la houille, leur enlèvement immédiat n'est plus une condition à prescrire ; on vend le goudron et même la naphtaline ; le coke est d'un grand rapport. Le réservoir destiné pour le goudron sera dallé en pierres ; une infiltration des eaux de la fabrique aurait des inconvénients. L'eau ammoniacale des ateliers n'est point perdue ; on s'en sert pour fabriquer du sel ammoniac.

Tout gazomètre doit être expressément isolé, soit des autres parties de l'établissement, soit des maisons voisines ; on ne permettra pas qu'il y ait au-dessus de lui un atelier, un appartement habité. La cuve dans laquelle il plonge sera pratiquée dans le sol et construite en maçonnerie : une ordonnance de police veut que les gazomètres soient surmontés d'un paratonnerre, et qu'on ne fasse usage, dans les bâtiments qui les contiennent, que de lampes de sûreté.

L'accumulation, dans des appartements clos, du gaz hydrogène carboné, échappé par un robinet ou par une fissure, est un danger auquel ont pourvu les mesures suivantes : les tuyaux intérieurs destinés à recevoir et à conduire le gaz, lorsqu'ils seront cachés par de la boiserie ou par toute autre matière qui les dérobera à la vue, devront être entourées d'une gaîne. On établira dans chaque local éclairé au gaz un robinet de sûreté, au moyen duquel on pourra empêcher à volonté l'arrivée du gaz dans l'intérieur de l'appartement : ce robinet devra être construit de telle sorte, qu'on puisse le fermer ou l'ouvrir au moment où il conviendra de le faire, sans qu'il soit besoin de se servir d'une clef.

Un gaz bien épuré a fort peu d'odeur ; pour lui donner cette qualité indispensable, il faut le soumettre à un contact le plus immédiat possible avec la chaux, et renouveler l'appareil épurateur dès qu'un long usage lui a fait perdre sa puissance. C'est ce qui arrive, en assez peu de temps, aux couches de chaux éteinte étendues sur de la mousse ou du foin, au travers desquelles on promène l'hydrogène carboné ; on doit les renouveler fréquemment. Ces couches de foin et de chaux sont placées dans de grandes caisses, dont la paroi supérieure est munie d'un robinet qu'on ouvre lorsqu'on veut s'assurer du degré de pureté de l'hydrogène carboné. On présente au jet de gaz un papier enduit d'une dissolution d'acétate de plomb ; s'il est noirci fortement par l'acide hydrosulfurique, le gaz n'est point pur. L'art de l'épuration du gaz est encore imparfait.

Les Conseils de salubrité feront l'application de ces considérations aux divers établissements pour l'éclairage au gaz qu'ils auront à visiter. Ils n'ont point à s'occuper de l'exploitation industrielle proprement dite, c'est-à-dire de la quantité de gaz que peut fournir un kilogramme de houille, et de la disposition des appareils la meilleure pour une production abondante du principe éclairant ; mais ils doivent s'enquérir soigneusement des conditions de salubrité.

Lorsque des usines ont demandé à être éclairées par un gazomètre particulier, elles en ont obtenu l'autorisation toutes les fois qu'elles ne se mettaient point en contravention avec l'ordonnance du 20 août 1824. Il n'y a pas, quelquefois, d'observations à faire sur les appareils d'épuration et de condensation , ainsi que sur le fourneau, dont les conditions étaient satisfaisantes ; mais le gazomètre peut être fort mal ventilé , et présenter l'inconvénient plus grand encore d'être placé immédiatement audessous d'appartements habités. Aux termes de l'ordonnance , son isolement doit être absolu.

Un autre éclairage à gaz , dans des appareils portatifs , s'est établi sous diverses dénominations; le principe éclairant est fourni soit par une huile, soit par un liquide alcoolique. Cette lumière est brillante, et son usage n'a rien d'incommode ou d'insalubre.

Les vases portatifs pour l'éclairage dans lesquels on renferme du gaz à l'état de haute compression, doivent être en cuivre rouge, en tôle ou en tout autre métal fort ductile. On les soumet préalablement à une pression double de celle qu'ils ont à supporter dans l'usage journalier.

§ 4. MASTIC ET GRANIT BITUMINEUX. — Dans le même temps que les villes adoptaient un système nouveau d'éclairage , le sol de leurs rues , jusqu'alors d'un parcours si difficile, se couvrait de trottoirs formés d'une couche très dense de bitume. On avait enfin résolu, dans quelques grandes cités de province, le problème de la substitution au pavé à pointes aiguës , de surfaces planes et d'une grande solidité. Si de puissants motifs d'économie ne permettaient pas le remplacement des cailloux par de larges pierres cubiques, rien n'empêchait que les deux côtés des rues ne fussent garnis d'un lit de bitume enfermé dans un rebord en pierre compacte. Etablis ainsi, ces trottoirs étaient peu coûteux et suffisaient aux besoins de la circulation. Quelques essais furent tentés et réussirent ; étendu sur quelques ponts , le bitume s'épancha le long des rues principales, en même temps qu'il recouvrait la surface d'un grand nombre de terrasses et d'usines. Le centre des places publiques se transforma en surface solide , sans aspérité , fort propre, et promptement séchée après les pluies. Contrariés d'abord par quelques obstacles, les trottoirs en bitume triomphèrent; leur établissement se continue aujourd'hui sur tous les points. Désormais, on pourra enfin marcher, dans ces villes, sans exposer le pied au contact continuel de cailloux pointus, mal dissimulés, pendant les temps humides, par la boue épaisse qui quitte si rarement leurs interstices. Le pavage est une industrie nouvelle, qui a pris, depuis 1840, une extension considérable; elle appartient aux Conseils de salubrité sous le double rapport de la confection et de l'application du mastic bitumineux.

On prépare le mastic bitumineux en mélangeant, avec du bitume liquéfié, du calcaire bitumineux réduit en poudre. On ne s'est servi longtemps, pour sa fabrication, que du bitume de Beichelbronn et de Lobsann ; ce produit coûtait fort cher; il a été remplacé par le goudron des usines du gaz hydrogène. Cette substitution économique a beaucoup répandu les applications de bitume, non-seulement comme moyen hydraulique, mais encore dans les travaux de construction , de pavage, de dallage, et pour la confection des trottoirs.

Quelques fabricants composent leur mastic d'un mélange de quatre-vingt-dix parties de la roche asphaltique de Pyrimont avec huit ou dix parties de goudron minéral d'Ax. On le soumet à l'action d'une forte chaleur pour le dépouiller de l'excès d'huile volatile qu'il tient en dissolution , et lorsqu'il est bien liquéfié, on le coule dans des moules carrés, qui le façonnent en blocs du poids de 25 kilogrammes. C'est dans cet état que le mastic bitumineux est livré au commerce; il n'y a rien dans sa fabrication qui soit insalubre ou même incommode. L'odeur est faible , et plutôt agréable que repoussante; il n'y a aucun danger d'incendie. Cependant l'autorisation ne sera accordée qu'aux conditions suivantes : les fabricants s'engageront formellement à n'employer que le goudron minéral dans la confection de leur mastic, et ne se serviront, en aucun cas, du bitume de la houille. Les chaudières pour la fusion de la poussière de roche asphaltique mêlée au goudron minéral, seront surmontées d'un chapiteau de la hauteur de 12 mètres au moins, qui recueillera la fumée et la disséminera dans l'atmosphère.

On ne doit pas confondre le granit bitumineux fabriqué avec

le goudron de la houille, avec le bitume naturel. De grands inconvénients peuvent accompagner la préparation du granit bitumineux ; elle expose à l'incendie et dégage des gaz dont l'odeur est fort désagréable. C'est dans un clos parfaitement isolé et entouré de murailles élevées et épaisses que cette fabrication doit avoir lieu. La distillation du goudron de houille sera faite à vases clos, procédé qui atténue beaucoup les inconvénients de cette fabrication. Le hangar sous lequel on recueille l'huile de pétrole ou naphte, qui se dégage du goudron pendant la distillation, sera formé par des piliers de pierre surmontés d'une toiture en fer, mode de construction qui écarte tout danger d'incendie. Construites en bois, les usines ont été plusieurs fois dévorées par la flamme. Ces dispositions ne sont pas les seules qu'on doive imposer aux fabriques de mastic avec le goudron de la houille : leurs ateliers ne doivent point être contigus aux habitations. On conservera le goudron ou bitume liquide dans des bassins clos, et recouverts de 2 décimètres d'eau au moins ; on amènera les goudrons ou bitume à l'état de pisaphalte, dans des vases distillatoires. Le foyer du fourneau à distillation aura son ouverture à l'extérieur, et ne pourra communiquer avec la partie de l'atelier dans laquelle le réservoir de houille volatile aura été placé. Les chaudières dans lesquelles on mélange le goudron avec les matières terreuses, seront recouvertes d'une hotte dont le tirage sera déterminé par une des chaudières de l'établissement ; enfin, on garnira les chaudières d'un couvercle à bascule avec soupape.

Considéré dans ses procédés d'application au sol de nos rues, le mastic bitumineux ne présente pas des inconvénients bien sensibles. Sa fusion dans de grandes chaudières portatives s'accompagne du dégagement abondant d'une fumée incommode pour quelques personnes, agréable pour d'autres, mais passagère, nullement insalubre, et dont il n'a pas dès lors à s'occuper. On l'étend par couches minces, et on revêt sa surface d'un lit de petits graviers qui font bientôt corps avec lui ; sa dessication est extrèmement prompte. Une des conditions principales que doit présenter une ville bien tenue, c'est la disposition de la voie publique en une surface solide, sèche et parfaitement unie. Il faut pouvoir y circuler, non-seulement sans être heurté à chaque pas par un obstacle, mais encore avec facilité et agrément; avantages qu'on ne saurait contester aux trottoirs en bitume.

§ 5. **Rectification des huiles essentielles et des alcools.** —Soumis à la distillation, le goudron de houille donne pour produit une huile volatile, employée dans les arts pour la préparation de divers vernis, et pour celle d'un alcool carboné, employé comme éclairage.

La rectification des huiles provenant de la distillation des goudrons, et celle des huiles de schiste et de pétrole pour la préparation de l'huile dite gaz astral, appartiennent à la deuxième classe des établissements dits incommodes et insalubres. Il y a lieu à autoriser la rectification des huiles de goudron, de pétrole et de schiste, et leur alcoolisation par des matières amilacées, pour la préparation de l'huile dite gaz astral, mais aux conditions suivantes : le nombre des appareils distillatoires destinés à la rectification des huiles de goudron, de pétrole et de schiste, ne pourra excéder, à moins de nouvelle autorisation, un certain nombre d'alambics, dont la capacité sera déterminée; aucune limitation ne sera imposée aux appareils d'alcoolisation; un mur de clôture de 8 mètres de hauteur au-dessus du sol, sera construit à 7 mètres environ de distance de l'atelier de distillation, de telle sorte que les ateliers soient isolés : toute ouverture de fenêtre est interdite dans l'atelier au-dessus du rez-de-chaussée; il n'est pas permis de faire dans l'établissement toute première distillation de goudron, et l'autorisation est expressément limitée à la rectification d'huiles précédemment obtenues, dans d'autres lieux, par la distillation des goudrons de houille, de schistes et autres goudrons ; enfin, les distillations auront toujours lieu à vases clos, et leurs produits gazeux auront, pour unique issue, des serpentins immergés dans l'eau froide.

§ 6. **Dérochage et décapage. Fabriques de fausse bijouterie.** — L'opération du dérochage a pour objet le nettoiement de la surface de quelques métaux, et surtout du cuivre, au moyen de leur immersion dans l'acide nitrique ou sulfurique;

on lave ensuite, et le cuivre délivré, soit de l'enduit graisseux qui peut s'y trouver, soit du sable que le moule a pu y laisser, a retrouvé sa couleur et son éclat. Au moment de son immersion dans l'acide, on remarque une effervescence qui s'accompagne d'un dégagement assez abondant de gaz nitreux. Cette opération est répétée plusieurs fois dans la journée, et elle dure, chaque fois, douze ou quinze minutes et même davantage. Ce qu'on nomme décapage est un procédé analogue. On enlève les couches d'oxyde dont le cuivre est recouvert, en le faisant tremper dans du vinaigre ou dans l'acide, soit sulfurique, soit hydrochlorique. Il y a, dans toutes les grandes villes, des ateliers de dérocheurs, qui sont pour le voisinage un sujet de plaintes incessantes. L'odeur qui s'en dégage est fort désagréable; ce n'est point tout, les ouvriers jettent quelquefois sur la voie publique des eaux cuivrées très fétides. Le moyen de faire cesser ces inconvénients est fort simple : au lieu de répandre les vapeurs nitreuses dans l'air, les dérocheurs n'ont qu'à les absorber avec un peu de chaux.

Saisis de l'appréciation de plusieurs réclamations élevées contre des ateliers de dérochage, les Conseils de salubrité ont imposé aux ouvriers des conditions qui donnaient satisfaction aux parties plaignantes sans nuire à l'industrie. On exigera que le fourneau soit chauffé avec du coke et surmonté d'un vaste manteau garni de rideaux en cuir ou en coutil, tombant jusque sur le sol. Il faut, en outre, que les vapeurs des creusets soient transmises par une gaîne dans la cheminée. Quant au dérochage, on demandera l'établissement d'un fourneau d'appel dans la cheminée sous laquelle on le pratiquait, et on imposera l'obligation de maintenir constamment fermée la croisée de la fenêtre de l'atelier, qui s'ouvrira sur une cour ou sur un passage, ainsi que celle de transporter les eaux cuivrées dans des vases hermétiquement fermés.

Le lavage, à grande eau, des pièces de cuivre dérochées se fait très fréquemment sur les bords de l'une de nos rivières, et n'a aucun inconvénient.

§ 7. SULFATE DE FER (couperose). — On fabrique le sulfate de fer par divers procédés ; le plus ordinaire consiste à traiter des rognures de tôle par l'acide sulfurique ; le fer est oxydé par l'oxygène de l'eau, et il se dégage de l'hydrogène. C'est en gros cristaux, d'un vert foncé, qu'on trouve le sulfate de protoxyde de fer du commerce. La fabrication des sulfates de fer et de zinc, lorsqu'on forme ces sels de toutes pièces avec l'acide sulfurique et les substances métalliques, ne donne lieu qu'à un dégagement assez faible d'une odeur désagréable ; il n'y a point en elle d'émanations qui soient de nature à compromettre la végétation. C'est ce qui a paru évident aux Conseils de salubrité lorsqu'ils ont eu à examiner certaines fabriques de couperose qui étaient accusées de cet inconvénient. Arbres, haies et plantes potagères prospéraient auprès de l'usine, malgré les assertions de quelques voisins, qu'incommodaient bien moins le sulfate de fer que le noir d'os préparé dans les mêmes ateliers. Il y a cependant quelques précautions à prendre dans un intérêt de salubrité ; on n'accordera d'autorisation définitive qu'à la condition de recueillir les vapeurs au moyen d'un chapiteau placé sur les baquets, et surmonté d'un tuyau dont l'extrémité s'ouvrira dans une cheminée élevée de 10 mètres au-dessus du toit ; de plus, le mur d'enceinte devra être exhaussé jusqu'à la hauteur du toit de la maison voisine.

Quelques industriels opéraient ainsi : ils versaient, dans trois tonneaux en bois remplis de vieux fer, l'acide sulfurique étendu d'eau ; une fermentation vive s'établissait à l'instant et s'accompagnait d'un dégagement abondant de gaz hydrogène carboné, ainsi que d'une buée à odeur empyreumatique. L'atelier dans lequel les ouvriers travaillaient était clos, mais peu élevé et à cintre écrasé ; il n'y avait qu'une petite cheminée, sans aucun moyen d'appel de l'air et de la fumée. On leur prescrivit l'obligation d'élever leur cheminée à la hauteur de 10 mètres ; ils la munirent d'un fourneau d'appel, et environnèrent tout l'atelier d'un mur d'enceinte, sans jours sur la voie publique. D'autres avaient sollicité l'autorisation d'établir un affinage et un atelier pour la fabrication des sulfates de fer, de cuivre et de zinc ; ils l'obtinrent à la condition, quant à l'affinage, de placer un fourneau d'appel sous le manteau d'une cheminée exhaussée de 10 mètres au-dessus du toit de la maison la plus voisine, et, quant aux sulfates, d'envelopper la cuve à dissolution du fer par l'acide sulfurique , d'un chapeau conique en tôle, surmonté d'un long tube pour l'émission du gaz, dont la combustion devait être permanente.

Peu de fabrications de produits chimiques ont moins d'inconvénients que celle des sulfates de cuivre, de zinc et de fer.

§ 8. FONDERIES. — Le minerai de fer, extrait de la mine , est transformé en fonte dans les hauts-fourneaux ; cette fonte est convertie par le fondeur, dans des fourneaux d'espèces diverses , soit en fer, soit en acier. On la traite tantôt avec la houille, tantôt avec du charbon de bois; dans le premier cas , elle n'est point en contact immédiat avec le combustible , qui , même à l'état de coke , rendrait le fer sulfuré. C'est à l'aide d'une forte température et d'une flamme vive, produite par la combustion de la houille, qu'on brûle, à l'état d'oxyde, le carbone, dont la présence distingue la fonte du fer doux. Une fonderie au fourneau, au creuset ou à la Wilkinson, produit une fumée épaisse, qui l'est davantage encore, et a, de plus, une action nuisible, lorsqu'elle est dégagée, dans les fonderies en grand, par les fourneaux à réverbère, surtout par ceux où on traite le plomb, le zinc, le cuivre, etc. Depuis l'extrême multiplication de l'emploi de la fonte, on a presque entièrement abandonné la fonte au creuset pour le fourneau à la Wilkinson, et on ne se sert du fourneau à réverbère que pour couler de très grandes pièces. A l'inconvénient de la fumée, qui a fait ranger les fonderies dans la seconde classe des établissements incommodes et insalubres, il faut ajouter celui du bruit continuel des marteaux dans l'usine; mais, là, doivent s'arrêter les reproches qu'on est en droit d'adresser aux fonderies. On a accusé les émanations qui s'en dégagent d'une action délétère sur la santé de l'homme et sur la végétation ; elles faisaient périr les arbres, disait-on, détruisaient les récoltes et portaient une atteinte fâcheuse à la qualité des vins. Ces plaintes, quelquefois vivement exprimées, n'ont ni fondement, ni prétexte, et ne peuvent être discutées sérieusement. Le bruit des marteaux, dans des usines ordinairement isolées des habitations, est assez peu sensible ; ce genre d'incommodité, d'ailleurs, est rarement susceptible d'être pris en considération : on tolère au sein des villes des forgerons, des poêliers, des ferblantiers, des chaudronniers, dont l'industrie est fort bruyante. La fumée qui s'échappe d'un fourneau ne conserve pas sa compacité au-delà de 100 à 120 mètres ; transportée dans l'atmosphère à une grande hauteur par un haut tuyau, elle se dissémine et disparaît.

En 1840, MM. Pètre et Duchon, fondeurs à Lyon, substituèrent à leurs fourneaux à réverbère des fourneaux à la Wilkinson, dans lesquels la ventilation était opérée par une machine à vapeur de la force de quatre chevaux. Cette innovation souleva une opposition violente de la part des voisins de l'usine ; ils se plaignirent du bruit, de la fumée, et du danger d'incendie auquel les exposait le dégagement incessant de flammèches par l'orifice supérieur de la cheminée, et du tremblement ou mouvement oscillatoire qu'éprouvait la maison la plus rapprochée (la maison Convert), pendant toute la durée de l'action de la machine à vapeur et du ventilateur. Ces plaintes étaient fondées. Située dans la rue d'Auvergne et entourée de maisons considérables, la fonderie de MM. Pètre et Duchon ne présentait pas les conditions d'isolement des ateliers de M. Richard, à la Mulatière ; il n'y avait pas insalubrité, mais l'incommodité était portée à un haut degré. MM. Pètre et Duchon ne mettaient le feu à leurs fourneaux que deux ou trois fois par semaine, et chaque fois l'opération ne durait que depuis quatre heures jusqu'à sept heures du soir. Considérés en eux-mêmes, les fourneaux à la Wilkinson étaient une innovation heureuse et infiniment utile à l'industrie ; on les tolérait non-seulement dans des usines aux Broteaux, mais dans la rue d'Auvergne elle-même. Si on ne pouvait exiger leur suppression, rien n'était plus facile que d'éloigner des maisons voisines, et de placer au centre des ateliers, la machine à vapeur et l'appareil à ventilation. Il n'y avait pas plus d'obstacle à porter jusqu'à la hauteur de 10 mètres au-dessus de la toiture, l'élévation de la cheminée ; enfin, pour faire cesser tout danger d'incendie, on pouvait garnir l'orifice supérieur de la cheminée d'une grille à mailles serrées, et l'intérieur de la gaîne de trois grilles horizontales, séparées l'une de l'autre par un intervalle de 2 mètres. Restait le dégagement abondant de la fumée : on le faisait cesser par la substitution du coke à la houille. Toutes ces conditions furent imposées à MM. Pètre et Duchon.

§ 9. TANNEURS ET CORROYEURS. — La peau du cheval, du bœuf, de la chèvre et du mouton sert à de nombreux usages, dont les principaux sont la sellerie et la chaussure ; c'est un objet de consommation de première nécessité. Employée à l'état frais, elle n'aurait aucune durée, son tissu se laisserait pénétrer facilement par un liquide, et la putréfaction l'aurait bientôt détruite. Il faut donc lui faire subir une préparation pour lui ôter ces défauts et lui donner les qualités qu'elle n'a pas. Considérée chimiquement, la peau est composée en très grande partie de gélatine, qui, mise en contact avec le tannin, devient un tissu résistant, très peu perméable aux liquides, et imputrescible. Il faut parvenir à produire cette combinaison du tan avec la matière gélatineuse sans qu'il y ait altération de la peau ; tel est le problème à résoudre dans l'opération du tannage, dont le but est de faire pénétrer intimement le tannin dans toute l'épaisseur du tissu cutané. Préparée ainsi, la peau des animaux est travaillée par le corroyeur, qui la soumet à diverses manipulations pour l'assouplir, l'unir et la rendre propre à ses divers usages : le maroquinier lui donne une grande finesse et la teint des couleurs les plus brillantes.

On tanne les peaux de cheval, de bœuf, de vache, de veau, de mouton et de chèvre ; chacune a son emploi spécial : celle du corps d'un même animal n'a pas, dans toutes ses parties, la même épaisseur, et ne convient pas pour le même emploi. C'est de l'écarrisseur et du boucher que le tanneur reçoit les peaux fraîches, encore couvertes du poil et de parcelles de chair. Pour les en dépouiller et les faire gonfler, il les fait macérer pendant quinze jours ou trois semaines, selon la saison, dans une bouillie de chaux ; l'action de la vapeur ou d'un courant d'eau tiède est un procédé plus prompt : cette partie de l'opération est ce qu'on appelle le travail en tripe ou le travail de rivière. On extrait ensuite l'eau dont les peaux sont imbibées, soit avec un couteau d'une forme particulière, soit avec une presse ; puis on les étend dans de vastes cuves en bois enfouies dans le sol ; on les recouvre l'une après l'autre de couches alternatives d'écorce de chêne séchée et broyée qu'on nomme tan, et on remplit les fosses d'eau. Il faut une année pour que la combinaison du tannin avec la gélatine de la peau soit complète ; pendant ce temps, on renouvelle trois fois les couches de tan. Divers procédés, ceux de Vauquelin entre autres, abrégent beaucoup l'opération du tannage.

Le corroyeur fait préalablement macérer les peaux fraîches, c'est-à-dire à l'état de cuir vert, dans une eau de rivière, pendant quarante-huit heures en été, et trois ou quatre jours en hiver : il se sert d'un bateau-lavoir pour cette première opération, qui s'accomplit sans qu'il y ait dégagement d'aucune odeur désagréable. Il étend sur un chevalet les cuirs ramollis, et enlève avec un couteau les poils et l'épiderme ; après ces travaux préliminaires, il transporte les cuirs dans ses ateliers, pour les soumettre à l'opération de l'alunage et du suifage ; l'alunage consiste à faire tremper les peaux dans une eau qui tient en dissolution de l'alun et du sel de cuisine, et qu'on a fait chauffer. On étend les peaux dans des baquets remplis de cette eau alunée, et on les foule sous les pieds une ou deux fois par semaine, pendant une journée entière. Cette eau n'est point renouvelée ; on l'allonge lorsque sa quantité a diminué, et on y fait dissoudre de nouveaux sels lorsqu'elle s'est affaiblie. Elle est conservée d'une opération à l'autre ; et, si elle n'est pas renfermée dans des vases clos, elle exhale une odeur fort désagréable, fournie par les matières organiques putréfiées qu'elle tient en dissolution. La vapeur qui s'en dégage au moment où on la fait chauffer n'est pas moins fétide. Ainsi alunés ou habillés, terme d'atelier, les cuirs sont étendus et exposés à l'action de l'air, qui les dessèche ; puis un ouvrier les assouplit avec un cylindre. Transportés du grenier d'étendage dans l'atelier, ils sont enduits, sur chacune de leurs deux faces, d'une couche de suif chaud, qui est renouvelée plusieurs fois, ou d'un mélange d'huile de poisson et de potasse ; c'est l'opération du suifage. L'indication des autres manipulations aurait peu d'intérêt.

On voit, d'après cet exposé sommaire des procédés du tannage et du corroyage, à quelles plaintes ils peuvent donner lieu. Toutes ont pour objet les émanations fétides de l'atelier, qui ne sauraient être évitées d'une manière complète ; mais cette incommodité est rarement assez grande pour qu'il y ait lieu à faire cesser les travaux.

§ 10. CHANDELLES, BOUGIES STÉARIQUES. —Les fabriques de chandelles et de bougies stéariques ont été le sujet de nombreux rapports des Conseils de salubrité ; elles n'ont rien d'insalubre, mais l'odeur fade et nauséabonde qui s'en dégage rend leur voisinage extrèmement désagréable : elles exposent en outre au danger de l'incendie. On ne doit permettre l'établissement des fondoirs que dans les communes rurales ; on ne saurait les tolérer dans l'intérieur de la ville. C'est, comme on sait, avec la graisse du mouton ou suif que les chandelles sont faites ; on les fabrique de deux manières différentes, selon que l'on veut avoir des chandelles moulées ou à la baguette. Si on emploie le premier procédé, on coule le suif fondu et chaud dans des moules en fer-blanc ou en verre, autour des mèches, qui sont suspendues à une petite tringle. Si on fait usage du second, on passe plusieurs fois dans un bain de suif les mèches qu'on a fixées à une baguette ; puis on les plonge dans un bain de suif que renferme une caisse en bois. De nouvelles immersions les portent à la grosseur qu'on désire ; il ne reste plus qu'à leur donner une longueur égale. Ces opérations diverses sont accompagnées du dégagement d'émanations assez désagréables. Si l'atelier est voisin d'un lieu habité, d'une rue ou d'une promenade, on n'accordera d'autorisation que sous la condition de l'entourer d'un mur d'enceinte de 8 à 10 mètres d'élévation, sans aucun jour du côté de la promenade ou de la rue. Au reste, pourvu que le local soit convenable, la fabrication des chandelles ne présente ni danger, ni inconvénients graves.

La confection des bougies avec les acides gras de la graisse de bœuf (bougies de l'Etoile, du Soleil, stéariques, etc.) s'accompagne de très peu d'incommodité ; on sait sur quels principes elle est fondée. On soumet d'abord la graisse à l'action de la chaux vive, qui transforme en acides gras ses deux principaux éléments, la stéarine et l'oléine. Cette opération première se fait à vases clos. La saponification, celle qui suc-

cède, a pour objet la décomposition , au moyen de l'acide
hydrochlorique ou de l'acide sulfurique, du stéarate et de l'oléate
de chaux, sels formés par l'action de la chaux sur la graisse. On
sépare l'acide muriatique de l'acide oléique ; puis on isole, au
moyen de la presse hydraulique , l'acide stéarique solide , destiné à devenir bougie, de l'acide oléique liquide, qu'on recueille
pour le faire servir à la préparation de savon à base de soude.
Le moulage de la bougie se fait au bain-marie , et ne donne
lieu qu'au dégagement , peu désagréable , d'une légère
odeur de cire. On voit que cette fabrication n'a rien qui soit
incommode ou insalubre. Il peut y avoir lieu à imposer à la
fabrique l'obligation de saturer tous les résidus avec de la
chaux , de renfermer ces matières dans un tonneau couvert ,
et de les exporter hors de l'atelier , au moins une fois par
semaine.

§ 11. Chapellerie. — Plusieurs des opérations qui se prati-
quent dans l'art de la chapellerie, sont fort incommodes pour
les habitations du voisinage. Une poussière noire et abondante
se dégage par le battage après la teinture du feutre; des buées
d'une odeur désagréable s'élèvent continuellement des cuves,
s'échappent par les croisées, et répandent au loin une vapeur
épaisse et fade. Ces inconvénients ont fait ranger les fabriques
de chapeaux dans la seconde classe des établissements incommodes ou insalubres; ils sont assez grands pour que les Conseils
de salubrité ne tolèrent pas les foules de chapeliers dans une
rue très fréquentée. Une ordonnance de police du 12 juillet 1818
veut que ces foules, à Paris, soient placées au rez-de-chaussée
et dans le fond des cours; elle défend, en outre, de prêter ou
de louer des foules à des ouvriers ou à des fabricants non
pourvus de patente, et prescrit aux chapeliers d'appliquer, au
moyen d'un fer chaud, leurs noms, en toutes lettres, dans l'intérieur des chapeaux qu'ils fabriquent. Les ateliers de chapellerie donnent lieu à des plaintes vives et fondées, lorsqu'ils
envoient une masse considérable de vapeurs désagréables aux
nombreuses fenêtres du voisinage. Ces inconvénients cessent si
les buées sont recueillies dans une haute cheminée, qui les a
portées au-dessus du toit des maisons les plus élevées des

alentours. Un peu de vapeur peut s'échapper encore par la porte, mais elle est en quantité trop minime pour qu'il y ait eu lieu à s'en occuper.

Les établissements de troisième classe sont ceux qui peuvent rester sans inconvénient auprès des habitations, mais que la police doit cependant surveiller. A cette catégorie appartiennent les fours à chaux ou à plâtre et les tuileries qui ne travaillent pas plus d'un mois dans l'année, les fours à briqueterie et à poterie, les fabriques de gélatine, les fonderies au creuset, les fonderies de cuivre, les ateliers de teinturiers, les fabriques de fourchettes de parapluies, les buanderies, etc. Ils ne peuvent jamais être insalubres, et leur incommodité ne saurait jamais être portée au point de devenir pour eux un motif d'exclusion; d'après cette considération, nous ne ferons d'aucun des arts industriels qui appartiennent à la troisième classe le sujet d'un examen particulier. L'indication de quelques précautions pour écarter la fumée ou prévenir le dégagement d'odeurs désagréables, suffit pour désarmer les oppositions ou les rendre sans objet.

CHAPITRE IX.

—

DE LA POLICE DES ALIMENTS ET DES BOISSONS.

§ 1. FALSIFICATION DES ALIMENTS. — La police des aliments et des boissons est un des premiers devoirs d'une administration municipale; beaucoup de considérations exigent qu'une surveillance attentive soit faite dans les marchés, chez les épiciers, les marchands de farine, les cabaretiers et autres marchands de vins, etc. C'est sur les objets les plus nécessaires à la vie que la mauvaise foi s'exerce avec le plus de ténacité; elle les altère et les corrompt de mille manières, et souvent avec tant d'art, qu'il est difficile de reconnaître le mélange. On fabrique du vin dans lequel n'entre pas une graine de raisin, et du lait fait avec de l'eau, de la farine et un peu de miel. Placé entre son intérêt particulier et celui de la santé publique, un marchand de farines avariées n'hésite pas ; il les livre sans le moindre scrupule à la conosmmation d'une grande ville, et ne prend aucun souci des maladies que peut causer l'usage d'un pain indigeste ou insalubre. Un confiseur veut donner un aspect agréable aux bonbons qu'il fabrique, il les colore avec des substances minérales qui sont des poisons plus ou moins violents. Un charcutier prépare ses jambons et ses saucissons d'une façon telle, qu'une viande saine et nourrissante devient une matière irritante et provoque des inflammations graves et peut-être mortelles. Des bouchers vendent la chair indigeste de veaux trop jeunes, celle de vaches phthisiques, ou celle d'animaux morts de maladies contagieuses. On apporte dans nos marchés des champignons de nature vénéneuse, des fruits verts ou gâtés, des poissons à moitié corrompus ; l'épicier nous vend du sucre qui n'est pas du sucre, ou des cornichons qu'il a teints d'un beau vert avec des sels de cuivre. On a vu des accidents causés par la combustion de bougies stéariques dont les mèches étaient préparées avec de l'arsenic, et il n'est peut-être pas une seule substance alimentaire, une seule boisson, qu'une fraude criminelle ne puisse transformer en un principe de mort.

Ces falsifications sont infiniment plus communes à Paris qu'en province ; les industriels de département n'en savent pas autant que ceux de la capitale, ou, ce qui est plus exact peut-être, ils n'ont pas autant d'occasions d'exercer cette coupable science. L'art de fabriquer les vins de toutes pièces, avec ou sans raisins, trouve peu d'applications dans les pays de vignobles dont les produits sont abondants et à bon marché ; là, un marchand se borne à mélanger les vins légers avec les vins épais et alcooliques du Midi, ou à augmenter leur quantité avec de l'eau. On ne sait pas falsifier le beurre, en province, avec la fécule de pomme de terre, la farine de blé noir ou le suif. Les laitières de Marseille, de Bordeaux, de Lyon ou de Rouen, entendent parfaitement l'art facile de mettre beaucoup d'eau dans leur lait, mais elles ne sauraient pas donner la consistance de la crème à ce mélange aqueux, avec de la cassonnade, la farine, des jaunes d'œufs ou la gélatine, et le teindre d'une belle couleur avec du safran, des fleurs de souci, le jus de réglisse ou le suc de carotte. Les boulangers des départements ont fabriqué plusieurs fois leur pâte avec des farines fermentées; mais ils ne cherchent point à rendre le pain plus blanc et moins compact par l'addition d'une certaine quantité de sulfate acide d'alumine et de potasse, et à remplacer la farine par la poussière blanche et tenue d'une pierre calcaire. Paris peut envoyer en province du sucre dans lequel la glucose (sucre de pomme de terre) entre pour moitié, ou du chocolat préparé, sans cacao, avec du sucre, de la farine et du suif; mais du moins ces mélanges ne sont point fabriqués dans les départements. Le débit des vins, du lait et des substances alimentaires, en général, y présente beaucoup plus de garanties qu'à Paris.

§ 2. Lait. — Le premier des aliments, le plus salutaire et celui qui demande le moins de travail à l'estomac pour être digéré, c'est le lait; aucun n'est plus réparateur, et ne s'assimile mieux à l'organisme humain, à toutes les époques de la vie. Il est un objet de première nécessité dans les grandes villes, et est devenu une branche de commerce qui n'est point sans importance.

Le bon lait se reconnaît aux caractères suivants : il est d'un beau blanc, dense, d'une odeur et d'une saveur agréable; il bout sans cailler, et conserve, après l'ébullition, son odeur, son goût et sa blancheur. On n'aperçoit dans ce lait ni grumeaux, ni mucosités; ses molécules sont mobiles; enfin l'ammoniaque au lieu d'augmenter sa consistance, diminue son opacité et le rend plus fluide.

Il est très souvent falsifié. Une de ses altérations les plus communes, c'est son mélange avec une quantité d'eau plus ou moins considérable, et qui souvent, à Paris, n'est pas moindre des neuf dixièmes. Barruel a fait remarquer que le nombre des consommateurs du café au lait s'est accru dans une proportion énorme, tandis que celui des vaches laitières a peu varié : c'est donc de l'eau qui représente la quantité de lait supplémentaire.

Quoique les laitières de province ne soient pas scrupuleuses, elles sont loin, cependant, d'allonger autant leur lait que celle de Paris ; on boit, à Lyon, beaucoup plus du véritable lait de vache qu'on ne fait dans la capitale : c'était l'opinion de Grognier, qui a écrit un mémoire sur la consommation de ce précieux liquide dans trois des plus grandes cités de l'Europe. Coupé avec une grande quantité d'eau, le lait perd presque en totalité ses bonnes qualités constitutives, mais du moins il ne saurait nuire à la santé.

Les falsifications du lait sont nombreuses : on mêle à ce liquide de la fécule ou diverses espèces de farines ; on y ajoute du bi-carbonate de potasse et de soude pour empêcher qu'il ne se coagule spontanément ou pendant l'ébullition ; on le colore avec une émulsion d'amandes ou de chenevis, et il est même possible de le fabriquer de toutes pièces. Avec une émulsion d'amandes coûtant un franc, on peut donner une apparence laiteuse à trente pintes d'eau ; l'addition d'un peu de cassonnade donne un goût sucré au liquide. D'autres falsifications sont faites avec du blanc d'œuf ou avec des gommes arabique et adragant. On fabrique une sorte de lait en délayant dans de l'eau un peu de cervelle de mouton, de veau, de bœuf ou de cheval. M. Quévenne a publié un très bon travail expérimental sur ces falsifications ; il a fait remarquer avec raison qu'elles sont beaucoup moins communes qu'on ne pense. Quelques-unes même peuvent être considérées comme impossibles ; le mélange a un goût désagréable et des qualités telles, qu'il serait bien difficile de le vendre ou de le boire. A Paris, comme autre part, la seule falsification qui soit d'une pratique générale, se fait avec de l'eau.

Quelles sont les qualités du lait qui provient de vaches malades ? Sont-elles de nature à compromettre la santé ? cette question a été décidée par un très grand nombre d'observations. Beaucoup de vaches laitières sont phthisiques, et même à un degré avancé : le lait d'un de ces animaux contenait sept fois plus de phosphate de chaux que celui d'une vache saine ; il ne différait d'un autre, à l'extérieur, que par quelques grumeaux qu'il tenait en suspension, mais M. Donné y aperçut beaucoup de globules purulents. Une épizootie de cocote (maladie aphteuse) avait sévi sur les vaches laitières ; la Commission de l'Institut chargée de l'examen du lait fourni par les vaches malades, reconnut dans le liquide des globules agglomérés, des globules muciformes, d'autres muqueux, et d'autres de nature purulente. L'ammoniaque donnait de la viscosité à ce lait malade. Cependant, au témoignage de la Commission de l'Institut et de M. Huzard, l'usage du lait des vaches affectées de la cocote n'a donné lieu à aucun inconvénient prouvé ; il est constant que celui des vaches phthisiques est inoffensif ; on ne peut, au reste, presque jamais savoir d'où provient le lait qu'on apporte dans nos marchés.

Déposé pur dans des vases, même les plus convenables, maintenu dans une température quelconque, préservé de toute agitation, et devenu l'objet de l'attention la plus scrupuleuse, le lait, quelle que soit la femelle qui l'ait fourni et dans quelque condition qu'elle ait été placée, ne tarde pas à se décomposer. Quelques minutes après sa sortie des glandes mammaires, il perd un gaz odorant plus animalisé que le fluide dont il s'exhale ; aussi n'y a-t-il pas identité, sous le rapport physiologique comme sous le rapport médical, entre le lait pris dans l'étable auprès de l'animal et celui qui a été trait depuis un temps même fort court. Cette différence est bien plus grande si ce liquide a été tiré la veille, et s'il a été agité pendant un transport de deux ou trois lieues. Une union très faible et pour ainsi dire momentanée, maintient en contact ses éléments ; elle cesse sans qu'il soit besoin d'aucune influence extérieure. Deux couches distinctes ne tardent pas à s'établir : la supérieure, plus légère, est aussi plus épaisse et plus onctueuse, c'est la crème ; la seconde, quoique plus dense et moins visqueuse, c'est le lait écrémé. Rien n'est plus rare dans les grandes villes que la crème véritable ; elle est remplacée par du lait dont la couche supérieure a été préalablement enlevée.

On a proposé plusieurs moyens pour découvrir la fraude et apprécier la pureté du lait. La quantité de caséum ou de *caillé*, bien égoutté et comprimé, fournit un élément de comparaison précieux ; on coagule préalablement du lait chaud avec quelques gouttes de vinaigre. Trois cents grammes de lait fournissent trente grammes de *caillé* ou fromage, c'est-à-dire un dixième ; cette proportion décroît selon la quantité d'eau qui a été ajoutée. Cette analyse comparative n'est point d'un usage commode ; il faut un procédé plus prompt et d'un emploi plus facile : on a imaginé divers instruments pour obtenir ce résultat ; les plus connus sont le lactomètre , le galactomètre et le lactocospe. Leur manière d'opérer est fondée sur le poids relatif de la crème et du lait. La densité moyenne du lait , à la température de quinze degrés , est de 1,032, celle de la crème de 1,000 ; plongé dans le liquide , un aréomètre marquera un point au-dessus ou au-dessous de 1,032, selon que le lait sera pauvre en crème ou aura été étendu d'eau.

Le lactomètre est un tube divisé en cent parties, et qu'on remplit de lait jusqu'au zéro de l'échelle graduée. Après un certain nombre d'heures de repos dans un lieu frais (douze heures en été, et quinze en hiver), la crème monte dans le tube et s'arrête à un point déterminé, qui est la mesure de son épaisseur. Or , la quantité de crème exprime la qualité du lait ; une couche épaisse de huit centièmes à huit centièmes et demi , annonce que le lait est pur ; moins elle a de hauteur , plus il y a d'eau dans le liquide animal. Si elle a cinq centièmes seulement d'épaisseur , le lait contient la moitié d'eau. On apprécie la densité du lait au moyen du galactomètre , instrument analogue au pèse-liqueurs. Un point coloré en jaune sur le galactomètre , et en jaune et en vert sur l'échelle graduée , est le niveau sur lequel l'instrument se fixe lorsque le lait est pur. S'il y a eu addition d'eau , le galactomètre s'enfoncera d'un nombre de degrés proportionnel à la quantité d'eau ajoutée ; il apprend encore si le lait a été écrémé. Cet instrument n'a pas cependant une exactitude rigoureuse ; ses résultats peuvent être modifiés par plusieurs circonstances , dont les plus ordinaires sont la santé de la vache , le temps qui s'est écoulé depuis le vélage , la manière dont l'animal est nourri , etc. Modifié par MM. Chevalier et Dinocourt , le galactomètre a plus de précision et permet de reconnaître le lait pur , le lait écrémé et le lait étendu d'eau. M. Donné a voulu faire beaucoup mieux : son lactoscope a été annoncé comme un instrument fort exact , au moyen duquel chaque consommateur pouvait déterminer la proportion relative de la crème , les falsifications du lait et le degré de sa propriété nutritive. Le lait est formé de globules arrondis et parfaitement distincts ; il leur doit sa couleur blanche et ses bonnes qualités, et il est d'autant plus opaque que le nombre des globules est plus considérable. Le lactoscospe donne la mesure de cette opacité ; c'est une sorte de lorgnette qui reçoit entre deux verres une couche lactée plus ou moins diaphane, qu'on examine devant la flamme d'une bougie. Quand on n'aperçoit plus la lumière, une petite flèche fixée à la lunette s'arrête sur un point de l'échelle graduée qui donne la proportion de la crème. Quoique supérieur aux autres galactomètres, le lactoscope ne paraît pas avoir cependant une précision absolue.

Les laitières ont été troublées, par une ordonnance de police, dans leur ancienne habitude d'allonger le lait d'une quantité notable d'eau. Un agent municipal soumet leur marchandise à l'appréciation du galactomètre, et fait répandre sur la voie publique le lait reconnu de mauvaise qualité. Désirée depuis longtemps et parfaitement motivée, cette mesure aurait produit, sans doute, de fort bons résultats, si on pouvait compter sur la parfaite exactitude du galactomètre ; malheureusement, nous l'avons dit, il n'en est rien. Du lait très pauvre en crème marque à l'aréomètre le même nombre de degrés qu'un lait excellent : trait le matin, et riche de toute sa crème, le lait a une densité inférieure à celle que l'ordonnance de police a déclarée type normal. La soustraction de la crème augmente cette densité, qui peut être facilement rétablie par l'addition d'une certaine quantité d'eau ; c'est donc le bon lait, le lait chaud, que les agents de l'Autorité municipale font répandre, quelquefois, sur la voie publique. Rien n'est absolu dans les qualités du lait chez une même vache ; elles varient d'un jour à l'autre et dans des proportions considérables. Nous n'avons que deux observations à présenter sur les discussions auxquelles l'usage officiel du galactomètre a donné lieu : l'une, c'est que ce procédé, très rationnel en théorie, ne donne point, dans la pratique, de résultat absolu ; l'autre, c'est qu'une bonne ordonnance de police, même pour les objets les plus simples, est chose très difficile à faire.

Le beurre peut éprouver diverses altérations dont quelques-unes sont spontanées ; trop vieux , il rancit , devient âcre et ne conserve plus ses bonnes qualités. Il ne faut pas le garder dans des vases de plomb ou de cuivre. On apporte quelquefois sur les marchés publics du beurre ainsi avarié , qu'on a entouré d'une couche mince d'un beurre d'une espèce supérieure; d'autres fois on a augmenté son poids en le mélangeant avec du suif ou des pommes de terre broyées. Quand il est pâle et de mauvaise qualité, on lui donne une belle apparence et une magnifique nuance jaune avec le safran , le curcuma , la carotte , ou le suc des renoncules. Cette falsification le rend indigeste et insalubre.

§ 3. VIANDES. — Depuis que les abattoirs publics ont été construits , la qualité des viandes qui sont livrées à la consommation a présenté beaucoup plus de garanties. Avant cette époque , elle donnait lieu quelquefois à des plaintes fondées. Une viande de bonne qualité n'a point d'odeur; elle est ferme sans être dure ; sa surface a une belle couleur rouge clair , et on y voit des flocons de graisse sans traces de mucosités. Les bestiaux bons pour être abattus ont l'œil vif et la peau saine, sans pustules ou lésion pathologique quelconque; leur démarche est aisée, ils ruminent bien ; la gueule, les narines et les oreilles sont chaudes. On sait, au reste, que la viande est plus ou moins fine , selon les différentes parties du corps de l'animal. On reconnaît celle qui est de mauvaise qualité à des caractères qui ne trompent guère, l'odeur, l'aspect extérieur, son peu de consistance et sa couleur suspecte. La chair des bestiaux trop vieux est dure , coriace, difficile à digérer , et trop chargée de fibrine ; celle des animaux trop jeunes est visqueuse et mucilagineuse; elle contient trop de gélatine ; elle n'est pas assez animalisée, et manque de fibrine et d'osmazone dans des proportions convenables. Cette viande est fade , sans saveur , indigeste et laxative ; on ne peut la manger bouillie. La viande trop faite éprouve un commencement de putréfaction. J.-P. Frank a précisé ainsi la durée du temps pendant lequel on peut la conserver : chair de bœuf et de porc, trois jours en été , six en hiver; de mouton , deux jours en été , trois en hiver; de veau et d'agneau, deux jours en été, quatre en hiver. Ces chiffres n'ont rien d'absolu, et beaucoup de circonstances atmosphériques peuvent les infirmer.

Grognier a écrit un mémoire sur l'usage alimentaire de la chair de veaux trop jeunes, dont les principales considérations méritent d'être reproduites ici. C'est dans les faubourgs, dans la banlieue des villes et dans les campagnes voisines que se consomment, en général, les veaux récemment nés; si on ne les introduit pas en nombre plus grand sur les marchés, c'est qu'ils sont tarifés, dans les bureaux de l'octroi, comme le sont des veaux plus âgés. Cependant la taxe n'est point assez élevée pour qu'il n'y ait jamais bénéfice à vendre des veaux âgés de moins de quatre à cinq semaines, même en supposant qu'ils ne puissent y arriver en fraude. Il résulte du dépouillement des registres de l'octroi que, de 1803 à 1828, il est entré à Lyon, année moyenne, 23,664 veaux, tandis qu'avec une population quatre fois plus considérable, Paris, dans le même espace de temps, n'en a pas consommé annuellement plus de 70,000. Il faut dès lors supposer de deux choses l'une, ou que les Parisiens usent moins de ce comestible, ou qu'ils obtiennent beaucoup plus de viande d'un nombre d'animaux donnés, c'est-à-dire de veaux plus âgés. Ce fait est prouvé par le prix comparatif des veaux, plus élevé à Paris qu'à Lyon de moitié et au-delà. Il existe dans les environs de cette dernière ville, sur un rayon de deux lieues de diamètre, sept à huit mille vaches qui vèlent à peu près toutes les années, et dont on a intérêt de sevrer les veaux peu de jours après la naissance; que deviennent ces animaux? Vendus à vil prix, leur chair indigeste est consommée dans la banlieue et surtout dans les villes de la Croix-Rousse et de la Guillotière. Cette viande n'est pas même de la gélatine; c'est un suc gluant et visqueux qui contient très peu de fibrine, substance animale essentiellement nutritive, et encore moins d'osmazone, principe excitant des organes digestifs. Aussi très peu d'estomacs peuvent-ils supporter ce comestible; alors même qu'il est digéré, il ne fortifie point et nourrit fort mal. Cette viande résiste presque toujours aux forces digestives et devient un corps étranger qui, sans provoquer la sécrétion d'aucun suc, traverse promptement le canal intestinal, en provoquant des coliques violentes et la diarrhée. M. Huzard fils, qui reconnaît beaucoup de défauts à cette chair, assure cependant qu'elle n'est pas nuisible; on la mange, en effet, rôtie et fortement assaisonnée : dès lors le remède se trouve à côté du mal. Selon M. Huzard, ce n'est pas l'aliment qui fait mal, c'est l'abus qu'on en fait, et ici l'abus n'est pas possible, parce qu'il n'y a jamais quantité.

A quel âge la viande de veau est-elle ce qu'on appelle faite, c'est-à-dire offre-t-elle de la gélatine consistante, unie, en proportion suffisante avec la fibrine et l'osmazone? L'âge d'un mois a paru suffire, mais ce n'est pas trop de six semaines : ce n'est point, en effet, avant cet âge que la chair de veau est ferme et compacte, et que le tissu cellulaire renferme de la véritable graisse. Nourris artificiellement jusqu'à trois mois avec un mélange de lait et d'autres substances, les veaux fournissent une chair blanche, tendre, d'un goût excellent, et qui est considérée, avec raison, comme une viande de luxe. L'âge le plus ordinaire des veaux qui garnissent les marchés de St-Just, est un mois; c'est bien rarement qu'on y voit arriver des montagnes du Lyonnais ou du Forez des veaux de six semaines. Les bouchers ne donnent pas des animaux arrivés à cet âge plus de 55 fr., alors même qu'ils pèseraient deux cent vingt livres; ils en achètent la chair, sur pied, 25 centimes, et la revendent de 50 à 60. Plusieurs édits, ordonnances et règlements de police défendent de livrer à la consommation la viande de veaux âgés de moins de six semaines; le dernier et le plus étendu de ces arrêtés porte la date du 1er mai 1809.

Jusqu'à quel point peuvent être nuisibles à la santé publique les chairs d'animaux morts de maladies contagieuses, de chevaux atteints de la morve, de vaches phthisiques, de bœufs qui avaient eu le charbon, de volailles et de porcs nourris avec les débris de chevaux fréquemment malades, qui sont abattus dans nos ateliers d'écarrissage? Cette question a été débattue, à diverses époques, par les Conseils de salubrité. Plusieurs membres se sont prononcés avec chaleur contre ces viandes plus que suspectes, et ont cité des observations qui paraissaient démontrer le danger de leur usage ; d'autres membres ont soutenu l'opinion contraire, en produisant des faits bien plus authentiques et infiniment plus nombreux. On sert sur nos tables du gibier qui a éprouvé un commencement de fermentation putride ; son usage n'a pas d'inconvénients. Des observations très nombreuses, irrécusables, et recueillies par des hommes dont le nom est une garantie, démontrent qu'on peut manger impunément la chair d'animaux morts enragés ou d'épizooties contagieuses. M. Huzard fils fait observer que le typhus n'a point empêché de consommer, à Paris, presque tous les animaux qui en ont été attaqués par milliers de 1814 à 1817. On sait, depuis un temps immémorial, que la chair des vaches phthisiques est entièrement inoffensive. Si une même famille mangeait exclusivement, toujours et longtemps, de la viande provenant de bestiaux morts de maladies contagieuses, on comprend, dit M. Huzard, que des accidents pourraient survenir à la longue, mais on n'en fait guère usage que par exception. Nous rapportons, au reste, ces faits, non pour conseiller la consommation de viandes suspectes, mais pour dissiper les craintes que leur emploi aurait pu causer. Il n'est guère que deux espèces de viandes dont l'interdiction doit être absolue : celles qui sont gâtées et celles qui proviennent d'animaux morts du charbon. Il résulte aussi des recherches de la commission du Conseil de salubrité de la Seine, que l'usage alimentaire de la viande de chevaux morts de maladies contagieuse, quelle qu'en soit l'espèce, n'a aucun inconvénient pour la santé; la cuisson détruit tout ce qu'il a d'insalubre. On a raconté que, dans certain pays, le morceau réputé le plus délicat de l'animal, c'était précisément la partie sur laquelle un charbon avait établi son siége. La question des dangers que pouvait présenter la viande de porcs nourris de la chair de chevaux morts de la morve, a été présentée et résolue plusieurs fois ; les porcs d'Alfort mangent indistinctement tous les cadavres des chevaux morts et toutes les altérations organiques qui s'y rencontrent; ils les mangent à l'état cru et sans la moindre préparation; leur chair n'en est pas moins d'une qualité fort bonne; son usage n'a jamais donné lieu au moindre accident. Dans beaucoup de porcheries, on donne aux porcs la viande de cheval bouillie à la vapeur ; c'est un nouveau motif de sécurité. Après une longue discussion sur ce sujet, le Conseil de salubrité du Rhône formula, à l'unanimité, cette conclusion : Les écarrisseurs peuvent continuer en toute liberté l'exercice de leur industrie; aucun danger ne saurait accompagner l'usage, comme aliment, de volailles et de porcs nourris de la chair de chevaux atteints de la morve. Mais les porcs, nourris par les écarrisseurs, peuvent être atteints de diverses maladies nées d'autres causes; ils sont livrés à la consommation sans avoir été l'objet d'aucune surveillance; le Conseil est d'avis qu'il y aurait lieu à les faire examiner préalablement par un artiste vétérinaire. Saisi de la même enquête, le Conseil de salubrité de la Seine a été plus explicite encore : selon lui, l'Administration doit favoriser de tout son pouvoir, et par des motifs puissants d'économie administrative et d'hygiène, les modifications adoptées par certains industriels dans le régime des porcs destinés à l'engrais. Sous le rapport de l'économie administrative, on donnera aux chevaux hors de service une plus grande valeur; une nouvelle branche d'industrie très lucrative sera créée : on livrera à la population une masse plus abondante de nourriture animale, et on trouvera le moyen de tirer un parti avantageux de produits autrefois en partie perdus. Le Conseil établit que la viande des porcs nourris ainsi sera bonne et salubre; qu'elle n'aura ni mauvais goût, ni mauvaise odeur, et que la cuisson et l'action digestive détruiront tous les principes qu'un aliment mal choisi aurait pu introduire dans les chairs destinées à devenir notre propre nourriture; qu'enfin, il n'y a pas de moyen meilleur pour détruire tous les chantiers d'écarrissage, et faire disparaître ces hideux établissements, si nuisibles à la valeur des propriétés voisines.

Les viandes fumées des charcutiers ont causé, assez fréquemment, des accidents graves : nous ferons, à ce sujet, une observation importante. Toute fermentation dans les chairs destinées à nous servir d'aliments devient inoffensive par la cuisson; mais si elle a lieu après que ces substances animales ont été soumises à l'action du feu, des maladies dangereuses peuvent la reconnaître pour cause. Nous avons eu occasion d'observer des irritations violentes des voies digestives, caractérisées par des vomissements et par des coliques aiguës, et qui étaient survenues brusquement après l'usage, comme aliment, de jambon et de saucissons avariés. Ces accidents présentent, dans leur ensemble, les phénomènes de l'empoisonnement ; la fermentation développe, dans les viandes gâtées des charcutiers, un principe vénéneux dont la nature n'est point encore positivement déterminée, mais qui a été plusieurs fois mortel. On a trouvé des quantités notables d'oxyde de cuivre et un peu d'oxyde de plomb dans des andouilles que des charcutiers négligents avaient fait cuire au moyen de chaudrons de cuivre mal récurés et mal étamés. Si le caractère de cet essai ne nous avait pas interdit des recherches d'érudition, nous eussions cité des faits très concluants. Un médecin allemand a recueilli cent trente-cinq observations d'empoisonnements causés par des viandes fumées ou des viandes de charcuterie ; dans quatre-vingt-quatre de ces cas, les accidents se sont terminés par la mort. Nous exprimons le vœu que l'Administration municipale fasse faire périodiquement des visites générales chez les charcutiers, pour examiner l'état de leurs ustensiles, et détruire ceux de leurs comestibles qui sont gâtés.

La chair des poissons s'altère et se putréfie avec une grande promptitude, surtout pendant l'été. On doit interdire celle d'animaux qui ont été recueillis morts spontanément ou empoisonnés avec des substances narcotiques, et surveiller, avec une attention particulière, les poissons de mer qu'on apporte dans nos marchés ; ils sont fréquemment avariés. On sait que les moules ont produit plusieurs fois un véritable empoisonnement, dont on a vainement cherché la cause ; faut-il l'attribuer à un commencement de putréfaction, aux substances dont se nourrit l'animal, ou à une disposition particulière de l'estomac ? Selon M. Bouchardat, du cuivre se développe quelquefois, par le fait de la nutrition, dans les moules, et en quantité assez considérable pour produire les symptômes de l'empoisonnement. Vieilles ou malades, les huîtres perdent les qualités qui les font rechercher ; elles sont sujettes à une véritable épidémie ; on les colore quelquefois avec des sels de cuivre pour leur donner une belle couleur verte.

§ 4. **Céréales , farine , pain.** — Les céréales , les farines et le pain peuvent être avariés et falsifiés de différentes manières.

Des causes diverses peuvent enlever aux premières leurs qualités nutritives; on connaît plusieurs maladies des grains , la carie, la rouille, etc.; elles altèrent profondément la farine. Un champignon microscopique se développe quelquefois sur le grain et lui communique des propriétés vénéneuses : tel est l'ergot, dont l'action, si fâcheuse sur l'économie animale, s'accompagne de convulsions et de gangrène. Mûris trop vite , les grains n'ont pas assez de fécule; on connaît le rachitisme des blés et la mauvaise condition du pain qui a été fabriqué avec des blés germés , moisis ou avariés par les insectes. D'autres fois les céréales sont mélangées à des graines parasites sans vertu nutritive ou de nature malfaisante.

Les farines peuvent être mal moulues et mélangées avec le son; elles peuvent provenir de grains mouillés pour en augmenter le poids. Conservées dans des lieux qui ne sont pas secs , elles s'altèrent , rancissent , prennent une couleur rougeâtre , une saveur âcre et piquante , et exhalent une odeur aigre et fétide. On les falsifie en les mélangeant, tantôt avec des substances nutritives plus pesantes , mais de qualité inférieure , tantôt avec des substances inertes qui en augmentent le poids , telles que la craie, le gypse, et quelquefois avec des matières vénéneuses. Nous avons été chargés , en 1845 , de l'examen de farines qui contenaient de l'arsenic en assez grande quantité ; plus de soixante-et-quinze cas d'empoisonnements accompagnèrent immédiatement l'usage du pain qu'elles avaient servi à faire ; aucun, heureusement, ne fut mortel. On ignore par quel accident le poison s'était mêlé à la substance alimentaire : mais dans d'autres cas, il y a eu intention criminelle, mort des individus qui avaient mangé le pain arséniqué , poursuites judiciaires et condamnation capitale.

Le pain peut être mauvais et de nature indigeste dans plusieurs circonstances; il est quelquefois mal levé , mal cuit, carbonisé : d'autres fois il contient plus d'eau que la panification n'en comporte ; elle a été retenue dans la mie, pour en augmenter le poids, par une cuisson précipitée. On sait combien le pain moisi est désagréable au goût. Il y a deux genres de moisissures : dans l'un, le pain se couvre de taches d'un gris bleuâtre et d'un long duvet ; son odeur a une fétidité particulière ; dans l'autre, on remarque sur le pain des taches d'un rouge vif, qui paraissent dues aux sporules de plantes appartenant au genre oidium. Nombre de boulangers, qui n'avaient pas d'intention coupable, mettaient du sulfate de cuivre pendant la panification, pour corriger la mauvaise qualité de farines humides ; ce sel a une action énergique sur la fermentation panaire : il fait lever vivement la pâte. On a exagéré les conséquences de cette falsification. M. Kuhlmann pense que , même à la dose d'un dix-millième, le sulfate de cuivre ne saurait produire d'accidents graves ; il n'en est pas moins convaincu de l'urgente nécessité de sévir, de toute la rigueur des lois, contre l'introduction, dans le pain , des plus minimes quantités d'un sel vénéneux ; introduction qu'il considère, avec raison, comme un véritable attentat à la santé publique. Il entre beaucoup d'alun dans le pain que Londres consomme ; on mêle quelquefois un kilogramme de ce sel à 127 kilogrammes de farine, qui donnent quatre-vingt pains de 2 kilogrammes, et par conséquent 12,40 grammes d'alun par pain. D'autres fois, on altère le pain en introduisant dans la farine du sulfate de zinc, du sous-carbonate de magnésie ou du carbonate d'ammoniaque , pour faire lever la pâte. On trouvera beaucoup de renseignements sur ce point dans le beau travail de M. Gaultier de Claubry, qui a pour sujet la fabrication du pain par le pétrissage à bras et par machines. Quelques boulangers de Paris vendent, sous le nom de pain de chiens, un pain destiné, en effet, à ces animaux, mais dont nombre de familles pauvres se nourrissent : il est fabriqué avec des farines avariées ou de qualité inférieure , dans lesquelles le gluten a perdu toutes ses qualités normales.

C'est le gluten qui fait la richesse de la farine ; elle est d'autant meilleure qu'elle en contient davantage : c'est lui qui donne à la pâte la faculté de se lever et de se convertir en pain. Il n'y en a point dans les farines de seigle, de féverolles et de haricots ; on n'en trouve pas dans la fécule de pomme de terre. C'est la falsification avec la fécule qui est la plus commune; mais il y a, pour la constater, des procédés fort exacts. Un ancien boulanger fort capable, M. Boland, a imaginé un petit instrument, l'aleucomètre, au moyen duquel il apprécie la quantité et la qualité du gluten ; tant qu'il n'y a pas 10 pour 100 de fécule, la fraude offre trop peu de bénéfice pour être bien redoutable. Passé ce chiffre, selon M. Dumas, on peut la reconnaître : s'il y a 30 pour 100 de fécule, la panification devient impossible. Le pain préparé avec la farine mêlée d'un septième de farine de riz, est salubre, nourrissant et fort agréable au goût.

§ 5. FALSIFICATION DES BOISSONS. — Le vin et la bière sont après l'eau les boissons les plus usitées ; leur qualité est altérée souvent, soit par la fraude, soit par une décomposition spontanée, amenée par des causes locales. Ainsi, les vins qui ont une proportion trop faible d'alcool, passent facilement à l'aigre dans des caves trop chaudes; d'autres prennent un goût de tonneau ou deviennent amers.

De toutes les falsifications des vins, la plus commune est, au point de vue sanitaire, la moins coupable : c'est leur mélange avec une quantité d'eau plus ou moins grande. Dans cet état, ils perdent en grande partie leur action stimulante sur l'organisme, et n'ont ni force ni saveur. Une autre manière de changer leur nature, sans en faire cependant une boisson insalubre, consiste à y introduire, selon le résultat qu'on veut obtenir, une certaine quantité de sucre ou d'alcool; d'autres fois on mélange les vins entre eux pour corriger les défauts de l'un par les qualités de l'autre. Ces falsifications ne sont pas précisément nuisibles, et sont quelquefois une nécessité ; mais il est beaucoup de fraudes qui sont moins innocentes : ainsi, on colore des vins factices avec des bains d'yèble ou de troène; les bois d'Inde et de Fernambouc, et le tournesol, servent au même usage. On falsifie aussi le vin avec du poiré ; des vins aigres sont frelatés souvent avec du protoxyde de plomb (litharge) ou avec de la céruse (carbonate de plomb) ; ces vins prennent une saveur sucrée, mais styptique et métallique : leur usage peut donner lieu à des accidents très graves.

Il est des bières qui sont frelatées avec de la chaux et même avec de la suie; cependant ces falsifications sont assez rares : elles donnent pour produit un liquide amer et qu'il est difficile de boire. Un autre genre de fraude, beaucoup plus commun, consiste à remplacer le houblon par des plantes amères, d'un prix moins élevé, telles que les feuilles de ménianthe, et à fabriquer la bière avec du sirop de fécule.

Le café en grains ne peut guère être falsifié, mais il s'altère quelquefois, à fond de cale, dans son passage au travers des mers; à l'état pulvérulent, il peut être mélangé d'une quantité plus ou moins grande de poudre de chicorée, de pois chiches, de fèves ou de haricots. Rien n'est plus ordinaire que les fraudes sur le thé : on colore l'espèce noire avec le bois de campêche, ou on augmente son poids avec une sorte de sable ferrugineux ; il est rare de trouver des thés de bonne qualité.

§ 6. FALSIFICATION DES CONDIMENTS ALIMENTAIRES. — Les sels de cuivre ne sont pas employés seulement pour la coloration des bonbons; on s'en sert aussi pour la teinture en beau vert de condiments très usités, par exemple, des cornichons. Il est un moyen fort simple de constater la présence du poison, qui est, d'ordinaire, de l'acétate de cuivre ou un tartrate double de cuivre et de potasse ; on plonge une lame de couteau décapée dans l'intérieur du cornichon, et on l'y laisse quelques instants. Si le vinaigre contient du cuivre, la lame métallique se colore en rouge. De tous les modes de préparation, le meilleur c'est de mettre les cornichons dans du bon vinaigre qui n'a pas bouilli; ils deviennent jaunâtres, mais leur goût est excellent.

C'est pour prévenir la formation de sels de cuivre fort dangereux, qu'on impose à tous les vinaigriers l'obligation de substituer aux robinets en cuivre des robinets en bois. D'autres robinets récemment inventés paraissent d'un usage commode et économique; ils sont en fonte, vernissés et garnis de caoutchouc. Aucune action du vinaigre sur un métal n'est à redouter, et l'instrument fonctionne très bien.

On falsifie très fréquemment le sel de cuisine avec des sulfates de soude et de chaux, ou plus souvent encore avec du nitrate de potasse ; le bon marché de ce produit ne le met nullement à l'abri de la fraude ; il en est une qui peut être fort nuisible , c'est le mélange de la poudre de Warech au sel.

On frelate les vinaigres en les fabriquant, non avec le vin, mais avec d'autres substances, ou en les mélangeant avec des sels de plomb, de zinc ou de cuivre. Une des falsifications les plus communes consiste à y introduire une certaine proportion d'acide sulfurique ; ainsi dénaturé, le vinaigre perd ses bonnes qualités et peut devenir nuisible.

Le sucre n'échappe point à ces manœuvres de la cupidité. Nous n'avons rien à dire du mélange des cassonnades avec du plâtre, de la craie, de la farine, etc. ; elle est facile à reconnaître et ne paraît point pratiquée autre part qu'à Paris, du moins dans une certaine étendue. On connaît la falsification du sucre avec la glucose (sucre de fécule de pommes de terre). Le sucre de fécule est beaucoup moins cher que le sucre de canne ; mélangé avec lui , il en abaisse le prix et la qualité. On sait que la glucose n'est pas soluble immédiatement, et qu'elle forme un dépôt au fond des vases dans lesquels on la fait fondre. Traité avec une solution de potasse , le sucre de canne fournit un mélange coloré en brun ; la liqueur est noire s'il a été falsifié avec une quantité, même très minime , de sucre de fécule. Si on fait chauffer jusqu'à ébullition un tube fermé à l'une de ses extrémités , qu'on a rempli d'un mélange de 5 grammes de sucre, d'eau distillée et d'un gramme de potasse , la liqueur est incolore lorsque le sucre est pur ; elle brunit quand le sucre a été mêlé de glucose , et sa coloration est d'autant plus intense, que la quantité ajoutée de sucre de fécule a été plus considérable. D'autres procédés , dont l'extrême sensibilité de la potasse est aussi le principe , ont été conseillés pour constater la fraude ; nous n'avons point à nous en occuper.

§ 7. BONBONS COLORIÉS , PASTILLAGES. — Les bonbons coloriés ont fixé, d'une manière spéciale, l'attention de plusieurs membres des Conseils de salubrité de Paris et du Rhône. Des accidents graves leur avaient été dénoncés ; ils s'étaient assurés qu'aux approches du premier jour de l'an , plusieurs enfants s'étaient trouvés très gravement incommodés par l'usage de pralines et de pastilles préparées avec des couleurs qui sont des poisons très énergiques, et deux de ces petits malades avaient failli succomber à une violente inflammation d'entrailles. Des bonbons d'un très beau vert avaient été peints avec des sels de cuivre, et en contenaient une quantité considérable; d'autres étaient coloriés avec du chromate de plomb, un mélange de gomme-gutte et de bleu d'indigo, du vert de Schéele, du sous-acétate de cuivre, etc. Quelques enfants ont été empoisonnés pour avoir sucé des papiers verts dont les bonbons ont été souvent enveloppés, et qui sont coloriés, tantôt avec le vert de Schweinfurt, tantôt avec un mélange de cuivre et d'arsenic, quelquefois avec le vermillon, le jaune de chrome ou des oxydes de cuivre. Un projet d'ordonnance de police a été présenté à l'Administration municipale de Lyon; ses principales dispositions sont calquées sur le rapport que le Conseil de salubrité de la Seine adressa au préfet de police. D'après un arrêté de ce fonctionnaire, il est expressément défendu aux confiseurs de se servir d'aucune substance minérale pour colorer les liqueurs, bonbons, dragées, pastillages et sucreries ou pâtisseries de toute espèce; ils ne doivent employer que des substances végétales, à l'exception de la gomme-gutte et de l'orseille. Il leur est interdit d'envelopper des bonbons ou sucreries avec des papiers blancs, lissés ou coloriés avec des substances minérales. Les fabricants et marchands sont personnellement responsables des accidents occasionnés par les liqueurs, pastilles et autres sucreries qu'ils auront fabriquées et vendues. Ces précautions sont des garanties suffisantes pour la santé publique; le Conseil de salubrité de la Seine en indique encore une autre, que nous avons également recommandée. Une commission du Conseil visitera les magasins de confiseurs et les ateliers de fabricants de bonbons, un mois avant le premier jour de l'an et une seconde fois avant le premier janvier. Elle saisira et fera détruire toutes les sucreries qui auront été coloriées avec des substances dangereuses, et dressera procès-verbal contre les délinquants; enfin, le lendemain du jour de la saisie, les noms des confiseurs chez lesquels elle aura eu lieu, seront signalés au public par la voie des journaux et des affiches.

§ 8. Boissons, aliments et cosmétiques nouveaux. — L'Administration a consulté plusieurs fois les Conseils de salubrité sur la valeur de boissons, d'aliments ou de cosmétiques dont elle ne croyait pas devoir permettre l'usage sans autorisation. Elle a reçu plusieurs rapports sur diverses espèces de café indigène, sur l'allathaim des Arabes, sur le gengerbeer, sur le Berg-op-zoom, sur un extrait liquide de plantes amères, sur une pommade cosmogène, sur une eau de cannelle vierge, sur une essence virginale, etc. Ces préparations sont, pour l'ordinaire, fort innocentes; mais des considérations graves invitent les Conseils de salubrité à être très réservés dans leurs conclusions : elles obligent, presque toujours, à refuser un rapport officiel. En effet, les inventeurs de ces cosmétiques, breuvages ou aliments nouveaux, n'ont pas d'autre objet que celui de faire une spéculation lucrative; ils accumulent, dans leurs annonces, les affirmations les plus exagérées, et distribuent à profusion des prospectus qui ont, au plus haut degré, le défaut caractéristique du genre. Lorsqu'on leur accorde un rapport approbatif, que veut-on dire? une seule chose, c'est qu'il n'y a rien dans la préparation nouvelle qui paraisse insalubre ou dangereux; et, en aucun cas, les Conseils de salubrité ne prennent la solidarité des promesses emphatiques de l'affiche. Que fait cependant l'industriel? il exploite son autorisation, et place, très expressément, sous une responsabilité médicale, toutes les assertions mensongères du prospectus. C'est au nom d'une société de médecine, ou d'un Conseil de salubrité qu'il sollicite la confiance du public. Si, pour obtenir notre autorisation, il suffisait à une recette quelconque d'être composée de substances inoffensives, les Conseils de salubrité seraient sollicités chaque jour par tous les charlatans des villes, et le discrédit de leurs assertions s'étendrait, infailliblement et à bon droit, jusqu'à ces corps savants eux-mêmes. Ils doivent donc se borner, dans les cas de ce genre, à déclarer qu'ils ne voient rien d'insalubre dans la recette dont l'examen leur est soumis, mais qu'il n'y a pas lieu à un rapport.

CHAPITRE X.

—

FALSIFICATION DES MÉDICAMENTS.

Rien ne nous paraît démontrer davantage la certitude de la médecine et l'utilité de cette science, que sa permanence parmi tant de causes qui tendent à détruire toute confiance en elle; attaqué chaque jour par la fraude, l'ignorance ou le charlatanisme, l'art de guérir n'en subsiste pas moins et conserve toujours un rang honorable parmi les connaissances humaines. S'il pouvait être renversé et réduit au rang de ces vaines sciences dont le nom seul est demeuré, il faudrait en accuser, non le scepticisme très logique de Montaigne, ou les sarcasmes de Molière, mais la blâmable conduite de certains hommes qui lui prêtent leur concours.

Nous ne dirons pas de la falsification des médicaments tout ce que nous avons vu et tout ce que nous savons; si nous voulions esquisser un aperçu complet d'un tel sujet, ce chapitre, l'un des plus courts de notre Traité de la salubrité, en serait le plus étendu; membres, pendant quinze années, d'un jury médical, nous avons examiné de près les intolérables abus qui ont lieu chaque jour, et surpris quelques-uns des secrets de certains laboratoires de pharmaciens. On ne peut plus avoir qu'une foi conditionnelle aux médicaments, quand on sait de quelles drogues ils sont souvent composés, et de quelle manière on les prépare.

Mettons d'abord hors de cause la science pharmaceutique considérée en elle-même, elle a rendu d'immenses services à la médecine et contribué beaucoup à ses progrès : la chimie lui doit de belles découvertes. Il n'y a rien de commun entre son état présent et ce qu'elle était il y a un demi-siècle. Il faut aujourd'hui un nombre considérable d'études sérieuses à l'élève en pharmacie pour qu'il obtienne son diplôme. Quelques pharmaciens ont mérité d'être cités parmi les savants les plus distingués de notre époque ; il est des officines qui sont administrées avec conscience, et entretenues avec un soin porté jusqu'à la recherche. Nous avons vu, non-seulement avec satisfaction, mais avec une sorte d'admiration, des établissements de cette classe qui nous présentaient, dans des bocaux élégants, très propres et bien alignés, des médicaments de bonne qualité et préparés avec talent. Mais, après avoir fait une large part aux exceptions, nous ne devons pas hésiter à dire notre opinion sur la mauvaise tenue d'un grand nombre d'officines, et sur le peu de confiance qu'elles devraient inspirer au public. Il y a de très bons pharmaciens, nous voudrions pouvoir dire qu'ils sont en majorité.

Si on réfléchit aux chances que court un malade qui s'adresse au hasard à une pharmacie, on est vraiment surpris qu'il ose le faire. Il faut d'abord que le droguiste ait vendu des substances médicinales d'une qualité irréprochable ; il faut ensuite que le manipulateur ait préparé ces drogues selon le codex, avec la plus grande exactitude, sans erreur, sans infidélité involontaire ou préméditée. Il importe donc beaucoup au public de savoir quelles officines méritent sa confiance, et de faire un bon choix à cet égard. Une pharmacie tenue par un homme ignorant ou de mauvaise foi est un fléau ; on peut la considérer comme un agent d'insalubrité des plus pernicieux : aucun foyer d'infection ne compromet davantage la santé publique. On recueille par milliers les observations en médecine ; il en resterait bien peu de chose, au point de vue thérapeutique, si on pouvait décomposer chacun de ces cas en particulier, en allant du droguiste jusqu'à certains pharmaciens.

Un droguiste est marchand, il faut qu'il écoule ses produits ; s'ils sont avariés, il n'en cherchera pas moins à les vendre et y réussira presque toujours. L'espoir du bon marché lui amène la clientèle des médecins de campagne qui fabriquent leurs remèdes, et celle des religieuses qui dirigent les pharmacies dans les petites villes : et les uns et les autres ont peu de connaissances positives sur l'histoire naturelle des médicaments ; ils achètent de confiance des drogues qui leur paraissent toujours convenables si elles sont à bas prix. Combien de fois n'avons-nous pas trouvé, dans les pharmacies des petits hôpitaux, du sirop de quinquina sans saveur amère, du sulfate de quinine falsifié, et de l'onguent mercuriel préparé contre toutes les règles de l'art! C'est cependant là que s'approvisionnent les nombreux habitants des campagnes; ils ne sauraient s'adresser ailleurs. Les droguistes sont soumis à la visite des délégués de l'autorité; mais, d'abord, cet examen, toujours fort superficiel, n'a lieu d'ordinaire qu'une fois par année, et il est ensuite très facile d'échapper aux exigences qu'il pourrait avoir. En effet, on montre aux experts des drogues médicinales d'une bonne qualité, tandis que les espèces inférieures ou avariées sont cachées dans l'arrière-boutique. C'est là cependant qu'est le point de départ; il n'y a pas de bonne pharmacie possible quand les matières premières sont d'un mauvais choix. C'est chez le droguiste que le mal se fait en grand; il n'est pas de substance médicinale que la fraude ne soit parvenue à falsifier : ainsi, on livre au commerce du quinquina entièrement épuisé ou du sulfate de quinine allongé avec la magnésie, du nitrate d'argent frelaté avec la potasse, du laudanum fabriqué avec des proportions insuffisantes de safran ou du vin de mauvaise qualité. Nous avons vu fréquemment des eaux distillées qui ne différaient en rien de celle du puits, du vin aromatique préparé avec des essences, du vin antiscorbutique préparé avec la teinture de cochléaria, du sirop de gomme arabique qui n'en contenait pas un atome, de l'onguent mercuriel sans mercure, des éthers mal rectifiés. On vend très fréquemment du sulfate de soude pour du sulfate de magnésie. Les fleurs béchiques sont assez souvent composées des détritus végétaux de toute nature qui se trouvent au fond des caisses; on y trouve des plantes astringentes et stimulantes, et des échantillons de toute la flore médicinale, à l'exception des espèces pectorales. Il faudrait étendre démesurément cette liste, si nous devions y comprendre tous les médicaments avariés spontanément, ou falsifiés avec intention, que nous avons trouvés dans nos visites officielles chez certains droguistes.

Mais ce n'est pas seulement chez le droguiste que se rencontrent l'ignorance et la fraude ; rien n'est plus commun que l'une et l'autre dans les officines pharmaceutiques. Un pharmacien n'est jamais en droit d'accuser le droguiste qui lui a vendu des médicaments de mauvaise qualité ; nous n'avons jamais admis une telle excuse. Il a, en effet, ou doit avoir toutes les connaissances nécessaires pour juger la nature et la condition des drogues médicinales qu'il achète, et il n'est pas tenu de les recevoir sans examen. C'est à lui de veiller sur le bon état de ses médicaments simples ou composés, et il est toujours dans son tort s'ils sont avariés, d'espèce mauvaise ou mal préparés. Tout pharmacien doit tenir dans une armoire, soigneusement fermée à clef, les substances vénéneuses ; il y est obligé par une disposition expresse de la loi. Ce n'est jamais sans faire courir à la santé publique de graves dangers, qu'il laissera les uns à côté des autres, sur un même rayon, des bocaux contenant des poisons auprès d'autres qui renferment des substances inoffensives ; une erreur est facile, et il ne faut pas s'y exposer. Des peines très sévères, dont la moindre est une amende considérable, ont été infligées, plusieurs fois, à des pharmaciens chez lesquels des malheurs de cette nature étaient survenus.

Les pharmaciens se sont plaints, avec raison, de la concurrence illégale qui leur est faite par les officines que tiennent des religieuses attachées au service des hôpitaux de petites villes et des grandes quelquefois ; elles ne présentent, en effet, aucune des garanties que la loi réclame : ces religieuses n'ont pas fait les études indispensables pour l'exercice de leur profession, et elles ne suivent que des pratiques routinières. Comme elles ont peu de connaissances en matière médicale, les droguistes les trompent sans scrupule et avec facilité. Exemptes de tout impôt et même des frais de loyer, ces pharmacies tenues par les sœurs peuvent livrer leurs produits à très bas prix, ce qui rend la concurrence impossible ; on ne devrait les tolérer que dans les villages ou bourgs qui n'ont pas de pharmacien reçu par les jurys ou par les facultés. Après avoir fait ainsi la part de la loi, nous dirons que nous avons trouvé beaucoup de ces officines de religieuses tenues avec beaucoup de propreté, de soin et même d'élégance ; les pharmacies légales du voisinage étaient bien loin de pouvoir soutenir le parallèle. Ajoutons que si la science manque assez souvent à ces filles, elles ont, pour la plupart, beaucoup de conscience, et ne trompent ni sur la qualité ni sur la quantité. Nous terminerons cependant ces réflexions en répétant que les pharmacies dirigées par les hôpitaux et par les religieuses sont illégales, et ne doivent être tolérées sous aucun prétexte, hors le cas exceptionnel que nous avons cité.

Dans les petites villes, et assez souvent dans les grandes, les épiciers font concurrence aux pharmaciens en vendant des fleurs médicinales, des sirops composés et des remèdes secrets ; c'est un abus qu'il est fort difficile d'extirper ; ils se justifient en alléguant l'obligation où ils se trouvent de tenir dans leur boutique tout ce que vendent leurs confrères. Des saisies faites par les délégués de l'Autorité ne remédient qu'imparfaitement au mal ; les condamnations, en cas de contravention, sont légères, et les visites des experts n'ont lieu qu'à de rares intervalles. Nous n'avons réussi à empêcher ces ventes illicites, qu'en provoquant la surveillance journalière du commissaire de police.

Une concurrence plus redoutable faite aux pharmaciens est celle des herboristes : nous n'avons jamais compris comment la loi organique de la médecine, en France, a pu admettre officiellement le débit des médicaments chez des gens qui ne présentent aucune garantie au public. Elle leur défend de vendre toute substance médicinale composée, et limite leur dangereux commerce à la vente des plantes indigènes. Mais, sauf de très rares exceptions qui confirment la règle, l'herboriste ne peut pas vivre de son état s'il se conforme à la loi : il vend donc du diapalme, des onguents, des sirops composés, et cent fois nous avons trouvé dans l'arrière-boutique des pharmacies complètes. A cet abus si grave, vient s'en joindre un autre : les médicaments composés que vend l'herboriste sont presque toujours de détestable qualité, et c'est souvent sciemment qu'il les livre à la consommation. Ses examens, quand il demande son diplôme, sont nécessairement superficiels ; ils se bornent à quelques questions sur les caractères et sur le mode de conservation des plantes médicinales ; mais, à peine reçu, c'est la pharmacie qu'il pratique. Nous avons vu des herboristes ignorants vendre des poisons pour des médicaments peu actifs ; le malade mourait, on les traduisait devant les tribunaux ; ils étaient condamnés, pour fait d'homicide par imprudence , à la peine dérisoire d'une détention d'un mois ou de quinze jours, et la même année, et presque dans le même temps, nous les surprenions en flagrant délit de fabrication de médicaments composés , qu'ils vendaient aux ouvriers dont ils se constituaient les médecins. Nous considérons les herboristes et les officiers de santé comme un attentat permanent à la santé publique.

Toutes les professions médicales empiètent les unes sur les autres, et se plaignent, cependant, amèrement de la concurrence. Le droguiste, qui ne doit vendre qu'en gros, fait le commerce de détail ; l'épicier vend des fleurs et tient des dépôts de remèdes secrets ; l'herboriste fait la pharmacie , et le pharmacien fait ouvertement la médecine. Témoins fréquemment des plaintes incessantes des pharmaciens au sujet des concurrences déloyales qui leur sont faites, nous en eussions été touchés bien davantage, si nous les eussions vus se renfermer plus fidèlement dans les limites de leur profession. Tous, ou presque tous, traitent les affections syphilitiques et les maladies des enfants ; il n'en est point, ou presque point, qui ne donnent des conseils médicaux quand on vient leur en demander , et la seule réserve que s'imposent les plus scrupuleux, c'est de ne point visiter les malades à domicile. Nous ferons aux exceptions une part aussi large qu'on voudra , mais nous maintiendrons cette assertion, que très peu de pharmaciens s'abstiennent de faire l'office de médecins, et de s'immiscer indûment dans la pratique d'une profession qui leur est interdite, et à laquelle ils sont complètement étrangers.

Mais nous ne blâmerons pas moins certains médecins, heureusement en petit nombre, qui font concurrence aux pharmaciens, en vendant eux-mêmes à leurs malades, et fort cher, des médicaments presque toujours très mal préparés ; nous ne connaissons pas d'abus plus révoltant et qui dégrade davantage la dignité de la médecine. Qu'on tolère jusqu'à un certain point cet ignoble trafic dans des campagnes qui n'ont point de pharmaciens, on le conçoit ; et encore, même dans ce cas exceptionnel, ferons-nous l'observation que les médicaments vendus ainsi par le médecin, ne sauraient présenter des garanties de bonne confection : un médecin de village, comme un médecin de grande ville, n'a d'ordinaire en pharmacie que des connaissances fort superficielles et insuffisantes. Mais ce commerce illicite de médicaments n'a pas toujours l'excuse de la nécessité, et il est pratiqué trop souvent au sein des cités les plus populeuses, par des docteurs dont il est la principale industrie.

Nous savons toutes les honteuses spéculations qu'ont commises et que commettent tous les jours des médecins, même d'un ancien renom, sur de prétendus remèdes de leur invention. Nous n'ignorons pas les falsifications qu'ils font faire à quelques médicaments d'un prix élevé, le rob de Laffecteur, par exemple, fabriqué sans salsepareille; ces fraudes criminelles, nous les qualifierons de leur nom propre : nous les appellerons un vol, d'autant plus coupable, qu'au délit de vendre à un prix exorbitant un médicament qui n'est pas composé selon la prescription du codex, vient se joindre celui du dommage causé à la santé publique. Nous voudrions trouver des paroles assez énergiques pour flétrir d'un signe indélébile les charlatans à diplômes qui débitent des remèdes secrets, et nous voudrions avoir qualité pour chasser à jamais ces vendeurs du temple. On ne trouvera pas trop de vivacité dans nos paroles, si on prend en considération, d'une part, le déshonneur que la faute de quelques individus peut faire rejaillir sur une profession qui ne saurait être trop vénérée, et, d'autre part, le mal immense que le charlatanisme cause tous les jours à la santé publique. En principe, aucun médecin qui se respecte ne doit vendre de médicaments, et, en fait, le public, s'il était plus éclairé sur ses intérêts, devrait se défier de tout docteur en médecine qui lui propose un remède de son invention. Ce n'est pas sans un sentiment de dégoût que nous avons vu des hommes qui se disaient médecins, colportant eux-mêmes, chez leurs clients, des boîtes de pilules qu'ils vendaient cent fois au-dessus de leur prix réel, en admettant qu'elles eussent un prix quelconque ; il n'appartient qu'aux pharmaciens de préparer et de vendre les médicaments.

Les jurys médicaux qui remplissent convenablement leurs devoirs ont rendu de grands services : on aurait grandement tort de leur reprocher la nomination de tant d'ignares officiers de santé contre lesquels la réprobation publique s'est élevée si souvent ; ces médicastres se font recevoir, non par le jury, dont ils connaissent la sévérité, mais par une faculté de médecine que nous devrions citer. Elle a porté le tort de ces admissions jusqu'au scandale; nous savons que ce corps médical, si haut placé dans l'opinion, a délivré des diplômes à des individus privés de toute instruction médicale ou autre, à des faillis, à des repris de justice et même à un bourreau. Ces mêmes hommes nous faisaient l'aveu qu'ils ne se présenteraient pas à notre examen, et que leur réception par une Faculté était certaine : ils disaient vrai.

Les visites officielles faites par les membres des jurys médicaux chez les droguistes, herboristes et pharmaciens, ne sont ni assez fréquentes ni assez sérieuses, et cependant elles sont fort utiles pour empêcher le mal. Grand nombre de pharmaciens redoutent, avec raison, cette inspection de leurs officines faite par leurs collègues, assistés de deux docteurs en médecine. Nous ne défendons pas l'institution du jury médical sous tous les rapports ; les écoles secondaires de médecine présentent plus de garanties pour les examens des sages-femmes, des officiers de santé et des pharmaciens ; mais nous dirons que tels qu'ils sont, ces jurys médicaux accomplissent avec honneur leur tâche difficile.

La loi qui a imposé aux élèves en pharmacie le baccalauréat, placera nécessairement leur profession dans une position meilleure ; elle écartera les incapables et diminuera la concurrence pour les autres. Quelques embarras momentanés, dans les officines, ont pu être ses résultats immédiats ; il y a eu beaucoup moins de candidats pendant les premières années qui ont suivi sa promulgation, mais cet inconvénient, s'il existe, est peu de chose. C'est avec justice que la pharmacie a été assimilée aux professions lettrées ; on ne saurait trop relever une science qui se recommande si fort par les services qu'elle rend à la société. Espérons que la loi nouvelle sur l'organisation de la médecine produira de bons effets ; elle ne saurait détruire le charlatanisme, qui est impérissable de sa nature ; mais elle aura bien mérité des médecins et du public, quand même elle n'aurait d'autres résultats que l'institution des conseils de discipline et la suppression des herboristes et des officiers de santé.

Cette loi, promise depuis si longtemps, est annoncée officiellement; elle a été élaborée par le concours du gouvernement et d'une haute commission médicale, et doit être présentée aux Chambres en 1847.

Rien n'a été changé à la législation des manufactures et ateliers qui répandent une odeur insalubre ou incommode ; nous croyons utile de la faire connaître et de reproduire le tableau général de classification de ces ateliers et manufactures.

DÉCRET

Fontainebleau, le 15 octobre 1810.

NAPOLÉON , etc.,

Sur le rapport de notre ministre de l'intérieur,

Vu les plaintes portées par différents particuliers contre les manufactures et ateliers dont l'exploitation donne lieu à des exhalaisons insalubres ou incommodes,

Le rapport fait sur ces établissements par la section de chimie de la classe des sciences physiques et mathématiques de l'Institut ;

Notre Conseil d'Etat entendu,

Nous avons décrété et décrétons ce qui suit :

ART. Ier. A compter de la publication du présent décret, les manufactures et ateliers qui répandent une odeur insalubre ou incommode, ne pourront être formés sans une permission de l'Autorité administrative ; ces établissements seront divisés en trois classes (1).

La première classe comprendra ceux qui doivent être éloignés des habitations particulières (2) ;

La seconde, les manufactures et ateliers dont l'éloignement des habitations n'est pas rigoureusement nécessaire, mais dont il importe néanmoins de ne permettre la formation qu'après avoir acquis la certitude que les opérations qu'on y pratique sont exécutées de manière à ne pas incommoder les propriétaires du voisinage, ni à leur causer des dommages.

Notes de M. Trébuchet :

(1) L'accomplissement des formalités prescrites par le présent décret et par l'ordonnance royale de 1815, ne dispense pas de celles qui sont exigées pour la formation des établissements qui seraient placés dans le rayon des douanes ou sur une rivière, qu'elle soit navigable ou non : les règlements à ce sujet continuent à être en vigueur.

(2) Cela ne veut pas dire qu'ils doivent être éloignés de l'enceinte des villes.

Dans la troisième classe, seront placés les établissements qui peuvent rester sans inconvénient auprès des habitations , mais doivent rester soumis à la surveillance de la police.

II. La permission nécessaire pour la formation des manufactures et ateliers compris dans la première classe, sera accordée, avec les formalités ci-après , par un décret rendu en notre Conseil d'Etat.

Celle qu'exigera la mise en activité des établissements compris dans la seconde classe, le sera par les préfets, sur l'avis des sous-préfets.

Les permissions pour l'exploitation des établissements placés dans la dernière classe, seront délivrées par les sous-préfets (1), qui prendront préalablement l'avis des maires.

III. La permission pour les manufactures et fabriques de première classe ne sera accordée qu'avec les formalités suivantes :

La demande en autorisation (à laquelle devra être joint un plan des lieux et des constructions projetées, *ordonnance de police du 5 novembre* 1810) sera présentée au préfet, et affichée par son ordre dans toutes les communes, à 5 kilomètres de rayon (2).

Dans ce délai , tout particulier sera admis à présenter ses moyens d'opposition.

Les maires des communes auront la même faculté (3).

IV. S'il y a des oppositions, le conseil de préfecture donnera son avis (4), sauf la décision du Conseil d'Etat.

V. S'il n'y a pas d'opposition , la permission sera accordée, s'il y a lieu, sur l'avis du préfet et le rapport de notre ministre de l'intérieur.

---

(1) Et dans le département de la Seine, par le préfet de police. Les sous-préfets ayant été supprimés dans les villes chefs lieux de départements, ce sont les préfets qui les remplacent dans les arrondissements de ces chefs-lieux pour tout ce qui intéresse les établissements classés.

(2) Elles devront rester apposées pendant un mois (*circulaire ministérielle du 22 novembre 1811*).

(3) Le maire de la commune dans laquelle se forme l'établissement, devra, en outre du procès-verbal de l'apposition d'affiches , dresser une enquête *de commodo et incommodo* auprès des plus proches voisins (*article 2 de l'ordonnance du 14 janvier 1815*).

(4) Mais un avis pur et simple, et non une décision.

VI. S'il s'agit de fabriques de soude, ou si la fabrique doit être établie dans la ligne des douanes, notre directeur-général des douanes sera consulté.

VII. L'autorisation de former des manufactures et ateliers compris dans la seconde classe, ne sera accordée qu'après que les formalités suivantes auront été remplies :

L'entrepreneur adressera d'abord sa demande au sous-préfet de son arrondissement (1), qui la transmettra au maire de la commune dans laquelle on projette de former l'établissement, en le chargeant de procéder à des informations *de commodo et incommodo* (2). Ces informations terminées, le sous-préfet prendra sur le tout un arrêté qu'il transmettra au préfet ; celui-ci statuera, sauf le recours à notre Conseil d'Etat par toutes parties intéressées (3).

S'il y a opposition (de la part des voisins), il y sera statué par le conseil de préfecture (4), sauf le recours au Conseil d'Etat.

VIII. Les manufactures et ateliers, ou établissements portés dans la troisième classe, ne pourront se former que sur la permission du préfet de police à Paris, et sur celle du maire (5) dans les autres villes.

S'il s'élève des réclamations contre la décision prise par le préfet de police ou les maires, sur une demande en formation de manufactures ou d'ateliers compris dans la troisième classe, elles seront jugées au conseil de préfecture (6).

---

(1) Les fonctions attribuées aux sous-préfets et aux préfets dans les départements sont conférées au préfet de police, par l'article 4 de l'ordonnance royale du 14 janvier 1815. C'est donc au préfet de police, à Paris, que ces demandes doivent être adressées.

(2) Cette enquête est rédigée par le commissaire de police, lorsque l'établissement doit être formé à Paris.

(3) C'est-à-dire le fabricant ou ses ayant-cause, lorsque l'autorisation a été refusée, ou qu'ils ont à élever des réclamations quelconques contre les conditions imposées par l'arrêté d'autorisation.

(4) Mais seulement après que le préfet a accordé l'autorisation.

(5) Ceci est une erreur. Ce ne sont pas les maires, mais les sous-préfets, dans les départements, qui délivrent ces autorisations, et ce, en vertu de l'article 2 ci-dessus, et de l'article 3 de l'ordonnance de 1815.

(6) Qu'elles proviennent du fabricant auquel on a refusé l'autorisation, ou des opposants quand elle a été accordée.

IX. L'autorité locale indiquera le lieu où les manufactures et ateliers compris dans la première classe pourront s'établir, et exprimera sa distance des habitations particulières (1). Tout individu qui ferait des constructions dans le voisinage de ces manufactures et ateliers, après que la formation en aura été permise, ne sera plus admis à en solliciter l'éloignement.

X. La division en trois classes des établissements qui répandent une odeur insalubre ou incommode, aura lieu conformément au tableau annexé au présent décret. Elle servira de règle toutes les fois qu'il sera question de prononcer sur les demandes en formation de ces établissements.

XI. Les dispositions du présent décret n'auront point d'effet rétroactif ; en conséquence, tous les établissements qui sont aujourd'hui en activité, continueront à être exploités librement, sauf les dommages dont pourront être passibles les entrepreneurs de ceux qui préjudicient aux propriétés de leurs voisins ; les dommages seront arbitrés par les tribunaux (2).

XII. Toutefois, en cas de graves inconvénients pour la salubrité publique, la culture ou l'intérêt général, les fabriques et ateliers de première classe qui les causent, pourront être supprimés, en vertu d'un décret rendu en notre Conseil d'Etat, après avoir entendu la police locale, pris l'avis des préfets, reçu la défense des manufacturiers ou fabricants (3).

XIII. Les établissements maintenus par l'article 11 cesseront de jouir de cet avantage, dès qu'ils seront transférés dans un autre emplacement, ou qu'il y aura une interruption de six mois

---

(1) C'est-à-dire qu'elle indiquera, dans les procès-verbaux d'enquête, si la distance où l'établissement projeté se trouve des habitations particulières, lui paraît suffisante.

(2) Les dommages matériels seulement. — Ceux de moins-value sont arbitrés par le conseil de Préfecture. (Ainsi jugé par la Cour de cassation). Cette disposition et celles des articles 12 et 13, s'appliquent à tous les établissements qui ont été successivement classés par des ordonnances royales. — Elles n'ont pu atteindre que ceux formés postérieurement à leur promulgation, sauf cependant les établissements nouveaux dont il est question dans l'article 5 de l'ordonnance de 1815.

(3) Cet article ne peut point s'appliquer aux établissements de deuxième ou de troisième classe, — à moins toutefois de dangers imminents pour la sûreté publique ou pour la salubrité.

dans leurs travaux (1). Dans l'un et l'autre cas, ils rentreront dans la catégorie des établissements à former, et ils ne pourront être remis en activité qu'après avoir obtenu, s'il y a lieu, une nouvelle permission (2).

XIV. Nos ministres de l'intérieur et de la police générale sont chargés, chacun en ce qui le concerne, de l'exécution du présent décret, qui sera inséré au Bulletin des lois.

ORDONNANCE DE POLICE,

APPROUVÉE PAR S. EXC. LE MINISTRE DE L'INTÉRIEUR, LE 17 NOVEMBRE 1810.

Paris, le 5 novembre 1810.

NOUS ETIENNE-DENIS PASQUIER, etc., préfet de police,

Vu les articles 2 et 23 de l'arrêté du gouvernement du 12 messidor an VIII, et l'article 1er de celui du 3 brumaire an IX,

Ordonnons ce qui suit :

ART. Ier. Le décret impérial du 15 octobre 1810, *relatif aux manufactures et ateliers qui répandent une odeur insalubre ou incommode*, ensemble le tableau y annexé, seront imprimés, publiés et affichés, avec la présente ordonnance, dans le ressort de la préfecture de police.

II. Les demandes en autorisation pour former des manufactures ou ateliers compris dans la première classe du tableau annexé au décret précité, nous seront adressées, pour être par nous procédé conformément aux articles 3, 4, 5, 6 et 9 du décret.

III. Les demandes en autorisation pour former des manufactures ou ateliers compris dans la deuxième classe, seront adressées, savoir :

1° Pour Paris, au préfet de police ;

2° Pour les communes rurales du département de la Seine, aux sous-préfets de Saint-Denis et de Sceaux ;

---

(1) Cette interruption s'applique également aux établissements autorisés et à ceux qui laissent écouler un délai de six mois avant d'avoir fait usage de l'autorisation.

(2) Ces établissements ont, en outre, besoin d'une nouvelle permission lorsqu'ils prennent de l'accroissement ou qu'ils changent la nature de leurs procédés.

3° Et pour les communes de Saint-Cloud, Sèvres et Meudon , aux maires de ces communes (1).

Il sera par nous statué sur ces demandes, conformément à l'article 7 du décret.

IV. Les demandes en autorisation pour former des manufactures ou ateliers compris en la troisième classe, nous seront adressées, pour être par nous statué conformément à l'article 8 du décret.

V. Les propriétaires ou entrepreneurs énonceront dans leurs demandes la nature des matières qu'ils se proposent de préparer dans leurs manufactures ou ateliers , et des travaux qui devront être exécutés ; ils déposeront en même temps un plan figuré des lieux et des constructions projetées.

VI. Indépendamment des formalités prescrites par le décret , il sera procédé , par le Conseil de salubrité établi près la préfecture de police, assisté de l'architecte commissaire de la petite voirie, à la visite des lieux, à l'effet de s'assurer si l'établissement projeté ne peut nuire à la salubrité, ni faire craindre un incendie.

EXTRAIT

Du registre des délibérations du Conseil d'Etat,
séance du 5 avril 1813.

AVIS.

Le Conseil d'Etat, qui, d'après le renvoi ordonné par Sa Majesté, a entendu le rapport de la section de l'intérieur, sur celui du ministre des manufactures et du commerce, tendant à autoriser la translation , rue Traversière, faubourg Saint-Antoine, d'une amidonnerie existant actuellement rue de Charenton ;

Vu le décret du 15 octobre 1810 ,

Est d'avis qu'avant d'autoriser de pareilles translations de manufactures ou fabriques comprises dans la première classe du tableau annexé audit décret, et même avant d'autoriser un nou-

---

(1) Conformément à l'article 4 de l'ordonnance royale du 14 janvier 1845 , ces demandes sont adressées directement au préfet de police.

vel établissement de ce genre, il soit procédé, outre l'affiche de la demande, à un procès-verbal d'information *de commodo et incommodo*, dans lequel tous les voisins seront entendus.

ORDONNANCE DU ROI,

CONTENANT RÈGLEMENT SUR LES ÉTABLISSEMENTS ET ATELIERS QUI RÉPANDENT UNE ODEUR INSALUBRE OU INCOMMODE.

Paris, le 14 janvier 1815.

LOUIS, etc.,

Sur le rapport de notre ministre secrétaire d'Etat de l'intérieur;

Vu le décret du 15 octobre 1810, qui divise en trois classes les établissements insalubres ou incommodes, dont la formation ne peut avoir lieu qu'en vertu d'une permission de l'autorité administrative;

Le tableau de ces établissements qui y est annexé;

L'état supplémentaire arrêté par le ministre de l'intérieur, le 22 novembre 1811;

Les demandes adressées par plusieurs préfets, à l'effet de savoir si les permissions nécessaires pour la formation des établissements compris dans la troisième classe, seront délivrées par les sous-préfets ou par les maires;

Notre Conseil d'Etat entendu,

Nous avons ordonné et ordonnons ce qui suit:

ART. Iᵉʳ A compter de ce jour, la nomenclature jointe à la présente ordonnance, servira seule de règle pour la formation des établissements répandant une odeur insalubre ou incommode (1).

II. Le procès-verbal d'information *de commodo et incommodo*, exigé par l'article 7 du décret du 15 octobre 1810, pour la formation des établissements compris dans la seconde classe

---

(1) On doit dire établissements dangereux, insalubres ou incommodes. L'ordonnance de 1815 a apporté peu de changements à la nomenclature du décret de 1810. Mais les classifications du décret de 1810 maintenues par cette ordonnance, remontent toutes pour leur effet au décret; les changements apportés par l'ordonnance à ces classifications ne peuvent atteindre que les établissements formés depuis sa promulgation.

de la nomenclature, sera pareillement exigible, en outre de l'affiche de demande, pour la formation de ceux compris dans la première classe.

Il n'est rien innové aux autres dispositions de ce décret.

III. Les permissions nécessaires pour la formation des établissements compris dans la troisième classe seront délivrées, dans les départements, conformément aux articles 2 et 8 du décret du 15 octobre 1810, par les sous-préfets, après avoir pris préalablement l'avis des maires et de la police locale (1).

IV. Les attributions données aux préfets et aux sous-préfets par le décret du 15 octobre 1810, relativement à la formation des établissements répandant une odeur insalubre ou incommode, seront exercées par notre directeur général de la police (2) dans toute l'étendue du département de la Seine, et dans les communes de Saint-Cloud, de Meudon et de Sèvres, du département de Seine-et-Oise.

V. Les préfets sont autorisés à faire suspendre la formation ou l'exercice des établissements nouveaux qui, n'ayant pu être compris dans la nomenclature précitée, seraient cependant de nature à y être placés. Ils pourront accorder l'autorisation d'établissement pour tous ceux qu'ils jugeront devoir appartenir aux deux dernières classes de la nomenclature, en remplissant les formalités prescrites par le décret du 15 octobre 1810, sauf, dans les deux cas, à en rendre compte à notre directeur général des manufactures et du commerce (3).

---

(1) Des enquêtes sont faites pour les établissements de troisième classe dans le département de la Seine.

(2) Ces fonctions sont dévolues aujourd'hui au préfet de police, suivant une ordonnance royale en date du 15 mars 1826.

(3) Il en est rendu compte aujourd'hui au ministre du commerce. Les établissements qui ne sont pas nouveaux et que les préfets jugent convenables de classer, ne peuvent être suspendus, sauf de graves dangers ; les préfets adressent, dans ce cas, un projet de classification au ministre du commerce, qui provoque, s'il y a lieu, une ordonnance royale qui peut seule alors opérer la classification. — Quant aux établissements nouveaux que l'on juge devoir appartenir à la première classe, les préfets doivent se borner à en faire l'objet d'un rapport au ministre du commerce, et les suspendre, s'il y a lieu, jusqu'à ce qu'ils aient été légalement classés. Les établissements nouveaux de deuxième et troisième classes seulement, peuvent être provisoirement classés par les préfets.

ÉTAT GÉNÉRAL *des ateliers et établissements qui , à raison de l'insalubrité , ou de l'incommodité , ou des dangers qui en résultent pour le voisinage , ne peuvent être formés spontanément et sans permission , soit qu'ils ne produisent qu'un de ces inconvénients, soit qu'ils en réunissent plusieurs.* (1er janvier 1845.)

DÉSIGNATION DES ÉTABLISSEMENTS.	INDICATION DE LEURS INCONVÉNIENTS.	CLASSES.	DATES des ORDONNANCES de Classement.
Abattoirs publics et communs.	Les animaux peuvent s'échapper. Mauvaise odeur.	1	15 oct. 1810.
Absinthe (Distillerie d'extrait ou esprit d').	Danger d'incendie.	2	9 fév. 1825.
Acétate de plomb, *sel de Saturne* (Fabrication de l').	Quelques inconvénients , mais seulement pour la santé des ouvriers.	3	14 janv. 1815.
Acide acétique (Fabr. d').	Peu d'inconvénients.	3	5 nov. 1826.
Acide muriatique (Fabrication de l') à vases clos.	Odeur désagréable et incommode quand les appareils perdent ; ce qui a lieu de temps à autre.	2	14 janv. 1815.
Acide muriatique oxygéné (Fabr. de l'). Voir *Chlore.*			
Acide nitrique , *eau forte* (Fabrication de l') (1).	Ne se fabrique plus d'après l'ancien procédé. Voir l'article ci-après.	1	15 oct. 1810.
Acide nitrique , *eau forte* (Fabrication de l'), par la décomposition du salpêtre au moyen de l'acide sulfurique , dans l'appareil de *Wolf.*	Odeur désagréable et incommode quand les appareils perdent ; ce qui a lieu de temps à autre.	2	9 fév. 1823.

(1) Les classifications opérées par le décret ont toutes été maintenues, à l'exception des salles de dissection et des filatures de soie, par l'ordonnance de 1815, qui a classé elle-même beaucoup d'établissements. De là vient que les nomenclatures publiées jusqu'ici ne mentionnent que l'ordonnance. Mais nous avons cru devoir y substituer le décret pour les établissements qu'il a classés, puisque les effets de la classification remontent jusqu'à lui. *Voir* la note 1re de l'art. 1er de l'ordonnance de 1815.

DÉSIGNATION DES ÉTABLISSEMENTS.	INDICATION DE LEURS INCONVÉNIENTS.	CLASSE.	DATES des ORDONNANCES de Classement.
Acide pyroligneux (Fabriques d') , lorsque les gaz se répandent dans l'air sans être brûlés.	Beaucoup de fumée et odeur empyreumatique très désagréable.	1	14 janv. 1815.
Acide pyroligneux (Fabriques d') , lorsque les gaz sont brûlés.	Un peu de fumée et d'odeur empyreumatique.	2	*Idem.*
Acide sulfurique (Fabrication de l').	Odeur désagréable , insalubre et nuisible à la végétation.	1	15 oct. 1810.
Acide tartareux (Fabrication de l').	Un peu de mauvaise odeur.	3	6 nov. 1826.
Acier (Fabriques d').	Fumée et danger du feu.	2	14 janv. 1815.
Affinage de l'or ou de l'argent par l'acide sulfurique, quand les gaz dégagés pendant cette opération sont versés dans l'atmosphère. (1).	Dégagement de gaz nuisibles.	1	9 fév. 1825.
Affinage de l'or ou de l'argent par l'acide sulfurique , quand les gaz dégagés pendant cette opération sont condensés.	Très peu d'inconvénients quand les appareils sont bien montés et fonctionnent bien.	2	*Idem.*
Affinage de l'or ou de l'argent au moyen du départ et du fourneau à vent. Voir *Or*.	Cet art n'existe plus.	2	14 janv. 1814.
Affinage de métaux au fourneau à coupelle ou au fourneau à réverbère (2).	Fumée et vapeur insalubres et nuisibles à la végétation.	1	15 oct. 1810. 14 janv. 1815.
Alcali caustique en dissolution (Fabrication de l'). Voir *Eau seconde*.	Très peu d'inconvénients.	3	14 janv. 1815.

(1) *Voir* l'instruction de M. d'Arcet faite, en 1827, au nom du Conseil de salubrité, sur l'art de l'affinage.

(2) Toutes les fois que le décret et l'ordonnance ou deux ordonnances de classification sont cités pour le même établissement, c'est que le 1er règlement a opéré le classement, et que le second l'a modifié ou en a changé les termes; ainsi, dans l'espèce, le décret porte : l'Affinage des métaux au fourneau à manches, et le range dans la 2e classe.

DÉSIGNATION DES ÉTABLISSEMENTS.	INDICATION DE LEURS INCONVÉNIENTS.	CLASSE.	DATES des ORDONNANCES de Classement.
Allumettes (Fabrication d') préparées avec des poudres ou matières détonantes et fulminantes. Voir *Poudres fulminantes.*	Tous les dangers de la fabrication des poudres fulminantes.	1	25 juin 1823.
Amorces fulminantes.	*Idem.*	1	25 juin 1823.
Alun. Voir *Sulfate de fer et d'alumine.*			
Amidonniers.	Odeur fort désagréable.	1	15 oct. 1810.
Arcansons ou résines de pin (Travail en grand des) , soit pour la fonte et l'épuration de ces matières, soit pour en extraire la térébenthine.	Danger du feu et odeur très désagréable.	1	9 février 1825.
Ardoises artificielles et mastics de différents genres (Fabriques d').	Odeur désagréable, danger du feu.	3	20 sept. 1828.
Artificiers.	Danger d'incendie et d'explosion.	1	15 oct. 1810.
Baleine (Fanons de la).		3	27 mai 1838.
Batteurs d'or et d'argent.	Bruit.	3	14 janv. 1845.
Battoirs à écorce, dans les villes.	Bruit, poussière et quelque danger du feu.	2	20 sept. 1828.
Bitume en planche (Fabriques de).	Danger d'incendie.	2	9 févr. 1825.
Blanc de baleine (Raffineries de).	Peu d'inconvénients.	2	5 nov. 1826.
Blanc de plomb ou de céruse (Fabriques de).	Quelques inconvénients seulement pour la santé des ouvriers.	2	15 oct. 1826.
Blanchiment des toiles par l'acide muriatique oxygéné. Voir *Toiles.*			

DÉSIGNATION DES ÉTABLISSEMENTS.	INDICATION DE LEURS INCONVÉNIENTS.	CLASSE.	DATES des ORDONNANCES de Classement.
Blanchiment des tissus et des fils de laine ou de soie , par le gaz ou l'acide sulfureux.	Emanations insalubres.	2	5 nov. 1826.
Blanchiment des toiles et fils de chanvre, de lin et coton, par le chlore.	Emanations désagréables.	2	*Idem.*
Blanchiment des toiles et fils de chanvre , par les chlorures alcalins.	Peu d'inconvénients.	3	*Idem.*
Blanchisseries ordinaires. Voir *Buanderie.*			
Bleu de Prusse (Fabriques de) , lorsqu'on n'y brûle pas la fumée et le gaz hydrogène sulfuré (1).	Odeur désagréable, insalubre.	1	15 oct. 1810. 14 janv. 1815.
Bleu de Prusse (Fabriques de , lorsqu'elles brûlent leur fumée et le gaz hydrogène sulfuré , etc.	Très peu d'inconvénients si les appareils sont parfaits , ce qui n'a pas lieu constamment.	2	*Idem.*
Bleu de Prusse (Dépôts de sang des animaux destinés à la fabrication du). Voir *Sang des animaux.*			
Blanc d'Espagne (Fabriques de).	Très peu d'inconvénients.	3	14 janv. 1815.
Bois dorés (Brûleries des).	Très peu d'inconvénients , l'opération se faisant très en petit.	3	*Idem.*
Borax artificiel (Fabriques de).	Très peu d'inconvénients.	3	9 fév. 1835.
Borax (Raffinage du).	*Idem.*	3	14 janv. 1815.
Boues et immondices (Dépôts de). Voir *Voiries.*	Odeur très désagréable et insalubre.	1	9 fév. 1825.
Bougie de blanc de baleine (Fabriques de).	Quelque danger d'incendie.	3	*Idem.*

(1) Rangées dans la 1re classe par le décret, sous la seule dénomination de Bleu de Prusse.

DÉSIGNATION DES ÉTABLISSEMENTS.	INDICATION DE LEURS INCONVÉNIENTS.	CLASSE.	DATES des ORDONNANCES de Classement.
Boutons métalliques (Fabrication des). (1).	Bruit.	3	15 oct. 1840. 14 janv. 1815.
Boyaudiers.	Odeur très désagréable et insalubre.	1	15 oct. 1810.
Brasseries.	Fumée épaisse quand les fourneaux sont mal construits, et un peu d'odeur.	3	*Idem* .
Briqueteries. Voir *Tuileries*.	Fumée abondante au commencement de la fournée.	2	14 janv. 1815.
Briqueteries ne faisant qu'une seule fournée en plein air, comme on le fait en Flandre	*Idem.*	3	*Idem.*
Briquets phosphoriqnes et briquets oxygénés (Fabriques de).	Danger d'incendie.	3	5 nov. 1825.
Buanderies des blanchisseurs de profession et les *lavoirs* qui en dépendent, quand ils n'ont pas un écoulement constant de leurs eaux (2).	Inconvénients graves par la décomposition des eaux de savon.	2	14 janv. 1815. 5 nov. 1826.
Buanderies quand il y a écoulement.	Peu d'inconvénients.	3	*Idem.*
Calcination d'os d'animaux lorsqu'on n'y brûle pas la fumée.	Odeur très désagréable de matières animales brûlées , portés à une grande distance.	1	9 fév. 1835.
Calcination d'os d'animaux lorsque la fumée est brûlée.	Odeur toujours sensible , même avec des appareils bien construits.	2	*Idem.* 20 sept. 1828.
Camphre (Préparation et raffinage du).	Odeur forte et quelque danger d'incendie.	3	14 janv. 1815.
Caractères d'imprimerie (Fonderies de).	Très peu d'inconvénients.	3	15 oct. 1810.
Caramels en grand (Fabriques de).	Danger du feu , odeur désagréable.	3	5 nov. 1826.

(1) Le décret porte simplement : Fabrication des boutons.

(2) L'ordonnance du 14 janvier 1815 les range indistinctement dans la 3e classe sous la seule dénomination de Buanderies.

DÉSIGNATION DES ÉTABLISSEMENTS.	INDICATION DE LEURS INCONVENIENTS.	CLASSE.	DATES des ORDONNANCES de Classement
Carbonisation du bois à air libre, lorsqu'elle se pratique dans des établissements permanents et ailleurs que dans les bois et forêts, ou en rase campagne.	Odeur et fumée très désagréables, s'étendant au loin.	2	20 sept. 1828.
Cartonniers (1).	Un peu d'odeur désagréable.	2	15 oct. 1810. 14 janv. 1815.
Cendres (Laveurs de).	Très peu d'inconvénients.	3	14 janv. 1815.
Cendres bleues et autres précipitées du cuivre (Fabrication des).	Aucun inconvénient, si ce n'est celui de l'écoulement au dehors des eaux de lavage.	3	*Idem.*
Cendres d'orfèvre (Traitement des) par le plomb.	Fumées et vapeurs insalubres.	1	*Idem.*
Cendres d'orfèvre (Traitement des) par le mercure et la distillation des amalgames.	Danger à cause du mercure en vapeur dans l'atelier.	2	*Idem.*
Cendres gravelées (Fabrication des), lorsqu'on laisse répandre la fumée au dehors.	Fumée très épaisse et très désagréable par sa puanteur.	1	*Idem.*
Cendres gravelées (Fabrication des) lorsqu'on brûle la fumée, etc.	Un peu d'odeur.	2	*Idem.*
Céruse (Fabrique de). Voir *Blanc de plomb.*			
Chairs ou débris d'animaux. (Les dépôts, les ateliers ou les fabriques où ces matières sont préparées par la macération, ou desséchées pour être employées à quelque autre fabrication).	Odeur très désagréable.	1	9 févr. 1826.
Chamoiseurs.	Un peu d'odeur.	2	14 janv. 1815.

(1) Rangés dans la première classe par le décret.

DÉSIGNATION DES ÉTABLISSEMENTS.	INDICATION DE LEURS INCONVÉNIENTS.	CLASSE.	DATES des ORDONNANCES de Classement.
Chandeliers.	Quelque danger du feu et un peu d'odeur.	2	15 oct. 1810.
Chantiers de bois à brûler, dans les villes (1).	Danger du feu exigeant la surveillance de la police.	3	9 févr. 1825.
Chanvre (Rouissage du lin ou du), en grand, par leur séjour dans l'eau.	Exhalaisons très insalubres. Infection des eaux. Fièvres.	1	15 oct. 1810. 5 nov. 1826.
Chapeaux (Fabrique de) (2).	Buée et odeur assez désagréable ; poussière noire occasionnée par le battage après la teinture, et portée au loin.	2	14 janv. 1815.
Chapeaux de soie ou autres, préparés avec un vernis.	Danger du feu : mauvaise odeur.	2	27 janv. 1837.
Charbon animal (Fabrication ou la révivification du), lorsqu'on n'y brûle pas la fumée.	Odeur très désagréable de matières animales brûlées portée à une grande distance.	1	9 févr. 1825.
Charbon animal (Fabrication ou révivification du), lorsque la fumée est brûlée.	Odeur toujours sensible, même avec des appareils bien construits.	2	9 févr. 1825. 20 sept. 1828.
Charbon de bois, dans les villes (Dépôts de).	Danger d'incendie, surtout quand les charbons ont été préparés à vases clos, attendu qu'ils peuvent prendre feu spontanément.	3	9 fév. 1825.
Charbon de bois fait à vases clos (3).	Fumée et danger du feu.	2	15 oct. 1810. 14 janv. 1815.

(1) Voir l'ordonnance de police.

(2) L'ordonnance de police du 12 juillet 1818 sur les chapeliers porte, art. 3, que les foules ne pourront être établies sur la rue, et qu'elles devront être situées au rez-de-chaussée et dans le fond des cours. (Cet article est le seul de l'ordonnance qui soit aujourd'hui en vigueur.

(3) Rangé par le décret dans la 1re classe, sous la dénomination de charbon de bois épuré.

DÉSIGNATION DES ÉTABLISSEMENTS.	INDICATION DE LEURS INCONVÉNIENTS.	CLASSE.	DATES des ORDONNANCES de Classement.
Charbon de bois (Magasins de) dans les villes.	Danger d'incendie, surtout quand les charbons ont été préparés à vases clos, attendu qu'ils peuvent prendre feu spontanément.	2	5 juil. 1834.
Charbon de terre (Epurge du) à vases ouverts (1).	Fumée et odeur très désagréables.	1	15 oct. 1810. 14 janv. 1815.
Charbon de terre épuré, lorsqu'on travaille à vases clos.	Un peu d'odeur et de fumée.	2	*Idem.*
Châtaignes (Dessication et conservation des).	Très peu d'inconvénients, attendu que c'est une opération de ménage.	2	14 janv. 1815.
Chaudières à vapeur. Voyez *Machines à feu.*			
Chaux (Fours à) permanents (2).	Grande fumée.	2	15 oct. 1810. 29 juill. 1818.
Chaux (Fours à) ne travaillant pas plus d'un mois par année.	*Idem.*	3	14 janv. 1818.
Chicorée-café (Fabrique de).	Très peu d'inconvénients.	3	9 fév. 1825.

(1) Rangé par le décret indistinctement dans la 1re classe, sous la dénomination de charbon de terre épuré.

(2) Un arrêt du Conseil du Roi, du 9 octobre 1790, prohibe, dans Paris, les fours à chaux et à plâtre.

Etaient primitivement rangés dans la 1re classe, sous la dénomination de Fours à chaux. — Ils ne pouvaient être autorisés qu'après que les agents forestiers en résidence sur les lieux, avaient donné leur avis sur la question de savoir si la reproduction des bois dans le canton, et les besoins des communes environnantes, permettaient d'accorder la permission. — Cette formalité ne paraît plus nécessaire, puisque les fours à chaux sont rangés dans la 2e classe; mais il a été décidé, sur l'avis du Conseil de salubrité, que les fours à chaux alimentés avec de la houille ou du bois devaient être à une distance de 100 mètres de toute habitation. Si les fours à chaux sont alimentés avec du coke, ils ne présentent aucun inconvénient, et cette condition est généralement imposée aujourd'hui. (Les observations qui précèdent s'appliquent aux fours à plâtre.)

DÉSIGNATION DES ÉTABLISSEMENTS.	INDICATION DE LEURS INCONVENIENTS.	CLASSE.	DATES des ORDONNANCES de Classement
Chiffonniers (1).	Odeur très désagréable et insalubre.	2	15 oct. 1810. 14 janv. 1815.
Chlore, *acide muriatique oxygéné* (Fabrication du), quand ce produit est employé dans les établissements mêmes où on le prépare (notamment pour le blanchîment des toiles) (2)	Odeur désagréable et incommode quand les appareils perdent, ce qui a lieu de temps à autre.	2	14 janv. 1815. 9 fév. 1825.
Chlorures alcalins, *eau de javelle* (Fabrication en grand des), destinés au commerce, aux fabriques. (3).	Odeur désagréable et incommode quand les appareils perdent, ce qui a lieu de temps à autre.	1	9 fév. 1825.
Chlorures alcalins, *eau de javelle* (Fabrication des), quand ces produits sont employés dans les établissements mêmes où ils sont préparés.	Inconvénients moindres que ci-dessus, les produits étant moins abondants.	2	*Idem.*
Chromate de plomb (Fabriques de).	Très peu d'inconvénients.	3	*Idem.*
Chrysalides (Dépôts de).	Odeur très désagréable.	2	20 sept. 1828.
Cire à cacheter (Fabriq. de).	Quelque danger du feu.	2	14 janv. 1815.
Ciriers.	Danger du feu.	5	15 oct. 1810.
Cocons. Voir *Filatures.*	. . . .	2	27 mai 1838.
Colle-forte (Fabrique de).	Mauvaise odeur.	1	15 oct. 1810.
Colles de parchemin et d'amidon (Fabriques de).	Très peu d'inconvénients.	3	*Idem.*
Colle de peau de lapin (Fabriques de).	Un peu de mauvaise odeur	2	9 fév. 1825.

(1) Etaient rangés, par le décret, dans la 1re classe.

(2) Compris, dans l'ordonnance de 1815, sous la seule dénomination d'acide muriatique oxygéné.

(3) Une décision ministérielle du 25 juin 1830 porte que les fabriques d'eau de javelle seront de 2e classe, lorsqu'elles ne produiront pas plus de 300 kil. de chlorure par jour.

DÉSIGNATION DES ÉTABLISSEMENTS.	INDICATION DE LEURS INCONVÉNIENTS.	CLASSE.	DATES des ORDONNANCES de Classement.
Combustion de plantes marines, lorsqu'elle se pratique dans des établissements permanents.	Exhalaisons désagréables, nuisibles à la végétation et portées à de grandes distances.	1	27 mai 1838.
Cordes à instruments (Fabriques de).	Sans odeur, si les eaux du lavage ont un écoulement convenable, ce qui n'a pas lieu ordinairement.	1	15 oct. 1840.
Corne (Travail de la), pour la réduire en feuilles (1).	Un peu de mauvaise odeur	5	15 oct. 1840.
Corroyeurs.	Mauvaise odeur.	2	14 janv. 1815.
Couverturiers (2).	Danger causé par le duvet de laine en suspension dans l'air; odeur d'huile rance et de vapeurs sulfureuses, quand les souffroirs sont mal construits	2	15 oct. 1840. *Idem.*
Crétonniers.	Mauvaise odeur et danger du feu.	1	15 oct. 1840.
Cristaux (Fabrique de). Voir *Verre.*			
Cristaux de soude, *sous-carbonate de soude cristallisé* (Fabrique de).	Très peu d'inconvénients.	3	14 janv. 1815
Cuirs vernis (Fabrique de). (3).	Mauvaise odeur et danger du feu.	1	15 oct. 1840.
Cuirs verts (Dépôts de) (4).	Odeur désagréable et insalubre.	2	*Idem.*
Cuivre (fonte et laminage du)	Fumée, exhalaisons insalubres et danger du feu.	2	14 janv. 1815.

(1) Le décret porte : Fabrication de cornes transparentes.

(2) *Voir* l'instruction du Conseil de salubrité sur les souffroirs, en date du 24 mai 1821.

(3) Quel que soit le mode de fabrication et les procédés employés. — Décision du ministre de l'intérieur du 8 mars 1830.

(4) On entend par *cuirs verts* les *peaux fraîches* que l'on fait sécher avant de les livrer aux mégissiers.

DÉSIGNATION DES ÉTABLISSEMENTS.	INDICATION DE LEURS INCONVÉNIENTS.	CLASSE.	DATES des ORDONNANCES de Classement.
Cuivre (Dérochage ou décapage du) par l'acide nitrique.	Odeur nuisible et désagréable.	2	20 sept. 1828.
Débris d'animaux (Dépôts de) Voir *Chairs.*			
Dégraisseurs. Voir *Teinturiers-dégraisseurs.*	Très peu d'inconvénients.	3	14 janv. 1815.
Dégras, ou huile épaisse à l'usage des tanneurs. (Fabriques de).	Odeur très désagréable et danger d'incendie.	1	9 fév. 1825.
Désargentage du cuivre par le mélange de l'acide sulfurique et de l'acide nitrique (Ateliers de).	Dégagement de gaz nuisibles.	1	27 mai 1838.
Doreurs sur métaux.	On a à craindre les maladies des doreurs , le tremblement, etc. ; mais ce n'est que pour les ouvriers.	3	15 oct. 1810.
Eau de javelle (Fabrication de l'). Voir *Chlorures alcalins.*			
Eau-de-vie (Distilleries d'). (1).	Danger du feu.	2	15 oct. 1810.
Eau forte (Fabrication de l') Voir *Acide nitrique.*			
Eau seconde (Fabrication de l') des peintres en bâtiment. *Alcali caustique en dissolution.*	Très peu d'inconvénients.	3	14 janv. 1815.
Eaux savonneuses des fabriques. Voir *Huile* (Extraction de l') contenue dans ces eaux , etc.			
Ecarrissage (1).	Odeur très désagréable,	1	15 oct. 1810.

(1) Prohibées dans Paris. — Loi du 1er mai 1822. — Ordonnance royale du 25 juillet 1825.

(2) Prohibé dans Paris.

DÉSIGNATION DES ÉTABLISSEMENTS.	INDICATION DE LEURS INCONVÉNIENTS.	CLASSE.	DATES des ORDONNANCES de Classement.
Echaudoirs ou cuisson des abattis des animaux tués pour la boucherie.	Mauvaise odeur.	1	15 oct. 1810.
Emaux (Fabrique d'). Voir *Verre*.			
Encre à écrire (Fabriques d')	Très peu d'inconvénients.	3	14 janv. 1815.
Encre d'imprimerie (Fabriques d') (1).	Odeur très désagréable et danger du feu.	1	*Idem.*
Engrais(Les dépôts de matières provenant de la vidange des latrines ou des animaux , destinées à servir d'). Voir *Poudrette*.	Odeur très désagréable et insalubre.	1	9 fév. 1825.
Essayeurs.	Très peu d'inconvénients.	3	14 janv. 1815.
Etain (Fabrication de feuilles d').	Peu d'inconvénients, l'opération se faisant au laminoir.	3	*Idem.*
Ether (Fabriques et dépôts d') (2).	Explosion et incendie.	1	27 janv. 1837.
Etoupilles (Fabriques d') préparées avec des poudres ou matières détonantes et fulminantes. Voir *Poudres fulminantes*.	Tous les dangers de la fabrication des poudres fulminantes.	1	25 juin 1823.
Faïence (Fabriques de).	Fumée au commencement des fournées.	2	14 janv. 1815.
Fanons de baleine (Ateliers pour le travail des).	Abondantes vapeurs d'une odeur fade et tenace , putréfaction des eaux quand on n'a pas soin de les jeter immédiatement.	3	27 mai 1838.
Fécule de pommes de terre (Fabrique de).	Mauvaise odeur provenant des eaux de lavage quand elles sont gardées.	3	9 fév. 1825.

(1) Quel que soit le mode de fabrication et les procédés employés.—Décision du ministre de l'intérieur', du 2 avril 1830.

(2) Quand les dépôts en contiennent plus de quarante litres à la fois.

DÉSIGNATION DES ÉTABLISSEMENTS.	INDICATION DE LEURS INCONVÉNIENTS.	CLASSE.	DATES des ORDONNANCES de Classement.
Fer-blanc (Fabrique de).	Très peu d'inconvénients.	3	14 janv. 1815.
Feutres et visières vernis (Fabrique de).	Odeur désagréable, crainte d'incendie.	1	5 nov. 1826.
Filature de cocons en grain (six tours).	Odeur fétide.	2	27 mai 1838.
Fonderies au fourneau à la *Wilkinson* (1).	Fumée et vapeur nuisibles	2	15 oct. 1810. 9 fév. 1825.
Fondeurs en grand au fourneau à réverbère (1).	Fumée dangereuse, surtout dans les fourneaux où l'on traite le plomb, le zinc, le cuivre, etc.	2	15 oct. 1810. 14 janv. 1815.
Fondeurs au creuset (1).	Un peu de fumée.	3	15 oct. 1810. 14 janv.1815.
Forges de grosses œuvres, c'est-à-dire celles où l'on fait usage de moyens mécaniques pour mouvoir, soit les marteaux, soit les masses soumises aux travail.	Beaucoup de fumée, crainte d'incendie.	2	5 nov. 1826.
Fourneaux (Hauts). La formation de ces établissements est régie par la loi du 21 avril 1810.	Fumée épaisse et danger du feu.	1	14 janv. 1815.
Fours à cuire les cailloux destinés à la fabrication des émaux.	Beaucoup de fumée.	2	5 nov. 1826.
Fulminate de mercure, amorces fulminantes et autres, préparations dans lesquelles entre le fulminate de mercure (Fabriques de)	Explosion et danger d'incendie.	1	25 janv. 1823. 27 janv. 1837.
Fromages (Dépôts de).	Odeur très désagréable.	3	14 janv. 1815.
Galipots, ou résine de pin (Travail en grand des), soit pour la fonte et l'épuration de ces matières, soit pour en extraire la térébenthine.	Danger du feu et odeur très désagréable.	1	9 fév. 1825.

(1) Ces trois industries sont rangées par le décret dans la 2ᵉ classe, sous la dénomination générale de fonderies de métaux.

DÉSIGNATION DES ÉTABLISSEMENTS.	INDICATION DE LEURS INCONVÉNIENTS.	CLASSE.	DATES des ORDONNANCES de Classement.
Galons et tissus d'or et d'argent (Brûleries en grand des).	Mauvaise odeur.	2	14 janv. 1815.
Gaz hydrogène (tous les établissements d'éclairage par le), tant les usines où le gaz est fabriqué, que les dépôts où il est conservé.	Odeur désagréable et fumée pour les seuls ateliers, mais qui s'étendent aux environs de temps à autre.	2	20 août 1824.
Gaz hydrogène (les petits appareils domestiques pour fabriquer le) destiné à fournir au plus à dix becs d'éclairage, et tout gazomètre en dépendant, d'une capacité de sept mètres au plus.	Peu d'inconvénients, l'opération se faisant en petit.	3	25 mars 1838.
Gaz (Ateliers pour le grillage des tissus de coton par le) (1).	Peu d'inconvénients, l'opération se faisant en petit.	3	9 fév. 1825.
Gélatine extraite des os (Fabrication de la) par le moyen des acides et de l'ébullition.	Odeur assez désagréable quand les matières ne sont pas fraîches.	3	*Idem.*
Genièvre (Distilleries de).	Danger du feu.	2	14 janv. 1815.
Glaces (Etamage des).	Inconvénient pour les ouvriers seulement, qui sont sujets au tremblement des doreurs.	3	*Idem.*
Goudron (Fabrique du) (2).	Très mauvaise odeur et danger du feu.	1	*Idem.*
Goudron (Fabriques de) à vases clos.	Danger du feu, fumée et un peu d'odeur.	1	9 fév. 1825. 14 janv. 1815.
Goudrons (Travail en grand des), soit pour la fonte et l'épuration de ces matières, soit pour en extraire la térébenthine.	Odeur insalubre et danger du feu.	1	9 fév. 1825.

(1) La surveillance de la police locale établie par l'ordonnance du 20 août 1824, pour les ateliers d'éclairage par le gaz, est applicable aux ateliers pour le grillage.

(2) Etaient primitivement rangées dans la 2e classe.

DÉSIGNATION DES ÉTABLISSEMENTS.	INDICATION DE LEURS INCONVÉNIENTS.	CLASSE.	DATES des ORDONNANCES de Classement.
Grillage des tissus de coton par le gaz (Ateliers de). Voir *Gaz*.	Peu d'inconvénients, l'opération se faisant en petit.	3	9 fév. 1825.
Hareng (Saurage du).	Mauvaise odeur.	2	14 janv. 1815.
Hongroyeurs.	*Idem.*	2	15 oct. 1810.
Huile de pied de bœuf (Fabrique d') (1).	Mauvaise odeur causée par les résidus.	1	15 oct. 1810. 14 janv. 1815.
Huile de poisson (Fabriques d').	Odeur désagréable et danger du feu.	1	14 janv. 1815.
Huile de térébenthine et huile d'aspic (Distillation en grand de l') (2).	*Idem.*	1	*Idem.*
Huile de térébenthine et autres huiles essentielles (Dépôts d').	Danger du feu, d'autant plus grand, que l'huile peut se volatiliser dans les magasins, et que l'approche d'une lumière détermine l'inflammation.	2	9 fév. 1825.
Huile (Extraction de l') et des autres corps gras contenus dans les eaux savonneuses des fabriques.	Mauvaise odeur et quelque danger du feu.	2	20 sept. 1828.
Huile épaisse à l'usage des tanneurs (Fabriques d'). Voir *Dégras*.	Odeur très désagréable et danger d'incendie.	1	9 fév. 1825.
Huile rousse (Fabriques d') extraite des crétons et débris de graisse à une haute température.	*Idem.*	1	14 janv. 1815.
Huiles (Epuration des) au moyen de l'acide sulfurique.	Danger du feu et mauvaise odeur produite par les eaux d'épuration.	2	*Idem.*
Indigoteries.	Cet art qu'on avait essayé en France, n'y existe plus.	2	*Idem.*
Laques (Fabrication des).	Très peu d'inconvénients.	3	14 janv. 1815.

(1) Le décret porte : Fabrication d'huile de pied ou de corne de bœuf.

(2) Doivent être éloignés de toute habitation.

DÉSIGNATION DES ÉTABLISSEMENTS.	INDICATION DE LEURS INCONVÉNIENTS.	CLASSE.	DATES des ORDONNANCES de Classement.
Lard (Ateliers à enfumer le).	Odeur et fumée.	2	14 janv. 1815.
Lavage et séchage d'éponges.	Mauvaise odeur.	2	27 jan. 1837.
Lavoir à laine (Etablissement des).	Doivent être placés sur les rivières et ruisseaux, au-dessous des villes et villages.	3	9 fév. 1825.
Lavoirs des blanchisseurs. Voir *Buanderie*.			
Lin (Rouissage du). Voir *Chanvre*.			
Liqueurs (Fabrication des).	Danger du feu.	2	14 janv. 1815.
Litharge (Fabrication de la).	Exhalaison dangereuse.	1	*Idem.*
Lustrage des peaux.	Très peu d'inconvénients.	3	5 nov. 1826.
Machines et chaudières à feu à haute pression , c'est-à-dire celles dans lesquelles la force élastique de la vapeur fait équilibre à plus de deux atmosphères , lors même qu'elles brûleraient complètement leur fumée (1).	Fumée , attendu qu'il n'y en a jusqu'à présent aucune qui la brûle complètement ; danger d'explosion des chaudières.	2	15 oct. 1810. 29 oct. 1823. 25 mars 1830. 14 janv. 1815. 22 mai 1843.
Machines et chaudières à feu à basse pression , c'est-à-dire fonctionnant à moins de deux atmosphères, brûlant ou non leur fumée.	Fumée et danger d'explosion.	3	14 janv. 1815. 22 mai 1843.
Maroquiniers.	Mauvaise odeur.	2	14 janv. 1810.
Massicot (Fabrication du) , première préparation du plomb pour le convertir en minium.	Exhalaisons dangeureuses.	1	*Idem.*
Mastics. Voir *Ardoises artificielles*.			
Mégissiers.	Mauvaise odeur.	2	15 oct. 1810.
Ménageries.	Danger de voir les animaux s'échapper des cages.	1	15 oct. 1810.

(1) Le décret du 15 octobre 1810 les range indistinctement dans la 2ᵉ classe, sous la dénomination générale de pompes à feu.

DÉSIGNATION DES ÉTABLISSEMENTS.	INDICATION DE LEURS INCONVÉNIENTS.	CLASSE.	DATES des ORDONNANCES de Classement.
Métaux (Fonderie de). Voir *Fonderies, Fondeurs* (1).			
Minium (Fabrication du), préparation de plomb pour les potiers, faïenciers , fabricants de cristaux, etc.	Exhalaisons moins dangereuses que celles du massicot.	1	15 oct. 1810.
Moulins à broyer le plâtre, la chaux et les cailloux.	Bruit. Ce travail , étant fait par la voie sèche, a des inconvénients graves pour la santé des ouvriers , et même un peu pour le voisinage. Nota. Le broiement des cailloux pourrait se faire par la voie humide	2	9 févr. 1825.
Moulins à farine , dans les villes.	Bruit et poussière.	2	*Idem.*
Moulins à huile.	Un peu d'odeur et quelque danger du feu.	3	14 janv. 1815.
Noir animal.	Odeur très désagréable et insalubre.	1	27 janv. 1837.
Noir de fumée (Fabrication du).	Danger du feu.	2	15 oct. 1810.
Noir d'ivoire et noir d'os (Fabrication du) , lorsqu'on n'y brûle pas la fumée (2).	Odeur très désagréable de matières animales brûlées, portée à une très grande distance.	1	15 oct. 1810. 14 janv. 1815.
Noir d'ivoire et noir d'os (Fabrication du) , lorsqu'on brûle la fumée (2).	Odeur toujours sensible , même avec des appareils bien construits.	2	*Idem.*
Ocre jaune (Calcination de l'), pour le convertir en ocre rouge.	Un peu de fumée.	3	14 janv. 1815.
Or et argent (Affinage de l') , au moyen du départ et du fourneau à vent.	Cet art n'existe plus.	2	*Idem.*

(1) Les fonderies comprennent en général la fonte du cuivre, — la fabrication des ancres, — les fonderies en sable, — les fonderies de cloches, de canons, de plomb, etc.

(2) Etait rangée par le décret indistinctement dans la 2e classe, sous la seule dénomination de Noir d'ivoire.

DÉSIGNATION DES ÉTABLISSEMENTS.	INDICATION DE LEURS INCONVÉNIENTS.	CLASSE.	DATES des ORDONNANCES de Classement.
Orseille (Fabrication de l').	Odeur désagréable.	1	14 janv. 1815.
Os (Blachîment des) , pour les éventaillistes et les boutonniers.	Très peu d'inconvénients , le blanchîment se faisant par la vapeur et par la rosée.	2	*Idem.*
Os d'animaux (Calcination d'). Voir *Calcination d'os.*			
Papiers (Fabriques de).	Danger du feu.	2	*Idem.*
Papiers peints et papiers marbrés (Fabriques de) (1).	*Idem.*	3	15 oct. 1840. 14 janv. 1815.
Parcheminiers.	Un peu d'odeur désagréable.	2	*Idem.*
Peignage en grand des chanvres et lins dans les villes (Ateliers pour le).	Incommodité produite par la poussière , et danger du feu.	2	27 janv. 1837.
Phosphore (Fabrique de).	Crainte d'incendie.	2	5 nov. 1826.
Peaux de lièvres et de lapins. Voir *Secrétage.*			
Pipes à fumer (Fabrication des).	Fumée comme dans les petites fabriques de faïence.	2	14 janv. 1815.
Plantes marines. *Voir* Combustion des.	. . . .	1	27 mai 1838.
Plâtre (Fours à) permanents (2).	Fumée considérable, bruit et poussière.	2	15 oct. 1840. 29 juill. 1818.
Plâtre (Fours à) ne travaillant pas plus d'un mois par année.	*Idem*, dans la proportion du travail.	3	14 janv. 1815.
Plomb (Fonte du) et laminage de ce métal.	Très peu d'inconvénients.	2	*Idem.*

(1) Le décret porte : Fabrication de papiers peints.

(2) Etaient rangés par le décret dans la première classe. — *Voir* la note sur les fours à chaux. — L'article 2 de l'ordonnance de police du 23 ventôse an X sur les carrières, défend de cuire du plâtre dans Paris. Il n'est pas nécessaire cependant qu'ils soient éloignés des habitations. — Ordonnance royale du 4 septembre 1822.

DÉSIGNATION DES ÉTABLISSEMENTS.	INDICATION DE LEURS INCONVÉNIENTS.	CLASSE.	DATES des ORDONNANCES de Classement.
Plomb de chasse (Fabrication du).	Très peu d'inconvénients.	3	15 oct. 1810. 14 janv. 1815.
Plombiers et fontainiers (1).	*Idem.*	3	*Idem.*
Poêliers fournalistes. — Poêles et fourneaux en faïence et terre cuite (Fabrication des).	Fumée dans le commencement de la fournée.	2	14 janv. 1815.
Poils de lièvres et de lapins. Voir *Secrétage.*			
Pompes à feu. Voir *Machines à vapeur.*			
Porcelaine (fabrication de la)	Fumée dans le commencement du *petit feu* et danger d'incendie.	2	14 janv. 1815.
Porcheries.	Très mauvaise odeur et cris désagréables.	1	15 oct. 1810.
Potasse (Fabriques de).	Très peu d'inconvénients.	3	14 janv. 1815.
Potiers d'étain.	*Idem.*	2	*Idem.*
Potiers de terre.	Fumée au *petit feu.*	2	*Idem.*
Poudres ou matières détonantes et fulminantes (Fabrication d'allumettes, d'étoupilles ou autres objets du même genre préparés avec ces sortes de poudres ou matières.	Explosion et danger d'incendie.	1	25 juin 1823.
Poudrette.	Très mauvaise odeur.	1	15 oct. 1810.
Précipité du cuivre (Fabrication de). Voir *Cendres bleues.*	Très peu d'inconvénients.	3	14 janv. 1815.
Résines (Le travail en grand des), soit pour la fonte et l'épuration de ces matières, soit pour en extraire la térébenthine.	Mauvaise odeur et danger du feu.	1	9 fév. 1823.

(1) Rangées par le décret dans la 2e classe, sous la dénomination générale de Plomberies.

DÉSIGNATION DES ÉTABLISSEMENTS.	INDICATION DE LEURS INCONVÉNIENTS.	CLASSE.	DATES des ORDONNANCES de Classement.
Résineuses (Le travail en grand de toutes les matières), soit pour la fonte et l'épuration de ces matières, soit pour en extraire la térébenthine.	Mauvaise odeur et danger du feu.	1	9 fév. 1825.
Rogues (Dépôts de salaisons liquides, connues sous le nom de).	Odeur désagréable.	2	5 nov. 1826.
Rouge de Prusse (Fabriques de) à vases ouverts.	Exhalaisons désagréables et nuisibles à la végétation, quand il est fabriqué avec le sulfate de fer (coupe-rose verte).	1	14 janv. 1815.
Rouge de Prusse (Fabriques de) à vases clos.	Un peu d'odeur nuisible et un peu de fumée.	2	*Idem.*
Routoirs servant au rouissage du chanvre et du lin. Voir *Chanvre.*			
Sabots (Ateliers à enfumer les) dans lesquels il est brûlé de la corne ou d'autres matières animales, dans les villes.	Mauvaise odeur et fumée.	1	9 févr. 1825.
Sabots (Ateliers à enfumer les).	Fumée.	3	14 janv. 1815.
Salaison (Ateliers pour la) et le saurage des poissons.	Odeur très désagréable.	2	9 fév. 1825.
Salaisons (Dépôts de).	Odeur désagréable.	2	14 janv. 1815.
Salaisons liquides. V. *Rogues*			
Salpêtre (Fabrication et raffinage du).	Fumée et danger du feu.	3	*Idem.*
Sang des animaux, destiné à la fabrication du bleu de Prusse (Dépôts et ateliers pour la cuisson ou la dessication du).	Odeur très désagréable, surtout si le sang conservé n'est pas à l'état sec.	1	9 fév. 1825.
Savonneries.	Buée, fumée et odeur désagréable.	3	15 oct. 1810.
Séchage d'éponges. Voir *Lavage.*	. . . .	2	27 janv. 1837.

DÉSIGNATION DES ÉTABLISSEMENTS.	INDICATION DE LEURS INCONVÉNIENTS.	CLASSE.	DATES des ORDONNANCES de Classement.
Secrétage des peaux ou poils de lièvres ou de lapins.	Emanations fort désagréables.	2	20 sept. 1828.
Sel (Raffineries de).	Très peu d'inconvénients.	3	14 janv. 1815.
Sel ammoniac extrait des eaux de condensation du gaz hydrogène (Fabrique de).	Odeur extrêmement désagréable et nuisible quand les appareils ne sont pas parfaits.	2	20 sept. 1828.
Sel ammoniac ou *muriate d'ammoniac* (Fabrication du) par le moyen de la distillation des matières animales (1).	Odeur très désagréable et portée au loin.	1	15 oct. 1810. 14 janv. 1815.
Sel de saturne (Fabrication du). Voir *Acétate de plomb.*			
Sel de soude sec (Fabrication du). *Sous-carbonate de soude sec.*	Un peu de fumée.	3	*Idem.*
Sel ou muriate d'étain (Fabrication du).	Odeur très désagréable.	2	*Idem.*
Sirop de fécule de pommes de terre (Extraction du).	Nécessité d'écouler les eaux	3	9 févr. 1825.
Soies de cochon (Les ateliers de la préparation des) par tout procédé de fermentation.	Odeurs infectes et insalubres.	1	27 mai 1838.
Soie (Filature de).	. . . .	2	*Idem.*
Soude (Fabrication de la) ou décomposition du sulfate de soude (2).	Fumée.	3	15 oct. 1810. 14 janv. 1815.
Soudes de Wareck (La fabrication en grand des), lorsqu'elle s'opère dans des établissements permanents.	Exhalaisons désagréables, nuisibles à la végétation et portées à de grandes distances.	1	27 mai 1838.
Soufre (Fabrication des fleurs de).	Grand danger du feu et odeur désagréable.	1	9 février 1825.

(1) Le décret porte simplement : Sel ammoniac.

(2) Rangée dans la 1re classe par le décret, sous la dénomination de Soude artificielle.

DÉSIGNATION DES ÉTABLISSEMENTS.	INDICATION DE LEURS INCONVÉNIENTS.	CLASSE.	DATES des ORDONNANCES de Classement.
Soufre (Fusion du), pour le couler en canon, et épuration de cette même matière par fusion ou décantation.	Danger du feu , odeur désagréable.	2	9 fév. 1825.
Soufre (Distillation du).	*Idem.*	1	14 janv. 1815.
Sucre (Raffineurs de).	Fumée , buée et mauvaise odeur.	2	*Idem.*
Suif brun (Fabrication du).	Odeur très désagréable et danger du feu.	1	15 oct. 1810.
Suif en branche (Fonderies de), à feu nu (1).	Odeur désagréable et danger du feu.	1	15 oct. 1810. 14 janv. 1815.
Suif (Fonderies de) au bain-marie ou à la vapeur.	Quelque danger du feu.	2	14 janv. 1815.
Suif d'os (Fabrication du).	Mauvaise odeur, nécessité d'écouler les eaux.	1	*Idem.*
Sulfate d'ammoniac (Fabrication du) par le moyen de la distillation des matières animales.	Odeur très désagréable et portée au loin.	1	*Idem.*
Sulfate de cuivre (Fabrication du) par le moyen du soufre et du grillage.	Exhalaisons désagréables et nuisibles à la végétation.	1	*Idem.*
Sulfate de cuivre (Fabrication du), au moyen de l'acide sulfurique et de l'oxyde de cuivre ou du carbonate de cuivre.	Très peu d'inconvénients.	3	*Idem.*
Sulfate de potasse (Raffinage du).	Très peu d'inconvénients.	3	*Idem.*
Sulfate de soude (Fabrication du) à vases ouverts.	Exhalaisons désagréables , nuisibles à la végétation et portées à de grandes distances.	1	*Idem.*
Sulfate de soude (Fabrication à vases clos.)	Un peu d'odeur et de fumée	2	*Idem.*

(1) Rangée par le décret dans la 2ᵉ classe.

DÉSIGNATION DES ÉTABLISSEMENTS.	INDICATION DE LEURS INCONVÉNIENTS.	CLASSE.	DATES des ORDONNANCES de Classement.
Sulfates de fer et d'alumine ; extraction de ces sels des matériaux qui les contiennent tout formés, et transformation du sulfate d'alumine en alun (1).	Fumée et buée.	3	15 oct. 1810. 14 janv. 1815.
Sulfate de fer et de zinc (Fabrication des), lorsqu'on forme ces sels de toutes pièces avec l'acide sulfurique et les substances métalliques.	Un peu d'odeur désagréable.	2	*Idem.*
Sulfures métalliques (Grillage des) en plein air.	Exhalaisons désagréables et nuisibles à la végétation.	1	*Idem.*
Sulfures métalliques (Grillage des), dans les appareils propres à tirer le soufre et à utiliser l'acide sulfureux qui se dégage.	Un peu d'odeur désagréable.	2	14 janv. 1815.
Tabac (Fabriques de).	Odeur très désagréable.	2	15 oct. 1810.
Tabac (Combustion des côtes du) en plein air.	*Idem.*	1	14 janv. 1815.
Tabatières en carton (Fabrication des).	Un peu d'odeur désagréable et danger du feu.	2	*Idem.*
Taffetas cirés (Fabriques de) (2).	Danger du feu et mauvaise odeur.	1	15 oct. 1810. 14 janv. 1815.
Taffetas et toiles vernis (Fabriques de).	*Idem.*	1	15 oct. 1810.
Tanneries.	Mauvaise odeur.	2	14 janv. 1815.
Tartre (Raffinage du).	Très peu d'inconvénients.	3	*Idem.*
Teinturiers (3).	Buée et odeur désagréable quand les soufroirs sont mal construits.	3	15 oct. 1810. 14 janv. 1815.
Teinturiers-dégraisseurs.	Très peu d'inconvénients.	3	14 janv. 1815.

(1) Le décret porte seulement : Fabrication de l'alun.
(2) Rangées par le décret dans la 2e classe.
(3) Rangées par le décret dans la 2e classe.

DÉSIGNATION DES ÉTABLISSEMENTS.	INDICATION DE LEURS INCONVÉNIENTS.	CLASSE.	DATES des ORDONNANCES de Classement.
Térébenthine (Travail en grand pour l'extraction de la). Voir *Goudrons*.	Odeur insalubre et danger du feu.	1	9 fév. 1825.
Tissus d'or et d'argent (Brûleries en grand des). Voir *Galons*.			
Toile cirée (Fabriques de).	Danger du feu et mauvaise odeur.	1	*Idem.*
Toiles (Blanchiment des) par l'acide muriatique oxygéné	Odeur désagréable.	2	15 oct. 1810.
Toiles peintes (Ateliers de).	Mauvaise odeur et danger du feu.	3	9 févr. 1825.
Toiles vernies (Fabrication des). Voir *Taffetas vernis*			
Tôle vernie.	Mauvaise odeur et danger du feu.	2	*Idem.*
Tourbe (Carbonisation de) à vases ouverts (1).	Très mauvaise odeur et fumée.	1	15 oct. 1810. 14 janv. 1815.
Tourbe (Carbonisation de la) à vases clos.	Odeur désagréable.	2	*Idem.*
Tréfileries.	Bruit, danger du feu.	3	20 sept. 1828.
Tripiers.	Mauvaise odeur et nécessité d'écoulement des eaux.	1	15 oct. 1810.
Tueries. Voir *Abattoirs* (2).	Danger de voir les animaux s'échapper , mauvaise odeur.	1	15 oct. 1810. 14 janv. 1815.
Tuileries et briqueteries.	Fumée épaisse pendant le *petit feu.*	2	*Idem.*
Urate (Fabrication d'), mélange de l'urine avec la chaux, le plâtre et les terres.	Odeur désagréable.	1	9 fév. 1825.

(1) Rangée par le décret dans la 1re classe, sans distinction de procédés.

(2) Rangées dans la 1re classe, sans distinction de population.

DÉSIGNATION DES ÉTABLISSEMENTS.	INDICATION DE LEURS INCONVÉNIENTS.	CLASSE.	DATES des ORDONNANCES de Classement.
Vacheries, dans les villes dont la population excède 5,000 habitants (1).	Mauvaise odeur.	3	15 oct. 1810. 14 janv. 1815.
Vapeur (Machines à). Voyez *Machines et chaudières à feu.*	. . . .		22 mai 1843.
Verdet (Fabrication du). Voir *Vert-de-gris.*			
Vernis (Fabrique de).	Très grand danger du feu et odeur désagréable.	1	15 oct. 1810.
Vernis. Voir *Chapeaux.*	. . . .	2	27 janv. 1837.
Verre, cristaux et émaux (Fabrique de) (2).	Grande fumée et danger du feu.	1	14 janv. 1815. 20 sept. 1828.
Vert-de-gris et verdet (Fabrication du).	Très peu d'inconvénients.	5	14 janv. 1815.
Viandes (Salaison et préparation des).	Légère odeur.	3	*Idem.*
Vinaigre (Fabrication du).	Très peu d'inconvénients.	3	*Idem.*
Visières et feutres vernis. Voir *Feutres.*			
Voiries et dépôts de boue ou de toute autre sorte d'immondices.	Odeur très désagréable et insalubre.	1	9 fév. 1825.
Zinc (Usines à laminer le) (3)	Danger du feu et vapeurs nuisibles.	2	20 sept. 1828.

(1) Rangées par le décret dans la 2e classe, sans distinction de la population.

(2) L'établissement des verreries proprement dites, usines destinées à la fabrication du verre en grand, était régi par la loi du 21 avril 1810 sur les mines. Mais, d'après l'ordonnance royale du 20 septembre 1828, il n'est plus soumis qu'au régime du décret du 15 octobre 1810 et de l'ordonnance royale du 14 janvier 1815.

(3) L'instruction des demandes en établissement d'usines à fondre le zinc ou le minerai de zinc, continue à être régie par la loi du 21 avril 1810 sur les mines.

HYGIÈNE DE LYON.

[illegible]

A MONSIEUR JAYR,

PAIR DE FRANCE, PRÉFET DU RHONE,

COMMANDEUR DE L'ORDRE ROYAL DE LA LÉGION D'HONNEUR.

Monsieur le préfet,

Parvenu à la vingtième année de sa fondation, le Conseil de salubrité a l'honneur de vous présenter le recueil de ses actes; il n'a pas dépendu de lui de remplir plutôt cette obligation. Mais un retard aussi prolongé devait avoir des avantages beaucoup plus grands que ses inconvénients; nécessairement limités à un petit nombre d'objets, des comptes-rendus annuels n'auraient excité qu'un faible intérêt, tandis qu'un travail d'ensemble nous place dans des conditions infiniment meilleures. En effet, l'analyse des quatre cents rapports que renferment nos cartons, nous permet d'embrasser, sous leurs divers points de vue, les questions nombreuses dont se compose l'hygiène publique de notre ville. Si notre plan était exécuté comme nous le désirons, cet Essai serait un traité complet sur la salubrité : il donnera, du moins, la statistique de tous les établissements incommodes ou dangereux qui ont été autorisés dans le département du Rhône, et une réponse aux demandes que les arts ont adressées depuis vingt ans, dans notre ville, à l'hygiène appliquée à l'industrie. Peut-être présentera-t-il quelques renseignements curieux et nouveaux sur des matières d'un haut intérêt : les faits qui sont le plus près de nous ne sont pas toujours ceux que nous connaissons le mieux.

Les études d'un Conseil de salubrité doivent être familières aux membres d'une Administration municipale, instituée tout exprès pour s'en occuper ; elles n'importent pas moins aux conseillers de préfecture et aux membres des conseils généraux de département. Tous les habitants d'une grande cité ont le droit d'exiger de leurs magistrats de bonnes eaux potables, un air pur et un sol d'un parcours commode ; ces trois grandes conditions de la vie des villes leur sont dues, et le premier devoir d'un Maire et d'un Préfet est d'en assurer le bénéfice à la population dont ils gouvernent les intérêts. Un Conseil de salubrité a, pour fonction principale, le soin d'écarter du voisinage de nos demeures tous les foyers d'infection qui pourraient en vicier l'atmosphère ; défenseur officiel de la santé publique, il veille sur elle avec une infatigable sollicitude, et la protége contre les empiètements de l'industrie. Certains arts indispensables versent abondamment dans l'air des émanations insalubres ou incommodes : consulté sur les moyens d'en faire cesser les inconvénients, le Conseil de salubrité ne sacrifie ni la propriété à l'industrie, ni l'industrie à la propriété ; mais il impose à l'usine malfaisante des conditions qui en rendent le voisinage tolérable. Souvent il fait plus encore : ses utiles avis augmentent la puissance d'une fabrique et perfectionnent les procédés d'exécution. Quelques métiers dangereux altèrent gravement la santé et abrègent les jours du travailleur ; le médecin ou le chimiste qui parvient à rendre leur pratique inoffensive, devient, à un haut degré, le bienfaiteur de l'humanité et de son pays. Telle est la tâche constante des

Conseils de salubrité ; ils ont sous leur surveillance spéciale l'atelier de l'ouvrier, le lit du malade dans un hôpital et le pain du prisonnier. Sous quelque forme que se présente une grande agglomération d'hommes, nos devoirs nous prescrivent de rechercher si l'air, l'eau et le sol y sont ce qu'ils doivent être ; quel que soit le caractère des agents d'infection qui existent dans notre ville, c'est à nous qu'il convient d'en apprécier l'influence et d'en réprimer les effets. Etranger aux discussions de la théorie, un Conseil de salubrité laisse à d'autres corps savants l'examen des doctrines, et ne se préoccupe que d'applications pratiques.

Lyon réunissait dans son enceinte de nombreux éléments d'insalubrité ; nulle grande cité n'avait, sous ce rapport, une renommée plus fâcheuse. Maisons particulières et édifices publics, établissements industriels, égoûts, voirie, service des eaux potables, tout y appelait la sollicitude des fonctionnaires dont le devoir est de veiller sur la santé des citoyens. Depuis que vous administrez le département du Rhône, de grandes réformes ont modifié profondément la ville de Lyon dans ses conditions matérielles. Le mouvement a commencé pendant les dernières années de la Restauration ; plusieurs maires l'ont dirigé avec un grand zèle, mais il ne s'est jamais révélé par des améliorations d'une aussi haute importance que depuis l'année 1830. Hier encore, on ne marchait qu'avec difficulté sur la pointe aiguë des cailloux qui pavent nos rues ; maintenant, condensé en trottoirs unis et solides, le bitume rend la circulation sur la voie publique aussi commode qu'elle était fatigante, et le problème si difficile du meilleur système de pavage pour la ville de Lyon, a trouvé, enfin, une solution économique et aussi complète qu'il était possible de la donner. Il y a quelques années, des réverbères clair-semés projetaient sur notre sol leur clarté rougeâtre et douteuse ;

aujourd'hui le gaz, jaillissant en gerbes de ses mille canaux, éclaire Lyon, pendant l'obscurité des nuits, d'une
si vive lumière, qu'on croirait à une illumination brillante. Des rues sombres, tortueuses et insalubres au plus
haut degré, se sont transformées en quais magnifiques,
et l'ouvrier, si mal logé autrefois dans des masures infectes et malsaines, a vu s'élever, tout exprès pour lui,
dans des faubourgs qui sont des villes, des maisons dont
les murs, percés à jour, laissent pénétrer par grandes
masses l'air et la lumière solaire. Elargis et exhaussés,
nos quais n'ont plus rien à redouter des inondations; de
nouveaux ponts franchissent nos deux rivières; des usines importantes et de grands établissements publics s'é-
lèvent sur la presqu'île Perrache, enfin délivrée de ses
fièvres endémiques, et Lyon se prépare aux nouvelles
destinées que lui annonce son chemin de fer. Tout un
faubourg, le quartier Saint-Georges, est régénéré par la
création du quai Fulchiron. Nos sens ne sont plus révol-
tés par l'aspect du sang d'animaux égorgés auprès de nos
habitations, depuis qu'un abattoir public a été construit, et que des boucheries infectes se sont métamor-
phosées en brillants passages ou en rues larges et bien
éclairées. Nos prisons ont été rebâties; une vieille caserne est devenue un bel hôpital militaire, et d'immenses améliorations hygiéniques, exécutées dans les claus-
traux de l'Hôtel-Dieu et de l'hospice de la Charité, ont
créé pour les malades des chances nouvelles de guérison.
Tous ces changements, ces pas merveilleux dans la voie
du progrès se sont accomplis depuis quelques années :
lorsque la pensée en saisit l'ensemble, on s'étonne que
nos pères aient pu vivre comme ils faisaient et s'accommoder de conditions qui devaient rendre leur existence
matérielle si incommode. Quand on considère l'immensité des travaux qui étaient à faire en 1830, on se demande ce qu'avant cette époque, la ville faisait de ses

revenus. On ne sait point assez que de telles améliorations ont pour résultat direct l'augmentation de la durée moyenne de la vie, et que donner à une grande réunion d'hommes un air pur et de bonnes eaux, c'est restreindre le chiffre annuel de la mortalité.

Examinée telle qu'elle est en elle-même, la ville de Lyon peut donner lieu, sans doute, à des observations critiques parfaitement fondées ; tout n'y est pas bien, et il y a beaucoup à faire encore, sous le double rapport de son embellissement et de la salubrité. Mais, pour lui rendre justice et bien apprécier tout ce qu'elle est devenue, il suffit de la comparer aux autres grandes villes de la France et de l'étranger, Paris et quelques capitales exceptées. Très peu la valent, et elle a des beautés de premier ordre, l'immense développement de ses quais, par exemple, qu'on chercherait vainement ailleurs au même degré. Pour celui qui a vu beaucoup, Lyon est bien l'une des plus riches cités de l'Europe et la seconde du royaume. Et combien d'embellissements encore lui sont assurés pour un avenir très rapproché ! Le pont monumental de Nemours, construit et déblayé des maisons qui en surchargent l'entrée orientale, l'admirable quai St-Antoine complété par le quai Villeroy et orné d'arbres, la rue des Bouquetiers élargie et la façade de l'église St-Nizier découverte, tout un riche quartier régénéré, continueront l'œuvre de transformation qu'ont si bien annoncé, au centre de l'ancienne ville, la métamorphose en rues superbes de la Boucherie-des-Terreaux ; à l'ouest, le nouveau quai, et, dans le quartier du midi, cette large rue de Bourbon qui relie si magnifiquement la place Bellecour au cours du Midi.

Beaucoup de ces progrès si remarquables appartiennent à un Maire que ses travaux prospères, pour la restauration de la vieille cité, recommandent d'une manière particulière à la reconnaissance de ses concitoyens. Habilement aidé par le concours du Conseil municipal et par le dévouement intelligent et ferme de MM. Reyre et Arnaud, ses adjoints, il poursuit sans relâche l'accomplissement de réformes dont la nature spéciale de ses premières études lui a si bien fait connaître l'urgente nécessité. C'est au Conseil de salubrité qu'il appartient spécialement de rendre justice à tout ce qu'a fait de bien l'administration de M. Terme, et il se croit compétent pour apprécier des progrès qu'il a, en partie, sollicités. Sentinelle commise à la garde de la santé publique, il place au rang de ses premiers devoirs le soin d'appeler l'attention du Maire et du Préfet sur tous les perfectionnements hygiéniques qui donnent à la vie, dans les grandes cités, plus de certitude et d'agrément. Nos attributions nous prescrivent de les enregistrer un à un ; mieux que d'autres, peut-être, nous en pouvons dresser l'inventaire, et il y aurait ingratitude de notre part à n'en pas faire honneur à qui de droit.

Au reste, nos paroles ne sont qu'un appel à des travaux nouveaux, et nous ne louons le présent que pour stipuler beaucoup en faveur de l'avenir. S'il n'est pas exact de dire qu'en matière de salubrité, rien n'est fait lorsqu'il reste quelque chose à faire, il est très vrai qu'un progrès devient la raison directe d'autres progrès. Le Maire de Lyon a donné une face nouvelle au sol de la ville aplani, relevé et assaini ; il a rendu plus salubre l'air que nous respirons : mais sa tâche n'est point terminée. Nous lui demandons aujourd'hui, pour nos usages domestiques, des eaux fraîches, limpides, abondantes, et, lorsque nous les aurons obtenues, nous appellerons avec instance l'établissement d'un système général d'égoûts, sans lequel il n'y a pas, pour la voie publique, de salubrité possible. Avoir fait beaucoup la veille, ce n'est qu'un motif de plus pour faire davantage encore le lendemain.

Pour qui n'est point médecin ou chimiste, rien n'est plus repoussant que la plupart des sujets dont traite cet Essai; leur nom seul inspire le dégoût, et on ne saurait penser que l'étude d'objets en apparence si vils, puisse présenter quelque intérêt. Mais, plus un agent d'infection fatigue nos sens, et plus il est du devoir d'un magistrat municipal de l'aborder avec résolution et de l'attaquer sous toutes ses formes. Il n'y a pas, d'ailleurs, de substance organique si rebutante que la science ne soit parvenue à rehausser et à changer en produits utiles. Elle cherche, parmi les immondices, des os décharnés qu'elle transforme tantôt en phosphore, tantôt en noir estimé ou en colles recherchées. Ces gelées aux couleurs si vives et à la saveur si agréable dont se parent nos tables, ce sont des écailles que la marchande de poisson a soigneusement recueillies sur son éventaire, et qu'autrefois son pied foulait autour de ses baquets. Cette couleur rouge si éclatante et si délicate dont s'imbibent tant d'élégants tissus, c'est le produit de la macération, dans l'urine, d'une plante qui croît sur des rochers battus par les mers. Une poudre noire de peu de valeur, jetée sur les matières les plus fétides, détruit à l'instant même leur infection et les transforme en riches engrais. Injectés dans l'une des artères d'un cadavre, quelques sels arrêtent immédiatement la putréfaction, et maintiennent les formes humaines d'une manière plus complète et plus durable que ne faisait l'art antique des embaumements. Ces travaux d'hygiène si peu appréciés, ou plutôt si dédaignés, sont plus attrayants, au reste, et plus productifs en gloire qu'on ne pense. Un médecin a trouvé ses titres à une renommée très brillante dans la fange des égoûts de Paris et de lieux encore plus immondes, et ce sont des services multipliés et considérables, rendus à l'industrie par l'application de la chimie aux arts, qui ont élevé quelques noms contemporains au rang des premières illustrations du pays. Il n'y a pas, Monsieur le Préfet, dans la condition physique et morale des villes, d'objet si abject qui ne puisse présenter le plus grand intérêt à un administrateur, et lui mériter la reconnaissance de ses concitoyens.

Qui en est persuadé plus que vous, dont la sollicitude si active et si éclairée embrasse, jusques dans ses moindres détails, l'organisation de ce riche département? Est-il un fait de l'ordre le plus secondaire que vous ne désiriez connaître par vous-même, et n'est-ce pas la science des hommes et des choses qui vous a mérité la confiance de l'habile et vénéré Monarque à qui les Travaux publics doivent une si puissante impulsion? Le Conseil de salubrité vous a vu souvent occupé de ses rapports sur les établissements industriels qui blessaient la propriété ou le droit, bien plus sacré encore, de la santé publique; il sait quel intérêt vous portez à ses importantes fonctions. Nous espérons, Monsieur le Préfet, que, poursuivant vos projets d'amélioration, vous achèverez, de concert avec M. le Maire, la réorganisation du service de salubrité de la ville : heureux si, vous devant la faculté d'être plus utiles, nous pouvions vous exprimer, par nos actes, mieux encore que par nos paroles, les sentiments de haute et respectueuse considération avec lesquels nous sommes,

Monsieur le Préfet,

Vos très humbles et très
obéissants serviteurs,

E. MARTIN, *Président;* VIRICEL, TISSIER,
TABAREAU, MONFALCON, DUPASQUIER,
IMBERT, PIGEON, de POLINIÈRE, *Secrétaire.*

H·YGIÈNE DE LYON [1]

CHAPITRE PREMIER.

§ 1. — Placé à peu de distance du point de jonction des deux fleuves, Lyon est situé par 2° 9' de longitude E. et 45° 46' de latitude N. On voit changer souvent les institutions politiques ; une ville ne conserve pas toujours son assiette ; elle descend quelquefois des hauteurs où fut placé son berceau, pour envahir les plaines ; mais les fleuves, le sol, les montagnes ne changent jamais, ou n'éprouvent que des modifications insignifiantes. Alors que tout passe autour d'eux, ils demeurent et resteront ce qu'ils ont toujours été : les ouvrages de l'homme sont des accidents ; mais la nature, toujours jeune, est éternelle.

Il y a, dans l'étude matérielle du pays lyonnais, des sujets divers à considérer : le sol en lui-même, la nature de ses productions végétales, les eaux représentées par le Rhône et par la Saône, et enfin le climat, tel que l'ont fait les conditions géologiques et atmosphériques de la bande de terrain dont nous avons déterminé les limites.

La portion du sol lyonnais qu'occupe la ville a une exposition heureuse ; elle est très bien située au point de vue stratégique, sous le rapport de la facilité des relations internationales. A l'est, de vastes plaines séparent Lyon de la longue chaîne des Alpes : lorsque le soleil se dégage des cimes neigeuses du groupe

---

(1) Cette édition nouvelle de l'Hygiène de Lyon n'a éprouvé qu'une réduction apparente ; elle est diminuée des considérations générales, qui ont été reportées, complétées et très développées, au Traité de la salubrité, et elle est augmentée de chapitres nouveaux. Plusieurs articles capitaux ont été refondus en entier, tels sont ceux qui concernent la topographie, le collége royal, les hôpitaux, etc., etc.

du Mont-Blanc, ses premiers rayons éclairent notre cité et dorent nos collines. A l'ouest et au nord, une ligne courbe de montagnes peu élevées protége la cité contre les vents du nord, qui n'ont accès sur son périmètre que par un espace resserré. Ceux du sud pénètrent sur son sol par une brèche plus évasée, et n'arrivent à ses murs qu'après avoir parcouru le bassin du fleuve. Etendus du nord au sud, comme la corde d'un arc, au-devant d'un amphithéâtre de collines, le Rhône et la Saône sont des moyens puissants de défense donnés par la nature. Et quel spectacle se présente aux regards, lorsque, du sommet de l'une des collines voisines, l'œil embrasse, dans leur ensemble, la ville et ses riantes campagnes! Ici, les eaux rapides du Rhône ; bien loin à l'horizon, depuis les rochers de la Balme jusqu'au mont Pila, et, pour le fond du tableau, les crêtes sinueuses des Alpes courant du nord au midi : là, quatre immenses faubourgs établis sur les plateaux et sur les versants des collines, ou assis dans la plaine ; devant soi les mille et mille toits des maisons en groupes divers, séparés par les clochers élancés des églises ; de vastes places, des quais, les plus beaux de l'Europe, et les deux fleuves, coupés par des ponts nombreux, aux formes tantôt monumentales, tantôt sveltes et dégagées : à l'ouest et le long de la rive droite de la Saône, un palais, une grande cathédrale et d'admirables lignes d'architecture, qui se profilent de la manière la plus pittoresque au-devant d'un coteau paré de vignobles et de jardins ; enfin, de toutes parts, autour des murs de la ville, de frais vallons, des bois, des champs couverts de la végétation la plus brillante ; et sur la plus élevée des collines, le clocher si populaire de l'humble chapelle de Fourvière, qui, vu de tous les points de ce vaste panorama, annonce à de grandes distances la ville chrétienne, dont il est le pieux emblème. La nature a beaucoup fait pour Lyon : si l'art n'a pas toujours servi cette ville avec bonheur, il l'a rendue cependant l'une des plus belles villes de l'Europe (1).

---

(1) Examiné en détail et en lui-même, Lyon laisse encore beaucoup à désirer, sans doute ; mais, pour savoir ce qu'il vaut, il suffit de le comparer. Qu'on lui oppose les autres grandes villes de la France, Paris excepté, qu'on le mette en parallèle avec nombre de cités les plus considérables de l'Europe, et on l'appréciera avec justice.

§ 2. **Deux grands cours d'eau**, un fleuve et une rivière, viennent se réunir au midi du territoire de Lyon, après avoir traversé de fertiles vallées et reçu sur leurs deux rives les eaux de nombreux affluents. Grossi par la Saône, le Rhône se dirige au midi et va se jeter dans la Méditerranée. L'un et l'autre apportent sur leur passage le mouvement et la vie ; tous deux offrent aux populations qui habitent leurs rives une voie de communication assurée et facile, et un moyen économique et prompt pour le transport des produits de l'agriculture et du commerce. Mais de grandes différences distinguent les deux fleuves : leurs eaux n'ont ni la même teinte, ni la même température ; leur composition n'est pas exactement la même ; enfin, l'inégalité de la pente du sol sur lequel elles coulent établit entre la vitesse de leur cours un contraste frappant. Autant le Rhône est impétueux et rapide, autant la Saône est paisible et lente ; tandis que l'un rappelle, par sa fougue, les orages de la vie

---

Beaucoup de voyageurs en ont parlé avec dénigrement ; plusieurs géographes n'ont vu en lui qu'une ville enfumée, aux rues étroites, mal pavées, et perpétuellement envahies par une boue noire et diffluente. La malpropreté inhérente au sol d'une petite partie de l'ancienne cité, avant les grands travaux publics qui ont été exécutés depuis vingt années, est devenue, sous quelques plumes inconsidérées, le caractère distinctif des habitudes lyonnaises. Une citation, empruntée cependant à un ouvrage estimé, exprime cette opinion d'une façon singulière ; on lit dans Malte-Brun, continué par Huot (*Précis de Géographie universelle,* tome III, p. 538, article **Lyon**) : « D'autres contrastes se font remarquer dans cette ville : sur ses cinquante-
» six places, des masures s'élèvent à côté de monuments somptueux ; dans ses deux
» cent trente-cinq rues, mal pavées et humectées par des pluies fréquentes, règne la
» malpropreté ; les plus modestes boutiques et les plus riches magasins, l'humble
» demeure de l'ouvrier et l'habitation du négociant opulent, sont également empreints
» de cette négligence qui laisse à nu la poussière et les immondices. » Et c'est ainsi que s'écrit notre histoire !

Au reste, si Lyon a rencontré des détracteurs, d'ardents panégyristes, non moins éloignés du vrai, l'ont exalté, soit en prose, soit en vers : exagération des deux parts. Tout n'est pas bien, à beaucoup près, dans notre ville ; on a fait de grandes choses, et il en reste beaucoup à faire encore. Comme toutes les grandes cités, sans exception, Lyon prête à des observations critiques parfaitement justes, et il a eu peut-être à souffrir plus qu'une autre du peu de science et de goût des architectes qui ont élevé ses monuments publics ; mais ce qui est bien l'emporte beaucoup sur ce qui est mal, et, même avant l'heureuse transformation qu'il a éprouvée depuis vingt années, Lyon pouvait être présenté à bon droit comme une des villes les plus remarquables.

politique et les fureurs de la guerre civile, calme et presque immobile, l'autre est l'emblème de la paix, si nécessaire à la prospérité du commerce et des arts. Cette opposition a été exprimée souvent par les anciens poètes latins : Sénèque, Claudien, Silius Italicus, l'ont rendue en beaux vers, et elle a inspiré, avec plus ou moins de bonheur, plusieurs poètes modernes. D'autres différences, moins pittoresques, mais non moins remarquables, doivent être signalées : les inondations produites par les eaux du Rhône sont beaucoup plus rapides que celles de la Saône; elles ont aussi moins de durée, et sont rarement aussi considérables. Un froid médiocre de sept ou huit degrés au-dessous de zéro suffit pour glacer les eaux lentes et peu profondes de la Saône; on n'a vu celles du Rhône gelées que dans quelques hivers devenus exceptionnels par leur excessive rigueur. En contact avec d'autres cours d'eau navigables, les deux fleuves lyonnais étendent leurs ramifications dans une grande partie de l'ancienne Gaule, et sont les voies de communication les plus naturelles et les plus recherchées pour les relations internationales. Une étude rapide de l'un et de l'autre, considérés en particulier, fera connaître leur importance sous ce rapport si capital.

Le fleuve Arar, dit César, qui se jette dans le Rhône vers les frontières des Eduens et des Séquaniens, coule avec une si incroyable lenteur, que l'œil ne peut reconnaître de quel côté il se dirige. Pline a caractérisé la Saône par l'épithète de paresseuse, souvent reproduite dans les vers des anciens et des modernes. Née au sud-ouest du département des Vosges, cette rivière coule au sud presque directement, et, après avoir parcouru un trajet d'environ 435 kilomètres, s'unit au Rhône à l'extrémité méridionale de Lyon. Plusieurs petites rivières lui apportent le tribut de leurs eaux : les plus considérables sont le Doubs et l'Azergue. Aux abords de Lyon, ses rives sont déprimées et assez fréquemment submergées; mais son lit est profondément encaissé depuis le faubourg de Vaise jusqu'au pont de Nemours. Une barrière de rochers, vers Pierre-Scise, paraît s'être opposée jadis à son passage; comment a-t-elle été franchie, et quelle puissance a séparé le roc du fort St-Jean de la masse granitique qui lui fait face? Tout annonce que cette énorme fissure est l'œuvre de l'une des dernières convulsions que le sol lyonnais a éprouvées, ou de l'action violente de la masse d'eau qui se précipita, à cette époque, dans cet espace resserré. Si on considère, d'une part, la profondeur de la Saône au niveau du rocher de Pierre-Scize, et, de l'autre, la grande élévation des parois escarpées des deux rocs que la Saône sépare aujourd'hui, on n'attribuera pas un travail aussi gigantesque à la main des hommes. Tous les moyens de destruction les plus énergiques, le ciseau et la poudre à canon, employés depuis quarante années sur le rocher de Pierre-Scise, paraissent l'avoir à peine ébréché. Au-delà de ce point, la Saône décrit un grand arc de cercle, baigne le pied de la colline de Fourvière, et, après avoir parcouru toute la longueur du coteau de Sainte-Foy sur un sol presque entièrement privé de déclivité, atteint enfin le Rhône, dont les eaux ne se confondent qu'à une certaine distance avec ses flots de couleur jaunâtre.

Le lit de la Saône ne paraît pas avoir changé depuis la dernière révolution du globe, jusqu'au temps, voisin du nôtre, où les travaux de Perrache ont reculé le point de jonction des deux fleuves ; il était déterminé par une disposition de terrain qui ne permettait point son déplacement. Rien n'annonce qu'il se soit sensiblement exhaussé. Un courant aussi faible que celui de cette rivière permet peu les atterrissements et l'érosion des rives : dans son état normal, il est vrai, paisible, lente et peu profonde, la Saône ne ressemble en rien à ce qu'elle se montre lorsque les pluies et le Doubs l'ont forcée à déborder. Impétueuse alors, elle franchit ses rives à de grandes distances, surtout à droite, et précipite sur le Rhône une masse d'eau énorme. De toutes les inondations qui désolent le sol lyonnais, les plus terribles sont celles de cette rivière.

Navigable depuis Gray, la Saône passe à Auxonne, Châlon, Mâcon, Trévoux, et apporte à Lyon les produits de pays très fertiles, en vins surtout. Peu de voies de communication sont aussi fréquentées, et rien n'est plus facile à concevoir : son littoral est occupé par des populations riches et nombreuses ; le canal du Centre la fait communiquer avec la Loire, tandis que le canal du Rhône au Rhin joint la Saône au Rhin par le Doubs. D'autre part, le canal de Bourgogne ouvre une communication entre l'Yonne et la Saône, et forme ainsi une nouvelle jonction des deux mers, au travers des riches contrées centrales de la France. On voit de quelle importance est la Saône pour les intérêts commerciaux de Lyon.

Le Rhône est bien plus nécessaire encore à cette grande ville ; il roule à la mer un volume d'eau presque aussi considérable que celui de tous les autres fleuves de la France réunis. Né, dans le haut Valais, du glacier pittoresque qui sépare la Furca du Grimsel, il coule à l'ouest jusqu'au lac Léman, sort limpide de ce grand réservoir, sépare la frontière sarde du département de l'Ain, se dirige au sud-ouest, entre dans Lyon, s'unit à la Saône, et marche au sud jusqu'à la mer, après avoir parcouru un trajet de 812 kilomètres. Son extrême rapidité s'explique par la grande déclivité du terrain : la pente totale dépasse 1,000 mètres.

Son cours, depuis les hauteurs de la Pape, est digne d'attention. Parvenu sur cet éperon fortement en saillie, le Rhône se heurte contre les berges du plateau de la Bresse ; repoussé par cet obstacle, il se dirige à droite et décrit un grand arc de cercle, en formant l'un des plus magnifiques panoramas du paysage lyonnais. Depuis ce point jusqu'à son entrée dans la ville, il coule au pied d'une chaîne de collines élevées. Sa rive droite touche à ce grand escarpement ; il n'y a, au-delà de sa rive gauche, qu'un immense terrain très déprimé et que ses eaux menacent d'envahir. On a redouté longtemps que le Rhône, grossi par une forte crue, n'abandonnât un jour les balmes bressanes et nos quais, et n'allât se creuser un lit au loin vers les balmes viennoises. Ses eaux débordées ont attaqué et corrodé souvent les terres peu compactes de sa rive gauche ; elles ne peuvent rien contre les escarpements très résistants de la rive droite ; mais rien ne paraît capable de les retenir de l'autre côté. Ces craintes ne sont fondées ni en théorie ni en fait : quelle que soit la nature du sol sur lequel elles coulent, les rivières n'abandonnent plus les côtes lorsqu'elles y ont une fois établi leur lit. Si le Rhône avait dû quitter jamais celui qu'il occupe, il aurait abandonné notre ville depuis longtemps. Des cartes cadastrées conservées aux archives des hôpitaux, et dont l'une date de plus d'un siècle, prouvent que l'érosion des terres de la rive gauche est assez peu de chose. Ce terrain n'est point une surface plane ; son plan est incliné légèrement en remontant du fleuve aux balmes viennoises. Plusieurs bras du Rhône, qui sortent du fleuve et s'allongent dans la plaine, loin de continuer à s'avancer suivant cette direction, se replient bientôt et regagnent le lit commun. Il est donc démontré que le lit du Rhône n'a pas varié sensiblement dans le sens horizontal, depuis les temps les plus reculés jusqu'à nos jours. Une autre preuve est fournie par l'étude d'un canal latéral, dont l'histoire, très controversée, appartient à un autre ordre de faits.

Le Rhône se charge, à Lyon, de tous les produits agricoles et des marchandises que lui apporte la Saône des parties centrales de la France ; il les transporte à la mer avec une rapidité merveilleuse, en desservant, sur son passage, les intérêts commerciaux de villes importantes, dont les principales sont Vienne, Tournon, Valence, Montélimart, Avignon, Beaucaire, et l'antique cité d'Arles. Son volume d'eau est considérable, et toujours suffisant pour les besoins de la navigation. Une température soutenue de 17° au-dessous de zéro peut seule rendre ses eaux immobiles ; mais le Rhône, on l'a vu, ne gèle que pendant des hivers très rigoureux et fort rares dans nos climats. Cette grande artère de la navigation de la France est donc toujours à la disposition du commerce, hors le cas peu fréquent d'une très forte crue. Lyon doit au Rhône l'un de ses principaux éléments de prospérité.

On vient de voir quels sont, sous leurs rapports généraux, les deux grands cours d'eau qui baignent le territoire de Lyon. Ce sol, quel est-il ? n'a-t-il subi aucune transformation, et se montre-t-il aujourd'hui ce qu'il a toujours été ?

§ 3. — Lorsqu'on examine la structure intérieure du sol de Lyon et celle des chaînes de montagnes qui en sont voisines, on aperçoit aussitôt les traces d'immenses bouleversements. Si on regarde avec attention un fragment de l'une de ces roches qui sont si communes au Mont-d'Or, on y voit les débris très visibles d'animaux qui vivent dans le sein des mers : si on prend à la main l'un de ces cailloux si abondants aux alentours de la ville, et qui s'élèvent sur les coteaux des environs de Lyon jusqu'à une hauteur de trois cents mètres, on y reconnaît le grès des Alpes, dont les parcelles ont été roulées par myriades dans le bassin du Rhône et de la Saône ; enfin, si le géologue jette un regard sur la chaîne du Mont-d'Or, il remarque aussitôt que les roches primordiales ont été soulevées, fracturées et redressées dans une direction déterminée.

Il fut un temps où des reptiles d'une taille gigantesque, dont l'espèce est perdue, rampaient sur le sol où est Lyon. On a trouvé dans les couches du lias des débris fossiles d'un ichtyosaurus qui avait plus de six mètres de long. Placée dans des conditions atmosphériques et géologiques bien différentes de celles qui existent aujourd'hui, la terre lyonnaise était couverte de grands végétaux sans analogues aujourd'hui, et elle nourrissait alors des espèces particulières d'animaux qui n'existent plus. De grandes commotions ont fait périr ces êtres organisés, et d'autres créations eurent lieu, suivies à leur tour d'une destruction et d'une génération nouvelles.

Dans des temps géologiques beaucoup moins reculés, les éléphants habitaient, en grand nombre, les forêts qui couvraient les plateaux de nos collines, et ils descendaient en troupes sur les bords du Rhône et de la Saône. Leurs ossements brisés sont exhumés chaque jour à une médiocre profondeur, aux Broteaux, à Saint-Clair, à la Croix-Rousse, aux abords du confluent, à Serin, à Perrache, et sur presque tous les points du terrain d'alluvion qui compose en grande partie le sol lyonnais.

Ces bouleversements de notre territoire ont été successifs, et séparés par des intervalles dont la durée ne saurait être déterminée avec précision. La croûte sur laquelle nous marchons est composée de couches distinctes, dont chacune est contemporaine d'une révolution du globe : les plus inférieures contiennent une espèce particulière de fossiles inconnus aujourd'hui ; la couche au-dessus est d'une organisation différente, et ainsi de suite jusqu'à la surface.

Un premier soulèvement a eu lieu dans le territoire lyonnais, après la formation du gneiss ; les roches primordiales ont percé la croûte qui les recouvrait, et redressé les couches dont les plans inclinés indiquent la direction de ce grand mouvement. Une immense inondation marine suivit bientôt ; les eaux se précipitèrent au nord et au sud, et accumulèrent sur le sol lyonnais une couche épaisse de sables très fins et d'argile, qui furent l'origine de nos schistes.

Un second soulèvement eut lieu, et fut plus considérable : le Mont-d'Or parut.

Un troisième soulèvement, encore plus fort, modifia de nouveau la constitution du sol lyonnais. Les eaux arrachèrent aux sommités des Alpes une quantité prodigieuse de fragments de grès, en partie encore sur place, et les entassèrent, sous forme d'innombrables cailloux roulés, dans les excavations que présentaient les sables marins et les terrains primordiaux. Les bassins du Rhône et de la Saône furent, en quelque sorte, comblés par les dépôts laissés par les grands courants. Ce fut pendant une dernière révolution qu'une masse d'eau énorme, provenant d'une grande débâcle, se précipita sur le sol lyonnais ; de forts courants excavèrent les terres à une grande profondeur ; ils creusèrent les vallées du Rhône et de la Saône, et donnèrent à notre territoire la configuration physique qu'il présente aujourd'hui. Depuis cette dernière crise, rien ne paraît avoir changé dans la constitution extérieure et intérieure de notre sol.

Etudié aujourd'hui, tel que l'ont fait les derniers bouleversements du globe, le territoire lyonnais se montre sous deux aspects : le fond du bassin ou le sol proprement dit, et les montagnes.

L'écorce du sol, dans une grande partie des environs de Lyon, est composée de quatre couches qui appartiennent à des formations différentes. On rencontre d'abord, à la surface, cette terre diluvienne qu'on nomme en langue vulgaire terre à pisé, et que les géologues appellent lehm : elle est composée de parties argileuses ou sablonneuses, dont les proportions sont variables. Immédiatement au-dessous de cet épiderme, se trouve un banc de cailloux roulés mêlés de sable et d'argile, tantôt sans adhérence entre eux, tantôt agglomérés en masses irrégulières fort compactes. En creusant plus profondément, on arrive à un sable marin très fin et abondant, souvent absolument pur, d'autres fois argileux, souvent sans cohérence, et quelquefois lié en grandes masses consistantes par un ciment calcaire. Enfin, une quatrième et dernière couche, la plus inférieure, est représentée par la roche primordiale, toujours dure et compacte, mais tantôt schisteuse et tantôt granitique. Ainsi composée, l'écorce du Lyonnais est très perméable.

Le Rhône charrie dans ses eaux rapides une grande quantité de graviers, dont le lit se déplace souvent et fournit une masse inépuisable de matériaux pour les remblais; de nombreux atterrissements sont dus aux dépôts que laissent incessamment les eaux du fleuve. Toute la partie basse de la ville est une terre d'alluvion.

De nombreuses collines et plusieurs chaînes de montagnes donnent une grande variété à l'aspect du pays lyonnais : celles-ci ont le sol même de quelques-uns des quartiers de la ville ; celles-là, placées dans la campagne, ornent le paysage à l'horizon, et servent de délimitation aux diverses sections du territoire. A ces chaînes se rattache le point de partage des eaux. Considérées dans leur ensemble, les montagnes du Lyonnais appartiennent au plateau central de la France. Placées à l'est et à l'ouest, elles forment deux bandes d'une hauteur à peu près uniforme, qui courent du nord au sud. Mais si l'on examine leur massif, on reconnaît bientôt que ces groupes présentent plusieurs allures distinctes : ceux-ci marchent du nord au sud, et ceux-là de l'est à l'ouest. Un savant, qui les a étudiés en détail, admet cinq systèmes de lignes de partage d'eau, qui sont, y compris leurs parallèles, les massifs de Pilat, d'Yzeron, de Boucivre, de Beaujeu et de l'Ardière. Mais le cadre du géologue a beaucoup d'étendue et d'élasticité, et notre ligne de démarcation ne prolonge pas aussi loin la chaîne des montagnes lyonnaises. Toutes ces crêtes n'ont qu'une élévation médiocre ; le point culminant de la montagne de Duerne, au-dessus d'Yzeron, est à la hauteur de 921 mètres au-dessus du niveau de la mer. Des trois sommets du massif qu'on nomme le Mont-d'Or, l'un, le Mont-Verdun, a 625 mètres d'élévation; l'autre, le Mont-Toux, 612; et le troisième, le Mont-Cindre, 467.

Peu de montagnes offrent autant de sujets d'études intéressantes que le groupe du Mont-d'Or ; telle de ses crêtes pourrait suffire à la vie d'un géologue. Ses innombrables fossiles ne sauraient être décrits ici; nous n'en indiquerons que quelques-uns : parmi les reptiles, dans les couches du lias, le grand ichtyosaurus communis; parmi d'autres espèces animales, d'énormes ammonites, des nautiles, des bélemnites, des troques, des peignes variés, beaucoup de bivalves, et quelques débris de crustacés. On a trouvé dans le lehm, ou terre à pisé, des fragments fossiles d'ossements de cerfs, de bœufs, de sangliers, de dinothérium, d'hyènes, d'éléphants, de mastodontes, etc. Le calcaire de Saint-Fortunat, dont les constructions, à Lyon, consomment chaque jour une quantité si considérable, n'est autre chose qu'un immense amas de gryphites, d'ammonites, de bélemnites, de térébratules et autres coquillages. transformés en pierre, mais parfaitement reconnaissables, et dont plusieurs sont si bien conservés, qu'on retrouve en eux jusqu'à leurs linéaments les plus déliés. Tous ces animaux n'ont pas vécu à la même époque; ces bancs de fossiles ne sont pas tous de la même formation; ces lits compactes ne sont pas superposés immédiatement, et l'on rencontre souvent entre eux un calcaire argileux rempli de nautilites, qu'on ne rencontre pas dans les couches inférieures. Ce calcaire jaunâtre, de nature argilo-siliceuse, dont les couches minces sont la croûte extérieure et en quelque sorte l'épiderme de la montagne, a ses fossiles particuliers. Le Mont-d'Or contient en abrégé l'histoire des grandes révolutions du globe.

Une coupe transversale de ce massif représentera à la pensée la composition géologique du groupe. Qu'on la suppose étendue de Limonest jusqu'à cette crête peu élevée qu'on nomme la Longe, on trouvera d'abord un granit qui se décompose facilement, puis les grès inférieurs qu'on ne quitte plus jusqu'à mi-côte. A ce terrain arénacé succède la série des calcaires du choin-bâtard; on rencontre ensuite l'assise des calcaires quarzifères, et enfin les calcaires à gryphées. En allant plus loin, on reconnaît un effleurement de granit; puis l'oolite inférieur, caractérisé par les ammonites et les bélemnites, l'oolite ferrugineux, et enfin le calcaire à entroques. On a ainsi, dans un bien court espace, toute la série des terrains du Mont-d'Or, sauf le calcaire marneux à bucarde (1).

---

(1) LEYMERIE (*Alexandre*). Mémoire sur la partie inférieure du système secondaire du département du Rhône, 1839.

Mais, quelque attrayante que soit l'histoire des révolutions du sol lyonnais, écrite tout entière sur quelques fragments de coquillages, nous devons l'abandonner à une science spéciale, et ne point aller au-delà de quelques aperçus.

Une double chaîne de collines, étendues du nord au sud le long des deux rives de la Saône, occupe une partie considérable de l'enceinte de la ville : ce sont, à l'ouest, et du nord au midi, les plateaux de Fourvière et de Pierre-Scise, continués par ceux de Saint-Just et de Sainte-Foy ; et sur la rive gauche de la rivière, le plateau de la Croix-Rousse, point extrême d'une chaîne qui sépare les deux fleuves. Le massif de Saint-Just et de Fourvière est formé, à sa base, par du gneiss, que coupent, en différents sens, des filons de granit ; la couche superficielle est un terrain d'alluvion. C'est aussi sur du gneiss traversé par des filons de granit et de diorite, que repose le plateau de la Croix-Rousse, surtout au nord et à l'ouest ; l'écorce extérieure est un diluvium alpin. Tout le rocher de Pierre-Scise n'est qu'un grand filon de granit, flanqué, sur les côtés, de gneiss passant au micaschiste.

Tels sont, sommairement, les caractères principaux du sol lyonnais ; c'est ainsi qu'il est sorti de la dernière révolution du globe, et c'est ainsi qu'il sera jusqu'au temps où un bouleversement nouveau commencera pour lui d'autres destinées. Quelles sont ses productions ?

§ 4. — Les expositions du sol, dans le Lyonnais, sont très diverses ; sa surface peu étendue, réunit, aux forêts près, toutes les variétés de terrains que présente un grand pays. Là, sont des prairies déprimées que traversent les deux grands cours d'eau ; ici, des régions montagneuses, couvertes, malgré leur élévation, d'une végétation prospère ; plus loin, de frais vergers arrosés par de nombreux ruisseaux ; ailleurs, des coteaux plantés d'excellents vignobles, et sur les plateaux, de vastes champs semés de toutes les espèces de céréales. Des vins renommés, du blé, des fruits abondants et savoureux, du foin que fait rechercher sa bonne qualité : tels sont les principaux produits agricoles du Lyonnais. Il faut ajouter à ces cultures celle du mûrier, qui a pris un grand développement, et ne point oublier la riche exploitation, au Mont-d'Or, des chèvres dont le lait sert à faire des fromages dont la réputation méritée s'étend à de si grandes distances. Le département du Rhône n'est point au nombre des grands départements agricoles : chez lui, c'est le commerce et l'industrie qui tiennent le premier rang, et cependant les produits de son sol fertile sont aussi les éléments de la richesse nationale.

Il est un rapport sous lequel les alentours de cette grande ville ne redoutent aucune concurrence, soit en France, soit à l'étranger : c'est la beauté du paysage. Le voyageur qui a vu beaucoup, et de la seule manière qui permette de bien voir, ne saurait nous démentir. On ne rencontre, dans le Lyonnais, ni de grands lacs, ni des glaciers, ni les hautes crêtes des Alpes ; ces merveilles de la nature sont d'un ordre exceptionnel, et rien ne peut leur être préféré. Mais combien, dans un genre plus gracieux, les campagnes du Lyonnais sont en droit de prétendre au parallèle ! C'est un spectacle délicieux, sans doute, que celui des forêts des Pyrénées, par une belle matinée du mois de juin, lorsque les premiers rayons du soleil dorent la cime de ces sapins gigantesques et éclairent de leurs lueurs, voilées par le feuillage, des clairières ouvertes, comme un décor d'opéra, au milieu d'élégantes colonnettes, et tapissées d'un gazon moelleux et parfumé. C'est une charmante mélodie, le soir, au fond d'une vallée de l'Oberland, que le mélange du chant national au tintement argentin des clochettes de centaines de vaches, paissant, sous les mélèzes, l'herbe odorante de ces prairies si célèbres. Mais ces contrées n'ont pas de monuments antiques ; elles n'ont point de passé, et leur paysage n'est pas poétisé par ces ruines qui rendent les nôtres si éloquents : mais le sombre et noir feuillage de leurs sapins est sans nuances, et cette végétation exubérante est toujours et partout la même ; mais l'aspect continuel de ces géants des montagnes a quelque chose de monotone qui fatigue, et l'immensité du cadre gâte, à la longue, quelque chose de la beauté du tableau. Oui, sans doute, disons-le encore, la Suisse est belle ; c'est autre chose, mais est-ce mieux que le paysage du Lyonnais ? Rappellerons-nous la délicieuse et continuelle variété, dans nos champs, de vallons, de coteaux, de vignobles et d'arbres divers, dont le feuillage présente toutes les nuances de la plus belle verdure, depuis la teinte la plus sombre jusqu'à la plus riante? Pourrions-nous oublier ces sentiers ravissants que bordent des deux côtés de fertiles vergers entourés de haies d'aubépine en fleur, et souvent animés par le murmure de limpides ruisseaux, ou ces points de vue, toujours différents et toujours admirables, que l'œil charmé découvre si souvent du haut de nos collines? Qui ne connaît la fontaine de Rochecardon, immortalisée par le souvenir de Jean-Jacques, et ce vallon, unique parmi les plus beaux, qui conduit le promeneur d'enchantements en enchantements jusques au-delà de Saint-Didier? On vante l paysage des bords de la Saône; mais, pour l'apprécier tout ce qu'il vaut, il ne faut pas l'examiner, d'un œil distrait, du tillac d'un bateau à vapeur; il faut pénétrer dans l'intérieur de la campagne, suivre la lisière des bois, et gravir la pente des collines. On exalte avec raison la magnificence du spectacle qui se déploie autour du voyageur sur le point culminant du Righi: mais n'avons-nous pas un aspect non moins saisissant du sommet du Mont-Cindre, et si, de ce point, l'œil n'erre pas sur trente lacs, n'a t-il pas, plus près de lui, dans une bordure presque aussi vaste, une peinture beaucoup plus variée? Qu'on en juge : ici les flots argentés du Rhône, courant en long ruban, depuis les nues, au point le plus reculé de l'horizon, jusqu'au pied du mont Pila; et par-delà encore, dans une immense longueur, les crêtes neigeuses de la chaîne du Mont-Blanc; là, une immense profusion de vignobles, de bois, de jardins, d'élégantes villas, de vallées arrosées par les eaux indolentes de la Saône, sur un sol accidenté de la manière la plus pittoresque. L'historien du Lyonnais pourrait-il oublier cette solitaire vallée de Bonand, si fréquentée par les peintres, qu'ont rendue si célèbres ses aqueducs en ruines et presque entièrement recouverts de lierre verdoyant? S'il ne peut décrire tous les sites remarquables de nos alentours, ne doit-il pas indiquer du moins la coursière d'Yzeron et ses châtaigniers millenaires, les vallées suisses de Duerne; la vue de la rivière, par une belle soirée d'été, du milieu du pont de l'Ile-Barbe; les sauvages solitudes du Mont-Verdun, le riche coteau de Sainte-Foy; l'aspect des sinuosités du Rhône et de la plaine du Dauphiné, vues des hauteurs de la Pape; enfin, les bois touffus et si verts de Tassin et du plateau de

Charbonnières? Louons les sites des contrées voisines, mais ne soyons pas ingrats envers la nature qui a doté si richement les nôtres : allons visiter les vallées des Pyrénées et des Alpes, mais revenons sans regrets dans nos campagnes, et ne nous souvenons de l'étranger que pour apprécier et aimer davantage notre beau pays.

§ 5. — Le climat du Lyonnais est tempéré; il est rare que le froid, pendant l'hiver, dépasse une moyenne de huit degrés au-dessous de zéro, et que la chaleur, pendant le mois de juillet, se maintienne longtemps au-dessus de vingt degrés. Mais les variations de température sont communes et considérables dans une même journée, et le sol doit aux conditions locales dans lesquelles il est placé de véritables inconvénients.

Il faut placer sans doute au premier rang la fréquence et l'épaisseur des brouillards, dus sans doute au passage des deux fleuves, à la différence de température des vapeurs et à la disposition du sol. Rien n'est plus ordinaire, surtout pendant l'automne et pendant l'hiver, que de voir Lyon plongé dans une masse blanchâtre de brouillards : la lumière douteuse du jour la traverse avec peine, tandis qu'un soleil parfaitement pur dore le faîte des collines voisines. De longues traînées de ces vapeurs condensées suivent à grandes distances le cours des deux fleuves, et particulièrement celui du Rhône; mais, à quelques myriamètres plus loin, l'atmosphère cesse d'être brumeuse ; elle commence à présenter l'aspect du ciel du Midi à la hauteur de Valence. On voit assez souvent, pendant l'hiver, les brouillards du matin d'une épaisseur telle, qu'ils enveloppent de leurs ténèbres visibles les rues, les places et les quais, à tel point qu'il devient difficile d'y reconnaître son chemin.

Les pluies sont fréquentes à Lyon, et d'ordinaire elles durent longtemps ; elles sont, au reste, distribuées avec une régularité remarquable dans toute l'étendue du bassin de la Saône. On en voit peu de locales : permanentes et considérables, elles sont ordinairement marquées le même jour dans toute l'étendue du bassin; ce sont les vents de sud-ouest, d'ouest et du sud qui amènent les plus grandes. Aux pluies correspondent les crues de la rivière, dont l'étude a tant d'importance pour la ville de

Lyon. Plusieurs jours s'écoulent entre la chute sur le sol d'une grande quantité d'eau pluviale et le maximum de l'augmentation du volume d'eau que débite la rivière grossie ; cette lenteur si remarquable de la crue, est le résultat de l'inégale déclivité du lit de la Saône. Ainsi, le versant oriental de la partie supérieure montre des cours d'eau avec une pente moyenne de cinq mètres, et trois mètres par kilomètre, tandis que le versant occidental en présente avec des pentes d'un mètre à deux mètres. Dans la partie inférieure, au contraire, le versant oriental a des pentes de deux mètres par kilomètre, tandis que celles du versant occidental sont de seize mètres par kilomètre (1). Des observations météorologiques bien faites, dans la partie supérieure du bassin de la Saône, permettent aujourd'hui d'annoncer une pluie qui déterminera une crue sensible à Lyon.

La température du climat lyonnais a-t-elle sensiblement changé ? nos hivers sont-ils plus froids et plus longs, ou nos étés plus chauds ? Quelques observations contradictoires et peu concluantes sont les bases insuffisantes sur lesquelles on peut établir une opinion à cet égard. Rien ne prouve qu'il y ait eu, depuis la fondation de la ville, une variation constatée et constante dans les conditions de température de son climat ; il est ce que l'a fait la dernière révolution du globe, et n'a pu être modifié d'une manière sensible par quelques circonstances secondaires, dont la principale est le déboisement d'une partie des montagnes du Lyonnais.

L'atmosphère, pendant une partie considérable de l'année, est froide et humide; ses qualités étant données, il est facile de déterminer son action sur l'organisme. Elle tend à établir la prédominance du système lymphatique, et prédispose au rhumatisme sous toutes ses formes, ainsi qu'aux maladies catarrhales. Cependant cet air n'exerce point une influence positivement nuisible sur la constitution de l'homme, et la durée moyenne de la vie est aussi grande dans le Lyonnais qu'autre part. Des maladies contagieuses très meurtrières ont rempli la ville de deuil

---

(1) Lortet. Rapport sur les travaux de la Commission hydrométrique, en 1844, présenté à M. le Maire de Lyon. *Lyon*, 1845, in-8.

dans les temps anciens ; elles n'ont point eu pour cause l'insalubrité du climat. Au temps des Celtes , comme de nos jours, une
population saine et vigoureuse habitait les rives des deux fleuves
et les collines du voisinage.

CHAPITRE II.

—

CONSTITUTION PHYSIQUE DE LA POPULATION
DU SOL LYONNAIS.

§ 1. — La population du Lyonnais, telle qu'elle existe de nos
jours, est l'œuvre du temps et du mélange de races diverses ;
elle n'a point de type primitif encore subsistant, et plusieurs
éléments ont concouru successivement à la former. Il y a eu, sans
doute, un sang indigène dans des temps reculés et par-delà les
anciens Celtes ; des émigrations de nations diverses, et son union
au sang des peuples conquérants qui se sont emparés du sol à
différentes époques, l'ont profondément modifié et l'ont fait ce
qu'il est aujourd'hui. Si l'on décompose par la pensée le type
lyonnais , on y distingue des éléments divers : d'abord le sang des
Galls ou Gaulois, le plus ancien dont l'histoire fasse mention ;
puis celui des Grecs, qui vinrent si souvent habiter notre territoire ; celui des Romains, maîtres des Gaules après la conquête
qu'en fit César ; l'élément burgunde , quand les Barbares vinrent
s'établir dans le Lyonnais, sur les débris de la puissance de Rome ;
l'élément sarrasin , après l'invasion des Arabes ; le sang des Ger-
mains, celui des Francs, celui des Florentins émigrés , et enfin
celui des nations limitrophes, qui envoyèrent si souvent, à différents titres, leurs enfants habiter nos murs. Chacune de ces races
a contribué, pour sa part, à la formation du type lyonnais ; nous
sommes nés du mélange successif de ces nations.

Quelque peu étendu que soit le département du Rhône, il
l'est assez cependant pour présenter de grandes différences
dans la construction physique de sa population , selon les

lieux qu'elle habite. On ne saurait confondre au premier coup-d'œil les hommes, en général, grands, forts, colorés et replets, des rives du Rhône ou de la Saône, avec ceux de la classe des tisserands, et le montagnard de Duerne ou de St-Martin, avec le paysan de la plaine d'Yvour ou de Pierre-Bénite. On remarque même une diversité évidente dans la ville selon les professions, tout en faisant abstraction des ouvriers étrangers qui y sont en si grand nombre, et des soldats de la garnison. L'aisance et la condition sociale ne sont pas, à beaucoup près, sans influence sur les caractères physiques de l'organisme, et toutes les communes du département ne fournissent pas à la loi du recrutement, dans une égale proportion, des hommes d'une même taille et d'une même force physique. Lorsqu'on entre dans les détails, on ne trouve donc plus de type lyonnais homogène.

Les ouvriers en soie, dits *canuts*, ont été plusieurs fois l'objet d'une étude particulière, sous le rapport de leur constitution physique. Un de nous a fait d'eux, à vingt-cinq ans de distance, deux portraits fort divers, et qui cependant ne manquaient pas de ressemblance (1). Il y a eu une immense amélioration dans la condition matérielle des ouvriers lyonnais, et ici, comme ailleurs, l'hygiène s'est traduite en résultats manifestes. Avant l'année 1815, la grande majorité des tisseurs de soie habitait, dans des quartiers sales et resserrés, des maisons privées d'air et de lumière; ils étaient mal nourris, mal vêtus, et sortaient peu de leurs ateliers sombres et obscurs. On se rappelle encore le type, aujourd'hui perdu, des anciens taffetatiers de Saint-Georges et de la Grand'Côte, dont la condition était si misérable. L'influence combinée et constante de l'insuffisance d'air, de lumière, d'une bonne eau potable, d'aliments suffisamment stimulants et d'exercice, imprimait à la constitution physique des ouvriers en soie, un caractère de débilité signalé par tous les observateurs : un teint pâle et cachectique, une

____

(1) Patissier, Traité des maladies des artisans. Tablettes de la **Société médicale** d'émulation ; Dictionnaire des Sciences médicales ; Code moral des ouvriers.

taille rabougrie et souvent déformée, beaucoup de lenteur et une sorte de gêne et de gaucherie dans les mouvements, tels étaient souvent ses résultats. L'ouvrier en soie avait, dans son langage, une originalité qui tenait à certains mots détournés de leur signification de la manière la plus singulière. Les maladies les plus ordinaires étaient les scrofules, la phthisie, les tumeurs blanches, les douleurs rhumatismales, l'ophtalmie chronique, en un mot toutes les lésions pathologiques qui dépendent de la prédominance du système lymphatique : c'est ainsi que les médecins voyaient autrefois le tisseur de soie dans son atelier et dans les hôpitaux ; c'est ainsi qu'ils ont décrit son organisme.

Mais, depuis 1789, et surtout depuis 1815, la situation matérielle des ouvriers en soie a changé beaucoup. On a bâti pour eux, non des rues, mais des villes nouvelles, dont les maisons présentent un accès large et libre à l'air, à la lumière et au soleil, attaquées sur tous les points par une hygiène bien entendue ; les vieux quartiers de Lyon ont éprouvé une métamorphose complète. Il y a eu un changement non moins heureux dans l'alimentation ; les tisseurs boivent du vin et mangent de la viande, non-seulement tous les jours, mais plusieurs fois chaque jour. Ils sont mieux vêtus et font plus d'exercice ; leur moral même a gagné beaucoup. Il y a, chez eux, plus d'instruction et, dès lors, plus d'intelligence. Aujourd'hui, l'ouvrier en soie est physiquement ce que sont les autres ouvriers, quoique l'influence du travail sur leur organisme, dans une position assise, ne se soit pas entièrement effacée. Quelques observateurs qui ont étudié, dans ces derniers temps, les ouvriers en soie de Lyon, un peu superficiellement peut-être, se sont fort récriés contre le premier portrait que nous avons fait d'eux ; ils n'ont pas tenu compte de l'extrême dissemblance des lieux, des temps et des hommes. Nous avions qualité, peut-être, pour en parler, nous qui vivons avec eux depuis quarante années, et nous avons dû les montrer tels qu'ils se sont présentés dans des conditions essentiellement différentes. L'art même du tissage s'est amélioré au bénéfice de la santé des ouvriers ; il n'y a rien en lui d'insalubre ni même d'incommode.

§ 2. — **Lyon réclame une attention particulière, sous le rapport du nombre des causes d'insalubrité** que renferme son enceinte ; causes dont plusieurs sont spéciales à la situation topographique de la ville, à la manière dont elle est construite, et aux habitudes de sa population.

Il faut commencer, toutefois, par cette remarque préalable, que Lyon d'aujourd'hui ressemble très peu à ce qu'il était il y a vingt ans : sous le rapport de la salubrité, la ville a éprouvé des réformes capitales, dont ses habitants recueillent largement le bénéfice. Les nombreuses collines sur lesquelles elle est assise se sont couvertes de maisons vastes, bien percées et bien ventilées, dans lesquelles l'ouvrier, autrefois si mal logé, reçoit abondamment l'air et la lumière ; ses quais se sont allongés et élargis ; ses rues ont été déblayées, et leur direction tortueuse a été rectifiée sur plusieurs points. Le service du nettoiement de la voie publique et celui du curage des fosses d'aisance se font avec beaucoup plus d'intelligence et d'exactitude. On verra, dans des articles spéciaux, combien ont gagné, sous le rapport de l'assainissement, les hôpitaux, le collége royal, les prisons : il y a beaucoup à faire encore, mais les améliorations les plus importantes ont été obtenues et en font présager de nouvelles. Lorsqu'on se rappelle ce qu'était Lyon il y a seulement vingt années, on comprend sa réputation, très méritée alors, **de malpropreté et d'insalubrité**, et on s'étonne de la profonde incurie de nos pères en matière d'hygiène publique. **Nous sommes devenus infiniment plus exigeants**, et nous ne pourrions plus vivre comme ils faisaient ; sous le rapport sanitaire, Lyon marche rapidement dans la voie du progrès.

Nous avons dit que cette grande ville avait des causes d'insalubrité qui lui étaient particulières, et dont il ne sera pas possible de l'affranchir, complètement du moins. Elle est resserrée entre deux grands cours d'eau, le Rhône et la Saône, et démesurément allongée du nord au midi ; des chaînes de collines plus ou moins élevées font partie de son enceinte, d'autres bornent son horizon à petite distance. Ses rivières la condamnent à vivre dans une atmosphère de brouillards humides pendant une partie considérable de l'année ; elles s'infiltrent dans son sol, dont elles recouvraient naguère la superficie lorsqu'elles étaient débordées.

Toutes ces circonstances imprègnent l'air lyonnais d'une humidité presque constante, que maintiennent l'élévation énorme des maisons et l'étroitesse des rues. La plupart des maladies régnantes dans notre ville, celles qui y sont endémiques, doivent être attribuées à la constitution météorologique de l'air, ainsi qu'à la configuration topographique de la ville : quelques considérations sur les quartiers nouveaux qu'on y a construits depuis peu d'années, et sur la disposition générale des maisons, rentrent directement dans notre sujet.

Nos deux cours d'eau, aux approches de leur confluent, sont séparés par un espace étroit. Au-delà de la Saône et sur la rive droite, sont les montagnes de Saint-Just, de Fourvière et de Ste-Foy ; au nord, et dans la même direction, se rencontre la montagne de la Croix-Rousse. Ainsi, d'une part, le Rhône et la Saône, et de l'autre, des collines très élevées gênent le développement de la ville dans le sens de sa largeur ; elle n'a quelque latitude, selon cette direction, qu'au-delà de la rive gauche du Rhône. Cependant, situé entre le nord et le midi et centre d'une grande industrie, Lyon voit sa population s'accroître avec rapidité. Son sol, sur lequel s'agglomèrent une si grande quantité d'habitants, a pris nécessairement une haute valeur commerciale ; on ne saurait en acquérir la moindre parcelle qu'à un prix élevé. Il faut loger, cependant, ces deux cent mille individus qui veulent vivre dans le périmètre resserré de la ville ; si l'espace manque en superficie, il est indéfini dans le sens de la hauteur. Ces conditions de localité expliquent comment les maisons ont une élévation si grande et les rues si peu de largeur ; c'est un inconvénient grave que très peu de villes, en Europe, présentent au même degré. L'étranger qui entre pour la première fois dans nos murs, est frappé de l'énormité de nos habitations, ruches immenses dans lesquelles la population est condensée. Construites en matériaux excellents et d'une largeur considérable, nos maisons ont d'ordinaire cinq étages, surmontés de greniers souvent habités ; plusieurs maisons ont six, sept étages, et quelques-unes en ont huit. Si la moyenne était, ce qu'elle devrait être, de deux étages seulement, Lyon occuperait une surface trois fois plus étendue que ne l'est son périmètre actuel.

La même considération qui rend nos maisons si hautes rétrécit les passages, les allées et les cours; elle supprime partout les jardins, et ferait disparaître les places publiques si l'Administration ne veillait à leur maintien. Partout les entrepreneurs de constructions s'efforcent de ne laisser à la population que la plus petite quantité possible d'air respirable; sous ce rapport, la tendance est uniforme et générale. Des spéculateurs ont voulu couvrir de constructions le clos du séminaire; ils ont demandé à rétrécir, par une double ligne de maisons, notre beau quai St-Antoine, et supputé combien pourrait rendre, en loyers, la superficie du Jardin-des-Plantes. Leur objet, c'est d'enfermer dans un espace donné la plus grande quantité possible d'individus, en d'autres termes, d'extraire en locations, d'un emplacement déterminé, le plus d'argent que faire se peut. Pourvu que ce but soit atteint, peu leur importent et la commodité et la salubrité des habitations ; ils ont peu de souci de la nécessité d'assurer à chaque locataire une quantité suffisante d'air et de lumière solaire, et, préoccupés exclusivement de leur intérêt particulier , ignorent ou dédaignent des lois hygiéniques capitales dont l'Administration devrait songer davantage à leur demander compte.

Cependant le principe de la vie, l'air, est indispensable aux végétaux, et bien plus nécessaire encore à l'homme; il agit sans cesse à la surface de la peau par sa densité; nos poumons l'absorbent et reçoivent de lui la condition de notre existence. Ce modificateur si puissant est dans un contact continuel avec nos organes, soit le jour, soit la nuit : très influent par lui-même, il le devient davantage encore par le concours d'action de fluides impondérables en circulation dans l'atmosphère, le calorique et surtout la lumière solaire. Ecartez une plante du contact vivifiant de l'air et du soleil, elle se décolore, s'étiole et languit; entassez des ouvriers dans des maisons sombres, sans ventilation, mal aérées et que ne visite jamais la lumière solaire, bientôt le teint pâlit, le corps s'énerve, les forces organique diminuent, et de graves maladies se déclarent.

Des constructions en nombre énorme se sont élevées, à Lyon, depuis vingt ans; des rues formées de maisons magnifiques ont été improvisées; des villes nouvelles ont surgi à la Guillotière , à la Croix-Rousse, à Perrache, aux Broteaux surtout; de toutes parts nos collines, hier arides et désertes, se sont transformées en quartiers populeux. Ces innombrables maisons nouvelles, il faut bien le dire, ne ressemblent guère à celles que bâtissaient nos pères; elles sont bien certainement trop élevées et trop rapprochées; leurs cours n'ont pas assez d'ampleur, leurs escaliers sont trop étroits, les latrines y sont mal disposées. On ne saurait affirmer toutefois que leur disposition soit essentiellement insalubre, et, pour leur rendre justice, il suffit de les comparer à ce qu'elles sont encore dans les vieux quartiers.

On rencontre dans l'enceinte de la ville peu de places publiques, peu de grandes cours, infiniment peu de jardins; une maison de six étages s'élève partout où il y a assez de terrain pour asseoir ses fondements. Libre dans son action sur quelques points, à Perrache et aux Broteaux, par exemple, l'Administration, après avoir pourvu à la largeur des rues, a doté ces quartiers nouveaux de places assez spacieuses. Il faut rendre justice au Conseil municipal : son attention est fixée depuis longtemps sur la nécessité d'élargir la voie publique, de la déblayer et de rectifier le plan de la ville dans ses dispositions principales : ce qui est praticable, il le fait. Pour assainir et embellir Lyon, il importait bien moins d'élever des édifices et des quartiers nouveaux, que de démolir et de rebâtir la vieille cité. Pour enlever à nos rues leur vice originel, il faudrait les dédoubler et en raser la moitié, mais c'est ce que l'Administration ne saurait faire. Lorsqu'elle a eu la possibilité d'introduire par larges masses, quelque part, l'air et la lumière solaire, elle n'y a pas manqué. Qui ne se rappelle ce couloir étroit, malpropre et sombre qu'on nommait la Pêcherie? il s'est transformé en un quai large, bien aéré et de tout point magnifique. La rue du Bessard, la plus ignoble de nos rues, a éprouvé une semblable métamorphose; le vieux quartier de Saint-Georges, si laid, si mal percé, si peu digne d'appartenir à une grande ville, voit ses masures décrépites changées en maisons fort belles, grâce au quai Fulchiron. Ce grand carré Sainte-Elisabeth, à Perrache, qui rappelait le souvenir de la Cour des Miracles, à Paris, est rasé jusqu'au niveau du sol, et se couvrira bientôt de belles maisons. Lyon échange chaque jour l'un de ses haillons contre un vêtement sain, élégant et commode.

25

Un Conseil de salubrité n'a nullement à s'occuper de questions de pur embellissement; mais cette transformation de vieux quartiers en rues très bien bâties, importe autant à l'hygiène publique qu'à l'économie politique. Le chiffre moyen de la mortalité s'accroît ou diminue, selon que les habitations de l'homme sont construites ou disposées de telle ou telle manière; il est infiniment moindre pour le quai d'Orléans que dans l'ancienne rue de la Pêcherie; il décroîtra à Saint-Georges, lorsque ce vieux faubourg aura été entièrement rajeuni. Ce sont les rues malsaines, mal aérées, sombres et étroites qui fournissent le plus de malades au Dispensaire et surtout à l'Hôtel-Dieu. L'homme vit moins longtemps dans les mansardes de la Grand'Côte, dans les petites rues transversales de la ville basse, et dans le quartier Saint-Paul, que sur les quais Saint-Clair, de Retz et de la Charité, ou sur la place Bellecour. Ce serait méconnaître les premiers éléments de l'hygiène que de contester l'influence lente, mais positive, sur la durée de l'existence d'habitations malpropres, d'un air infect et de l'encombrement; d'ailleurs l'analyse des tables de mortalité et les observations de MM. les médecins des hôpitaux ne laissent aucun doute sur ce point. Ainsi donc, lorsque le Maire de Lyon et le Conseil municipal élargissent une rue étroite ou mal percée, ou régénèrent un vieux quartier, ils ajoutent matériellement à la durée de la vie des citoyens. D'autres améliorations, que nous avons passées en revue, tendent au même but; mais aucune n'a plus d'importance que l'assainissement de l'air atmosphérique au sein des grandes villes, et ne se manifeste par des résultats mieux constatés.

Le pavé qui est le plus généralement en usage à Lyon, n'a rien d'insalubre, mais il est fort incommode; il se compose, comme on sait, de cailloux ovoïdes placés verticalement et serrés les uns contre les autres; une couche de gravier garnit leurs interstices et lie leurs extrémités aiguës sans en dissimuler l'aspérité. On a essayé sur divers points, dans les rues Lafont et Louis-le-Grand, le système des pavés en pierres cubiques; sa supériorité n'est pas douteuse; il exige des réparations moins fréquentes, mais les frais de premier établissement sont infiniment plus considérables. On n'a pas fait encore d'essai du pavage en bois.

La plupart de nos rues n'ont pas une pente suffisante pour l'écoulement des eaux ménagères ou pluviales ; le niveau de quelques-unes est à peu de chose près celui du Rhône : c'est un inconvénient grave et auquel il n'est pas facile de porter remède.

On a pu changer cette disposition au cours du Midi ; on le pourra sur la place Louis XVIII ; mais, dans le quartier de la Basseville et sur quelques autres points, il est presque impossible de donner au sol le degré d'inclinaison qui serait nécessaire. Ce défaut de pente maintient sur le sol les eaux stagnantes et la boue ; il ne permettrait pas de laver convenablement les rues alors même qu'un système quelconque amènerait, en grande abondance, les eaux de source ou de rivière dans l'intérieur de la ville.

Nos rues, nous l'avons dit, manquent en général de déclivité, et ne sont point lavées par une eau courante ; aussi est-il fort difficile de les maintenir propres. Jamais le service du nettoiement et de l'enlèvement des boues n'a été fait avec autant d'activité et de soin qu'aujourd'hui ; il ne saurait, toutefois, faire disparaître des inconvénients inhérents à la localité. De quelque façon qu'il soit exécuté, le système le plus efficace de nettoiement de la voie publique, c'est encore une pluie d'orage en été, et en hiver, le vent du nord. Le Conseil de salubrité de Paris a proposé d'embarquer sur la Seine des boues de la capitale et de s'en servir pour aller féconder au loin des terres arides ; c'était, selon lui, le moyen le meilleur pour délivrer Paris d'une multitude de foyers d'infection disséminés à la surface du sol. C'est ce qui se pratique à Lyon ; le courant du Rhône rend d'utiles services à la voirie, qui s'en sert peut-être un peu trop. On lui confiait, autrefois, le transport au loin des cadavres des chiens et chevaux trouvés morts sur la voie publique ou abattus : aujourd'hui, l'industrie s'est emparée de ces matières, qu'elle convertit en produits utiles. Terminons ces réflexions sur le système de nettoiement de la ville, par quelques paroles adressées au balayage des rues pendant les temps secs ; son unique effet, c'est de soulever dans l'atmosphère d'épais tourbillons de poussière, : il ne saurait avoir un résultat de quelque utilité qu'autant qu'il serait précédé d'un arrosement indispensable.

Nous ne quitterons pas cependant la voie publique sans indiquer les modifications qu'elle a reçues, sous le rapport de la salubrité, des eaux de nos fleuves débordés en 1840. Les vents du sud avaient régné sans relâche du 27 octobre au 2 novembre, et maintenu des pluies continuelles et si abondantes, qu'il était tombé sur notre sol 32 centimètres et 4 millimètres d'eau pluviale, c'est-à-dire autant, en quelques jours, qu'en six mois pendant les autres années. Après une crue du Rhône, considérable et désastreuse, la Saône s'enfle à son tour ; elle s'est élevée, le 5 novembre, à 7 mètres 37 centimètres au-dessus de l'étiage, et coule jusqu'au Rhône au travers des rues des deux tiers de la ville. La place de Bellecour et la place de la Charité sont complètement inondées et on y circule en bateau ; toutes les parties déprimées de la ville sont submergées ; beaucoup de magasins, sur les quais, sont engorgés jusqu'à la voûte et restent sous l'eau pendant plus de quinze jours. Cette immense inondation a dû nécessairement agir sur le sol et les habitations ; son influence ne saurait être négligée ; elle a été salutaire à quelques égards et nuisible sous d'autres : c'est ce qu'il importe de déterminer. Le terrain des rues était profondément imprégné, depuis grand nombre d'années, d'eaux et de gaz infects ; il a été lavé à fond par l'infiltration de l'eau du Rhône et de la Saône, surtout, au travers du sol, dans la plus grande partie de la ville ; mais cet avantage a été compensé par l'extrême humidité d'un grand nombre de magasins et d'habitations au rez-de-chaussée. Elle a pénétré si profondément les murailles, qu'on peut encore en observer les effets aujourd'hui, six années après l'inondation de 1840 (1). Aucune épidémie grave n'a suivi cet épanchement des eaux de nos rivières ; il n'y a pas eu, ce que l'on redoutait, plus de malades à l'Hôtel-Dieu, et la mortalité n'a pas augmenté : quelques faits particuliers n'infirment pas cette obser-

---

(1) Dans une ordonnance de police fort sage, publiée à l'occasion de l'inondation, M. Terme, maire de Lyon, prescrivit aux habitants le soin de vider leurs caves des eaux que l'inondation y avait laissées, de n'user, pour boisson, que d'eaux prises dans le courant de nos fleuves et épurées, et de s'abstenir de celles des pompes et des puits, viciées par la filtration des eaux de rivière au travers des fosses d'aisance et de terrains imprégnés de matières insalubres.

vation. Cependant il y a eu évidemment une modification dans les conditions du sol, de l'air et des eaux potables, dont les effets, bien qu'ils n'aient pas été immédiats, ne doivent pas être négligés. Une épidémie est rarement improvisée; elle est le résultat d'influences insaisissables, variées, et qui, d'ordinaire, datent de très loin. Ces causes, pour la plupart inappréciables à nos sens et que l'habitude émousse bientôt, n'ont presque toujours qu'une action faible, sans effets bien apparents ; mais quoique inaperçues, elles ne produisent pas moins des altérations profondes dans la constitution atmosphérique. L'air est le réceptacle d'une infinité de principes subtils qui agissent d'une manière fâcheuse sur l'économie animale, bien qu'ils échappent presque toujours à nos moyens d'investigation. En matière d'hygiène publique, il n'y a point de fait indifférent.

§ 3. — Pour présenter un tableau exact des causes d'insalubrité qui sont particulières à notre ville, nous ne devons pas nous borner à l'étude des foyers matériels d'infection tels qu'ils existent parmi nous ; il y a encore quelque chose à dire sur les habitudes de la population lyonnaise. Elles ont, en effet, une grande influence sur la santé ; nous ne devons les considérer, du reste, qu'au point de vue de l'hygiène publique. Si nous pénétrons dans l'intérieur des ateliers, ce n'est point pour examiner dans quels rapports se trouvent l'ouvrier et l'industriel ; nous n'avons point à nous préoccuper de l'organisation du travail, et, ce que nous avons à faire, c'est de prendre les faits tels qu'ils sont, sans remonter jusqu'à leur cause.

On reproche avec quelque vérité à la population ouvrière un penchant à la malpropreté ; elle a, dit-on, horreur de l'eau. Beaucoup de maisons, surtout dans l'ancienne ville, sont fort mal tenues sous ce rapport ; ce qu'on nomme le *carré* est presque toujours couvert d'immondices. L'abord des latrines est repoussant ; on laisse aux enfants, qui fourmillent dans ces quartiers, la liberté de déposer leurs déjections où bon leur semble : il y a peut-être quelque exagération dans l'accusation, mais le fond est vrai et n'appartient pas exclusivement à la classe ouvrière. La population lyonnaise ne craint l'eau peut-être que parce qu'elle en a, maintenant, fort peu à sa disposition ; d'autres conditions, sous ce rapport, vont amener prochainement d'autres habitudes.

Affirmer que l'ouvrier, en général, est aujourd'hui beaucoup mieux logé, vêtu et nourri qu'il ne l'était il y a trente ans, ce n'est point contester la misère dans les classes laborieuses. Montrer les grandes et nombreuses améliorations que notre grande ville a reçues sous le rapport sanitaire, ce n'est point nier la situation défavorable, sous ce rapport, de certains quartiers arriérés. Toutes les causes d'insalubrité se rassemblent nécessairement dans la maison du pauvre. C'est précisément parce qu'ils sont pauvres, que nombre de travailleurs manquent de feu et de vêtements chauds en hiver, et de pain en toute saison ; c'est la misère qui les envoie à l'hôpital et qui abrége, pour eux, la durée moyenne de la vie. Le mode d'exploitation de la fabrique de soieries est tel, qu'à une période heureuse de travail succède tout-à-coup l'inactivité des métiers, qui condamne aux plus grandes privations une population essentiellement imprévoyante. Il n'y a rien d'absolu dans nos observations.

Le système de chauffage qui est suivi le plus généralement à Lyon, c'est la combustion de la houille dans les poêles de fonte ; il procure un très grand dégagement de chaleur et est, de tous, le plus économique. Quelques cas d'asphyxie, par les gaz dégagés de la houille enflammée, ont été signalés ; ils sont authentiques, mais ils sont tellement exceptionnels, et si peu de chose en regard de l'immense consommation qui se fait de la houille, qu'on ne saurait en tirer aucune conclusion défavorable à ce mode de chauffage, sous le rapport de la salubrité.

§ 4. — Les égoûts de Lyon ont laissé pendant longtemps beaucoup à désirer ; ils ont reçu quelques améliorations de détail récemment, et sont au moment d'une réorganisation générale. Après un mûr examen et de longues délibérations, précédées par les rapports de commissions nombreuses, le Conseil municipal, après avoir entendu les conclusions de M. Prunelle, a décidé que « les eaux nécessaires à la ville de Lyon, tant pour ses besoins économiques et industriels que pour le service de la voirie et des fontaines de décoration, seront tirées du Rhône, dans le point qui sera jugé le plus convenable pour ramener les eaux, dans les bassins de distribution, à la température de 13 à 15 degrés du thermomètre centigrade, et à une limpidité égale à celle qui se remarque dans les eaux de la pompe du Grand-Théâtre et du grand puits de l'Hôtel-Dieu. Les appareils nécessaires à la clarification, à l'élévation et à la distribution des eaux seront construits dans la prévision d'une fourniture journalière de 18 millions de litres, indépendamment de la quantité que les villes suburbaines jugeraient nécessaires à leur propre consommation. Les eaux seront portées, autant que possible, à des hauteurs suffisantes pour que les quartiers les plus élevés de la villes puissent être alimentés comme les quartiers de niveaux inférieurs, et toujours de façon, si faire se peut, à ce que la puissance de charge des eaux y soit conservée pour faciliter les secours d'incendie. Les eaux élevées du Rhône seront employées en distributions publiques et gratuites, et en distributions à domicile, concédées à titre onéreux. Les distributions publiques auront lieu au moyen de bornes-fontaines, qui seront espacées de 150 mètres au plus dans les rues populeuses, et par des fontaines de décoration, dont le nombre, le volume et les plans seront ultérieurement déterminés. Le débit des bornes-fontaines sera calculé de façon à suffire aux besoins des habitants et à ceux de la voirie, partout où les fontaines de décoration n'exécuteront pas ce dernier service. Les distributions à domicile formeront l'objet d'un règlement particulier, qui comprendra, en même temps que les tarifs suivant lesquels les concessions pourront être délivrées, toutes dispositions qui seront jugées les plus convenables pour ce mode de distribution. »

« Il sera pourvu au moyen d'*assécher* rapidement et complètement les rues, du moment même où des eaux nouvelles auront à y être introduites. Le placement des conduites d'eaux et la construction des égoûts devront, en conséquence, marcher de front et ne faire qu'une seule et même opération, dont les deux parties se porteront mutuellement secours. »

« M. le maire a été prié de vouloir bien faire procéder sans retard à toutes les opérations nécessaires pour obtenir le nivellement le plus exact des rues de la ville, afin d'arriver le plus tôt possible à l'étude d'un système complet d'égoûts, calculés de façon à pouvoir être construits successivement et de manière à recevoir immédiatement les eaux résultant de l'établissement des tuyaux de conduite des eaux. Il a été invité à faire examiner également la question des bains publics et gratuits, qui pourraient être entretenus avec les eaux de condensation des machines à vapeur et avec les eaux qui auraient figuré dans les fontaines de décoration. Enfin, M. le maire fera étudier, sur les bases posées dans la délibération présente, un projet complet pour la fourniture à exécuter par la ville des eaux du Rhône et pour la construction des égoûts. M. le maire est prié également de proposer les voies et moyens à employer pour pourvoir à cette grande et utile dépense. »

Tel est le texte de la délibération que vient de prendre le Conseil municipal pour la fourniture des eaux de la ville ; cette mesure, au point de vue de la salubrité, est une révolution. Elle entraînera l'exécution d'un système complet d'égoûts, dont le parcours est évalué à 70,000 mètres. Nous l'appelions depuis longtemps de tous nos vœux ; comme elle n'est pas encore réalisée, nous étudierons les égoûts de la ville tels qu'ils sont aujourd'hui.

Le sol de Lyon se compose d'une partie basse profondément déprimée et resserrée entre le Rhône et la Saône, et de collines escarpées placées à l'extrémité nord et sur l'un des côtés de ce bassin. Toutes les eaux pluviales et ménagères, soit du quartier de l'ouest, soit de la montagne Saint-Just, sont versées sur la rive droite de la Saône. Celles d'une partie du plateau de la Croix-Rousse et de la ville proprement dite, depuis la rue des Augustins et la place des Terreaux jusqu'à l'extrémité de la presqu'île Perrache, s'écoulent en très grande partie sur la rive droite du Rhône. Toute la partie centrale de la cité manque de pente ; quelques rues, profondément déprimées, sont au niveau du Rhône ou à peu près. Cette configuration topographique du sol explique comment nos égoûts, presque sans déclivité, remplissent si mal leur office.

Au reste, la construction de ces canaux, à Lyon, n'a pas été le résultat d'un plan général délibéré d'avance d'après la disposition des localités ; on a bâti des égoûts selon le besoin du moment, au jour le jour, et sur une très petite échelle. Comme Lyon n'avait pas d'eaux courantes pour les usages domestiques et pour le nettoiement des rues, ce n'était guère qu'à l'écoulement des eaux pluviales, pendant les temps d'orage, qu'il fallait pourvoir. Lorsque le service des eaux de la ville sera enfin institué, quand l'introduction, à Lyon, de sources abondantes versera de grandes masses d'eau sur la voie publique, il faudra bien aviser à un système complet d'égoûts ; c'est ce que vient d'ordonner le Conseil municipal. Provisoirement on rétablit, autant que faire se peut, les égoûts anciens ; si les projets qui existent à cet égard sont exécutés, d'utiles améliorations auront lieu dans le service de cette partie de la voie publique. Un vieux conduit a été découvert dans la rue Lanterne, on le rétablira ; un autre s'étendra de la rue du Commerce au Rhône ; un autre encore, partant du bas de la côte des Carmélites, atteindra la Saône en suivant la rue Saint-Marcel. En ce moment, plusieurs têtes d'égoûts sont construites par les ponts-et-chaussées sur la rive droite du Rhône, trois sur le quai de la Charité, et un autre en face du Collége ; ce sont des travaux de grande voirie qui ne dépasseront pas la largeur du quai, mais que la ville pourra prolonger.

Nos deux grands cours d'eau ne sont pas également propres à servir de voie d'écoulement aux égoûts : la Saône a très peu de pente et son volume d'eau est très variable ; le Rhône est dans de meilleures conditions. C'est sur sa rive droite que sont assis l'Hôtel-Dieu, l'hôpital de la Charité, l'Hôpital militaire, la prison de Perrache et l'Abattoir, grands établissements dont les égoûts méritent une attention spéciale. Ils ont si peu de déclivité qu'ils s'engorgent facilement ; au temps des basses eaux, les matières fétides qui les traversent ne peuvent arriver jusqu'au courant du fleuve, et stagnent sur la grève dont elles infectent l'atmosphère.

On n'apporte pas assez de soin, à Lyon, à la qualité des matériaux dont on se sert pour la confection des égoûts ; tous ne sont pas également propres à cet usage. Nos excellentes pierres calcaires leur conviennent médiocrement.

Le nettoiement des égoûts se fait par divers procédés et

réclame beaucoup de soin ; il est confié, à Lyon, à peu près exclusivement aux pluies d'orage, sur lesquelles on compte beaucoup trop. Si chacune de nos rues jouissait de la somme d'eau à laquelle elle a droit, on ferait passer à des époques rapprochées un courant d'eau dans ces canaux ; c'est ce qu'on ne saurait faire maintenant. Reste la ventilation ; mais nos égoûts n'ont pas de grilles ouvertes sur la voie publique ; ils n'ont pas, à leur paroi supérieure, ces ouvertures qu'on nomme regards : l'air n'y saurait donc circuler avec assez de liberté : la ventilation a d'autant plus d'efficacité dans un égoût, que l'air, mis en mouvement, a moins d'espace à parcourir. Les précautions à prendre, dans l'intérêt de la santé des ouvriers employés au nettoiement de ces conduits, varient selon les localités, et ne peuvent qu'être l'objet d'instructions particulières. Nous pouvons cependant indiquer comme d'excellents moyens généraux, la ventilation et l'usage, soit des eaux chlorurées, soit du noir animalisé. (1).

§ 5. — La vidange a été, pendant longtemps, une charge onéreuse pour la ville ; elle était exécutée aux frais des propriétaires des maisons, qui en faisaient jeter le produit dans le Rhône ou dans la Saône. En 1769, un sieur Laboré obtint, pour trente ans, le privilége d'enlever les immondices des rues et de vider les fosses d'aisance de la ville ; il était payé par les propriétaires. D'autres industriels lui succédèrent ; ils opéraient le curage en plein jour, à toutes les époques de l'année, et transportaient les matières dans des fosses larges et profondes auprès de la Ferrandière ; et les uns comme les autres n'avaient en vue que l'indemnité qui leur était allouée. Plus tard, seulement, on comprit le parti qu'on pouvait tirer, comme

---

(1) Quelques corrections de détail ont été faites récemment à plusieurs égoûts : ils s'ouvraient sur la voie publique par une large ouverture, placée sur un niveau très déprimé ; cette disposition vicieuse de tout point gênait la circulation dans les rues et avait causé plusieurs fois des accidents graves. Le sol a été exhaussé et l'ouverture de l'égoût dirigée transversalement, de façon à ne plus être aperçue en quelque sorte, bien qu'elle n'ait rien perdu de ses dimensions primitives. L'égoût de la rue Ecorchebœuf peut être cité comme exemple de cette amélioration.

engrais, des matières extraites des fosses; le service des vidanges fut mis en ferme dans l'année 1806, et figura dès lors au chapitre des recettes de la ville.

Le système des fosses mobiles est peu connu, à Lyon, autre part que dans les établissements publics; ses avantages ont été constatés par l'expérience. Applicable partout, il permet un enlèvement facile des matières fécales, sans odeur, sans malpropreté et sans chance d'asphyxie pour les ouvriers.

Nous ne terminerons pas cet exposé succinct des moyens qui sont employés, à Lyon, pour la disposition et le curage des fosses d'aisance, sans remercier M. Arnaud, adjoint au maire, et M. Dardel, architecte de la ville, au sujet de l'établissement d'urinoirs et de latrines sur les points les plus fréquentés de la voie publique. Leur nombre n'est pas assez grand, sans doute; il y a eu bien des tâtonnements pour arriver à l'excellent système de latrines publiques placées auprès du pont Lafayette; mais le but a été atteint, et le Conseil de salubrité, qui a sollicité plusieurs fois cette amélioration hygiénique, a eu la satisfaction de voir son avis agréé.

Depuis quelques années, le système de vidange à éprouvé, à Lyon, des améliorations très grandes ; une Commission permanente, présidée par M. Riboud, et dont l'un de nous fait partie, continue à s'en occuper avec sollicitude.

§ 6.—Lyon n'a eu, pendant longtemps, d'autre voirie que le courant de ses deux rivières : on abattait les chevaux sur les rives de l'une ou de l'autre, le cadavre était jeté à l'eau, et tout était dit. A la fin du siècle dernier, une sorte de voirie, fort mal tenue, fut tolérée au territoire de la Guillotière, à Béchevelin, en aval du pont, le long du Rhône, sur une plage -aride et à grande distance des habitations. La police n'exerçait aucune surveillance sur ce lieu infect. On y amenait les chevaux uniquement pour les abattre; l'animal mis à mort et dépouillé de ses sabots et de sa peau, était traîné dans le fleuve ou abandonné sur la grève, où il devenait la pâture de chiens qui accouraient de fort loin. C'était à cette voirie que l'Ecole vétérinaire, alors établie à la Guillotière, envoyait les débris de ses amphithéâtres; c'était là que des élèves studieux allaient recueillir des observations d'anatomie pathologique, ou ramasser des os parfaitement desséchés, pour leurs travaux d'anatomie. Les vapeurs infectes qui étaient dégagées en abondance par cet immense foyer de putréfaction se répandaient à une grande distance, et, balayées par les vents du midi qui soufflent si fréquemment à Lyon, pénétraient fort avant sur le quai de la Charité. Comme cette voirie n'était pas officielle, chacun déposait où bon lui semblait les corps morts des animaux qui lui avaient appartenu ; la plupart des cadavres des chevaux et des chiens étaient transportés dans l'une de nos deux rivières.

La voirie de Béchevelin disparut vers la fin du siècle dernier, et son sol fertilisé se couvrit de champs cultivés et d'habitations. Pendant quarante années, il n'y eut pas, à Lyon, d'autre voirie que le courant du Rhône, très précieux, il est vrai, mais insuffisant. Jetés en grand nombre dans le fleuve, les cadavres des chevaux et des chiens n'étaient pas toujours entraînés par les eaux ; beaucoup, surtout lorsque les eaux étaient basses, restaient à sec sur la grève, s'accrochaient aux piles des ponts, ou se putréfiaient sur les bancs de sable parallèles au quai de la Charité ou de la Nouvelle-Douane. On en voyait quelquefois au centre de la ville, sur les rochers de la Saône, auprès du pont du Change et dans les lieux les plus fréquentés, qui demeuraient six mois exposés à l'air avant d'être entièrement décomposés. Les nombreux petits batelets qui couvrent nos rivières se heurtaient à ces objets de dégoût et d'horreur ; on ne pouvait s'aventurer sur les rives si pittoresques de nos deux fleuves sans s'exposer à un spectacle hideux, et la plus agréable de nos promenades s'était changée en un charnier infect. Ce que nous racontons est l'histoire d'hier.

Dès la première année de sa création, le Conseil de salubrité sollicita l'établissement d'une voirie, et, chargé spécialement de cette demande, l'un de nous adressa plusieurs rapports, à diverses époques, aux préfets qui ont administré le département. M. de Tournon n'eut pas le temps d'étudier cette affaire ; elle occupa M. de Brosses, qui échangea sur cet objet plusieurs communications avec le Conseil. Deux obstacles, qu'on ne pouvait lever facilement, paralysaient tous les projets ; aucun industriel ne connaissait tout le parti qu'on peut tirer des débris des chevaux morts; et comme rien ne sollicitait suffisamment l'intérêt privé, la voirie devenait une charge pour le budget municipal. Mais comment consentir à cette dépense assez considérable, lorsque le courant du Rhône était là, toujours prêt à remplir, sans aucun frais, son important office?

Le nombre des chevaux morts accidentellement ou abattus qui proviennent de Lyon et de ses faubourgs, s'élève aujourd'hui à quinze cents; c'était une matière abondante à exploiter. Depuis quatre années, deux ateliers d'écarrissage ont été élevés par l'industrie de quelques particuliers, pour le service de la ville; ils sont bien loin encore de ce qu'ils devraient être, mais le Conseil de salubrité est parvenu à en faire des établissements réguliers : nous dirons bientôt quelles conditions leur ont été imposées.

Une première difficulté se présentait : où placer les chantiers d'écarrissage aux abords d'une grande ville, dont le sol était si précieux presque sur tous les points? on a cherché longtemps. L'établissement devait être nécessairement placé auprès d'un grand cours d'eau; on ne pouvait songer aux deux rives de la Saône et à la rive droite du Rhône; en procédant par voie d'exclusion, on arrivait à la rive gauche de ce fleuve. Les terrains du Grand-Camp, non loin des Broteaux, et ceux des environs de la ferme appelée de la Tête-d'Or, présentaient des conditions heureuses : mais le chantier d'écarrissage eût été beaucoup trop rapproché d'un quartier très habité, et il eût jeté ses débris et ses eaux fétides dans le fleuve au-dessus de son entrée dans la ville, ce qui eût été un inconvénient.

Il faut de l'eau, beaucoup d'eau à un chantier d'écarrissage; il en a besoin pour le lavage très fréquent de la voirie et des rigoles, ainsi que pour les opérations auxquelles les matières organiques doivent être soumises. Le courant si rapide du Rhône présente un autre avantage, celui d'être la voie naturelle d'écoulement des eaux qui ont servi dans l'atelier. Ainsi donc, le voisinage du fleuve était la condition première; une autre, le voisinage de la ville, n'était pas moins indispensable, afin qu'il fût possible de conduire promptement au chantier d'écarrissage les chevaux trouvés morts sur la voie publique. Les terrains de la Guillotière, sur la rive gauche du Rhône, entre le bois de la

Mouche et la Vitriolerie, présentaient ces deux conditions, non dans toutes leurs parties, mais sur quelques points ; un industriel, le sieur Laracine, s'y plaça. Il était en possession de toutes les fournitures d'animaux vivants que réclamait le service de l'Ecole vétérinaire, et avait son atelier placé à l'extrémité de la rue Louis-le-Grand, à la Guillotière ; il le transporta plus au loin, mais point encore assez. L'emplacement qu'occupait son chantier, d'abord isolé de toute habitation, fut cerné bientôt par des maisons nombreuses. Ce quartier prit une très grande valeur ; il se couvrit de champs fertiles, et vit s'élever le fort de la Vitriolerie. Aux réclamations des propriétaires et du maire de la commune, se joignirent celles du génie, qui stipulait pour les intérêts de la garnison future. Peu familier avec les procédés d'écarrissage, Laracine fils, qui avait succédé à son père, faisait usage de procédés désinfectants fort insuffisants. Appelé, en 1840, à juger s'il y avait lieu à lui accorder une autorisation définitive, le Conseil de salubrité la refusa ; dix-huit mois furent accordés à Laracine pour transporter ailleurs son chantier. L'année suivante, Laracine s'établit à la Guillotière, au lieu dit des Rivières, près de l'ancien Colombier et un peu en aval du pont de la Guillotière. Sans être exempt de tout reproche, cet emplacement parut convenable : en effet, d'une part, il était voisin du Rhône, et, d'autre part, situé à une grande distance, soit du fort de la Vitriolerie, soit des habitations. Quelques oppositions de propriétaires de prairies d'une importance fort médiocre, ne pouvaient faire rejeter un établissement de première nécessité, et qu'il faut bien accueillir dans un lieu quelconque. C'est dans le même lieu, l'île des Rivières, à la Guillotière, que les sieurs Vulpillat et Bonnebouche avaient placé leurs chantiers d'écarrissage. La situation topographique du lieu réunissait plusieurs conditions avantageuses : à l'est, au midi et au nord, des massifs d'arbres et des prairies ; à l'ouest, le courant du Rhône, qui sépare les chantiers d'écarrissage de la Mulatière. Sous le rapport de la direction des vents, on ne pourrait choisir un emplacement plus convenable ; celui qui souffle le plus fréquemment à Lyon, le vent du midi, ne saurait se charger d'émanations délétères en passant sur le chantier d'écarrissage, que défendent de ce côté des massifs d'arbres. D'ailleurs, la ville est protégée par la configuration du terrain, qui s'incline à l'est ; même observation pour le vent du nord ; quant au rare vent d'est, avant d'atteindre la Mulatière et la chaussée Perrache, il doit traverser le lit du Rhône, dont le courant rapide est une garantie. Au reste, une précaution meilleure, c'était de soumettre les deux établissements à des conditions telles, qu'il n'y eut pas de dégagement d'émanations insalubres. Pour apprécier la valeur des oppositions, il fallait préalablement déterminer en quoi consistait l'écarrissage et quelles ressources il présentait à l'industrie.

Les chevaux amenés vivants dans les chantiers de l'île des Rivières, à la Guillotière, sont abattus par un même procédé. On attache l'animal à un pieu, et un couteau, plongé dans le poitrail, ouvre les gros vaisseaux artériels et veineux. Nous avons décrit autre part les procédés qui sont mis en usage dans les chantiers d'écarrissage.

Le Conseil de salubrité a autorisé, en les soumettant à des conditions rigoureuses, deux de ces établissements, placés l'un et l'autre à la Guillotière, dans l'île des Rivières, assez bien conduits et qui, malgré leurs petites proportions, suffisent à l'exploitation de quinze cents chevaux morts. Il ne faut demander ni à l'un ni à l'autre le caractère grandiose de la voirie de Montfaucon ; les hommes qui les dirigent ne croient pas avoir intérêt à exploiter, pour les arts industriels, quelques débris organiques assez recherchés à Paris. On n'en doit pas moins s'applaudir beaucoup, comme d'un progrès, de la création de ces établissements. On ne voit plus sur la grève de nos rivières les cadavres de chevaux en putréfaction, mais on y rencontre encore, en assez grande quantité, ceux des chiens sans maître que la police fait abattre au temps des fortes chaleurs ; beaucoup, aujourd'hui encore, sont en pleine décomposition sur la rive gauche de la Saône, entre les ponts d'Ainay et de la Mulatière. Si on ne peut faire transporter ces chiens aux chantiers d'écarrissage, qui n'en ont pas l'emploi, il faudrait du moins les faire jeter dans les eaux plus rapides et plus profondes du Rhône, qui les conduiraient à une plus grande distance de la ville.

§ 7. — Il existe, dans les grandes villes manufacturières, des foyers de maladies dont la surveillance importe d'une manière toute spéciale à la cause des mœurs et à la santé publique : ce sont les maisons de prostitution. Tout agent physique de nature à compromettre profondément les conditions de la vie, appartient de droit aux attributions du Conseil de salubrité; une fabrique de première classe, quelle que soit la nature de ses procédés et de ses produits, n'exerce pas, à beaucoup près, d'aussi grands ravages que le virus syphilitique, domicilié légalement et patenté. Poursuivre jusqu'à extinction ce fléau des populations ouvrières, c'est donc, pour une institution comme la nôtre, un devoir non moins impérieux que la répression des empiètements de l'industrie sur la propriété ou sur la santé publique. C'est au Conseil de salubrité qu'il appartient, en principe, de régulariser la surveillance des maisons de prostitution, et d'apprécier les résultats des méthodes de traitement de la maladie syphilitique. C'est avec lui, comme centre d'action, que doivent correspondre les médecins dont le service consiste à constater l'existence, chez une fille publique, de la maladie vénérienne, et à diriger les malades sur l'hospice spécial. Cette exploration attentive et continuelle des lieux de prostitution a pour objet des résultats d'une grande importance : en l'exerçant, la police se propose la réduction du nombre des filles et leur éloignement de la voie publique. L'intervention bien ordonnée de l'art médical, dans ces visites, a pour conséquence nécessaire la diminution de la proportion des filles malades aux filles saines, et une grande réduction dans le nombre des chances d'infection syphilitique. S'il existe enfin quelque possibilité d'extirper de notre ordre social la maladie vénérienne, ce ne peut être qu'au moyen d'une croisade permanente de toutes les institutions sanitaires contre ce virus contagieux. Ces considérations ont déterminé le Conseil de salubrité du département du Rhône à inscrire les maisons de prostitution sur la liste des foyers d'infection dont la haute surveillance lui était confiée.

Lyon est une ville manufacturière et se trouve, sous le rapport des mœurs, dans les mêmes conditions que les grandes agglomérations analogues de population : rien de plus, rien de moins. Toutes les capitales se ressemblent ; les nuances peuvent différer, mais la couleur est la même; ce qu'on voit à Lyon, sous le rapport de la prostitution et du virus syphilitique, c'est ce qui existe à Berlin, à Milan, à Naples, à Berne, à Liverpool, à Manchester et à Londres. Il y a moins de moralité dans les pays industriels que dans les pays agricoles : dans tous les lieux où se trouvent réunis de grandes masses d'ouvriers des deux sexes, soumis nécessairement aux conséquences des fluctuations du commerce, la misère et, non moins souvent, le bien-être provoquent et facilitent la débauche. J.-J. Rousseau a porté contre la moralité du peuple de Lyon une imputation formulée en accusation générale, bien qu'il ne fût question que d'un fait particulier dont l'éloquent philosophe eût pu se dispenser de parler. Echappée à l'humeur misanthropique de Rousseau, cette calomnie a été reproduite sous diverses formes : on a dit qu'il n'y avait nulle part plus de mauvaises mœurs parmi les ouvriers, et on a fait aux conséquences de la débauche une part si large, que, selon certains observateurs, la maladie vénérienne a modifié profondément chez nous l'organisme physique du peuple. Des faits isolés ont servi de base à ces allégations absolues. Dans un écrit fort recommandable, M. le docteur Potton a porté à un chiffre d'une exagération évidente le nombre des prostituées à Lyon. D'après des calculs dont les éléments n'ont aucune certitude, on a flétri de la même qualification, et les malheureuses qui retirent un salaire de la pratique de la débauche, et les jeunes filles que l'inexpérience de leur âge ou la séduction ont conduites à quelque faute. Nous ne contestons pas le grand nombre des maladies vénériennes et des maisons de prostitution dans une ville industrielle dont la population dépasse deux cent mille âmes; mais nous n'admettons nullement qu'il y ait, chez nos ouvriers, plus de dépravation que ne le comporte leur nombre et les circonstances dans lesquelles ils sont placés. Nous avons réhabilité autre part leur constitution physique des allégations dont elle a été fréquemment l'objet; ce qu'on en a dit a pu être vrai autrefois, mais aujourd'hui, de meilleures conditions hygiéniques l'ont beaucoup modifiée en bien.

Les causes qui peuplent, à Lyon, les maisons de prostitution sont celles qui existent ailleurs, la misère, les mauvais conseils et surtout le mauvais exemple, l'insuffisance de salaire, les suggestions du vice, et, par-dessus toute chose, l'absence d'une bonne éducation première. Dix-huit cents enfants trouvés, terme moyen, étaient déposés, chaque année, dans l'hospice de la Charité; beaucoup venaient, il est vrai, de la Savoie, de la Suisse et des départements voisins. Malgré l'existence du tour et l'extrême activité de son service, il y a des infanticides et surtout un nombre très considérable d'avortements. La débauche produit des enfants trouvés, et les enfants trouvés, à leur tour, recrutent les maisons de débauche, à un degré bien moindre cependant qu'on ne l'a prétendu. Grand nombre de jeunes filles habitent, sous le nom de compagnonnes, les ateliers de fabrication d'étoffes de soie, et y vivent mêlées aux ouvriers de l'autre sexe. D'autres, sous le nom de dévideuses, d'ourdisseuses, de frangeuses, n'obtiennent qu'un petit salaire d'un fort long travail. Beaucoup de filles des campagnes voisines, de la Savoie et de la Suisse, viennent prendre place au foyer lyonnais avec la qualité de domestiques; et les unes et les autres sont bientôt attaquées par la corruption inhérente à la grande ville, mais bon nombre résistent. Il serait facile de démontrer que la cause des bonnes mœurs est en progrès dans notre cité; nous ne citerons pas, à l'appui de cette opinion, l'extension si remarquable des idées religieuses, le grand nombre de nos institutions bienfaisantes et pieuses, et l'amélioration très grande et incontestable que présente l'intelligence de notre population ouvrière; nous ne produirons que des arguments de la compétence d'un Conseil de salubrité, le mouvement du chiffre des vénériens dans l'hospice de l'Antiquaille, et le relevé officiel du nombre des prostituées et des maisons de prostitution à Lyon. Quoiqu'ils ne disent pas tout, ces documents valent beaucoup mieux que des conjectures.

Lyon compte deux cent mille habitants (la plupart ouvriers). Le nombre des filles qui sont enregistrées à la mairie ne dépasse pas trois cents; très peu sont nées dans le département; on évalue de soixante-dix à soixante-quinze celui des maisons de tolérance, mais vingt au moins n'ont qu'un rang très secondaire. Il y a vingt maisons clandestines, et on évalue à trois cents environ, ce qui est beaucoup, le nombre des filles en chambre. Mais ce n'est point tout : il y a de cent cinquante à deux cents filles publiques disséminées dans les quatre grands faubourgs , la Croix-Rousse, la Guillotière , les Broteaux et Vaise. Il faut tenir compte encore d'un certain nombre de lieux suspects qui, sous les noms de cafés ou de cabarets, sont des maisons de prostitution. En additionnant tous ces nombres, on n'aura qu'un total inférieur, proportion gardée avec le chiffre de la population , à ce qui existe , soit à Paris, soit à Londres. La prostitution n'a pas , chez nous, ce luxe de nuances et de procédés qu'on lui voit autre part ; elle n'aurait pas fourni à Parent-Duchâtelet la riche matière qu'il a trouvée dans l'enceinte de la capitale. On ne la tolère point à Lyon , chez des filles âgées de moins de vingt-un ans , légalement du moins , car un cinquième, au moins, des filles publiques sont mineures.

Composée , il y a dix ans seulement, de quatre à cinq mille hommes, la garnison s'est élevée au nombre permanent de dix à douze mille hommes, terme moyen. Partout où s'établit une caserne ou un fort détaché viennent se placer des lieux de prostitution ; cependant l'augmentation si considérable de nos forces militaires ne paraît pas avoir été suivie d'un accroissement proportionnel du chiffre des filles publiques ; il est à peu près ce qu'il était auparavant. Au reste, la garnison se mêle fort peu aux habitants de Lyon ; c'est une population flottante, soumise à un régime exceptionnel, et qui ne fait que numériquement partie de la population générale.

Le service de salubrité des filles publiques est fait par neuf médecins préposés à l'inspection d'un nombre égal d'arrondissements; deux visites ont lieu , chaque mois, dans les maisons de tolérance, et un médecin est de service chaque jour à l'Hôtel-de-Ville, de neuf à dix heures du matin, pour examiner les filles suspectes ; les filles déclarées malades sont transférées à l'hospice de l'Antiquaille, qui les admet d'après un ordre de la police municipale. Il n'y a pas de réunion périodique des médecins chargés des visites ; ils ne reçoivent aucune direction et ne transmettent à aucun pouvoir compétent le résultat de leurs observations ; ce sont des explorations individuelles que ne généralise aucune pensée scientifique. Beaucoup de filles parviennent à s'y soustraire ; un quinzième, au moins , échappe à tout contrôle, et, dans ce nombre , beaucoup de filles sont infectées.

Comme à Paris, la catégorie des filles non soumises à la visite est la plus suspecte, et c'est elle qui fournit le plus d'aliments à la maladie syphilitique. On ne saurait apporter trop de ténacité et de soin à réduire leur nombre ; l'isolement dans lequel elles vivent, et la facilité avec laquelle elles savent se soustraire à toutes les recherches, les rendent particulièrement dangereuses.

Deux visites par mois, ce n'est point, à beaucoup près, assez dans l'intérêt de la santé publique. Une fille est infectée depuis deux ou trois jours, mais le mal n'a point fait explosion encore, et elle est déclarée saine après la visite : le lendemain la contagion se déclare, et, pendant quatorze jours, la prostituée communique une maladie vénérienne à nombre d'individus qui la portent ailleurs. A Paris, toutes les filles en maison sont examinées au moins une fois par semaine. Il faudrait que les visites eussent lieu, à Lyon, tous les cinq jours, à des jours indéterminés, après le lever du soleil, et au moyen de tous les procédés d'investigation. Peu d'explorations sont plus délicates et présentent, parfois, plus de difficultés.

Un de leurs résultats principaux, c'est la détermination de la proportion du nombre des filles infectées au nombre des filles présumées saines ; plus il y aura de visites, mieux ces visites seront faites, et moins la propagation des maladies vénériennes aura de chances. Tel est le but principal de l'institution du dispensaire de salubrité ; elle a pour objet spécial la réduction progressive du nombre des foyers d'infection syphylitique. A Paris, en 1818, à l'époque des premiers essais du système des visites, la proportion des filles malades aux saines était de une sur neuf ; elle n'était plus que de une sur trente-six ; elle a été, en 1819, de une sur quarante-trois ; en 1820, de une sur quarante-neuf ; en 1821, de une sur cinquante-une ; en 1822, de une sur cinquante-quatre ; et le progrès a continué.

C'est un semblable résultat qu'il faut atteindre à Lyon ; tous les efforts, toute la sollicitude des membres du dispensaire de salubrité doivent tendre à la diminution progressive du nombre des filles qui sont malades de la syphilis. La certitude du succès est un puissant motif pour persévérer dans cette voie. On a vu, à certaines époques, la proportion des filles infectées tellement considérable, que les maladies vénériennes se multipliaient d'une manière extraordinaire parmi les soldats de la garnison. Étonné de leur propagation si rapide, le lieutenant-général commandant la division s'est plaint à l'administration municipale de l'insuffisance du dispensaire de salubrité. Le service des soldats de la garnison malades du virus vénérien est fait avec beaucoup de soin et d'intelligence ; c'est par lui que se révèle, avec le plus de précision, l'état sanitaire des maisons de prostitution de la ville. En combinant les renseignements que donneraient très volontiers MM. les chirurgiens militaires, avec le relevé des visites et le mouvement de l'hospice de l'Antiquaille, le dispensaire de salubrité établirait d'une manière positive la proportion des filles malades aux filles présumées saines, et sa décroissance progressive.

L'hospice de l'Antiquaille reçoit les filles, les ouvriers et ouvrières qui ont des maladies vénériennes. On peut évaluer à 125 la moyenne des filles publiques qui y sont, chaque année, en traitement. 500 femmes vénériennes ont été admises en 1841 à l'hospice de l'Antiquaille ; bon nombre y viennent plusieurs fois dans la même année. Ce chiffre, qui a peu varié, démontre toute l'insuffisance des visites. On voit combien est considérable, à Lyon, la proportion des filles malades aux filles saines : les 300 prostituées enregistrées ne devraient donner que 5 à 6 filles infectées, une sur 50 ou 60. Un tel rapport proportionnel n'est pas possible chez les ouvrières et dans les maisons clandestines, où les visites et toute surveillance sont impossibles.

L'hospice de l'Antiquaille est fort au-dessous des besoins de Lyon ; ses 152 lits de femmes suffisent d'autant moins, qu'une partie est affectée au traitement de diverses maladies de la peau. Les grands changements qui se préparent et dont nous parlerons bientôt, vont donner à cet hospice l'espace nécessaire pour de nombreuses admissions des malades des deux sexes, atteints de la syphilis et des maladies cutanées.

Mais une sorte de flétrissure est attachée par l'opinion au séjour des malades dans cet établissement, et beaucoup de jeunes ouvrières reculent devant les formalités qui leur sont imposées. Pour obtenir d'y être admises, elles sont obligées d'aller faire l'aveu de leur honte à un commissaire de police et de le renouveler dans les bureaux de la police municipale. Cette nécessité cruelle contraint beaucoup de filles et d'ouvriers de s'adresser à des charlatans, qui ajoutent la grave complication de leur ignorance au virus syphilitique. L'institution d'un dispensaire secret était une bonne pensée ; elle devait réussir. Une autre considération la motivait : un artisan est privé de tout salaire pendant la durée de son séjour dans l'hospice ; cependant son mal a rarement assez d'intensité pour lui ôter la possibilité de se livrer à son travail. Grâces au dispensaire spécial pour les affections syphilitiques, fondé en 1842 par la charité publique et par M. le docteur Munaret, l'ouvrier, aujourd'hui, est traité par des médecins capables et ne quitte pas son atelier. Quand cette institution philanthropique aura reçu toute l'extension qu'elle comporte, l'hospice n'admettra plus dans ses salles que les filles enregistrées et les maladies vénériennes extrêmement graves.

Il y a peu de grandes villes où les établissements de bienfaisance soient aussi variés et aussi nombreux qu'à Lyon ; leur forme se multiplie autant que les besoins, et auprès de chaque misère vient s'organiser le secours qui doit la soulager. En général, les filles qui se livrent à la débauche sont perdues à jamais ; quelques-unes cependant reviennent à des sentiments meilleurs et au goût du travail et à la religion. C'est pour ces malheureuses que s'ouvrent le monastère du Bon-Pasteur et le Refuge Saint-Michel, pieux asiles qui s'appellent, à bon droit, maisons de la Providence. Il n'y a pas, dans le malheur et dans le vice, de position si désespérée, où la religion ne puisse tendre une main secourable à la bonne volonté et au repentir.

Le service de salubrité des lieux de prostitution et de la maladie vénérienne présente, à Lyon, de grandes imperfections. C'est, d'abord, un abus immense, sous ce rapport, que l'indépendance des quatre grands faubourgs de toute action de la police municipale. Pour s'affranchir de toute gêne et de tout contrôle, une fille publique n'a qu'un pont à traverser ; on ne lui peut rien dès qu'elle a transporté sa nomade habitation aux Broteaux, à Vaise, à la Croix-Rousse ou à la Guillotière. Un tel état de choses, qui subsistera tant que ces communes ne seront pas réunies à la ville dont elles sont les faubourgs, ne permet ni unité ni efficacité dans les mesures de surveillance. Si la direction de ce service sanitaire appartenait au Conseil de salubrité, nos enquêtes poursuivraient sur tous les points les agents de transmission de l'infection syphilitique, car notre action s'exerce sur toutes les communes du département du Rhône. Il n'entre, en aucune façon, dans notre pensée de rechercher un pouvoir quelconque sur les membres du dispensaire de salubrité, mais nous sommes d'avis que la santé des citoyens aurait beaucoup à gagner à l'établissement d'un lien entre les membres de cette institution et notre Conseil de salubrité. C'est à nous que les membres des deux dispensaires pour les maladies syphilitiques adresseraient leurs rapports annuels ; nous serions leur agent de communication avec l'Autorité, et notre rôle se bornerait à donner de l'ensemble, de la force et un caractère scientifique à leur service. Poser la question en des termes aussi précis, c'est la résoudre.

§ 8. CHARLATANISME. — Entre la surveillance des maisons de prostitution et celle des charlatans, la corrélation est directe, avec cette différence, toutefois que de ces deux foyers d'infection, le second est, peut-être, plus spécialement nuisible.

La police des charlatans et des remèdes secrets appartient aux Conseils de salubrité, et non au jury médical. Il en est ainsi à Paris. Cette attribution est fondée sur la permanence de l'une de ces deux institutions, tandis que l'autre n'est en fonctions que quelques jours chaque année. Il n'est pas de rapports du Conseil de salubrité de la Seine au préfet de police, qui ne contienne de sages avis sur les moyens de répression du charlatanisme : ce n'est pas l'occasion d'en donner qui a manqué, jusqu'ici, au Conseil de salubrité du département du Rhône.

Toutes les villes manufacturières sont exploitées avec prédilection par les charlatans ; ils s'abattent, comme une bande d'oiseaux de proie, sur les grandes agglomérations de travailleurs, dont la crédulité, le peu de lumières et surtout la gêne habituelle, sont autant de chances favorables. Ces guérisseurs ont toujours eu, à Lyon, le champ parfaitement libre ; aussi l'em-

pirisme n'a-t-il nulle part plus de succès. Très peu des hommes
du peuple qui ont une maladie vénérienne consultent un médecin ; presque tous sont traités par un charlatan affiché. C'est
a lui encore qu'ils s'adressent d'ordinaire, lorsque leurs enfants
ont besoin des secours de la médecine. Il est reçu, jusques dans
les classes moyennes, que les luxations et autres lésions articulaires ne sont pas connues des chirurgiens et médecins, même
les plus renommés ; c'est au rhabilleur du quartier, c'est-à-dire
a un misérable empirique, que les malades sont envoyés. Nos
rues, nos places, tous nos édifices publics, et jusqu'aux portes de nos habitations particulières sont souillés d'affiches immorales par lesquelles d'impudents charlatans promettent, pour
une somme modique, la guérison des maladies secrètes ou autres,
anciennes ou récentes. D'effrontés prospectus vont tenter l'ouvrier
jusque dans son atelier, et la quatrième page de nos journaux
est alimentée par leurs annonces. Tel guérisseur prend le titre
de breveté du Roi, tel autre se dit docteur de toutes les Facultés
du royaume. Plusieurs pharmaciens déshonorent leur profession
par la bassesse de leur charlatanisme : celui-là vante un sirop
dépuratif végétal, cet autre un élixir infaillible contre les maux
les plus invétérés. Tandis que cent jeunes médecins, pleins de
modestie et de savoir, demandent en vain à leur diplôme les
moyens d'une existence honorable, plus occupé que vingt docteurs réunis, un individu, dont nous ne devons pas indiquer
la profession, doit à l'horreur même qu'elle inspire la foule qui
se presse dans ses antichambres. Ce faible pour le charlatanisme n'est point le tort des ouvriers eux seuls ; on le rencontre
sous d'autres formes dans notre aristocratie, encore plus peuple, en matière de santé, que les classes inférieures. Dirons-
nous les somnambules et les magnétiseurs dont, comme le Conseil de salubrité de la Seine, nous pourrions raconter les
coupables pratiques ? Parlerons-nous d'autres charlatans, non
moins éhontés et non moins flétrissables, plus condamnables
parce que quelques-uns d'entre eux ont reçu quelque instruction médicale, plus dangereux, soit parce qu'ils osent davantage, soit parce que l'engouement de quelques hommes du
monde, parfaitement incompétents, leur vient en aide, et qu'à
ces traits adoucis, nos lecteurs reconnaîtront sans qu'il ait

été besoin de les nommer? Quelle étendue n'eussions-nous pas dû donner à ce chapitre, si nous avions voulu en faire l'histoire du charlatanisme à Lyon; elle est, au reste, encore moins l'opprobre de la médecine que la satire du public.

Tous ces médicastres sont en dehors de la science, qui ne les connait point et dont ils ne parlent pas la langue. Ce qu'ils veulent, c'est de l'or. Il y aurait peu d'inconvénient au métier qu'ils font, s'ils n'exploitaient que la bourse de l'ouvrier; mais ils ruinent aussi sa santé. Telle affiche qui proclame pour quinze francs la guérison de la maladie vénérienne la plus invétérée, cause plus de ravages parmi la population lyonnaise que ne sauraient le faire vingt des maisons de prostitution le plus mal tenues. Un homme a été mordu par un chien enragé : confiant dans des promesses insensées, il néglige un moyen préservatif dont l'efficacité était assurée, et meurt hydrophobe. Les hôpitaux sont encombrés de maladies mortelles ou d'incurables infirmités que les charlatans ont causées; en présence de pareils faits, trouvera-t-on trop de chaleur dans nos paroles? Devons-nous borner notre sollicitude à poursuivre un four à chaux ou une fonderie de suif, lorsque nous pouvons dénoncer des foyers d'infection morale, dont les effets matériels sont si funestes à la santé de nos concitoyens?

Quoique nos attributions ne nous permettent pas de garder le silence sur le charlatanisme à Lyon, nous l'eussions cependant abandonné à son métier, si l'Administration ne possédait des moyens de répression praticables et parfaitement suffisants. Ils sont au nombre de quatre, tous permis ou prescrits par la législation : 1° interdire la vente et les dépôts des remèdes secrets, et confier au Conseil de salubrité l'examen de ces prétendus médicaments, conformément à la loi du 11 août 1803 (21 germinal an XI); 2° interdire, comme immorales, les affiches et annonces de remèdes secrets : l'article 36 de la loi du 21 germinal an XI prohibe toute annonce imprimée de remèdes secrets non autorisés; 3° appliquer la pénalité si modérée, et trop modérée, que la loi a prescrite : l'une des causes principales de la puissance désastreuse du charlatanisme à Lyon, c'est l'indulgence de la magistrature, qui punit rarement et ne condamne qu'à des peines dérisoires; 4° donner une grande publicité aux jugements qui flétriront les charlatans et les pharmaciens convaincus de charlatanisme. Combinés et mis en pratique avec persévérance, ces moyens réussiront, non pas à extirper complètement le charlatanisme, lèpre inévitable dans les grandes villes, du moins à en affaiblir beaucoup les fatales conséquences. Défenseur officiel de la santé publique, le Conseil de salubrité n'a point manqué à sa tâche; il a mis au ban de l'opinion les prétendus guérisseurs de toutes les nuances qui spéculent sur la crédulité des classes riches et sur la misère des classes inférieures. Nous ne savons si l'administration municipale et si l'autorité judiciaire écouteront notre voix, mais nous avons fait notre devoir, et nous laissons aux lumières et à la conscience des fonctionnaires de tous les ordres l'accomplissement du leur.

§ 9. MALADIES RÉGNANTES. — L'étude des maladies régnantes à Lyon appartient moins au Conseil de salubrité qu'à d'autres institutions spécialement médicales; nous avons peu à nous en occuper. Cependant nous ne pouvons pas refuser quelque attention aux modifications de la santé publique, qui sont l'expression des agents insalubres dont nous avons reconnu l'existence.

Il y a peu d'épidémies dans les communes du département; depuis vingt-deux ans que le Conseil de salubrité existe, nous n'avons pas eu à nous occuper de ces fléaux des populations. Le médecin qui est chargé de ce service, et qui fait partie du Conseil, s'est déplacé cependant une fois, à l'occasion de fièvres graves qui avaient éclaté aux environs de Duerne, mais dans des proportions très restreintes; c'est un fait particulier. Quelques autres du même genre ont été communiqués au Conseil, et entre autres le cas d'une maladie meurtrière qui s'était montrée au château de la Buire. On ne peut guère donner le nom d'épidémie à ces accidents.

Il n'en aurait pas été ainsi en 1832, si le choléra, qui avait éclaté sur plusieurs points des environs de Lyon, eût pénétré dans l'intérieur de la ville. Cette épidémie si meurtrière était à nos portes, et son invasion paraissait imminente parmi une population immense, profondément effrayée, et qui ne s'est jamais recommandée par de grandes habitudes de propreté. Consulté par l'Administration, et insuffisant pour la grandeur des besoins prévus, le Conseil de salubrité se fondit dans l'institution sanitaire que les circonstances créèrent ; chacun de ses membres y trouva place. Nous n'avons point à raconter les mesures de précaution qui furent prises à cette époque ; faisons remarquer cependant que la crainte d'un mal probable amena diverses améliorations dont les bons effets ont subsisté. Grand nombre de petits foyers d'infection furent éteints ; on blanchit à la chaux la plupart des maisons ; des avis qui prescrivaient la propreté et la tempérance pénétrèrent dans tous les ateliers. Le Conseil de salubrité ne borna point sa sollicitude au département : un de ses membres fit partie de la commission chargée , par le conseil municipal , du périlleux honneur d'aller étudier le choléra à Paris, qu'il décimait ; un autre conduisit à Marseille une colonie de dix-huit médecins ou élèves , et resta dans la ville infectée jusqu'au déclin de l'épidémie (1). Le même membre fut envoyé , quelques mois après , par le préfet du Rhône, à Serrières et dans quelques communes voisines que ravageait une maladie fort analogue au choléra indien. Nous ne devons point oublier, dans cette esquisse des faits principaux qui concernent, à Lyon, la salubrité publique, l'invasion de la grippe vers la fin du mois de janvier 1837. Cette maladie parcourut la France , mais se montra rarement, autre part, avec autant d'intensité que dans notre ville. Peu de Lyonnais échappèrent à son atteinte ; elles les frappa par si grandes masses, qu'il y eut clôture obligée des cours publics, des tribunaux et des théâtres. C'est sur la membrane muqueuse pulmonaire que la maladie paraissait sévir ; mais l'affection locale était liée à un état morbide général,

---

(1) Rapport sur le choléra-morbus de Paris en 1832, par MM. TROLLIET, POLINIÈRE, BOTTEX , formant la commission envoyée par la ville de Lyon. — *Lyon*, mai 1832 , in-8°.

MONFALCON (J.-B.). Histoire du choléra asiatique observé à Marseille pendant les mois de juillet et août 1835, par les vingt-et un membres de la commission lyonnaise. — *Lyon* , octobre 1835, in-8°.

caractérisé par un malaise extrème et des phénomènes nerveux très remarquables, dont nous devons laisser la description aux monographies que fit écrire, en France, la grippe de 1837. Cette épidémie habita nos murs pendant trois mois. Interrogé sur sa nature et sur sa gravité, le Conseil de salubrité du Rhône rappela que la grippe avait régné souvent et sous des noms divers avec le caractère d'épidémie ; qu'elle n'avait rien de dangereux dans son état de simplicité, sauf les complications et les circonstances individuelles, où elle prenait un caractère redoutable, et qu'elle ne paraissait pas transmissible par le contact d'un individu avec un autre individu. Un autre avis indiqua les règles générales du traitement. Si des maladies épidémiques quelconques venaient à éclater dans une commune du département du Rhône, le Conseil de salubrité réclamerait, comme lui appartenant de droit, la mission d'aller sur les lieux, nonseulement pour déterminer le caractère de la maladie, mais encore pour soigner les malades.

§ 10. TABLEAUX DE MORTALITÉ. — Le Conseil de salubrité de la Seine a été chargé officiellement de réformer les cadres incomplets des tableaux de mortalité; il a reçu la mission de tracer un tableau nosographique simple et uniforme, et celle de rédiger, chaque année, un aperçu de la constitution médicale de Paris. Constitué comme un corps scientifique toujours en fonctions, il recueille les éléments de la statistique médicale et étudie avec persévérance l'influence, sur l'organisme humain, des lieux et des professions, le caractère des maladies régnantes et les progrès de la vaccine. Convaincus de l'utilité de ces recherches et du bien que nous pouvions faire, nous avons sollicité des attributions semblables. Lyon, sous ce rapport, laisse encore à désirer : on s'est peu occupé de l'économie politique de cette grande ville, et des améliorations considérables que la plupart de ses institutions peuvent recevoir. Souvent entreprise, son histoire, si pittoresque et si digne d'intérêt, est toujours à faire. Combien de renseignements curieux nous présente, dans cette immense agglomération d'ouvriers, l'étude des professions sur la durée de la vie et sur les conditions si variées de l'existence ! Que de recherches à faire sur la mortalité com-

parée , et sur les maladies qui alimentent les registres de décès !
Leurs matériaux existent dans les bureaux de l'Hôtel-de-Ville,
qui sont accessibles à toutes les investigations. M. le maire a
fait communiquer plusieurs fois , à l'un de nous , le mouvement annuel des naissances, des mariages et des décès; nous
avons trouvé la même bienveillance auprès de l'administration
des hôpitaux civils ; mais ces rapports sont individuels et
n'ont rien d'obligé. Des notes incomplètes et insuffisantes ,
qu'on obtient ainsi pour quelques écrits particuliers , ressemblent peu au travail d'ensemble qu'il serait possible d'exécuter ,
si le Conseil de salubrité avait officiellement le droit de prendre des renseignements dans les bureaux de la mairie et de la
préfecture. Les principaux faits de la statistique médicale
existent dans les cartons de ces grandes administrations ; ils
n'ont aucun emploi scientifique; nous demandons à en tirer
parti.

Lorsque les relations officielles seront établies et régularisées ,
nous pourrons rédiger, pour chaque année, un tableau de
la mortalité, dans lequel nous indiquerons le chiffre total des
décès, soit à domicile, soit dans les hôpitaux (hommes et
femmes); nous diviserons les décès par quartiers ou arrondissements, et nous exprimerons les rapports qui existent entre
ces décès et la population de chaque quartier, de chaque arrondissement et de chaque rue. De telles recherches détermi-
nent la corrélation des maladies avec les professions et les
localités, et l'influence, sur la durée de la vie, de l'aisance
et de la misère. La comparaison du chiffre total de la mortalité, pendant une série d'années, peut fournir des inductions
utiles.

On n'a point encore étudié le suicide, à Lyon, beaucoup
moins fréquent chez nous qu'à Paris, même en tenant compte
de la différence de population, mais qui l'est trop souvent
encore. Quel est son chiffre absolu, dans quelle saison de
l'année et en quel mois se produit-il plus souvent? A Paris ,
c'est au printemps et au mois d'avril ; nos observations nous
ont appris qu'il en était de même ici. A Lyon, encore, les
femmes supportent avec plus de courage que les hommes les
revers de la vie : le suicide, ici, a rarement pour cause de

grands revers de fortune, le jeu ou la débauche ; il est presque inconnu à notre immense population d'ouvriers, même au temps de ses plus grandes misères. Si M. le maire et le procureur du roi pensaient, comme nous, qu'un relevé exact de toutes les circonstances dont s'accompagne le suicide à Lyon, présenterait quelque intérêt, ils nous fourniraient chaque année les matériaux d'un tableau dans lequel nous consignerions les renseignements suivants : date du suicide, âge, sexe, profession du suicidé marié ou célibataire, cause présumée ou réelle de la mort ; le suicide a-t-il été accompli ou n'y a-t-il eu qu'une tentative? Quel est le genre de mort qui a été choisi ? C'est presque toujours l'asphyxie par submersion qui est choisie ; nos deux rivières présentent une grande facilité pour l'accomplissement de cet acte de désespoir.

L'étude des causes de mortalité n'est possible d'une manière exacte que dans les hôpitaux ; ceux d'entre nous qui ont été attachés au service de ces grands établissements, qu'on peut considérer comme le thermomètre de la santé publique, ont constaté combien la mort était fréquente chez les enfants à la suite des convulsions, du croup et de la rougeole. Ils savent qu'une seule maladie, la phthisie pulmonaire, figure pour un cinquième dans le tableau de la mortalité générale : elle est beaucoup plus commune chez les jeunes ouvrières que chez les hommes. Les femmes ont, pour la plupart, des professions sédentaires qui les exposent plus longtemps que les hommes à l'action des causes d'insalubrité ; leurs salaires sont moindres, et dès lors elles sont beaucoup moins bien nourries. Après la phthisie, viennent, comme cause de mort, les catarrhes pulmonaires, particulièrement tenaces et redoutables dans notre atmosphère, les inflammations de l'estomac et des intestins, les affections squirrheuses chez les femmes et l'apoplexie. Nous ne devons point oublier d'inscrire, parmi les causes de mort, les très nombreuses tentatives qui sont faites, chez certaines sage-femmes, pour provoquer l'avortement, et la petite-vérole, encore trop commune, et que réprimera sans doute la réorganisation récente du service de vaccine. L'analyse des cinq mille décès, environ, qui surviennent, année moyenne, dans notre population de deux cent mille âmes, est féconde en enseignements.

Le mouvement progressif de la population mérite un attention spéciale, et doit être considéré, non-seulement dans son
ensemble, mais encore dans les divers quartiers de la ville : il
ne suit point les mêmes lois à la Croix-Rousse et à St-Clair,
à St-Georges et à la Guillotière. Peu recherchés par l'industrie,
quelques-uns de nos faubourgs, St-Just entre autres, sont à peu
près aujourd'hui ce qu'ils étaient il y a vingt ans; d'autres se
sont transformés en villes. Perrache s'est couvert de rues nombreuses, et les Broteaux, dont le mouvement ascendant est si
rapide, échangent, chaque année, leurs baraques de bois contre des maisons qui seraient ailleurs presque des palais. La
population ne s'agglomère pas au hasard sur tel ou tel point;
ses préférences sont déterminées par des conditions de localité
que l'économiste doit rechercher.

C'est dans le même esprit que doit être rédigé le tableau des
naissances d'enfants légitimes et illégitimes. Il serait bon encore
de décomposer le chiffre total, non-seulement selon les sexes,
mais encore selon les faubourgs, les arrondissements et même
les rues, en indiquant toujours, avec soin, le rapport des naissances avec la population de chaque localité.

La population de la ville de Lyon, d'après le recensement
nominatif et général fait en 1841, a donné le chiffre de 155,939
(les villes suburbaines non comprises); elle est aujourd'hui de
158,000 âmes. La mortalité, en 1843, a été de 4,788, déduction
faite de 449 morts-nés; elle est d'ordinaire un peu plus forte;
ce qui donne, pour résultat moyen, un décès sur trente
habitants.

§ 11. CIMETIÈRES.—Les cimetières principaux de Lyon sont au
nombre de trois : l'un non loin de la rive gauche du Rhône (c'est
la Madeleine); l'autre au sud-ouest, sur la montagne de Fourvière (c'est Loyasse), et le troisième, pour le service de la Croix-
Rousse, sur les hauteurs de Cuire. Tous sont dans de bonnes
conditions sanitaires, surtout les deux derniers, qui couronnent
des points assez élevés. On y donne aux fosses une profondeur
suffisante; il n'y a point d'infiltrations d'eau, et aucun dégagement d'émanations putrides ne se fait apercevoir aux environs.
Le cimetière de la Madeleine est mal situé; son enceinte n'est

pas assez vaste ; ses divisions ne sont pas bien faites. Il est affecté, comme on sait, au service des hôpitaux et de la nombreuse population de l'est ; c'est là surtout que sont transportées les dépouilles mortelles du pauvre, toujours si abondantes dans une ville comme la nôtre.

Loyasse est le cimetière de la classe riche, quoique une portion assez considérable de son périmètre ait une destination plus modeste. Auprès des sépultures communes, sont les sépultures particulières; il est arrivé plusieurs fois que l'inhumation au lieu des sépultures communes, a précédé la translation du mort dans un terrain spécial, sous un monument funéraire. Dans ce cas, on procède à l'exhumation avec précaution, et comme la place du cadavre est désignée par une croix, le fossoyeur court rarement la chance de déranger et d'ouvrir plusieurs bières. A Paris, les exhumations sont assez nombreuses pour qu'il y ait eu lieu à la nomination d'un médecin-inspecteur chargé d'y présider. Il y a deux catégories d'exhumations : dans l'une, il s'agit simplement d'extraire un cadavre d'une fosse temporaire pour le placer ailleurs ; dans l'autre sont rangées les exhumations qui peuvent être faites de cadavres ensevelis dans la fosse commune. Le médecin-inspecteur régularise l'emploi des chlorures ; il fait des observations sur la nature des terrains, sur l'état des caveaux et des enveloppes qui entoure le cadavre, sur les causes qui ont produit la mort, et déduit de ces remarques les mesures à prendre dans l'intérêt de la salubrité. Chaque cas d'exhumation peut réclamer des précautions particulières; c'est le médecin-inspecteur qui est chargé d'y pourvoir.

Nous recommanderons l'adoption, à Lyon, d'un moyen, de reconnaître, sans difficulté et d'une manière certaine, le nom et le cadavre de chaque personne qui aurait été inhumée dans les fosses communes. Il consisterait à estampiller chaque bière et à lui appliquer un numéro qui répondrait à un numéro semblable inscrit sur un registre, en regard du nom de la personne dont le cadavre est contenu dans la bière. Ce moyen a été indiqué par le docteur Marc. La police de nos cimetières offre peu de sujets d'observation en ce qui concerne la salubrité. Depuis longtemps aucune inhumation n'est faite dans les caveaux des églises.

Mais le transport des cadavres à Loyasse peut donner lieu à des réflexions qui ne seront pas sans convenance ; il est fait à dos d'hommes, par des chemins difficiles, abruptes et d'une grande longueur. Le service des porteurs est extrêmement pénible ; il les expose à des maladies graves, et abrége leur vie. Ces hommes vivent mal et peu : indépendamment du lourd fardeau dont ils sont chargés, ils sont exposés à toutes les vicissitudes de l'atmosphère, aux pluies abondantes, aux grands froids de l'hiver, comme à l'action du soleil ardent de l'été. Un mémoire a été lu, en 1835, au Conseil de salubrité ; son auteur demandait la substitution de corbillards légers, traînés par des chevaux au service des porteurs. L'administration municipale prit, en 1842, cette idée en considération et parut disposée à adopter le nouveau système, que recommandaient, indépendamment de la raison de salubrité, des considérations dont l'appréciation ne nous appartient pas.

La cérémonie des funérailles s'est toujours faite, à Lyon, avec un religieux appareil. Suivant un ancien usage et pour en augmenter la pompe, les familles riches demandent à l'hospice de la Charité un certain nombre de vieillards qui, moyennant un modique salaire, doivent faire partie du cortége funèbre. Porteurs de torches allumées, ils marchent aux côtés du cercueil.

Jusqu'à une époque toute récente, ils l'accompagnaient ainsi à l'église, au cimetière, et ne quittaient leur poste que lorsque le corps était déposé dans la tombe. Si on connait la longueur et les difficultés du chemin qui conduit aux hauteurs de Loyasse ; si on sait combien il est pénible de gravir ce point culminant, on peut facilement concevoir que les pauvres vieillards, âgés pour le moins de soixante et treize à soixante et quinze ans, ne pouvaient pas faire impunément un tel trajet, et que bien souvent leurs forces épuisées ne leur permettaient pas de l'accomplir.

Un membre du Conseil de salubrité, ancien médecin de l'hospice de la Charité, et actuellement administrateur des hôpitaux, avait observé des accidents graves et même mortels, causés par la fatigue qu'avaient à supporter les vieillards pendant ces redoutables corvées, notamment dans les saisons d'hiver et d'été et par les temps de pluie. Quelquefois on avait rapporté à l'hospice des vieillards évanouis en route ; souvent on les voyait, à leur retour du cimetière de Loyasse, entrer à l'infirmerie, atteints de maladies dont l'issue était funeste.

Des observations d'une nature aussi grave ne pouvaient pas rester sans résultat : en 1842, le conseil d'administration des hôpitaux, sur la demande motivée de celui de ses membres qui les avait recueillies, a pris un arrêté portant que l'ancien usage de fournir des vieillards pour les funérailles était maintenu, mais sous la condition expresse que leur mission se terminerait au bas de la côte, et qu'arrivés à ce point, ils seraient ramenés a l'hospice par le frère chargé de leur surveillance. Cette sage mesure, en conciliant les exigences d'un usage traditionnel auquel l'opinion publique paraît attacher du prix, avec les exigences bien autrement respectables de l'humanité, a eu les bons effets que l'administration devait en attendre.

Quelques cimetières de communes suburbaines ont été l'objet de rapports lus au Conseil de salubrité ; l'un d'eux, situé à St-Genis-les-Ollières, avait donné lieu à des réclamations fort vives de la part des habitants. Quoique placé sur un plateau assez élevé, il était voisin de sources qui inondaient les fosses ; on déposait la bière non sur la terre, mais dans l'eau. Ce cimetière, de construction nouvelle dans une commune pauvre, ne pouvait être transféré ailleurs ; une commission chargée de l'examen des lieux indiqua tout ce qu'il avait à faire. Les cimetières sont des voisins sinon incommodes et insalubres, du moins moralement fort désagréables ; lorsqu'il est question de les établir quelque part, des oppositions vives surgissent aussitôt. En 1841, le maire de St-Genis-Laval avait fait l'acquisition d'un terrain destiné à un cimetière nouveau ; son projet excita de fortes réclamations de la part du conseil municipal. Rien n'était plus évident que la nécessité de la translation de l'ancien cimetière, devenu trop petit et beaucoup trop rapproché des habitations ; mais le point de la difficulté, c'était la convenance de l'emplacement proposé par le maire. Après avoir examiné avec le plus grand soin la configuration du sol et sa constitution géologique, le rapporteur de la commission admit qu'on pouvait, à la rigueur, disposer de la partie la plus élevée de l'emplacement pour y établir le cimetière nou-

veau ; mais d'autres considérations l'amenèrent à une conclusion
négative. Ce terrain dominait la partie la plus riante de la
commune de St-Genis, et sa destination allait en faire un voisinage triste et repoussant pour les habitants d'alentour. Une
partie considérable des eaux dont ils se servent pour les usages
domestiques, découle de la sommité et des flancs de la colline ;
elles se seraient nécessairement imprégnées d'émanations putrides. Il était possible, enfin, facile même, de trouver à
peu de distance du village, un emplacement moins élevé, d'un
abord plus commode et d'un prix moins considérable : d'après
ces motifs, le Conseil de salubrité rejeta l'emplacement qui était
proposé pour le cimetière nouveau de St-Genis-Laval.

On peut considérer comme des cimetières provisoires les
dépôts des morts ; il n'y a pas dans notre ville de morgue
proprement dite, car on ne saurait donner ce nom au dépôt
qui existe dans le quartier St-Paul. La première condition sanitaire à réclamer de ces tristes lieux, c'est que les cadavres y
demeurent le moins longtemps possible, en été surtout : il
importe qu'ils soient isolés des habitations voisines, bien aérés
et bien éclairés. On conduit nombre de cadavres, trouvés sur
la grève de nos rivières ou sur la voie publique, au dépôt de
l'Hôtel-Dieu, qui est disposé avec intelligence pour sa destination.
Les corps sont déposés sur des bancs inclinés, placés parallèlement et d'un abord facile, et les plus grandes précautions
ont été prises pour qu'il n'y ait pas d'inhumation précipitée. La
loi du séjour au dépôt pendant vingt-quatre heures, est
strictement exécutée ; on a également proposé, à Lyon, d'établir,
auprès de chaque cimetière, une salle de dépôt dans laquelle les
corps seraient gardés et observés jusqu'à ce qu'ils donnassent des
signes évidents de putréfaction. La visite d'un médecin, chargé
de constater le décès et le genre de mort, est une précaution
suffisante.

§ 12. NOYÉS ET ASPHYXIÉS. — Nos deux rivières, le Rhône et
la Saône, demandent chaque année à la population leur tribut
accoutumé de victimes humaines ; chaque année, l'asphyxie
accidentelle par submersion fournit son contingent au tableau
de la mortalité. La longueur du parcours de ces deux grands

courants d'eau, la chaleur des mois d'été, enfin le grand nombre et l'imprévoyance des nageurs n'expliquent que trop ces accidents ; c'est donc une question toute lyonnaise que celle des secours destinés aux noyés et aux asphyxiés.

Treize dépôts de boîtes fumigatoires ou de secours pour les noyés sont établis dans la ville de Lyon et placés aux lieux suivants : à la porte St-Clair, à l'Hôtel-de-Ville, à l'Hôtel-Dieu, à l'Hôpital militaire, quai de la Charité ; chez le pharmacien de la rue Vaubecour, au corps-de-garde des Célestins, aux bains de la rue St-Jean, chez le pharmacien de la place St-Vincent, à l'Ecole vétérinaire, chez le pharmacien de la place St-Paul, à la barrière St-Georges, enfin à la Mulatière. Un pharmacien fort recommandable est chargé de la fourniture et de l'entretien des boîtes, et M. le maire a commis le soin de l'administration des secours à trois docteurs en médecine. Ce n'est point tout : le Conseil de salubrité du département a confié à l'un de ses membres l'inspection et la direction générale des moyens de secours. Toutes les précautions que réclame l'intérêt public paraissent donc avoir été prises ; il n'en est rien cependant.

Le matériel des boîtes fumigatoires est complet et en bon état jusqu'à un certain point ; mais il n'y a point de surveillance compétente, point de médecin qui soit réellement chargé de l'administration des secours. Celui d'entre nous qui a reçu cette tâche, n'a pas qualité pour remplir un service qui est dans les attributions de la police municipale. Tout médecin, selon que l'occasion le comporte, donne des soins aux noyés ; mais ce qui est l'affaire de tous, n'est jamais celle de personne. Tout ce service si important des asphyxiés par submersion pèche par le point le plus essentiel, il n'a pas de direction. Cependant la vie d'un homme retiré de l'eau peut dépendre et dépend, en effet, très souvent, de la manière dont les secours sont donnés au noyé, et de la persévérance dans l'emploi des procédés de sauvetage ; la moindre hésitation ou la négligence a des conséquences déplorables.

Cette absence d'unité et de direction dans l'administration des secours destinés aux asphyxiés par submersion, a un autre inconvénient encore : elle rend impossible la statistique annuelle des noyés, tableau qui n'est ni sans intérêt, ni sans utilité. Ce relevé doit présenter les indications suivantes : 1° nombre des individus retirés de l'eau et qui n'ont pu être rappelés à la vie; hommes, femmes, enfants, adultes, noyés volontairement, noyés accidentellement, retirés après un séjour dans l'eau de moins de douze heures; retirés après un séjour dans l'eau de douze à vingt-quatre heures et au-delà ; 2° nombre des individus retirés de l'eau vivants ou rappelés à la vie , hommes, femmes, enfants et adultes. Le tableau est complété par l'appréciation du résultat de l'administration des moyens de secours; il dit à combien d'individus les boîtes fumigatoires ont servi, et quelle a été la proportion des succès aux non succès.

Cette partie importante de l'hygiène publique doit les plus grands services à un membre du Conseil de salubrité de la Seine, à Marc, qui en est le législateur. L'instruction que ce médecin a rédigée , après en avoir discuté les moindres détails avec ses collègues, est un modèle d'exactitude et de bon esprit; elle devrait être à l'ordre du jour dans toutes les grandes villes : nous avons eu occasion plusieurs fois de la recommander. Il est un point sur lequel l'un de nos rapports a spécialement insisté : c'est la nécessité de prolonger , au moins pendant six heures, l'administration des secours à tout individu retiré de l'eau, après y avoir séjourné moins de douze heures. On ne saurait trop persister, malgré l'inutilité de longues tentatives; un souffle de vie s'est fait apercevoir plusieurs fois lorsque tout espoir paraissait perdu. Les résultats de l'emploi des moyens de secours présentent de grandes différences, en raison du séjour plus ou moins prolongé du noyé dans l'eau et de l'inégale résistance de son organisation ; cinq minutes ont suffi pour consommer la mort d'individus tombés dans l'eau , quelques personnes ont été rendues à la vie après avoir été submergées pendant plusieurs heures.

Dans l'état actuel du service , les boîtes fumigatoires sont entièrement inutiles ; on ne s'en sert jamais ; c'est à l'Hôtel-Dieu qu'on a l'habitude de conduire le noyé qu'on ne retire pas de l'eau décidément mort.

Il y a beaucoup à faire, à Lyon , dans l'intérêt des noyés et des asphyxiés.

1° L'administration municipale devrait confier la direction des secours au Conseil de salubrité, qui en chargerait un seul de ses membres. Celui de nous à qui ce service serait confié, visiterait avec soin les treize dépôts de boîtes fumigatoires ; il veillerait à ce que l'on y trouvât tous les moyens de secours que l'art médical découvre ou perfectionne. Il rédigerait le tableau statistique, et adresserait, chaque année, son rapport au Conseil, qui en ferait connaître les conclusions au maire et au préfet.

2° C'est au Conseil de salubrité qu'appartient le soin de publier des affiches, et des instructions sommaires, sur la bonne administration des secours destinés aux noyés et aux asphyxiés. Tout médecin, tout pharmacien domicilié, tout officier de santé, doivent savoir employer ces moyens de secours ; nous voudrions les porter à la connaissance des mariniers et de tous les gens de nos ports et rivières ; ce qui est possible. Nous ferions répandre avec profusion une instruction, courte et parfaitement claire, dans tous les cafés et cabarets des rives du Rhône et de la Saône ; elle y serait affichée par nos soins.

3° Des poteaux indicateurs, placés par les ordres de l'administration municipale, diraient à la population en quels lieux il y a danger pour celui qui se baigne, et en quels lieux le péril n'existe pas. Le service très usuel des bateaux-dragueurs modifie souvent la condition du sol du Rhône et surtout de la Saône ; tel point qui n'avait qu'une pente graduelle et faible, s'est changé, d'une année à l'autre, en une excavation profonde.

4° Un moyen non moins bon, et qui doit être employé concurremment, c'est la surveillance attentive de nos deux rivières, auprès de la ville, par des agents municipaux expressément chargés de la police des deux fleuves. Une prime serait donnée à quiconque retirerait de l'eau un individu en danger d'y périr.

5° Les bouées de sauvetage peuvent être utiles. Elles existent sur la Seine et ont conservé la vie à plusieurs nageurs. On a tiré très bon parti, à Paris, des chiens de Terre-Neuve, intelligents et puissants animaux, dont le Conseil de salubrité de la Seine a réclamé plusieurs fois et obtenu le concours.

6° Nous recommandons à M. le maire de Lyon l'établissement, sur chacune de nos deux rivières, d'une école de natation et de bains publics gratuits ; de tous les moyens préservatifs, ce serait l'un des plus efficaces. Quand les nageurs inexpérimentés ou imprudents auront à leur disposition un lieu dans lequel ils pourront se livrer à l'exercice fort salutaire de la natation sans courir le moindre risque, on ne les verra plus s'aventurer au milieu du courant de nos rivières. Ces bains publics coûteraient infiniment peu : quelques cordes, quelques piquets composeraient leur matériel, et toute la dépense se bornerait au salaire de quelques hommes de garde pendant deux ou trois mois de l'année.

§ 13. Chiens enragés. Hydrophobie. — Le Conseil de salubrité s'est occupé des noyés et des asphyxiés ; il doit quelques paroles à l'hydrophobie ainsi qu'à la destruction immédiate des chiens enragés.

Des mesures de police bien entendues et dont les résultats sont satisfaisants, quand elles sont appliquées avec persévérance, repoussent de nos rues les chiens errants. Elles imposent une muselière à tous ces animaux sans distinction ; enfin, à certaines époques de l'année, du poison jeté sur la voie publique délivre la ville des animaux suspects. Pour atteindre leur but, de semblables moyens préservatifs doivent être pris dans les communes suburbaines, à la Croix-Rousse, à la Guillotière et aux Broteaux : nous devons nous borner à ce simple aperçu.

Il est un point spécialement de notre compétence, sur lequel nous devons particulièrement insister : c'est l'indication positive du genre de préservatif auquel il faut avoir recours, lorsqu'on a été mordu par un chien présumé enragé. Ici, toute hésitation peut avoir les conséquences les plus funestes; la rage est la plus affreuse de toutes les maladies ; elle tue inévitablement dès qu'un premier symptôme s'est manifesté. Nous n'affirmons pas qu'on ne parvienne un jour à trouver un moyen de la vaincre, mais nous déclarons que jusqu'ici aucun traitement n'a réussi, et qu'il n'y a pas une seule observation authentique de rage, prouvée et déclarée, dont la guérison ait été obtenue par un moyen quelconque. Les journaux de médecine ont publié, il y a quelque années, un cas de guérison de la rage dù, à Lyon, à l'emploi de la cévadille; le médecin de l'Hôtel-Dieu, membre du Conseil de salubrité, dans le service duquel cette observation a été recueillie, a démenti cette affirmation de la manière la plus formelle : son malade n'avait pas la rage. Puisque l'hydrophobie est nécessairement et promptement mortelle dès qu'elle se révèle par un symptôme quelconque, on comprend toute l'importance du moyen préservatif; ce moyen existe : c'est la cautérisation de la plaie, faite le plus promptement possible avec le fer rouge. Tout autre traitement offre infiniment moins de chances, même le caustique : rien n'est aussi sûr que le feu, et on peut obtenir les plus heureux effets du cautère actuel, même alors que son application a lieu quelques jours après l'accident. Plusieurs des membres du Conseil ont une très grande expérience de la rage; nul n'a vu et traité plus souvent qu'eux cette horrible maladie : ils n'ont foi que dans la cautérisation avec le fer rouge. Négliger ce moyen, qu'on trouve toujours sous sa main, et conseiller de prétendus spécifiques, des recettes sans vérité, ou d'insensés globules, ce n'est pas seulement commettre une erreur, c'est attenter en quelque sorte à la vie d'un citoyen ! Détourner de lui son unique moyen de salut, n'est-ce pas, en effet, lui donner la mort ?

§ 14. Eaux minérales. — Le département du Rhône contient un petit nombre d'eaux minérales naturelles, toutes ferrugineuses : les plus connues sont celles de Charbonnières, de Neuville, de Montrottier, d'Orliénas, d'Ouilly, de Rochecardon et de Vaux ; leur composition et leur propriété présentent peu de différences. Il faudrait ajouter à cette liste l'eau minérale du faubourg St-Georges, si sa nature était moins suspecte et son action médicale moins contestée.

L'eau minérale de Charbonnières est la plus connue; on a fait beaucoup récemment pour améliorer l'établissement dans lequel on la vient chercher, et on y a réussi. Cette eau contient du gaz acide carbonique et du carbonate de fer dissous dans beaucoup d'eau et mêlé à quelques sels; son usage a été utile à grand nombre de malades ; mais il faut la prendre sur place ; transportée à distance , au bout de quelques heures elle s'altère et perd de sa vertu. Tout porte à croire que l'établissement déjà très fréquenté de Charbonnières prendra plus d'extension encore. Il n'y a point de soufre dans l'eau minérale qu'on y trouve , et pourtant elle exhale une faible odeur d'hydrogène sulfuré ; il n'y en a pas davantage dans l'eau ferrugineuse qu'on a découverte récemment au faubourg de St-Clair , et sur laquelle le Conseil de salubrité a fait un rapport, d'après les recherches chimiques de deux de ses membres, M. le docteur Dupasquier et M. Tissier.

L'eau minérale de Montrottier paraît composée des mêmes éléments que celle de Charbonnières , et n'a pas cependant la même importance. Il en est de même de celle d'Ouilly.

L'eau minérale de Vaux n'a pas encore été convenablement analysée ; elle appartient , comme celle de quelques autres sources encore sans nom et sans réputation, à la classe des eaux ferrugineuses.

Une eau minérale fut découverte , en 1818, dans la rue St-Georges ; aussitôt une brochure sans signature et sans date annonça son existence , et une demande à l'autorité , signée par un médecin, vanta ses propriétés médicales : les observations de guérison n'ont jamais manqué à l'eau minérale la plus inerte. Consultée sur la nature et sur l'action médicale de l'eau de St-Georges, la Société de médecine répondit qu'avant d'émettre une opinion , elle désirait constater la qualité minérale de cette eau. Les moyens qu'elle indiqua consistaient à faire déblayer le terrain, à écarter toutes sortes d'immondices de la source , à attendre , avant de commencer les recherches, une crue assez forte de la Saône, enfin, à faire creuser et curer le puits ; ils n'ont pas été exécutés. Il est probable que cette eau est celle de la Saône, qui se minéralise en s'infiltrant au travers d'un terrain imprégné de sels de teinture et de matières animales et végétales.

Telles sont les eaux minérales naturelles du département ; il est beaucoup plus riche en établissements d'eaux minérales factices ; mais nous n'avons pas à nous occuper de cette industrie.

CHAPITRE III.

—

ÉTABLISSEMENTS PUBLICS.

§ 1. Collége royal. — Nous avons exposé, dans une autre partie de cet ouvrage, les principes de l'hygiène des maisons d'éducation, et passé en revue ces établissements au point de vue sanitaire. Comment la salubrité est-elle entendue au collége royal de Lyon ?

Il y a dix-huit mois à peine que nous l'avons visité dans le plus grand détail, accompagnés de M. le proviseur; à beaucoup d'éloges, nous dûmes mêler des critiques sur lesquelles nous prîmes l'avis de M. le recteur, qui ne les désapprouva point. Bien peu de temps s'est écoulé depuis cet examen, et l'établissement, déjà grandement en voie de progrès, a pris une face nouvelle ; les améliorations ont été continuées avec une intelligence et une activité remarquables sur un plan uniforme; d'autres sont en voie d'exécution, et déjà l'entière régénération du collége, dans ses immenses détails, n'est plus qu'une question de temps, et d'un temps fort rapproché. Il y a dans les conditions matérielles du collége royal des inconvénients obligés ; on ne peut pas faire qu'il ne soit situé entre des rues étroites, sombres et humides ; l'espace et la libre circulation de la lumière manquent toujours à quelques-unes de ses cours, que domineront à perpétuité les maisons voisines, malgré la hauteur des murailles. Mais tout ce qu'une hygiène bien entendue peut faire pour atténuer ces vices de l'emplacement, elle l'a fait avec un remarquable succès. Tous les perfectionnements, si nombreux et si importants, qu'ont reçus les grandes maisons d'éducation sous le rapport de leur aménagement intérieur et de leur tenue, se sont introduits au collége royal; il serait difficile de faire mieux.

Le collége royal est situé, comme on sait, sur la rive droite du Rhône et sur la partie la plus déprimée du delta de la ville. Bien exposé à l'est dans la direction du quai, dont le séparent cependant la bibliothèque et le bâtiment de la Faculté des sciences, il a pour limites, au nord et au midi, des rues étroites et sombres ; une petite place le borne à l'ouest. Son périmètre, assez vaste, est couvert de constructions vieilles et irrégulières ; il ne faut pas lui demander les dispositions si parfaitement entendues de la plupart des colléges royaux de Paris, et on doit le considérer, nous l'avons dit, dans ses conditions obligées de localité. Les critiques qu'il y aurait à faire à cet égard, tombent devant cette observation, qu'on s'est servi d'un vieil édifice pour en faire le collége royal : restait à tirer le parti le meilleur possible du bâtiment tel qu'il existait, et à ne rien laisser dans son enceinte qui fût insalubre ou par trop incommode ; on y a réussi.

Il faut à un établissement de cet ordre de grandes cours bien aérées, plantées d'arbres et largement exposées au soleil ; celles du collége royal ne réunissent pas toutes ces conditions. Deux ont des dimensions suffisantes ; toutes ont le tort irrémédiable d'avoir pour parois des constructions d'une grande hauteur, et quelques-unes sont, en outre, dominées par des maisons d'un fâcheux voisinage ; on pourrait faire disparaître cet inconvénient en garnissant le bord supérieur de la muraille de hautes persiennes, dont les rayons seraient disposés sur un plan incliné ; elles seraient séparées, d'intervalle en intervalle, par de petites colonnettes. Les corridors sont larges et en général bien percés ; quelques-uns, moins importants, ne sont pas assez éclairés. Plusieurs salles d'étude reçoivent leur jour des cours, qui ne leur envoient, pendant l'hiver, qu'une lumière insuffisante et de courte durée ; elles sont très bien disposées pour l'usage auquel on les a destinées. Les dortoirs sont très convenablement disposés ; la ventilation s'y fait bien ; ils sont plafonnés et parquetés en bois de chêne, et contiennent, en général, trente lits disposés sur trois rangs, et munis d'un petit tapis : ces lits sont en fer, sur un modèle fort convenable, à bateau ; l'espace qui les sépare nous a paru fort suffisant. Une fontaine, construite sur un bon système, met toute l'eau nécessaire pour le service de propreté, à la disposition de chaque quartier. En dehors des dortoirs sont les vestiaires, dont l'aménagement est bien entendu ; il y a dans la tenue de cette partie du collége, non-seulement beaucoup d'ordre et de propreté, mais encore une élégance de bon goût. Tous les dortoirs sont parfaitement semblables.

La salle à manger, en 1844, était dallée en pierres ; elle était froide, humide, sombre et garnie d'un mobilier bien au-dessous de celui des réfectoires de nos prisons, soit pour la qualité des matériaux, soit pour la propreté : il n'en est pas ainsi en 1846 ; la transformation a été complète. Aujourd'hui, cette vaste pièce est boisée dans tout son pourtour ; elle est éclairée par de grandes fenêtres cintrées. On y compte quatorze tables en marbre, chacune de seize couverts ; les élèves posent leurs pieds sur un plancher élevé, et n'ont point à souffrir du froid ou de l'humidité. Les pièces accessoires, dépense, cuisine et souillarde, sont bien tenues et dans de bonnes conditions d'aération. Des deux réfectoires, l'un, le plus grand, reçoit sept quartiers ; l'autre en admet trois.

Les latrines nous ont paru laisser encore à désirer, bien qu'on ait fait beaucoup pour les améliorer ; il faudrait y multiplier les urinoirs, mettre ceux-ci bien à la portée des enfants, et en garnir tout le pourtour de plaques de zinc.

Il y a deux infirmeries, l'une de neuf, l'autre de six lits, très bien tenues par des sœurs de l'ordre de St-Joseph ; une des deux seulement est parquetée ; les lits sont dans des alcôves ouvertes, spacieuses, où l'air se renouvelle par des ventilateurs.

La lingerie est vaste et d'une propreté remarquable. C'est sur son modèle que toutes les parties de l'établissement ont été régénérées.

La ventilation, dans le collége, a beaucoup gagné ; il n'y avait pas assez d'air et de lumière solaire dans la plupart des cours et des salles d'études : on voyait aux murs d'une partie de l'édifice de nombreuses petites fenêtres, dites à guillotine, qui ne laissaient pénétrer l'un et l'autre, dans les appartements, qu'avec une grande parcimonie. Avant qu'un récrépissage général eût dépouillé les murailles de leur souillure, tout l'édifice présentait l'aspect de la malpropreté et de la décrépitude ; c'est ce qu'on ne saurait dire aujourd'hui. Il y a eu, sous ce rapport et sous celui du chauffage, des améliorations notables et faites avec une parfaite intelligence. Elles prouvent que l'administration a subordonné la question d'argent aux vues de salubrité et de progrès. Le collége royal, que l'excellence de son enseignement et le mérite exceptionnel de ses professeurs recommandent à un si haut degré, a donc beaucoup acquis dans ses conditions matérielles : toutefois on peut regretter qu'un établissement de cette nature, qui exige l'air et l'espace, n'ait pu se déployer largement sur les terrains des Broteaux ou de Perrache.

Le système de chauffage est celui de la houille brûlée dans des poêles de fonte qui consomment beaucoup, et donnent tout-à-coup une grande quantité de calorique ; mais on fait un essai des appareils de M. Duvoir. On devrait en établir partout ; ou, ce qui serait mieux, il faudrait chauffer tout l'édifice par un seul calorifère, qui entretiendrait une température toujours égale dans les salles d'études, au réfectoire et dans les dortoirs.

Sous le rapport du régime alimentaire, et c'est un point essentiel, il n'y a rien à désirer au collége royal ; nulle part le pain n'est meilleur ; on le fabrique dans le collége. La viande est de bonne qualité et servie en quantité très suffisante : un ordinaire varié fournit aux enfants une nourriture abondante, tonique et réparatrice ; ce n'est pas le luxe, mais c'est le confortable. Les soins de propreté, si nécessaires à la santé du corps, et dont l'habitude réagit favorablement sur le moral, sont aussi bien entendus, au collége royal, qu'ils peuvent l'être.

Il n'y a pas de salles de bains, mais le grand établissement des bains du Rhône n'est qu'à quelques pas du collége, et on y conduit aussi fréquemment les élèves que l'hygiène peut le désirer. On a construit une salle pour les bains de pieds ; elle contient trente bassins très bien disposés pour l'entrée et pour la sortie de l'eau. L'eau potable est celle du Rhône ; lorsque le service des eaux de la ville sera institué d'après un système quelconque, un réservoir, placé dans la partie supérieure du bâtiment, desservira tous les étages et deviendra une garantie nouvelle de sécurité. C'est par le vieux système de l'huile et des quinquets que le collége est éclairé; le gaz, qui circule à flots autour des vieilles murailles de l'édifice, n'a pu pénétrer encore dans leur enceinte. On a présenté plusieurs objections contre l'introduction de ce mode excellent d'éclairage dans l'intérieur des colléges : on a parlé d'insalubrité, du danger d'une explosion, et de l'action funeste d'une lumière trop blanche et trop vive sur la vue. Il n'est plus besoin de défendre le gaz hydrogène carboné contre de telles accusations ; bien lavé, ce qu'il doit être toujours, il n'a rien d'insalubre ; cet éclairage a été adopté par la plupart des grands hôpitaux, qui n'ont eu qu'à s'en louer. Aucune explosion n'est possible, même en admettant une fuite de gaz, dans d'aussi grands appartements que ceux du collége royal, et cet accident ne s'est point montré encore à Lyon, où le gaz hydrogène carboné brûle sur tant de points. S'il était vrai, ce que nous n'admettons pas, que la flamme trop brillante du gaz fatiguât la vue des jeunes élèves, rien n'empêcherait de maintenir l'éclairage à l'huile dans les salles d'études, et de se servir du gaz partout ailleurs.

La chapelle, quoique fort belle, attend de grandes améliorations; elle est froide et mal aérée; il faudrait peut-être substituer un parquet à ses dalles, la garnir de bancs à dossier, et la chauffer avec un calorifère.

Deux parloirs reçoivent le public, ils sont chauffés, parquetés et tenus, non-seulement avec élégance, mais encore avec une sorte de coquetterie, qui est ici à sa place.

Il y a, pour le service du collége, un très beau cabinet de physique et un cabinet d'histoire naturelle; on se propose d'y établir bientôt une grande salle de dessin.

Trois cents élèves internes habitent la maison; il y a plus de cinq cents externes. Cette population considérable ne donne qu'un nombre de maladies proportionnées à son chiffre, dans les conditions analogues : ce sont des affections aiguës, en général de courte durée, et qui ne présentent pas le caractère endémique. On ne saurait déduire de conséquence du tableau, nécessairement fort peu chargé, de la mortalité ; quand les enfants tombent gravement malades, ils sont quelquefois retirés par leurs parents et soignés à domicile. Nous avons comparé autre part la jeune population du collége royal à celle du pénitentiaire de la prison de Perrache. Si tout n'est pas bien encore au collége royal, sous le rapport de la salubrité, on y est entré grandement dans la voie du progrès; chaque année amène son amélioration, et, repris ainsi en détail, le vieil édifice sera restauré dans un temps donné, du moins aussi bien que peuvent le permettre les conditions de localité. Bien loin de se refuser aux visites du Conseil de salubrité, M. le proviseur les réclame avec insistance; nous croyons qu'elles peuvent produire un très grand bien.

Au reste, le Conseil municipal a voté l'érection, à Lyon, d'un second collége royal, mesure importante, fondée sur l'augmentation croissante du nombre des élèves et sur la nécessité d'avoir, dans une ville d'un périmètre aussi grand que celui de Lyon, deux établissements destinés à cet ordre d'instruction publique. Toute la population du quartier de Perrache et de la ville de la Guillotière est séparée du collége actuel par une très grande distance; elle ne peut envoyer des externes à deux kilomètres et plus d'éloignement. Lorsque la construction de ce second collége sera définitivement arrêtée, rien n'empêchera de disposer toutes les parties de l'édifice selon leur destination, et de satisfaire aux justes exigences de l'hygiène. On pourra ménager de vastes cours plantées d'arbres, de grands dortoirs bien percés et bien ventilés, de larges corridors symétriquement disposés, des salles d'études bien éclairées, des réfectoires commodes et chauds; rien n'empêchera d'imiter les dispositions intérieures, si bien entendues, des colléges royaux de Paris, et de faire mieux, s'il se peut. Toutes les latrines seront parfaitement inodores et tenues avec un extrême soin; une machine à vapeur fournira de l'eau abondamment à toutes les parties de l'édifice ainsi qu'à une salle de bains, et un vaste calorifère maintiendra une température égale dans toutes les parties de l'édifice. Rien ne recommande plus un collége royal que la propreté poussée jusqu'à la recherche, l'ordre et une sorte d'élégance dans les aménagements intérieurs.

Où sera placé le second collége? Les Broteaux eussent été un lieu parfaitement convenable, s'ils n'appartenaient à une commune qui n'est point Lyon selon l'ordre administratif, bien que, selon les faits, elle en soit un faubourg. L'ancien emplacement de la cour Ste-Elisabeth, sur la rive droite du Rhône, à Perrache, près de la rue Sala, paraît bien situé ; mais cette recherche doit nous être étrangère jusqu'au moment où le Conseil de salubrité en aura été officiellement saisi. Construit, comme il le sera nécessairement, selon toutes les indications de l'art et de la science, le second collége entrera en concurrence avec le premier, qui, pourtant, restera prospère, grâce à sa position centrale et aux avantages nouveaux dont il a été pourvu.

Le collége possède sur la rive gauche de la Saône, non loin de l'Ile-Barbe, une très belle maison de campagne, autrefois célèbre et qui n'est point entièrement déchue de son ancienne renommée; M. le recteur avait la pensée d'en faire une succursale de l'établissement. Mais il fallait préalablement constater la salubrité d'un édifice et d'un sol réputés humides ; tout le Conseil s'est transporté sur les lieux, qu'il a visités, ainsi que la maison, dans toutes ses parties, avec une attention scrupuleuse. L'édifice est situé à mi-coteau, sur une colline; il est couronné, à l'est et au nord, par de grands arbres, et il est séparé de la Saône, à l'ouest et au midi, par une prairie. Nous l'avons visité le lendemain d'une pluie diluvienne, qui durait depuis douze jours; toute la maison nous a paru parfaitement sèche; mais il s'agissait d'un établissement public que de très jeunes enfants devaient habiter, le Conseil de salubrité a désiré quelques travaux d'art pour répondre à l'imputation d'humidité. De profondes tranchées creusées à l'est, au nord et au midi, éloigneront les sources de l'édifice; toutes les allées seront sablées ; on abattra les massifs de grands arbres qui approchent de trop près la maison au nord et au midi. Quand ces mesures auront été exécutées, l'air, la lumière solaire et les vents circuleront, par larges masses et sans le moindre obstacle, tout autour du bâtiment, dont la condition est très salubre : mais on ne saurait dire même chose de sa situation, si rapprochée de la rivière, et du terrain humide qui l'environne. Il n'y a pas nécessité absolue de faire de cette maison la succursale du collége ; on peut se pourvoir ailleurs. Persuadé qu'on ne saurait trop prendre de précautions pour un établissement de ce genre, le Conseil de salubrité a décidé qu'il ferait un nouvel examen des lieux pendant le cours de cet hiver, dans la saison du froid et des brouillards; le projet paraît abandonné.

§ 2. SALLES D'ASILE. — Lorsque Louise Scheppler, cette pieuse servante du pasteur Oberlin, conçut et réalisa la pensée d'une salle d'asile pour les pauvres enfants d'un village des Vosges, elle ne se doutait pas que cette création qui lui paraissait si simple, bientôt admirée et propagée dans tous les pays civilisés, y deviendrait l'objet d'une sollicitude spéciale de la part des gouvernements et de leurs administrations.

On sait que les enfants ne peuvent être admis que vers l'âge de sept ans dans les écoles primaires. Jusqu'à cet âge, abandonnés à eux-mêmes pendant que leurs parents vaquent aux travaux de la journée, les enfants de la classe ouvrière sont, à chaque instant, exposés à une foule de dangers physiques, et à des influences morales tout aussi redoutables. Les salles d'asile, ouvertes chaque jour à ces enfants âgés de deux à six ans, ont rempli une lacune fâcheuse qui existait entre les premiers soins maternels et l'éducation primaire.

La ville de Lyon, qui, entre toutes, se distingue par l'intelligence et l'abondance de ses bonnes œuvres, ne pouvait pas regarder avec indifférence la propagation, en France et en Europe, de l'heureuse nouveauté. En 1832, des associations de dames se forment, des souscriptions s'ouvrent, une administration présidée par le maire, M. Prunelle, s'établit, et la ville de Lyon est dotée de plusieurs salles d'asile.

Ce n'est pas ici le lieu de s'occuper de la partie la plus intéressante de cette institution; nous devons nous priver du plaisir de décrire les travaux et les jeux animés que nous offrent les joyeuses populations des salles d'asile, où jamais l'on n'entend de plaintes, où jamais on ne voit de larmes. Nous n'examinerons pas quelle influence morale exerce sur les masses populaires ces établissements, où les enfants contractent des habitudes d'ordre, de propreté, et reçoivent les premières notions religieuses et intellectuelles; mais nous apprécierons les conditions hygiéniques qu'il importe de leur donner, conditions tellement indispensables et qui concourent si puissamment aux heureux effets de l'institution, que là où elles sont méconnues et négligées, on ne tarde pas à reconnaître que le succès est compromis, que le but n'est pas atteint (1).

Une salle d'asile se compose de deux vastes pièces et d'un préau, c'est-à-dire d'une cour spacieuse.

Située au rez-de-chaussée afin que les enfants, et surtout les plus petits, soient garantis du danger des chutes auxquelles ils sont exposés dans les escaliers, la salle d'asile doit avoir pour sol, soit un plancher, soit une couche de salpêtre battu comme une aire de grange, soit un lit de bitume. Exempte d'humidité, elle doit recevoir l'air et la lumière des deux côtés, pour qu'un courant naturel permette de renouveler souvent l'atmosphère dans laquelle les enfants respirent, et afin que le soleil puisse faire pénétrer, à plusieurs heures du jour, ses rayons vivifiants.

L'une de ces salles sert aux repas et aux récréations pendant les jours froids et pluvieux; l'autre salle, destinée à la classe, est garnie de gradins en amphithéâtre dans une de ses parties, et offre d'ailleurs assez de place pour les évolutions et la formation des groupes d'enfants aux heures de lecture.

Il est absolument nécessaire que ces deux salles soient d'une étendue proportionnée à la population qu'elles ont à recevoir. Ainsi, seize mètres de longueur sur neuf à dix de largeur, forment la meilleure proportion pour un nombre de deux cents enfants. Nous passerons sous silence ce qui est relatif au logement des directeurs ou directrices, mais nous insisterons sur la nécessité de disposer près de la salle de classe, dans un lieu sain, aéré, des latrines de facile accès, de facile surveillance, d'une grande propreté, où les sexes seront séparés. Destinés à des enfants âgés de deux à six ans, ces lieux d'aisance doivent être confectionnés avec des soins particuliers. Le système de latrines proposé par M. Cochin, dans son *Manuel des salles d'asile,* peut être mis à exécution. Il consiste à établir des cabinets dallés en pierre et disposés de manière que les enfants ne puissent ni s'y asseoir, ni s'y précipiter. Un orifice étroit, longi-

---

(1) *Notice sur les salles d'asile de la ville de Lyon,* par le Dr DE POLINIÈRE. président du conseil central d'administration, etc. Lyon, 1834; in-8.

tudinal, en forme de trémie, remplace les siéges. Cependant ceux-ci peuvent être employés également avec avantage, pourvu, toutefois, qu'ils aient des proportions relatives au jeune âge.

Chauffées à un degré convenable en hiver, rafraîchies en été, et ventilées avec facilité en toute saison, les deux grandes pièces qui composent essentiellement la salle d'asile, doivent offrir les garanties de salubrité si nécessaires à des enfants dont l'organisme, délicat et impressionable, demande à se développer et à se fortifier sous des influences conformes aux lois de la nature.

Il en est de même pour le préau, qui n'est fréquenté que dans les beaux jours ; sablé et exempt d'humidité, ombragé par des arbres, il contribue à l'entretien de la santé des enfants, qui ont besoin de prendre leurs ébats en plein air. Les salles d'asile de la ville de Lyon sont au nombre de huit ; elles fournissent la justification des principes hygiéniques indiqués, et prouvent, en même temps, qu'on ne saurait les enfreindre impunément. En effet, visitez les quatre salles d'asile qui sont placées dans les conditions de salubrité voulues ; où l'air, la lumière, le soleil ont un libre accès, et dont les préaux sont spacieux, plantés d'arbres, et exposés à un air pur : comme tout y respire le bien-être et la joie ! Dès le matin, les enfants accourent avec empressement à ce lieu de réunion, et vont y passer gaîment la journée. Ces enfants sont gais parce qu'ils sont bien portants.

Que l'on diminue l'accès de l'air et de la lumière solaire dans les salles ; que l'on supprime les exercices et les jeux en plein air, dans un préau salubre, vous verrez les maladies envahir votre population enfantine.

L'une des salles d'asile de Lyon n'offre pour préau qu'une cour étroite, entourée de murs élevés et imprégnés d'une humidité incessante, causée et entretenue par un établissement de bains qui lui est contigu ; eh bien ! tous les jours, un certain nombre d'enfants manquent à l'appel pour cause de santé, et perdent ainsi une grande partie du bienfait qui leur est promis. Retenus chez leurs parents, l'un est atteint d'un catarrhe, l'autre d'un embarras gastrique, plusieurs d'entre eux sont presque toujours affectés d'ophtalmies. Les nouveaux venus paient surtout ce fâcheux tribut de l'ophtalmie à un local malsain, auquel ils ont de la peine à s'accoutumer.

Affligés de ce fâcheux état de choses, auquel on ne peut remédier que par la translation des enfants dans un local salubre, madame Jayr, présidente, et les dames du comité de cet asile, dont le zèle dévoué ne saurait recevoir trop d'éloges, sont enfin parvenues à réaliser l'objet de leurs vœux, et, sous peu de temps, un nouveau local, digne de sa destination, va recevoir les enfants, qui désormais seront affranchis de maladies presque fatales, parce qu'elles sont endémiques (1). Cet exemple des funestes conséquences de l'infraction aux lois de l'hygiène est frappant, surtout par le contraste de cet établissement avec ceux dans lesquels on a la satisfaction de ne rencontrer que des visages frais et riants ; ne suffit-il pas pour démontrer la haute importance des prescriptions hygiéniques, dès qu'il s'agit des agglomérations d'êtres humains, et surtout d'enfants, pour lesquels l'air pur, l'atmosphère exempte d'humidité, le soleil et l'espace sont des conditions indispensables de vitalité ?

Il est donc à désirer que de vastes emplacements soient destinés à la création de nouvelles salles d'asile, appelées depuis longtemps par les besoins de la population ouvrière dans plusieurs quartiers de notre belle cité. On compte journellement 600 enfants dans les salles d'asile, chiffre bien inférieur à ce qu'il devrait être dans la seconde ville du royaume, où abonde la classe ouvrière. Les salles d'asile ne sauraient y être trop multipliées. Depuis leurs fondations, elles ont répandu le bienfait de la première éducation sur 8,000 enfants ; c'est 16,000 qu'il faudrait pouvoir dire.

Nous savons toutes les difficultés que rencontre l'exécution d'un tel projet dans une ville où l'élévation démesurée des maisons, l'étroitesse des locaux, la cherté du terrain, forment des obstacles inconnus au même degré dans d'autres grandes

---

(1) Transférée, depuis un an, dans un local très salubre, cette jeune population y jouit d'une bonne santé. 1846.

villes. Mais l'importance de cette admirable institution, qui est devenue l'un des premiers besoins sociaux de notre époque et dont les excellents résultats sont chaque jour mieux appréciés, suggérera, nous n'en doutons pas, à l'autorité municipale, les moyens de seconder le zèle de l'administration spéciale des salles d'asile, et satisfera à de justes exigences.

§ 3. DÉPOT DE MENDICITÉ. — La mendicité pesait d'un poids fort lourd sur le département du Rhône; elle s'était constituée en permanence à Lyon, et devenait la cause et le prétexte d'abus, dont l'intérêt des mœurs et de l'ordre public réclamait vivement la répression. Il ne faut pas confondre le paupérisme et la mendicité, l'ouvrier qu'un long chômage ou des maladies ont réduit à l'indigence, et le vagabond qui spécule sur la charité publique. De généreux citoyens réalisèrent, en 1832, la pensée d'instituer, à Lyon, un asile expressément destiné à recueillir tous les individus des deux sexes qu'on trouverait, sur la voie publique, en flagrant délit de mendicité. Des souscriptions s'ouvrirent, et bientôt l'établissement fut en pleine activité; il est administré, aujourd'hui, par un conseil composé de vingt membres. Trois frères, de l'ordre de St-Joseph, sont chargés de l'infirmerie et de la surveillance des ateliers; onze sœurs, de la même communauté, ont, dans leurs attributions, la lingerie, la pharmacie, les bains, la cuisine, le réfectoire, les ateliers, les dortoirs et l'infirmerie des femmes. Il y a dans l'établissement un directeur, un aumônier, un médecin, un régisseur et un inspecteur.

Le dépôt de mendicité est une prison, en ce sens que les individus qu'on y conduit, n'ont pas la faculté d'en sortir s'ils ne sont point réclamés par leurs familles ou par des répondants. Un ordre de l'administration peut, seul, en ouvrir les portes. Tout vagabond qui est rencontré mendiant sur la voie publique est transféré au dépôt, d'après l'invitation du procureur du roi et à la suite d'un jugement. Des ateliers ont été organisés, et le travail y est mesuré à la force physique des détenus. Les mendiants trouvent dans l'établissement un lit convenable, des vêtements, des aliments salubres et tous les soins que leur santé comporte; arrachés à l'oisiveté, ils peuvent devoir à leur travail quelques adoucissements à la position qu'ils se sont faite.

Peu considérable d'abord, le nombre des détenus va toujours croissant; sa moyenne aujourd'hui est exprimée par le chiffre deux cent cinquante, et n'a pas encore atteint trois cents.

C'est à mi-coteau de Fourvière que la maison de dépôt est située ; aucune exposition ne saurait être plus favorable. La façade principale de l'édifice regarde l'est; elle domine une vaste terrasse plantée d'arbres, au-dessous de laquelle se déploient la ville de Lyon et la vaste plaine du Dauphiné. Une autre façade est tournée vers Fourvière , et s'ouvre sur des jardins. Considérée sous le rapport de ses aménagements intérieurs, la maison est distribuée ainsi : au rez-de-chaussée, les cuisines , les réfectoires, la chapelle, les ateliers de femmes , et l'appareil pour la confection de la gélatine ; au premier étage, les dortoirs et l'infirmerie des femmes ; au second, la pharmacie, la lingerie , les dortoirs et l'infirmerie des hommes.

En général, les salles qui servent de dortoirs sont spacieuses et ont des planchers fort élevés; la grande infirmerie a seize mètres de longueur, sept de largeur et cinq de hauteur. Toutes ces pièces prennent leur jour à l'est par de vastes croisées à grands carreaux. L'air y circule en toute liberté. Dans l'infirmerie, la température , en hiver, ne descend pas au-dessous de quatorze degrés. Il n'y a pas de calorifères. Chaque détenu , valide ou malade, a son lit pour lui seul; ce lit , fabriqué en fer, est garni d'un garde-paille, d'un matelas, d'un traversin et de ses draps et couvertures. L'espace n'est pas suffisant, et plusieurs salles sont encombrées d'un nombre de lits trop grand.

Traités beaucoup mieux que les prisonniers, les habitants du dépôt ont de la viande tous les jours et du vin ; leur pain est excellent , l'eau est abondante et d'assez bonne qualité. On remarque , dans l'établissement, un appareil très bien disposé pour la préparation de la gélatine , extraite des os d'après le procédé de M. D'Arcet. Ajoutée en petite proportion au bouillon de viande , de légumes , la solution de gélatine entre ainsi dans la confection de la soupe , qui est d'un bon goût.

Cette population ne compte qu'un bien petit nombre d'individus valides. Avant d'entrer dans l'établissement, les mendiants ont souffert beaucoup de la misère, des excès, des maladies; la plupart sont infirmes ou atteints d'affections organiques peu curables. Leurs maladies ordinaires sont les bronchites chroniques, les gastrites, les maladies de vessie, la paralysie, etc. Presque tous sont traités dans les infirmeries de l'établissement; on transfère, avec de grandes précautions, quelques-uns des plus malades dans les salles de l'Hôtel-Dieu. La mortalité n'a jamais dépassé soixante et dix, et n'atteint pas toujours ce chiffre; elle est de un sur quatre détenus, proportion moins considérable qu'elle ne semble l'être, si on a égard aux conditions physiques dans lesquelles se trouve cette population spéciale. Il y a, au dépôt, quelques jeunes épileptiques.

Cet établissement n'est point certainement encore tout ce qu'il peut être; il n'a pas été construit pour sa destination, et doit présenter, dès lors, des défauts considérables. Cent cinquante détenus, au plus, y seraient d'une manière convenable, et leur nombre approche trois cents. Toute la maison devrait être chauffée au moyen de calorifères; d'autres lacunes, au point de vue hygiénique, pourraient être signalées; on y pourvoira avec le temps. Considérée dans son ensemble, la maison est bien disposée et bien administrée; son institution peut être envisagée comme un service public d'un ordre élevé. Plusieurs membres du Conseil de salubrité l'ont examinée en détail, avec intérêt; d'officieuses qu'elles ont été, ces visites deviendront sans doute officielles. C'est surtout dans les prisons et dans les divers asiles du pauvre, que notre intervention est compétente; c'est là, surtout, qu'une amélioration, en matière d'hygiène, devient un bienfait pour l'humanité.

§ 4 PRISONS. — Il existe, à Lyon, deux prisons civiles, construites pour recevoir, réunies, environ cinq cents détenus, et une prison militaire. La prison de Roanne est une maison d'arrêt, elle ne reçoit que les prévenus d'un crime ou délit; celle de Perrache est une maison de correction, dans laquelle sont renfermés les condamnés à une captivité qui ne dépasse pas un an et un jour. Elle renferme, en outre, un pénitentiaire pour les jeunes détenus, qui appellera spécialement notre attention sous le rapport des conditions de salubrité.

Il se peut que nos deux prisons civiles laissent encore à désirer quant à leur disposition hygiénique, c'est ce que nous verrons bientôt ; mais, si on compare leur état présent à ce qu'elles étaient il y a vingt années, on ne peut méconnaître une amélioration immense. On se rappelle ce qu'était l'ancienne prison de Roanne si lugubre, si obscure, si malsaine, sans cours aérées, sans dortoirs et toujours si humide : nombre de détenus en sont sortis perclus de leurs membres par les douleurs rhumatismales qu'ils y avaient éprouvées. On avait transformé un ancien couvent pour en faire la prison dite de St-Joseph, située dans la rue de ce nom ; c'est dire assez qu'on n'y trouvait aucune des conditions de salubrité que réclament les établissements de cette nature : point de préau, point d'atelier de travail, un mauvais système de chauffage, tels étaient les inconvénients qu'on remarquait au premier abord. Le défaut d'espace suffisant n'avait pas permis de séparer les condamnés en catégories ; tous les délits, tous les âges vivaient en communauté sous un toit insalubre : rien n'égalait la malpropreté de cette maison, si peu convenable pour la destination à laquelle on l'avait affectée.

Dans l'espace de quelques années, les deux prisons ont été rebâties. L'emplacement de celle de Roanne ne pouvait être changé, du moment que la situation du Palais-de-Justice était déterminé ; quand l'édifice a été terminé, le Conseil de salubrité a été chargé d'en examiner les dispositions. C'est sur la rive droite de la Saône que la prison a été bâtie, entre le palais et la rue St-Jean. Nous n'avons rien remarqué de très incommode ou d'insalubre dans sa distribution intérieure, si ce n'est l'étroitesse obligée et déplorable, soit des préaux, soit des salles. Notre rapport, au reste, s'appliquait à une prison construite pour un chiffre déterminé de détenus ; en dehors de ce nombre, il cessait d'être vrai. Si une maison de détention faite pour deux cents prévenus ou condamnés, en reçoit trois cents cinquante ou quatre cents, un encombrement inévitable a lieu, et toutes les conditions sanitaires sont changées. C'est ce qui est arrivé pour chacune de nos deux prisons. Comme celle de Roanne était entièrement vide au jour de notre visite, nous n'eûmes pas à nous occuper du régime des prisonniers ; la mauvaise disposition des latrines frappa le Conseil , qui en réclama une autre plus convenable. Ses prévisions ont été confirmées : la prison de Roanne manque de ventilation et de lumière ; elle est beaucoup trop étroite pour sa population , et il s'en faut de beaucoup que chacun de ses habitants y obtienne la quantité d'air respirable à laquelle il a droit. Cependant on n'a point vu de maladie épidémique dans l'établissement, et, sur une population moyenne de trois cents détenus , la mortalité annuelle est de deux ou trois prisonniers. Quoique cette maison ne soit pas , sous le rapport hygiénique , tout ce qu'elle devrait être , elle a remplacé avantageusement l'ancienne ; il y a eu progrès.

Lorsque l'Administration eut décidé qu'une prison serait bâtie à Perrache pour remplacer celle de la rue St-Joseph , elle fit choix de la rive gauche de la Saône , et proposa au Conseil de salubrité un emplacement auprès du cours du Midi. Cette situation présentait des avantages , et M. de Brosses , préfet , y tenait beaucoup ; un examen attentif des lieux , répété plusieurs fois , nous fit penser autrement. La prison eût été voisine de flaques d'eaux stagnantes ; le sol sur lequel on l'aurait assise se composait de gravois et de remblais très perméables ; on n'aurait point eu de bonne eau potable , condition hygiénique si importante ; tout l'édifice eût été entouré d'eau pendant la saison des pluies. Ces considérations , et quelques autres de moindre importance, conduisirent le Conseil à une conclusion négative ; invité à examiner encore , il persista. Accueilli avec peu de bienveillance par le préfet , notre rapport en trouva davantage auprès de l'autorité supérieure , qui, après une mûre délibération , adopta notre avis. L'année suivante , le préfet nous proposa la rive droite du Rhône , à peu de distance du cours : cet emplacement n'avait aucun des défauts majeurs que nous avions reconnus au premier. Son sol était trop élevé pour être accessible aux inondations ; la proximité d'un cours d'eau grand et rapide , comme est le fleuve , était un avantage précieux : l'eau du Rhône, arrivant dans l'établissement filtrée par son passsage au travers d'une couche épaisse de gravier , fournissait une boisson salubre ; il n'y avait point de mares dans les alentours. Notre rapport fut entièrement favorable au préfet ; les plans de l'architecte , M. Baltard , nous furent communiqués, et nous ne trouvâmes pas d'observations à faire quant aux questions de l'incommodité et de l'insalubrité. Lorsque l'édifice eut été terminé, le Conseil de salubrité l'examina dans toutes ses parties, le 6 octobre 1830, et recula de six mois l'époque à laquelle les détenus devaient y être transportés. Il n'avait pas trouvé les murs et les plâtres suffisamment secs, et il jugeait qu'il y aurait de graves inconvénients à faire habiter, pendant l'hiver, une prison à peine achevée. L'Administration s'empressa de déférer à ce vœu : elle désirait le transfert des prisonniers dans le courant du mois d'octobre, il n'eut lieu que le 26 juin de l'année 1831. Quinze années se sont écoulées depuis ce temps, et la prison peut être jugée aujourd'hui par les faits; cette recherche présentera peut-être quelque intérêt.

La maison de correction de Perrache reçoit des femmes, des enfants, des adultes, des condamnés et des prisonniers pour dettes ; elle a, de plus, une population flottante composée de prévenus de vagabondage, à la disposition du préfet, sous le titre de passagers, et les condamnés aux fers, qui y attendent leur translation au bagne. Cet établissement est divisé en huit corps de bâtiment entièrement séparés les uns des autres : les enfants et les femmes en occupent deux ; les adultes sont partagés en deux divisions, selon qu'ils sont condamnés à des peines infamantes ou simplement correctionnelles. Les détenus pour dettes occupent un bâtiment à part. Ainsi donc, l'établissement est formé de prisons spéciales ayant chacune son préau parfaitement isolé; au rez-de-chaussée sont les réfectoires et les ateliers; aux premier et second étages, les dortoirs. Il n'y a point de cachots ; on les a remplacés par des cellules placées au rez-de-chaussée et ventilées par un air pur ; en général, les dortoirs, comme les ateliers, sont spacieux et éclairés par des fenêtres larges, nombreuses, bien percées et placées en face les unes des autres. Le travail est obligatoire ; tout détenu qui s'y refuse sans motifs valables, est placé à part dans une cellule, et reste seul jusqu'à ce qu'il ait changé de sentiment. Depuis l'introduction des ateliers et du silence dans la prison, il y a eu moins de punitions disciplinaires et moins de maladies. Un règlement nouvellement mis en vigueur a interdit la cantine, au grand avantage de l'ordre et de la santé des détenus. Tous les prisonniers ont un lit en fer ; leurs aliments sont sains et en quantité suffisante : ils ne mangent de la viande qu'une fois par semaine ; ceux qui travaillent, et c'est le très grand nombre, peuvent appliquer une partie de leur gain à l'amélioration de leur régime alimentaire. Il y a une infirmerie bien aérée, bien éclairée et parfaitement tenue ; le médecin de la maison a tout pouvoir pour modifier l'alimentation, sous le rapport de la quantité et de la qualité, lorsqu'un détenu âgé ou malade lui paraît avoir droit à cette faveur. Il peut, d'après la même considération, accorder un matelas ou des vêtements plus chauds.

Cent vingt enfants, âgés de neuf à seize ans, sont renfermés dans le pénitentiaire ; ces petits prisonniers ont été condamnés pour vagabondage, vol ou autres délits graves, à une détention dont la moyenne est de cinq années. Ils reçoivent, à Perrache, une éducation religieuse et professionnelle ; on leur apprend à lire et à écrire, la grammaire, un peu de calcul, un peu de géographie et d'histoire ; on leur enseigne le métier pour lequel ils paraissent avoir le plus d'aptitude. Il y a, au pénitentiaire, des ateliers d'étoffes de soie, de cordonniers et de tailleurs, dirigés par des hommes moraux et instruits qui appartiennent à un ordre religieux spécial. On avait d'abord adopté pour ces enfants, mais sur des bases très imparfaites, le régime cellulaire ; il n'y avait pas obligation du silence, et les cellules n'étaient formées que de cloisons tellement légères, qu'elles étaient facilement brisées par les jeunes détenus ; toutes ont disparu. Chaque enfant, à sa sortie du pénitentiaire, reçoit un petit pécule qui s'élève, pour quelques-uns, à plusieurs centaines de francs ; il entre aussitôt sous la protection de la Société de patronage, qui lui trouve du travail et lui sert de point d'appui. Voici quel est le régime alimentaire des jeunes détenus : à huit heures du matin, le déjeûner, composé d'une soupe et d'un morceau de pain ; à deux heures, le dîner, formé d'une soupe et d'un plat de légumes ; à sept heures et demie, le souper, en tout semblable au déjeûner. On ne sert aux enfants de la viande qu'une seule fois par semaine. Levés, à partir du mois d'avril, à six heures du matin, ils se couchent à huit heures et demie du soir ; on leur accorde, chaque jour, deux heures de récréation. Les détenus adultes ne font que deux repas, composés, l'un, d'une soupe et de pain, l'autre, d'une soupe grasse et d'un plat maigre; l'administration ne fournit que le pain, et le détenu doit pourvoir au surplus avec le produit de son travail. On ne sert aussi aux adultes de la viande qu'une seule fois par semaine; le vin et le tabac leur sont interdits. Ceux des enfants dont le directeur est satisfait, placés dans une classe dite de récompense, ont à ce titre un matelas à leur lit, et le dimanche, du vin et du dessert à leur dîner.

Telle est, sommairement, la disposition de la maison de correction de Perrache; examinons-la sous notre point de vue spécial. Cette prison est dans des conditions excellentes de salubrité; nulle part on n'en saurait trouver de meilleures. Rien de plus rare que les maladies aiguës chez les adultes; on n'a pas vu à l'infirmerie, en quatorze ans, dix cas d'inflammation grave des organes pulmonaires ou gastriques; il n'y a jamais eu de maladie épidémique, jamais de fièvre typhoïde. On craignait, malgré l'opinion contraire du Conseil de salubrité, l'invasion des fièvres intermittentes dans un établissement voisin de terrains que les eaux stagnantes ont recouvert pendant un grand nombre d'années; il n'en a rien été. Pendant onze ans le médecin de la maison n'a pas vu une seule maladie de cette classe, et c'est seulement en 1842 et en 1843 qu'il a eu occasion de l'observer chez quelques détenus. La mortalité annuelle, chez les adultes, varie de deux à quatre, sur un mouvement de six cents prisonniers; elle est, comme on voit, réduite à son expression la plus simple : encore faut-il remarquer que les décès ne se sont guères rencontrés que chez des détenus usés par la débauche, l'âge, la misère et un long séjour dans les cachots. Aucune partie de la ville, même dans les quartiers riches, n'est plus salubre que la prison de Perrache. Le régime de cette maison est très paternel, et tous les adoucissements possibles sont apportés à la condition des détenus, surtout lorsqu'ils sont malades. S'il y a des pansements compliqués à faire, ou si le cas est très grave, on transfère le prisonnier à l'Hôtel-Dieu; toutes les femmes enceintes demandent la faveur d'aller faire leurs couches dans les salles, si bien tenues, de l'hôpital de la Charité. Dans plusieurs circonstances, le médecin de la maison a obtenu la translation, dans une maison de santé, de détenus malades et même leur entière liberté.

Nos observations sur la salubrité parfaite de la prison de Perrache ne s'appliquent pas au pénitentiaire. Adultes et enfants vivent dans le même lieu, respirent le même air, boivent la même eau, sont nourris des mêmes aliments et sont absolument dans les mêmes conditions quant au travail. Toutefois, la santé, très satisfaisante chez les uns, est déplorable chez les autres ; pourquoi cela ? La raison de cette différence est dans l'individu, et non dans des conditions d'insalubrité.

Une très grande quantité d'enfants est agglomérée dans le collége royal de Lyon, assis comme le pénitentiaire sur la rive droite du Rhône et placé dans les mêmes circonstances de localité ; cependant le collége royal ne compte pas un décès, chaque année, sur une population moyenne de trois cents enfants, et son infirmerie ne reçoit guères que des maladies aiguës. Au pénitentiaire, la mortalité est de un sur dix détenus, non pas de un sur dix malades, ce qui serait fort beau, mais de un sur dix enfants présumés bien portants, ce qui est énorme. Au collége royal, les pensionnaires ont une alimentation sinon plus saine, du moins plus variée et plus tonique ; il y a chez eux plus de mouvement et de vie ; ils sortent plus fréquemment et font beaucoup d'exercice ; enfin, cette jeune population, quand elle entre dans l'établissement, n'est pas, comme celle du pénitentiaire, profondément avariée au physique comme au moral.

Voici le tableau de la mortalité depuis 1831, première année de l'occupation de la prison de Perrache :

1831, 190 détenus (dont 37 enf.), 3 décès chez les adultes.
1832, 218 — (32 enf.), 4 décès idem.
1833, 296 — (42 enf.), 3 décès idem.
1834, 243 — (55 enf.), 5 déc. (dont 2 chez les enfants).
1835, 249 — (69 enf.), 6 déc. (dont 3 chez les enfants).
1836, 259 — (80 enf.), 8 déc. (dont 4 chez les enfants).
1837, 287 — (95 enf.), 9 déc. (dont 6 chez les enfants).
1838, 300 — (100 enf.), 14 déc. (dont 11 chez les enfants).
1839, 320 — (105 enf.), 14 déc. (dont 11 chez les enfants).

1840, 315 détenus (dont 112 enf.), 13 décès (dont 8 chez les enfants).
1841, 327   —   (107 enf.), 8 décès (dont 8 chez les enfants).
1842, 326   —   (109 enf), 8 décès (dont 8 chez les enfants).
1843, 340   —   (113 enf.), 10 décès (dont 7 chez les enfants).

Ce tableau est fécond en enseignements ; on y voit que la mortalité, chez les détenus adultes, a été très minime (2 décès sur une moyenne de 360 prisonniers) ; on y voit aussi qu'elle a augmenté chez les enfants dans une proportion, non pas relative, mais en quelque sorte géométrique, et qu'à partir de 1837, elle a été, au pénitentiaire, de 1 sur 10. Elle a faibli, il est vrai, depuis trois ans ; c'est un progrès à signaler.

§ 5. CASERNES. — Composée de quatre corps de bâtiment contigus et séparés entre eux par une vaste cour, la caserne de la gendarmerie s'étend, en forme de carré long, de la rue Sala à la rue Ste-Hélène, et présente deux façades, dont l'une, la principale, est sur la rue Sala, c'est-à-dire tournée vers le nord, tandis que l'autre regarde le midi.

On doit regretter qu'un édifice de cette grandeur, vu sa destination particulière, ne soit pas entouré d'avenues plus spacieuses, et précédé d'une place qui permette aux troupes un libre développement, au besoin. Mais cette considération sur le choix de l'emplacement, étrangère à la nature de notre examen, ne doit pas nous arrêter.

On entre dans la caserne par trois arcades élevées d'environ cinq mètres ; un beau vestibule conduit, à droite et à gauche, à des logements d'officiers, auxquels on monte par quelques marches. En avançant, on se trouve dans la cour, dont les limites, ainsi qu'on vient de le dire, sont formées par les quatre corps de bâtiment ; son étendue est de cinquante mètres en longueur et de vingt-deux en largeur.

Les rez-de-chaussée de la caserne sont occupés par divers logements d'officiers dans le bâtiment du nord ; par les cuisines, le corps-de-garde, la salle de police, dans celui du midi ; par les écuries, dans le bâtiment situé à l'ouest et qui longe la rue St-François ; la sellerie, la buanderie, des remises, l'abreuvoir, où une pompe fournit de l'eau en abondance, remplissent le rez-de-chaussée de l'est.

Au premier étage se trouvent les logements du colonel, du chef d'escadron, des sous-officiers et des gendarmes. Une vaste et belle galerie, en forme de corridor, règne sans interruption dans les trois bâtiments du nord, de l'ouest et du midi; une simple balustrade en pierre, à hauteur d'appui, borde les galeries du nord. Cette disposition élégante est avantageuse; elle permet, aux personnes placées vers ces deux points, d'embrasser d'un coup-d'œil toute la cour et les objets principaux du service militaire.

Quant au premier étage du bâtiment de l'est, il est occupé par des fenils et des greniers destinés à différents usages. Dans le bâtiment de l'ouest, un second étage s'élève au-dessus du premier; comme celui-ci, il est destiné à loger des gendarmes, et est séparé du toit par un grenier spacieux. Les logements des gendarmes seraient suffisamment grands et commodes pour des soldats célibataires; mais si on considère que la plupart des hommes auxquels ils sont destinés sont mariés et pères de famille, on est affligé de l'exiguité des chambres, qui peuvent devenir malsaines, par cela seul qu'il y aura encombrement dans un local trop restreint. Il serait facile de remédier à cet inconvénient : on le pourrait en transformant en chambres les fenils du bâtiment de l'est. Cette destination nouvelle donnée au premier étage du bâtiment de l'est, serait préférable sous tous les rapports : il en résulterait un mieux-être sensible pour les habitants de la caserne, un emploi vraiment plus convenable assigné à un premier étage qui frappe la vue, et plus de sécurité par rapport au feu. Ce fenil, qui dépare l'élégance de l'édifice, ne serait-il pas mieux à sa place dans quelque cour du voisinage, dont l'acquisition serait peu coûteuse?

En considérant l'ensemble de la caserne, on reconnaît qu'il réunit les conditions de salubrité désirables, sous le rapport de la circulation de l'air et de la ventilation. Bien que la cour soit renfermée entre les quatre divisions du bâtiment, l'air peut se renouveler aisément à raison du peu de hauteur de l'édifice, qui, à l'exception du bâtiment de l'ouest, ne s'élève pas a plus de douze mètres au-dessus du sol. Il circule en liberté par les trois larges arcades d'entrée de la façade du nord, et la porte d'entrée correspondante de la façade du midi. Les latrines, construites soigneusement, aboutissent à des sacs ou réservoirs vastes et enfoncés, à quatre mètres au moins, au-dessous des caves.

Mais un vice radical, grave et malheureusement irréparable, a fixé l'attention du Conseil : quelque regret qu'il éprouve à faire entendre des paroles de blâme, il ne doit pas hésiter à exprimer son opinion.

La disposition du terrain sur lequel la caserne est assise aurait pu être mieux ménagée pour l'écoulement des eaux. En effet, le niveau du sol, depuis la rue Ste-Hélène jusqu'à la rue Sala, présente une dépression peu sensible à l'œil, mais bien réelle, puisqu'on peut l'évaluer à un mètre. Malheureusement, l'architecte n'a pas assez tenu compte de l'élévation du sol de la rue Ste-Hélène; lorsqu'on est entré par cette rue dans le vestibule du midi, on est obligé de descendre. En passant de ce point dans la cuisine, on descend encore, de sorte que le pavé de cette cuisine est réellement établi à cinquante centimètres au-dessous du niveau de la rue.

Ce défaut est plus sensible encore quand on arrive à l'écurie par la porte du midi; car, là, on trouve deux marches qu'il faut descendre pour y pénétrer. Il est donc évident que la base de la caserne n'est pas assez exhaussée; qu'elle se trouve au contraire enterrée d'une manière fâcheuse, dont les inconvénients seront sentis dans la saison des pluies, et qui ne feront que s'accroître par le progrès du temps, puisqu'il est reconnu que le pavage des rues ne peut s'effectuer sans amener une élévation progressive de la voie publique.

Cet inconvénient, qui aurait dû être expressément évité dans les premiers éléments de la construction, est préjudiciable, sans doute, à la salubrité de la cuisine et des pièces qui sont situées du côté de la rue Ste-Hélène. Il est surtout nuisible à la salubrité de l'écurie, objet si important dans une caserne de cavalerie.

Les conditions essentielles d'une bonne écurie sont : un espace suffisant en longueur et surtout en largeur, une ventilation convenable, la déclivité nécessaire pour que l'écoulement des liquides puisse s'opérer facilement, et que l'humidité, dont l'influence morbifique est si redoutable à la santé des chevaux, puisse être empêchée autant que possible.

L'écurie de la caserne de la gendarmerie réunit-elle à un degré suffisant ces divers avantages? Elle est construite avec soin ; deux rangées de colonnes de pierre supportent la voûte, qui est d'une belle élévation ; enfin, des fenêtres cintrées donnent toute la clarté désirable et rendent le renouvellement de l'air facile. Mais le Conseil a remarqué des défauts graves. Cette écurie n'a que neuf mètres d'une muraille à l'autre : si de cette largeur, comptée de l'une à l'autre paroi, on déduit les espaces occupés par les rateliers et les mangeoires, on reconnaît aisément que, lorsque les chevaux y seront logés, il ne restera plus, à la voie du milieu, un espace suffisant pour qu'il soit possible d'y circuler avec sécurité. Mesurée entre les deux rangées de colonnes, elle n'a que trois mètres de largeur ; or, les chevaux, dans leurs moindres mouvements, empiéteront encore sur cette voie, et il deviendra difficile d'éviter les accidents, malheureusement si fréquents dans les grandes écuries. On ne saurait trop regretter que l'architecte n'ait pas donné un mètre de plus en largeur à cette voie, qui s'étend d'un bout à l'autre de l'écurie : elle aurait eu quatre mètres de largeur au lieu de trois, et ce n'était pas trop.

Un autre défaut de cette écurie, ainsi enfoncée au-dessous du sol environnant, c'est qu'elle n'a pas une déclivité suffisante et des rigoles par lesquelles on puisse faire écouler au dehors les liquides produits tant par l'urine des chevaux que par les lavages qui seront jugés nécessaires. De cette terre toujours humide se dégagera incessamment, par les interstices des pavés, une vapeur irritante et fétide.

Le Conseil a pensé que cette dépression générale du sol d'une écurie sans pente et sans rigoles devait et pouvait être corrigée. Il faudrait exhausser le niveau du pavé de cinquante centimètres, et lui donner assez de pente pour que les liquides aient un écoulement facile : la hauteur de la voûte de l'écurie permet cette modification indispensable.

Le Conseil a reçu la mission de visiter d'autres casernes dans lesquelles on avait dénoncé différentes causes d'insalubrité, tantôt la mauvaise qualité des eaux potables, tantôt l'incommode disposition des latrines : il a donné les avis que l'examen des faits et des lieux comportait. Quoique les dix mille hommes de la garnison ne fassent point partie de la population de Lyon, ils n'en appartiennent pas moins à la grande famille de nos concitoyens, et méritent à ce titre toute notre sollicitude ; elle ne leur a pas manqué toutes les fois que l'administration militaire a consulté le Conseil. Quelques-uns des forts détachés qui ont été terminés sont habités ; aucune cause d'insalubrité ne paraît se rencontrer, soit dans leur construction, soit dans leur voisinage ; ceux que nous avons visités nous ont paru dans des conditions fort bien entendues. L'administration militaire veille avec beaucoup de vigilance et d'intelligence sur la santé du soldat; elle entre dans les plus petits détails et se fait rendre compte de tout. Chaque chirurgien-major adresse au ministre de la guerre un rapport circonstancié sur la caserne qu'habite son régiment, et sur les agents d'insalubrité qui ont pu se présenter à son observation. Les forts, les casernes et l'hôpital militaire sont inspectés avec soin par l'intendant et les sous-intendants, qui ne laissent rien passer sans contrôle sévère. Soumis à une discipline qui règle toutes leurs actions et l'emploi de tout leur temps, les soldats sont assujétis plus facilement à l'observation des principes de l'hygiène, que ne saurait l'être la population civile, toujours si insouciante et si indocile en matière de salubrité.

§ 6. ÉCOLE VÉTÉRINAIRE. — Placée au bord de la Saône, entre la colline des Chartreux et le prolongement de celle de Fourvière, l'Ecole vétérinaire est exposée aux brouillards d'automne, qui favorisent le développement d'irritations bronchiques peu intenses, mais presque toujours de longue durée.

Peu protégée au nord, surtout dans sa partie la plus rapprochée du coteau, elle se trouve être un des points les plus froids de la ville de Lyon. Pendant le rude hiver de 1839, le thermomètre placé dans son jardin botanique s'est toujours maintenu un peu plus bas que ceux qui étaient placés dans le reste de la ville.

L'Ecole présente sous le rapport de l'hygiène, dans sa construction et sa disposition intérieure, divers inconvénients dont plusieurs ont déjà été diminués depuis quelques années, et qui, tous, ou presque tous, disparaîtront par suite des travaux qui sont à la veille d'être entrepris pour la restauration complète de l'établissement.

Les élèves habitent les anciennes cellules des religieuses de Sainte-Elisabeth ; chacune des chambres a longtemps servi à trois de ces jeunes gens, qui y étaient trop à l'étroit. Aujourd'hui, par suite de la création d'autres logements, chaque chambre ne renferme plus que deux élèves, qui s'y trouveraient très bien si son unique fenêtre avait une plus grande ouverture.

Des lits de fer ont remplacé, depuis quelques années, les trétaux de bois et les planches, qui étaient de vrais réceptacles à insectes.

L'infirmerie contient huit lits, qui sont rarement tous occupés : peu de maladies graves se développent parmi les élèves ; l'épidémie de fièvre typhoïde du mois d'août 1843 a été une rare exception. Les inoculations de la morve et du farcin, autrefois assez fréquentes, ne se sont plus montrées depuis que de funestes exemples ont prouvé aux élèves la nécessité des précautions.

Les salles d'études sont au nombre de deux, et assez vastes : cependant l'éclairage y développe, en été, une chaleur incommode ; aussi cesse-t-on d'y réunir les élèves, le soir surtout, dès que les chaleurs prennent de l'intensité.

Les écuries destinées aux chevaux affectés de maladies sporadiques seraient convenables, si leur disposition ne s'opposait à ce que l'on puisse isoler les chevaux malades par catégories peu nombreuses. Celles qui sont destinées aux animaux affectés de maladies contagieuses pèchent par un peu d'humidité, provenant de ce qu'un de leurs côtés se trouve appuyé sur une terrasse. Une partie des loges du chenil présente le même inconvénient.

La salle de dissection, beaucoup trop petite, est placée sous des logements qui en reçoivent les émanations ; elle prend son jour principal par deux fenêtres donnant sur la voie publique, et qui sont à peine à hauteur d'appui. Le mur, de ce côté, repose sur un terrassement de près d'un mètre.

Les débris provenant des dissections et des opérations, qui

étaient autrefois jetés dans la Saône, sont, depuis 1832 (époque du choléra), soigneusement emmenés dans un tombereau couvert et déposés au clos d'équarrissage de la Mouche. Les eaux des lavages s'écoulent seules dans la Saône.

L'Ecole possède plusieurs puits et un filet d'eau de source ; cette dernière est seule employée pour la boisson et la préparation des aliments. Elle provient du coteau situé derrière l'Ecole ; sa qualité est bonne, mais sa quantité est à peine suffisante pendant l'été. Celle des puits, tirée péniblement par des pompes à balancier, provient en partie de la Saône, en partie des infiltrations de la colline ; elle sert à abreuver les animaux et aux lavages.

Les plans qui seront incessamment mis à exécution corrigeront la plupart des inconvénients qui viennent d'être signalés.

Les chambres des élèves seront agrandies, ainsi que les fenêtres. Séparées les unes des autres, les écuries isoleront complètement chacune un petit nombre de malades ; celles qui sont en terrassement doivent disparaître, ainsi que les loges du chenil qui se trouvent dans le même cas. La salle de dissection, convenablement agrandie, sera éloignée des logements et de la voie publique. L'allongement des boyaux souterrains des sources amènera sans doute une plus grande quantité d'eau, que des réservoirs suffisants et convenablement placés, permettront de distribuer dans les points de l'Ecole où le besoin s'en fait le plus sentir.

Enfin, un vaste amphithéâtre remplacera l'amphithéâtre actuel, qui manque d'étendue pour les réunions générales des élèves à l'époque des examens.

HOPITAUX.

Lyon possède plusieurs hôpitaux civils et un hôpital militaire, qui contiennent environ trois mille sept cents lits. Ces établissements ont éprouvé, depuis quelques années, des améliorations considérables sous le rapport de la salubrité.

Trois hôpitaux sont situés le long du vaste quai de la rive droite du Rhône; leur façade principale regarde l'est. Ils seraient contigus, si le massif de maisons compris entre la rue Bourg-chanin et la place de la Charité ne séparait les deux grands hôpitaux civils. L'hôpital de la Charité est en contact immédiat avec l'hôpital militaire. Cette position des trois établissements a quelques inconvénients compensés par de grands avantages. Elle les soumet à l'action fréquente des vents du midi et à celle d'une atmosphère humide, souvent imprégnée de brouillards épais; mais la rapidité du courant du Rhône est un moyen puissant de ventilation, qui rend les brouillards moins stagnants que sur les bords de la Saône, en même temps que la largeur du fleuve assure, aux bâtiments et à leurs cours, la jouissance d'une immense masse d'air atmosphérique et de rayons solaires.

Abrité en partie contre le vent du nord par des habitations particulières auxquelles il est presque contigu, l'Hôtel-Dieu vient aboutir, par son extrémité méridionale, à la rue de la Barre. L'hospice de la Charité et l'hôpital militaire ont l'avantage de former un massif plus complètement isolé.

L'hospice de l'Antiquaille est situé sur une colline qui domine la rive droite de la Saône. Sa position élevée le place dans un air moins chargé de vapeurs et plus sain que celui de l'intérieur de la ville; mais elle le prive d'un abord facile et praticable aux voitures, ainsi que du voisinage d'un grand cours d'eau, bénéfice toujours si précieux pour un hôpital.

Un hospice, destiné aux incurables de l'un et de l'autre sexe de la population indigente de Lyon, a été récemment fondé à l'ancien château du Perron, sis entre Oullins et Pierre-Bénite, à six kilomètres de la ville. L'asile ou hospice fondé par les frères de Saint-Jean-de-Dieu, pour le traitement des hommes aliénés, est à quatre kilomètres de Lyon, dans la commune de la Guillotière.

Ces six établissements, qui offrent un grand intérêt, exigeraient un long examen si nous voulions en apprécier tous les détails ; mais, renfermés dans notre sujet, c'est essentiellement sous le point de vue de l'hygiène et de la salubrité que nous nous proposons de les observer.

§ 1. HÔTEL-DIEU. — Fondé en 542 par le roi Childebert, fils de Clovis, et par sa femme, la reine Ultrogothe, l'Hôtel-Dieu de Lyon est un des plus anciens hôpitaux de France.

Bien des constructions se sont succédé, dans la suite des temps, sur le vaste terrain de cet établissement hospitalier, primitivement éloigné des habitations, et dont la surface, de forme oblongue, n'a pas moins de 30,870 mètres carrés. Les plus anciennes, parmi celles qui concourent à l'ensemble de l'édifice, ne remontent pas au-delà du XVI° siècle et du commencement du XVII°.

En 1637 fut bâtie l'église, remarquable par son architecture élégante. Ducillet en avait donné le plan, et, plus tard, André Palladio, de Vicence, se chargea du soin de l'embellir. C'est à la même époque que furent construites les quatre salles disposées en forme d'une croix, au centre de laquelle se trouve un vaste vestibule et un bel autel de marbre surmonté d'un dôme appelé, par comparaison, le petit dôme ; mais c'est du côté du quai du Rhône que la vue est frappée de l'aspect monumental et majestueux de l'Hôtel-Dieu. Là, sa façade se déploie sur une longueur de 315 mètres.

D'une architecture peut-être trop magnifique pour une telle destination, ornée des statues colossales des royaux fondateurs et de figures allégoriques, surmontée du grand dôme au sommet duquel un groupe d'anges soutient la croix, cette vaste portion de l'édifice, commencée par Soufflot en 1708, a été terminée de nos jours.

Ce n'est pas au luxe du dehors que nous devons nous arrêter. Ce sont les dispositions intérieures qui appellent spécialement notre attention. Si elles ne répondaient pas par leur salubrité à la richesse de l'ornementation étalée aux regards, celle-ci ne pourrait être pardonnée : elle serait d'autant plus répréhensible, qu'elle aurait causé une cruelle déception.

Sous la coupole du dôme, que soutiennent des pilastres d'ordre corinthien, on voit un immense vestibule pavé de marbre, au centre duquel un magnifique autel de marbre est entouré d'une balustrade dorée.

Quatre grandes salles de malades, deux au premier étage, deux à l'étage supérieur, viennent aboutir à ce vestibule, remarquable par ses proportions grandioses et ses ornements architectoniques.

Ce n'est pas comme objets de pure décoration que nous mentionnons le grand et le petit dôme de l'Hôtel-Dieu ; ils fournissent de puissants moyens de ventilation et d'assainissement.

Les miasmes méphitiques, étant toujours en ascension, se trouvent incessamment appelés et recueillis dans ces vastes entonnoirs qu'ils parcourent sans y séjourner, traversent les ouvertures du sommet et se dispersent dans les régions élevées de l'atmosphère extérieure.

La masse des gaz méphitiques qui s'accumulent et trouvent leur issue dans les dômes est incroyable, et l'on ne pourrait s'en faire aucune idée, lorsque l'on visite les salles et que l'on respire un air exempt de toute mauvaise odeur près des autels placés sous les coupoles des dômes. Pendant ce temps-là, que des ouvriers soient obligés de pénétrer dans l'intérieur de la coupole, surtout près de son sommet, ils ne peuvent y continuer leur travail que pendant une heure tout au plus. Quelquefois même, après une demi-heure de séjour dans ce milieu infect, ils en sortent pâles, abattus, et tellement incommodés, que parfois ils tombent en défaillance. Plusieurs ouvriers sont obligés de s'y succéder pour faire la besogne d'un seul homme.

Cette remarque méritait d'être consignée. Elle devient un document précieux pour le sujet qui nous occupe.

La ventilation produite par les courants des dômes ne peut avoir lieu sans devenir une cause de refroidissement des salles, qui pourrait être très nuisible, surtout pendant la saison d'hiver. Nous verrons bientôt comment on a remédié à cet inconvénient.

Quelque admiration que l'on accorde aux belles lignes architectoniques de Soufflot, on doit reconnaître qu'il est regrettable que, de son temps, les études hygiéniques, concernant les hôpitaux, ne fussent pas portées au point de perfection qu'elles ont atteint depuis les philanthropiques travaux de Tenon. Plusieurs fautes auraient été évitées. L'architecte n'aurait sans doute pas consenti à diviser le sol en petites cours d'un espace beaucoup trop restreint ; ce qui est d'autant plus fâcheux, que les corps des bâtiments fort élevés qui les entourent, empêchent les rayons du soleil d'y pénétrer convenablement sous le double rapport de la quantité et de la durée. Il aurait évité de donner aux salles des malades des dimensions exagérées en longueur, surtout en hauteur, qui rendent le chauffage dispendieux et ses effets trop incomplets. Nous avouerons toutefois que les grandes salles de malades, les salles de cent lits, par exemple, sont frappées, par les écrivains modernes, d'une réprobation qui nous paraît trop absolue; car elles offrent, pour la facilité et la régularité du service, des avantages réels, que la pratique journalière des hôpitaux sait apprécier. Qu'on les rende salubres, et cela se peut, ne seront-elles pas exemptes de blâme ?

Quoique nous ayons signalé les reproches légitimes qui peuvent être adressés à l'œuvre de Soufflot, l'auteur du Panthéon n'en a pas moins réalisé, dans nos murs, une grande pensée, en dotant les malades indigents d'un magnifique lieu de refuge, emblème brillant de la charité, qui, à toutes les époques, a formé un des traits distinctifs du caractère lyonnais.

Les conditions hygiéniques de l'Hôtel-Dieu ont subi des changements notables. Ils datent surtout de l'année 1830.

Avant cette époque, le conseil d'administration, composé de citoyens recommandables et dévoués, mais accoutumés à respecter trop religieusement et à conserver dans leur immobilité les choses établies par leurs devanciers, se trouva tout-à-coup remplacé par un conseil formé d'hommes nouveaux, qui y apportaient des idées novatrices, sans être assujétis par les recommandations traditionnelles de leurs prédécesseurs. La chaîne de la tradition avait été rompue. Pleins de respect pour les services rendus, et que l'on ne pouvait méconnaître, mais libres de tout engagement, les nouveaux administrateurs examinèrent s'ils ne pouvaient pas, à leur tour, rendre des services motivés par d'heureuses innovations, et ils se mirent à l'œuvre.

Ce n'est pas ici le lieu d'énumérer et d'apprécier les changements apportés dans les détails d'une organisation administrative, personnelle ou financière, qui n'est nullement de notre ressort. C'est au point de vue de l'hygiène que nous avons à examiner les établissements hospitaliers; nous n'irons pas au-delà de notre mission.

Tout le côté nord de l'Hôtel-Dieu, dans la direction de l'est à l'ouest, était bordé, il y a peu d'années, par une boucherie, objet incessant de dégoût dans ce quartier populeux, et foyer d'infection en permanence.

Ce lieu de puanteur et d'insalubrité, enclavé dans le périmètre de l'Hôtel-Dieu, a été transformé en voie de communication. Une galerie ou passage, large de plus de 7 mètres, ayant 126 mètres de longueur, surmontée d'un comble vitré suspendu à une hauteur de plus de 15 mètres, offre aujourd'hui deux rangées de boutiques élégantes. Cette galerie, d'un aspect plus monumental que celles de la capitale et qui fait honneur au talent de l'architecte des hôpitaux, M. du Buisson de Christòt, n'est-elle pas un nouvel élément de salubrité substitué à ce cloaque hideux dont l'hôpital était infecté? Les convalescents n'avaient pour se promener que des corridors froids, mal aérés, privés en grande partie de l'action vivifiante du soleil : aujourd'hui un vaste promenoir, planté d'arbres, exposé au soleil couchant, et suffisamment abrité contre le vent du nord, est à leur disposition.

Ce grand bienfait hygiénique est dû à une mesure de haute importance prise à l'unanimité par le conseil d'administration, sur la proposition d'un de ses membres, ancien médecin de l'Hôtel-Dieu, secrétaire du Conseil de salubrité, et qui, depuis longtemps, avait appelé de ses vœux une telle amélioration. Le côté oriental de la rue Bourgchanin se composait de maisons appartenant aux hôpitaux : l'administration les a fait abattre et les a remplacées par une plantation d'arbres. C'est une perte de revenus considérable; mais on y a gagné, ce qui vaut mieux que l'argent, ce que l'argent ne peut pas donner : l'air et le soleil. Cette création d'un promenoir ne borne pas son influence salutaire aux convalescents, ce qui serait déjà beaucoup, sans doute; elle fait plus : elle l'étend, d'une manière merveilleuse, à l'édifice tout entier : aux cours, aux salles de malades, qui, moyennant des arcades et de nombreuses fenêtres déjà en voie d'exécution, deviennent accessibles aux rayons du soleil, à la circulation transversale de l'air, avantages inappréciables qui manquaient entièrement dans plusieurs corps de bâtiments de ce magnifique hôpital. Déjà l'on peut en apprécier les heureux résultats : plusieurs locaux ont changé tellement d'aspect et ont subi une telle métamorphose, qu'ils semblent être de véritables créations toutes récentes. Des salles, qui étaient frappées d'inutilité, vont devenir des salles belles et utiles à divers services. C'est ainsi qu'une administration intelligente et à vues élevées sait apprécier les fécondes applications de l'hygiène, les réalise à grands frais, et ne pense pas les avoir jamais payées trop cher (1).

On pourrait facilement doter l'Hôtel-Dieu d'un autre préau ou promenoir, dans une de ses divisions, qui en aurait grand besoin. Il s'agirait pour cela de réunir au petit jardin situé près de la pharmacie, les terrains qui l'entourent, en les déblayant des constructions occupées aujourd'hui par des bureaux. Les salles dites des Quatre-Rangs et les femmes convalescentes en éprouveraient un excellent effet. Quant aux bureaux, leur place est toute trouvée : qu'une portion des boutiques et entre-sols situés le long du quai cessent d'être loués au public et rentrent au service de l'hôpital; on y logera convenablement les bureaux, et un acte de sage administration aura été fait.

Mais revenons au promenoir déjà établi le long de la rue Bourgchanin. Tel qu'il est aujourd'hui, il offre de très grands avantages; mais pourquoi ne pas les compléter en le prolongeant jusqu'à la rue de la Barre? Il est vrai de dire que si l'on a arrêté sa limite méridionale au point où on la voit maintenant, c'est que l'administration, liée par des engagements antérieurs, a dû

---

(1) De Polinière. *Mémoire sur les Hôpitaux et les secours à domicile, etc.* Lyon, 1821, in-8°. Ouvrage auquel l'Académie royale des sciences, belles-lettres et arts a décerné une médaille d'or.

réserver la portion de terrain que le promenoir réclame encore, aux éventualités de l'établissement d'une école de médecine ; et c'est là, il faut le dire, une combinaison déplorable, un projet funeste.

On prétend installer une Faculté de médecine sur une portion du périmètre de l'Hôtel-Dieu ! Y a-t-on bien pensé ? est-il besoin de démontrer que l'exiguité du terrain affecté à cette destination est absolument insuffisante ? que l'on aura beau entasser des pierres pour multiplier les corps de bâtiments sur un trop petit espace, on ne fera rien de convenable et qui soit digne de la seconde ville du royaume ? que les petites cours obscures, humides, malsaines de ce nouvel édifice, en rendront l'habitation intolérable ? car c'est là que vous placerez les dépendances obligées d'une école : les amphithéâtres de dissection. Après avoir dépensé beaucoup d'argent pour dénaturer, gâter la portion méridionale de l'Hôtel-Dieu, on ne tarderait pas à l'abandonner. Comment, en effet, peut-on croire qu'une Faculté soit possible sur cet étroit emplacement ? Mais, pour nous, il s'agit beaucoup moins de l'école éventuelle que de l'Hôtel-Dieu.

Quoi ! c'est au moment où l'on vient de faire tant de sacrifices pécuniaires et des efforts inouis pour assainir cet établissement, que l'on voudrait en compromettre de nouveau la salubrité ? Pourquoi donc aurait-on supprimé la boucherie située au nord, si l'on trouve bon d'introduire, sur le point opposé de l'édifice, c'est-à-dire dans un lieu plus rapproché des malades, et beaucoup plus enclavé entre les corps de bâtiments, des foyers délétères bien autrement redoutables, des amphithéâtres nombreux de dissection ! Mais ne serait-ce pas l'acte de l'inconséquence la plus illogique et la plus coupable ? Le moindre vent du midi, si fréquent dans notre ville, rencontrerait d'abord ces miasmes putrides et les répandrait sur tout l'hôpital ! Non ! il n'est pas croyable qu'un tel projet, de nature si rétrograde, reçoive son exécution ; il est le produit d'une idée qui n'est pas de ce siècle. On reculera devant son application et la crainte de ses dangereux effets, lorsque le moment sera venu de prendre un parti définitif. N'est-ce pas déjà trop que l'on ait distrait du service des malades les locaux actuellement employés à l'Ecole préparatoire de médecine et de pharmacie ? est-il juste de priver ainsi

les indigents malades ou blessés d'une portion de leur maison
de refuge, lorsque, chaque jour, des malheureux frappent vainement aux portes, qui ne s'ouvrent pas pour eux, parce que les
lits sont occupés et qu'on manque de place pour en établir de
nouveaux ?

Que l'on transporte l'École préparatoire ailleurs, sur un
terrain qui ne soit pas celui des malades ; qu'on la transforme
en Faculté : à la bonne heure ! nous applaudirons à son développement, pourvu qu'il se fasse sans porter préjudice à l'abondance des secours et à la salubrité des hôpitaux.

L'Hôtel-Dieu, si utile aux malades, l'est aussi à l'enseignement
clinique. Celui-ci reçoit son complément dans les amphithéâtres
d'anatomie pathologique. Les ouvertures de cadavres sont donc
indispensables. C'est bien assez d'avoir à supporter ce grave
inconvénient, sans y ajouter bénévolement les redoutables effets
de dissections nombreuses, continuelles, qui peuvent et doivent être pratiquées loin de l'enceinte des hôpitaux.

Ces considérations seront appréciées, nous devons l'espérer,
et l'Hôtel-Dieu échappera au danger qui le menace. Assaini
plus complètement encore par le prolongement du promenoir,
qui ne rencontrera plus d'obstacle, ce bel établissement pourra
recevoir un supplément de lits.

Cependant les vœux que nous faisons n'ont pas pour objet
un grand accroissement de la population hospitalière dans la
même enceinte. Que l'on augmente le nombre des lits, cela
est convenable, pourvu qu'on le fasse avec mesure et prudence ;
que l'on profite surtout des nouveaux locaux que l'on aura
conquis, pour y transporter les blessés et les fiévreux, lorsque
des épidémies font une loi impérieuse de les disséminer ; que
l'on obtienne ainsi des salles de réserve, chose qui manque
entièrement ; que l'on isole davantage le dépôt des morts et
l'amphithéâtre des autopsies cadavériques ; qu'on leur donne
une ventilation plus complète, et l'Hôtel-Dieu se trouvera doté
de conditions de salubrité toutes nouvelles et très désirables.

Lorsque l'on parcourt les salles de malades, on est frappé de
l'air de propreté qui y règne. Les grandes salles contiennent
quatre rangées de lits, qui forment seulement deux lignes dans
les salles de plus petite dimension. Tous les lits sont en fer :

quatre montants soutiennent des tringles qui servent à supporter une toile horizontale, c'est le ciel de lit qui est accompagné
d'un tour ou bordure large, d'un dossier également en toile,
et offre ainsi l'aspect d'une sorte de dais. On ne voit des rideaux complets que dans les salles payantes. L'un de nous,
ayant observé que les miasmes qui se dégagent du lit de chaque malade étaient retenus et emprisonnés dans le ciel et la
bordure comme dans un couvercle profond, et qu'il en résultait une odeur fétide et malsaine, eut l'idée de replier le ciel
de lit dans la partie qui correspond aux pieds du malade, de
manière à donner un passage libre à l'air. Cette innovation
bien simple, qui fut faite en 1825, dans la salle St-Charles,
parut avantageuse ; on l'adopta dans les autres salles. Autrefois
on couchait les malades au nombre de quatre, cinq ou même
six dans chaque lit. La libéralité lyonnaise voulut, en 1787,
faire cesser ce barbare usage, et elle fonda des lits en fer dont
on eut soin de déterminer les dimensions, afin qu'il ne fût pas
possible de faire coucher deux malades dans un même lit ; et
c'est pour consacrer les noms de ces généreux souscripteurs,
que des tables de marbre blanc, gravées en lettres d'or, ont
été posées dans le vestibule du grand dôme.

Cependant, malgré la précaution et les vœux des bienfaiteurs, on avait continué, jusqu'en 1830, à faire coucher deux
malades ensemble. L'un de nous a eu à traiter, dans la salle
St-Charles, qui comptait alors 120 lits, plus de 160 malades. On tâchait, il est vrai, de ne placer sous la même cou-
verture que les individus atteints des affections les moins
graves. Mais on conçoit tout ce qu'un pareil usage avait de
fâcheux sous le rapport sanitaire et moral. La nouvelle administration a décidé que désormais aucun lit ne pourrait contenir
deux malades ; elle a persévéré dans cette louable résolution, qui,
depuis cinquante ans, était déjà en vigueur dans tous les hôpitaux de l'Europe. Il était temps que l'Hôtel-Dieu de Lyon sortît
des langes du moyen-âge.

Les lits, dans toutes les salles, ne sont pas également
espacés. Là, il y a entre eux un intervalle d'un mètre ; ailleurs
il n'est que de 60 à 70 centimètres. Ce trop grand rapproche-
ment des lits montre la nécessité d'augmenter le nombre des

salles; ce qui peut se faire très facilement si l'administration veut rentrer en possession des locaux occupés actuellement par l'Ecole préparatoire et par des habitations particulières. Distraire de leur destination légitime les locaux qui appartiennent au service des malades, c'est, peut-être, une bonne opération financière. Mais les lois de la salubrité exigent d'autres mesures et doivent, avant tout, être scrupuleusement respectées. N'est-ce pas manquer à un devoir essentiel que de les méconnaître ou de les subordonner à des spéculations pécuniäires? S'il faut se créer des ressources, n'est-ce pas ailleurs et autrement que l'on doit les trouver?

On a cherché à purifier l'air des salles : les chaises percées, qui naguères étaient, auprès de chaque lit de malade, un foyer d'émanations fétides et insalubres, sont remplacées par des appareils parfaitement inodores, dont les vidanges se font tous les matins avec propreté. Ils se composent d'une caisse en bois de chêne et d'un vase en zinc, adapté à son enveloppe ou couvercle par une rainure remplie d'eau, qui rend impossible le dégagement des gaz. Les carreaux des salles sont mis en couleur, cirés et frottés; dans plusieurs salles, des parquets fort bien tenus ont remplacé les carreaux de brique. Les murs ont été enduits d'un stuc lisse, imitant le marbre, qui ne permet pas à la poussière et aux miasmes d'adhérer à leurs parois. Des calorifères élèvent la température à un degré modéré et réglé par des thermomètres; mais, dans les hivers rigoureux, on doit reconnaître que les grandes salles, vu l'élévation des plafonds, s'échauffent fort difficilement. Les latrines, les souillardes ont été améliorées. Quant aux petits cabinets qui servent d'entrepôt momentané au linge sale, et quelquefois aux compresses et à la charpie provenant des pansements, leur système est en général vicieux. Plusieurs d'entre eux manquent absolument d'une ventilation indispensable, et répandent des émanations fétides, délétères. Des moyens fort simples suffiront pour changer ces mauvaises conditions, en donnant issue, dans l'atmosphère extérieure, aux miasmes et aux gaz qui se dégagent de ces foyers d'insalubrité dans l'intérieur des salles.

La quantité d'air nécessaire à chaque malade doit être de

20 mètres cubes par heure. Elle est à l'Hôtel-Dieu, dans les grandes salles, de 60 mètres environ, et cet air, quoiqu'il ne soit pas toujours exempt d'odeur, notamment dans les salles de chirurgie, a, en général, une pureté qui n'existe pas au même degré dans beaucoup de maisons du centre de la ville.

Les salles qui communiquent aux vestibules des dômes sont préservées du froid qu'elles en éprouvaient, par le moyen de cloisons vitrées qui les isolent, sans nuire à l'effet du coup-d'œil et à la circulation de la lumière ; leurs grandes portes vitrées, qui s'ouvrent à volonté, servent à la purification de l'air, en laissant un libre passage aux miasmes qui se dirigent dans les coupoles des dômes. Indépendamment de ce moyen de ventilation, on a établi aux plafonds des trappes qui s'ouvrent à certaines heures et chaque fois que le besoin s'en fait sentir, de sorte que les moyens de renouvellement de l'air ne laissent vraiment rien à désirer. Un établissement complet de bains, où l'on administre les bains domestiques, médicamenteux et de vapeurs, ainsi que les douches de vapeurs, a été fondé à grands frais. Il rend chaque jour des services nombreux et d'autant plus efficaces, qu'il est dirigé avec intelligence. On songe à y ajouter des douches d'eau froide, et les moyens prescrits par la méthode hydrothérapique.

L'eau est abondante et de très bonne qualité ; elle provient du Rhône, par filtration naturelle, et s'accumule incessamment dans un vaste puisard creusé à cet effet, jusqu'à un mètre au-dessous de l'étiage du fleuve. Epurée par son passage au travers du gravier, cette eau est toujours limpide, fraîche en été (10° R.) et d'une température suffisamment élevée en hiver, pour qu'il n'y ait pas de congélation à redouter.

Une machine de la force de sept chevaux, et qui ne la déploie pas en entier, fait mouvoir plusieurs corps de pompes, qui fournissent l'eau aux bains, à la buanderie et à tous les étages des divers services de l'hôpital. Ces pompes débitent, en moyenne, 2,000 litres d'eau par minute. Deux réservoirs, placés à environ 3 mètres au-dessus du sol, desservent les bains et la buanderie ; un troisième réservoir, contenant 30 mètres cubes, placé à 17 mètres au-dessus du sol des cours, dessert les autres services. C'est de ce réservoir que les eaux se distribuent dans toutes les salles de malades, souillardes, latrines, réfectoire, cuisine, pharmacie et au promenoir. Le volume d'eau est consommé à peu près en vingt-quatre heures.

Avant l'établissement de la machine à vapeur, qui date de 1839, l'eau était portée dans les salles, à bras d'hommes, ou par le moyen des pompes placées dans les cours. On n'usait alors, en vingt-quatre heures, que 15 mètres cubes d'eau, c'est-à-dire la moitié moins, et encore on en employait une partie à un détestable et dangereux usage, celui des grands lavages des carreaux des salles. Cette coutume, absolument contraire à la salubrité, offrait un spectacle dégoûtant, dont on se ferait difficilement une idée. Des flots d'eau puante inondaient le carrelage : le bruit et le désordre qui accompagnaient cette opération très prolongée, troublaient le repos des malades, qui, pendant plus de vingt-quatre heures, respiraient un air imprégné d'une humidité fétide et vraiment méphitique. Ce n'est que depuis quelques années que l'administration a enfin fait droit aux réclamations des médecins. Ce fâcheux système des grands lavages, que nous avait légué l'ignorance du moyen-âge, est décidément aboli.

Nous venons de signaler d'heureuses innovations et des réformes salutaires. Toutefois, nous devons l'avouer, on est encore bien loin d'avoir atteint la perfection, en matière sanitaire, dans cet immense bazar des misères humaines, où des vices originels de construction sont des causes persistantes d'inconvénients plus ou moins graves ; mais ces inconvénients, déjà atténués, pourront l'être encore. Quoi qu'on ait fait, il reste toujours beaucoup à faire. L'administration ne l'ignore pas, et ses actes accomplis sont une garantie des résultats futurs que la salubrité hospitalière doit attendre de sa vigilance.

L'Hôtel-Dieu est un hôpital général ouvert aux fiévreux et aux blessés des deux sexes et de tous les pays, âgés de plus de douze ans. Il doit même, au terme de ses anciens règlements, et par suite de l'adjonction du petit hospice des voyageurs et pélerins qui, dans le moyen-âge, existait à la tête du pont de la Guillotière, donner asile aux voyageurs non malades, mais privés de toute ressource. Cet usage est tombé en désuétude, et cela devait être ; car des voyageurs indigents, mais bien portants, peuvent toujours obtenir un gîte de la charité publique ou privée, tandis que les malades sont nécessairement préférés dès qu'ils se présentent aux portes de l'établissement qui est fait pour eux.

Outre les malades, l'Hôtel-Dieu reçoit les femmes enceintes pauvres de Lyon, qui veulent y venir faire leurs couches. Il y a des malades, hommes et femmes, payants à raison de 1 fr. 25 c. par jour. Les salles payantes ne diffèrent des salles gratuites que par les rideaux blancs qui entourent les lits.

La population de l'Hôtel-Dieu se compose, chiffre moyen, de 495 hommes fiévreux ou blessés; de 495 femmes fiévreuses ou blessées; de 25 femmes en couches. Si l'on ajoute à ce nombre celui des aumôniers, des chirurgiens internes, des divers employés, et enfin des servants, frères et sœurs hospitaliers, on reconnaît que le claustral de cet hôpital renferme une population totale de 1,270 individus.

Une telle agglomération de malades, déjà très considérable, ne saurait être accrue sur un même terrain, dans un même local, sans imprudence, sans danger réel. Aussi le moment est-il venu de créer de nouveaux hôpitaux. Les communes de la Guillotière, de la Croix-Rousse et de Vaise réclament chacune un hôpital de 500 lits, et cette proportion n'a rien d'exagéré en présence de l'accroissement de notre population ouvrière.

Nous faisons des vœux pour que les nouveaux besoins, si bien compris par l'autorité supérieure, reçoivent une prompte et juste satisfaction.

Le mouvement de la population de l'Hôtel-Dieu est considérable, ainsi que le prouve le tableau suivant :

Année 1845, malades restant au 1er janvier, 938. Entrées, 13,678 ; sorties, 12,030 ; morts, 1,576. Restant au 31 décembre, 1,010. Journées, 364,653. Mutations intervenues, 206.

On doit trouver que cette mortalité est restreinte à un chiffre très modéré, surtout quand on pense au grand nombre de malades et de blessés qui sont apportés mourants, ou atteints d'affections chroniques dont la marche fatale doit nécessairement, malgré toutes les ressources de l'art, aboutir à la mort. A l'Hôtel-Dieu de Lyon, on compte un mort sur 8 ½ environ ; ce résultat devient fort satisfaisant par la comparaison de nos tables de mortalité avec celles des grands hôpitaux, avec celles, par exemple, de l'Hôtel-Dieu de Paris, où la proportion des morts est de 1 sur 4 ¾.

Nous sommes convaincus que, dans notre Hôtel-Dieu, la mortalité pourra diminuer en même temps que les convalescences deviendront plus régulières et plus rapides, par l'effet des améliorations hygiéniques que nous avons signalées.

Lorsque l'on compare, dans un hôpital exempt d'encombrement et doté de bonnes dispositions hygiéniques, les diverses divisions des services, sous le rapport du contingent de mortalité que chacune d'elles fournit à la masse totale, on remarque des différences qui paraissent indépendantes et de la gravité des maladies et des procédés thérapeutiques, puisque des médecins également habiles, agissant d'une manière aussi identique que possible sur les malades du même ordre, et répartis indifféremment dans toutes les salles, n'obtiennent pas des résultats numériques semblables.

A quoi peuvent tenir ces différences ? N'est-on pas autorisé à penser qu'elles sont le produit d'une influence miasmatique plus ou moins active, qu'il importe de rechercher? Cette question d'un haut intérêt a été examinée par un grand nombre de médecins et d'administrateurs. Plusieurs ont pensé que les émanations des salles d'un étage inférieur se faisaient sentir dans les salles situées au-dessus, et y portaient des éléments d'insalubrité.

Nous avons déjà dit que le docteur Hunter, médecin de l'hôpital de Brown-Low-Street, avait observé que sur deux salles, l'une supérieure, l'autre inférieure, exactement des mêmes dimensions, à nombre égal de malades, et dans des circonstances absolument semblables, la mortalité avait été plus forte dans celle d'en haut, et qu'elle ne s'était remise au pair, selon l'expression de Tenon, que lorsque le nombre des malades eut été diminué dans celle de l'étage supérieur.

Dans le rapport fait au conseil-général des hôpitaux de Paris, en 1816, par M. le comte de Pastoret, on lit, page 23 :
« La mortalité s'est toujours trouvée plus forte dans les salles
» supérieures, là où des salles égales étaient l'une sur l'autre;
» c'est une observation importante à faire pour la construction
» des hôpitaux. »

Les recherches de M. Villermé, sur ce point essentiel, ont produit des résultats d'une nature tellement grave, qu'ils seraient décourageants pour les médecins et pour les malades auxquels on départirait les étages supérieurs, si l'expérience venait à les confirmer dans leur inexorable exactitude. Il faudrait alors posséder des masses de terrain assez vastes pour borner les constructions à un seul étage, et leur donner en étendue ce qu'elles peuvent avoir en hauteur ; et, en attendant, il faudrait presque abandonner les étages supérieurs, si l'on ne parvenait pas, par un redoublement de précautions hygiéniques et le grand espacement des lits, à corriger leur fâcheuse condition.

Ces observations présentées par des hommes honorables, tels que ceux dont les noms viennent d'être cités, méritent d'autant plus d'être prises en considération, qu'elles semblent presque justifiées par les remarques que nous avons faites sur l'ascension des miasmes. Aussi ont-elles été admises sur parole par quelques auteurs. Cependant des médecins et des administrateurs dignes de confiance sont loin de les accueillir avec faveur. Les uns n'acceptent qu'avec une extrême réserve, les autres repoussent entièrement cette sorte de loi fatale de la mortalité qui frapperait les étages supérieurs, et cherchent ailleurs que dans des calculs d'arithmétique, les explications des causes multiples, variables et parfois obscures de la mortalité.

Affranchis de toute idée préconçue, nous avons procédé à l'examen du mouvement de notre Hôtel-Dieu, en l'envisageant dans ses détails et dans son ensemble, en faisant porter nos calculs sur des masses de chiffres fournies par années détachées et par périodes d'années réunies. Nous nous bornerons à consigner ici le résumé sommaire de nos observations :

Pendant une période de cinq années, dans la salle St-Charles, située à un second étage, la mortalité a été plus forte que dans la salle St-Bruno, située au premier étage. Mais, dans la salle St-Paul, dont les conditions sont absolument semblables à celles de la salle St-Charles, la mortalité a toujours été très faible. Cependant les émanations ascendantes devraient vicier également ment l'atmosphère des deux salles supérieures.

Dans les quatre salles du petit dôme, situées au premier étage, la mortalité est habituellement plus forte que dans la salle St-Charles, du deuxième étage ; et, chose singulière, ces quatre salles du petit dôme ne fournissent pas entre elles des résultats identiques, quoiqu'elles paraissent être dans des conditions hygiéniques semblables.

Jusque-là, nous ne voyons pas dans notre Hôtel-Dieu la justification de la loi de l'étage. Invoquera-t-on, en sa faveur, le chiffre de la mortalité plus forte qu'on observe constamment dans la salle Ste-Marie, située au troisième, sous les toits? cela ne serait nullement concluant. En effet, la plus rapide inspection suffit, sans le secours d'aucun chiffre, pour faire apprécier les conditions fâcheuses de cette salle.

D'anciens greniers, pratiqués dans les combles du bâtiment, et qui n'avaient point d'autre destination que celle que comporte leur nom, ont été disposés en salles de malades. Telle est la salle Ste-Marie. Ses plafonds sont très bas ; ses parois, comme celles de toute mansarde, n'ont aucune régularité ; en hiver, le froid y est rigoureux ; en été, la chaleur y est étouffante ; on ne peut donner de l'air à cette salle, qui en manque toujours, qu'en ouvrant de petites fenêtres basses par lesquelles le courant d'air vient frapper directement sur la couche du malade. Faut-il donc recourir à la loi de l'étage pour expliquer la plus grande mortalité qu'on observe dans un tel local? Supposons qu'il soit abaissé à la hauteur d'un entresol; supposons qu'il n'y ait au-dessous aucune salle de malades : les conditions vicieuses que l'on vient d'énumérer restant les mêmes, la salubrité y serait-elle meilleure? l'influence fâcheuse du vice intrinsèque serait-elle diminuée? On ne saurait le penser.

De ce qui précède, il est facile de conclure que les remarques faites dans d'autres hôpitaux et dans certaines circonstances d'encombrement, au sujet de l'influence des étages sur la mortalité, ne trouvent pas leur confirmation dans l'étude comparative des divers mouvements des salles de l'Hôtel-Dieu de Lyon.

Les salles des femmes en couches offrent un mouvement qui est trop remarquable par ses résultats heureux pour que nous ne le fassions pas connaître :

Femmes en couches et enfants nés à l'Hôtel-Dieu. 1840-1845.

1840. Entrées, 615 ; mortes, 6.   Naissances, 551 ; enfants morts, 50.
1841. Entrées, 544 ; mortes, 6.   Naissances, 491 ; enfants morts, 39.
1842. Entrées, 654 ; mortes, 7.   Naissances, 597 ; enfants morts, 57.
1843. Entrées, 651 ; mortes, 6.   Naissances, 622 ; enfants morts, 69.
1844. Entrées, 657 ; mortes, 5.   Naissances, 651 ; enfants morts, 58.
1845. Entrées, 637 ; mortes, 15.   Naissances, 594 ; enfants morts, 59.

Il y a eu, en 1845, une épidémie de fièvres puerpérales ; on n'en avait point vu depuis dix ans.

Voilà certainement une mortalité singulièrement faible ! Son chiffre annuel est tellement minime, que des observateurs, accoutumés à comparer entre eux les hospices de maternité de la France et de l'Europe, et leurs divers mouvements, ont cru, en examinant ce tableau, qu'il contenait quelque erreur. Il est pourtant exact ; et les accouchées ne sortent pas de l'Hôtel-Dieu pour aller mourir ailleurs. Les salles d'accouchement de la Charité, occupées par des filles-mères, donnent des résultats également satisfaisants. Nous croyons pouvoir en expliquer les causes : Dans nos salles d'accouchement, le chirurgien n'intervient que lorsque des cas graves, exceptionnels, réclament des procédés extraordinaires. Autrement, et pour l'universalité des cas d'accouchement, ce sont des sœurs hospitalières expérimentées, prudentes, patientes surtout, qui assistent les femmes aux douleurs. La conduite de ces sœurs, si bien justifiée par les bons effets que constate l'évidence, est une conduite de sage expectation. Elles savent attendre ; elles laissent à la nature le temps de déployer ses ressources, et, sans chercher à étaler un luxe de moyens que préconise l'art obstétrical, elles se contentent d'aider avec réserve, sans s'empresser de substituer l'art à l'accomplissement normal de l'acte de la parturition. Médecin de la salle des femmes en couches, à l'Hôtel-Dieu, pendant dix ans (de 1830 à 1840), l'un de nous recommandait toujours aux sœurs sages-femmes d'attendre patiemment, quelle que fût la durée du travail, tant qu'un accident grave ne mettait pas l'accouchée en danger. Il n'employait aucun moyen pour stimuler le travail, et laissait la délivrance se faire toute seule, ou à peu près. Quand l'accouchement avait eu lieu, il ne prescrivait pas d'autres médicaments que de l'eau de guimauve ; mais il retenait au lit la femme au moins huit jours, et veillait à ce qu'elle ne commit aucune imprudence. La mortalité, dans les dix ans, a été, en moyenne, de quatre sur cinq cents accouchements ; encore faudrait-il déduire les phthisies au troisième degré et les vices de conformation incurables. Il n'y a point eu d'épidémie. L'accouchement n'est une maladie ni médicale ni chirurgicale : c'est une fonction physiologique. Il faut que cette méthode d'expectation soit bonne ; car elle donne des résultats tels, qu'il n'y a aucun hospice de maternité, soit en France, soit en Europe, qui puisse en offrir d'aussi heureux.

Quoique nous fassions peu de cas de l'importation des calculs de l'arithmétique, dans le domaine de la médecine ; quoique nous considérions l'application de cette méthode numérique comme anti-scientifique, nous avons dû, en cette occurrence, employer le moyen des chiffres pour vérifier d'autres chiffres, et arriver ainsi à la solution d'une question importante en ce qui touche notre Hôtel-Dieu.

Pour en finir avec ces calculs, nous mentionnerons une remarque constante, et qui trouve ici sa place. Le chiffre moyen de la mortalité des salles de médecine est en raison directe avec le chiffre moyen de la durée du séjour des malades ; c'est-à-dire que là où ce dernier chiffre est un peu plus élevé, la mortalité, dans la même proportion, est un peu plus forte ; ce qui démontre que parmi les explications multiples, complexes, de la mortalité, on doit compter pour quelque chose l'activité plus ou moins grande que le médecin donne au mouvement de ses salles. Pour ceux de nos lecteurs qui ont l'habitude des hôpitaux, cet aperçu n'exige aucun commentaire, qui, d'ailleurs, nous éloignerait trop du fond de notre sujet.

Les améliorations hygiéniques opérées dans la plupart des locaux de ce vaste établissement, ne doivent pas faire perdre de vue ce qui est relatif à la salle Ste-Marie. L'administration en connaît les dispositions fâcheuses ; espérons que les efforts qu'elle a faits pour l'assainir ne se ralentiront pas. Malheureusement, il ne pourront jamais être complètement efficaces. Qu'y a-t-il donc à faire? Rendre ces greniers à leur destination première, et transporter les malades ailleurs. L'espace manque. Soit! Mais que l'Ecole de médecine ne vienne pas usurper un emplacement qui peut lui être donné hors du claustral de l'Hôtel-

Dieu ; que l'administration achève le corps de bâtiment commencé sur la rue de la Barre, et de nouvelles ressources seront créées pour les malades, dans l'édifice qui leur est consacré. L'administration n'ignore pas ces justes exigences ; on doit attendre de sa sollicitude la réalisation de cette pensée.

On ne saurait trop le répéter, l'introduction et le maintien de bonnes dispositions hygiéniques, dans un hôpital, sont plus salutaires encore que les meilleures méthodes de traitement médical, que les meilleurs procédés de chirurgie. Les moyens thérapeutiques agissent sur des individualités, dans des cas donnés, tandis que l'influence hygiénique agit incessamment, et le jour et la nuit, sur les masses, sur la population des hôpitaux tout entière. Sans cette influence vivifiante, toute action de secours est frappée d'impuissance, et un hôpital n'est plus qu'un antre infect, où l'on vient contracter des maladies qu'on n'avait pas, où l'on est livré sans défense aux atteintes de la mort. Hippocrate a appelé l'air l'aliment de la vie. Disons plus : dans les hôpitaux, l'air est le médicament par excellence, pour la masse des maladies.

Cependant il faut autre chose encore. Le convalescent a besoin de bon bouillon, d'aliments appropriés à la susceptibilité de ses organes digestifs. Le régime alimentaire de l'Hôtel-Dieu est bon ; mais il est susceptible d'amélioration, et ce point essentiel est l'objet de la sollicitude administrative. Quant aux soins matériels, moraux et religieux, ils sont ce qu'ils doivent être, et les malades trouvent à l'Hôtel-Dieu, avec les secours de l'art, la tranquillité d'âme qui leur est si nécessaire.

Le Conseil de salubrité ne pouvait voir, sans une vive satisfaction, les améliorations qui, depuis quinze années, ont été introduites par l'administration dans l'Hôtel-Dieu de Lyon, et qui en appellent d'autres encore. Elles seront nombreuses, on ne doit pas se le dissimuler ; elles exigeront de grandes dépenses ; mais leur nécessité est reconnue : c'est presque dire que sous peu d'années l'œuvre commencée recevra son complément.

Toutefois, l'Hôtel-Dieu de Lyon, dans son état actuel, est déjà l'un des établissements de ce genre, en Europe, les mieux tenus et les mieux administrés.

Les épidémies, que l'on pourrait attribuer à l'encombrement

et au mauvais air, la pourriture d'hôpital, le développement épidémique des fièvres puerpérales, ne s'y manifestent que très rarement. Il serait donc difficile de trouver un autre hôpital dans lequel les malades soient mieux soignés, et trouvent en général plus de chances de guérison.

§ 2. Hospice de la Charité. — Beaucoup d'établissements considérables par leur développement et les services précieux qu'ils rendent à la société, n'ont eu souvent que des commencements très précaires et résultant de circonstances fortuites ; tel a été l'hospice de la Charité. Il a du son origine à une de ces calamités publiques qui, de nos jours, ne sont connues que par les récits de l'histoire.

La famine de 1531 désolait la France. La bienfaisance lyonnaise recueillit des milliers de pauvres qui, de toutes parts, accouraient dans nos murs. A la vue de ces malheureux, des quêtes se multiplièrent. On improvisa des cabanes sur les prés du monastère d'Ainay pour loger ces nouveaux hôtes, qui y reçurent des vivres et des vêtements.

Le fléau ayant cessé, il se trouva en caisse une somme de 396 liv. 2 sols 6 deniers qui excédait les besoins. C'est avec ce mince reliquat des quêtes, que l'on entreprit de fonder l'établissement devenu célèbre sous le nom d'hospice de la Charité, et qui, suivant des lettres-patentes en date de 1729, a servi de modèle à d'autres hôpitaux de France.

Le but que l'on se proposa dans le principe, fut l'extinction de la mendicité. De là le titre d'*Aumône générale* qui fut donné à l'œuvre constituée dès l'année 1533, sous les auspices du bon allemand Jean Cléberg, dont la mémoire populaire se perpétue environnée de respect dans tous les rangs de la société lyonnaise.

Des lettres-patentes du roi Louis XIII, du 2 décembre 1614, autorisèrent l'Aumône générale, qui était dirigée par les citoyens les plus notables, à acquérir, sur les bords du Rhône, l'emplacement où devait se construire le nouvel hôpital.

Les plans en furent donnés par le frère Martel-Ange, de la compagnie de Jésus. Comme les fonds manquaient pour leur exécution, un généreux citoyen, de Sève de Fromente, offrit le premier de bâtir, à ses frais, un corps de logis. Il posa la première pierre de l'édifice le 16 janvier 1617, avec cette inscription : *Notre-Dame de la Charité.*

Les phases successives de la destination de cet établissement ont amené des modifications dans la dénomination qui lui a été attribuée ; il porte aujourd'hui le nom d'*hospice de la Charité*, et pourvoit au soulagement des misères humaines, depuis le premier jour de la vie, jusqu'au dernier moment de la décrépitude.

Les plans primitifs de Martel-Ange sont remarquables par leur bon goût et par leur simplicité. On est étonné que toutes les parties de cet édifice aient été conçues dans un esprit aussi sage, aussi conforme aux prescriptions de l'hygiène.

C'est surtout depuis quelques années que tout leur mérite a été mis en évidence. L'administration qui, depuis 1830, dirige les hôpitaux de Lyon, n'avait pas tardé à reconnaître que l'hospice de la Charité exigeait d'immenses travaux, et qu'ils devaient être entrepris dans l'intention de restaurer l'idée première, le plan primitif ; que c'était là le seul moyen de rendre à cet édifice sa triple qualité native : la commodité, l'élégance et la salubrité réunies.

L'administration avait beaucoup à faire ; car aujourd'hui que l'on peut apprécier le résultat de cette immense restauration encore incomplète, il serait impossible de se former la moindre idée, non-seulement de l'état de délabrement, de décrépitude affligeante dans lequel était tombé ce bel ensemble de constructions, mais encore d'imaginer quels efforts singuliers et déplorables avaient été employés persévéramment et à grands frais, pour dénaturer le travail de l'habile architecte du dix-septième siècle, et pour substituer, presque partout, à une belle ordonnance, des dispositions contraires aux plus simples notions de la salubrité et de la commodité du service. Il semblait qu'on eût pris à tâche de heurter de front toutes les lois de l'hygiène. Ces réflexions ne peuvent paraître exagérées qu'aux visiteurs de l'hospice qui ne l'ont pas observé avant sa régénération.

Dans plusieurs salles, par exemple, exposées au nord et au midi, on avait muré toutes les fenêtres qui pouvaient donner accès aux rayons du soleil, de sorte que ces locaux étaient devenus froids, humides et privés de la ventilation transversale. L'air ne pouvait s'y renouveler. Plusieurs salles étaient coupées horizontalement par la construction d'un plancher qui n'avait pour effet que de convertir une salle de toute hauteur, convenablement spacieuse et salubre, en deux pièces basses, sombres et malsaines. Ces salles, ainsi dénaturées, se trouvaient-elles au rez-de-chaussée, on creusait le sol, et la pièce inférieure avait son pavé à 50 centimètres au-dessous du niveau des cours. Il est facile de comprendre que tous ces locaux étaient soumis à l'action permanente d'une humidité froide et d'une puanteur très insalubre.

Les galeries à arcades qui règnent dans toutes les parties de l'édifice, et qui servent, non-seulement de voie de communication couverte très commode, mais encore de moyen de ventilation, avaient été, presque partout, interrompues et bouchées par des constructions où l'on plaçait des latrines, des souillardes, des charbonniers, des dépôts de linge sale, etc.; les escaliers étaient envahis par des poulaillers. Dans toutes les cours, une foule de cabanes, d'un aspect ignoble, obstruaient le passage ; on y nourrissait des lapins, de la volaille et même des porcs. Plusieurs de ces baraques servaient de latrines, s'adossaient à des corps de bâtiments, près des fenêtres, dont elles bouchaient les ouvertures.

Nous n'esquissons qu'à grands traits l'état de désordre matériel qu'on avait laissé s'établir partout, au mépris du goût, de la propreté, de la salubrité. S'il était convenable de rappeler ces tristes souvenirs, nous répugnerions à entrer, à cet égard, dans de plus minutieux détails.

Toutefois, qu'on ne se méprenne pas sur la nature des motifs qui nous ont porté à cette sorte de revue rétrospective. Elle n'est nullement faite dans un esprit de dénigrement. Mais n'est-il pas loyal de rendre à chacun ce qui lui appartient? N'est-il pas juste d'affranchir l'administration actuelle d'un reproche irréfléchi que quelques esprits, malintentionnés ou peu éclairés, ont osé lui adresser? elle a dépensé beaucoup; elle a sacrifié au luxe dans ses travaux à l'hospice de la Charité! Voilà ce qu'on a murmuré. La réponse est simple : l'administration a consacré, depuis quelques années, des sommes d'argent considérables, il est vrai, à la restauration d'un édifice qui tombait en ruines ; elle a marché dans la voie de la salubrité. Quant aux dépenses de luxe, elles ont été nulles dans le claustral de la Charité, à moins que l'on ne qualifie de ce nom toutes les améliorations qui ont pour but l'assainissement. C'est là le luxe permis et obligé de toute maison hospitalière. A ce point de vue, on ne saurait trop faire, et l'argent dépensé ne pouvait pas être mieux employé. Dans un hôpital, le luxe, en matière de salubrité, n'est que le nécessaire.

Le terrain, de forme quadrilatère, occupé par les bâtiments et les cours de l'hospice de la Charité, est un peu moins vaste que celui de l'Hôtel-Dieu. Sa superficie est de 22,480 mètres carrés.

D'une architecture très simple, mais élégante, l'hospice de la Charité ne peut être bien apprécié que lorsque l'on examine l'intérieur du claustral et la division des cours.

Celles-ci, au nombre de huit, paraissent d'autant mieux aérées et accessibles à l'action du soleil, que les corps de bâtiments sont peu élevés. Un ou deux étages desservis par des galeries à arcades, telle est la disposition générale. L'air circule maintenant dans les galeries, et traverse, sur deux lignes parallèles, l'ensemble de l'édifice. Moins grandiose, moins majestueux que l'Hôtel-Dieu, l'hospice de la Charité est doté de conditions plus hygiéniques.

Le côté nord de l'édifice est occupé par l'église, récemment restaurée, ainsi que par l'hôtel de Provence, vaste local appartenant au claustral, et qui n'en est distrait que par la volonté de l'administration. Le côté sud touche par un mur mitoyen à l'hôpital militaire.

A l'ouest, la rue de la Charité, à l'est, le quai du Rhône, complètent les limites de l'hospice.

Il a une destination complexe par la variété des secours qu'il donne aux misères humaines.

Parcourons les locaux habités par les diverses catégories d'individus des deux sexes et de tout âge, abrités sous le même toit, et dont l'ensemble forme, chiffre moyen, un population de 870 personnes.

En entrant par le portail de la rue de la Charité, on aperçoit les arbres du quai du Rhône. Le percé qui traverse sur cet axe l'ensemble des constructions, a été rétabli par l'effet de la destruction des nombreuses baraques que nous avons mentionnées. Il en résulte, non-seulement un coup-d'œil agréable, mais encore une ventilation salutaire.

Dans la première cour, la salle d'attente et les dortoirs des nourrices expectantes, qui sont en général au nombre de 12 à 20, se trouvaient privés d'aération, et l'on ne pouvait y pénétrer sans être incommodé par une puanteur insupportable. L'ouverture récente de fenêtres et de vasistas y renouvelle l'air et y entretient la salubrité.

La salle du tour et la salle de la crèche, où l'on compte, chaque jour, une vingtaine d'enfants-trouvés, nés ou déposés dans l'hospice, qui s'y succèdent, ont été restaurées ; la salle du tour n'est plus humide ni obscure.

Le jardin de la crèche, entouré d'arcades naguère entièrement murées, et par cela même humide et malsain, reçoit aujourd'hui une ventilation aussi complète que possible.

Les dortoirs des filles enceintes, qui sont admises dans le dernier mois de leur grossesse, la salle des douleurs et la salle des accouchées, contiennent habituellement 45 filles, qui s'y trouvent dans des conditions de salubrité très améliorées par l'ouverture de nombreux et larges vasistas destinés à favoriser la ventilation. Aussi les épidémies de fièvres puerpérales y sont-elles rares.

Les salles qui constituent l'hôpital d'enfants légitimes, et où l'on reçoit 145 enfants des deux sexes de 2 à 12 ans, sont au nombre de 7, y compris la salle des enfants varioleux, où les sexes sont, comme dans tous les autres, séparés. On se propose d'ouvrir de nouvelles salles, et de porter à 200 le nombre des lits consacrés à cette classe intéressante de malades. La création de ce service clinique, éminemment utile à la classe ouvrière, a exigé de grandes dépenses, dont le résultat est fort heureux. Les conditions de salubrité qui y ont été introduites ne sauraient guère être portées à un plus haut degré de perfection. Dans deux salles les lits sont payants, à raison de 25 cent. par jour.

Deux cours plantées d'arbres, l'une pour les garçons, l'autre pour les filles, sont à l'usage des petits malades, lorsque la convalescence leur permet de jouir du bénéfice de l'air extérieur.

Les incurables, au nombre de 68 , que la Charité reçoit, en vertu de fondations particulières dues à la libéralité lyonnaise, sont logés dans des salles fort bien disposées et divisées en cellules à ciel ouvert, où l'air et la lumière pénètrent convenablement.

Le service des vieillards mérite une attention toute spéciale.

L'hospice entretient constamment 400 vieillards, dont 160 hommes et 240 femmes, qui sont tous plus que septuagénaires.

On distingue les vieillards en valides, en caducs, en malades.

Deux infirmeries, récemment restaurées et très salubres, reçoivent les vieillards malades.

Deux salles spacieuses et bien aérées sont occupées, l'une par les vieux, l'autre par les vieilles tombés dans l'état de caducité.

Quant aux vieillards valides, ils sont logés dans une salle immense, où les sexes sont séparés par une cloison de deux mètres de hauteur. C'est dans cette vaste salle que les vieillards se tiennent constamment pendant tout le jour et toute la nuit, excepté aux heures des repas et de la promenade.

Il résulte de ce séjour continuel des vieillards dans le même local, quelque vaste qu'il soit, et malgré tous les soins, une malpropreté et surtout une puanteur très malsaines. Cet inconvénient, grave en tout temps, devient plus grave encore pendant la saison d'hiver. Les fenêtres ne peuvent être ouvertes assez longtemps pour purifier l'air intérieur, et d'ailleurs l'introduction de l'air froid du dehors, si redouté des vieillards, n'est pas sans incommodité très pénible, ni même sans danger réel pour toutes ces constitutions affaiblies et glacées par l'âge.

L'administrateur-directeur de l'intérieur, membre du Conseil de salubrité, devait chercher les moyens de réformer un tel état de chose, qu'il avait déploré tant de fois lorsqu'il était médecin de l'hospice. Sur sa proposition, le conseil d'administration a décidé que les vieillards auraient désormais à leur disposition deux vastes locaux, l'un pour la nuit, l'autre pour le jour. Celui qu'ils habitent actuellement restera comme dortoir.

L'ouvroir, salle de travail et de récréation, va se trouver à l'étage supérieur.

Cette salle, de forme oblongue, est percée de nombreuses fenêtres, qui, par leurs dispositions, permettent à la vue de s'étendre sur le Rhône et la campagne. Des lanternons pratiqués dans la partie supérieure facilitent la purification de l'air, et laissent pénétrer la lumière. Exposée à l'est et à l'ouest, ayant une de de ses extrémités vers le nord, cette belle salle est divisée pour les deux sexes, par une cloison de deux mètres de hauteur, qui permet ainsi à l'air de circuler librement, et n'ôte rien à la beauté du coup-d'œil.

Des latrines inodores, des fontaines, des tables et des bancs rendent salubre et commode ce double ouvroir, dont l'aspect est riant. Les abords en sont faciles. Deux escaliers larges et à pente douce établissent la communication entre chaque dortoir et chaque ouvroir.

Sous peu de jours (au 15 mai), le régime hygiénique des vieillards va donc éprouver une réforme complète.

Le matin, immédiatement après le lever, ils quitteront la grande salle du premier étage pour se rendre dans les ouvroirs, situés au-dessus.

Devenu libre, le dortoir pourra être parfaitement aéré et nettoyé à fond.

Après avoir passé la journée au milieu d'une atmosphère salubre, soit dans des ouvroirs spacieux, agréables, exposés aux rayons solaires le matin et le soir, chauffés en hiver, frais en été, et toujours aérés à volonté, soit au réfectoire ou à la promenade, les vieillards rentreront le soir dans leurs dortoirs, qu'ils trouveront chauffés en hiver, et, en tout temps, exempts de cette mauvaise odeur qui affecte si péniblement aujourd'hui encore les visiteurs, et qui est une cause évidente d'insalubrité et de maladies.

Cette grande réforme exercera, nous n'en doutons pas, une influence salutaire et très appréciable sur la santé et la longévité des vieillards.

Le tableau de mouvement des vieillards ci-après, et qui représente une période de cinq années, n'est pas sans intérêt. Il montre que la mortalité est de 1 sur 4, pour les vieux, et de 1 sur 4 1/4, pour les vieilles. Chez les femmes, à cette époque de la vie, les chances de longévité reposent sur une énergie vitale plus grande que chez les hommes.

Voici le mouvement de l'Œuvre des vieillards pendant cinq années, de 1841 à 1846 :

Année 1841. — Vieillards existant au 31 décembre précédent : hommes, 144; femmes, 209; total : 353. Entrées : hommes, 68; femmes, 106; total : 174. Restants et entrés : hommes, 212; femmes, 315; total : 527. Décès : hommes, 62; femmes, 85; total : 147. Mortalité sur 100 : hommes, 29; femmes, 26.

Année 1842. — Vieillards existant au 31 décembre précédent : hommes, 145; femmes, 233; total : 378. Entrées : hommes, 52; femmes, 84; total : 136; Restants et entrés : hommes, 197; femmes, 317; total : 514. Décès : hommes, 49; femmes, 84; total : 133. Mortalité sur 100 : hommes, 25; femmes, 26 1/2.

Année 1843. — Vieillards existant au 31 décembre précédent : hommes, 152; femmes, 228; total : 380. Entrées : hommes, 41; femmes, 71; total : 112. Restants et entrés : hommes, 193; femmes, 299; total : 492. Décès : hommes, 41; femmes, 64; total : 105. Mortalité sur 100 : hommes, 21; femmes, 21 1/2.

Année 1844. — Vieillards existant au 31 décembre précédent : hommes, 145; femmes, 235; total : 380. Entrées : hommes, 46; femmes, 63; total : 109. Restants et entrés : hommes, 191; femmes, 298; total : 489. Décès : hommes, 39; femmes, 59; total : 98. Mortalité sur 100 : hommes, 20 1/2; femmes, 20.

Année 1845. — Vieillards existant au 31 décembre précédent : hommes, 155; femmes, 237; total : 392. Entrées : hommes, 46; femmes, 63; total : 109. Restants et entrés : hommes, 191; femmes, 298; total : 489. Décès : hommes, 50; femmes, 67; total : 117. Mortalité sur 100 : hommes, 24; femmes, 22.

Beaucoup d'améliorations ont été opérées dans le claustral.

Partout les latrines ont été assainies : on y a fait pénétrer la lumière et établi une bonne ventilation; elles sont, en outre, munies d'appareils qui les rendent inodores.

Le caveau hideux, obscur, malsain, qu'on appelait la pharmacie, s'est transformé en une véritable pharmacie, digne de ce nom, bien éclairée, salubre, proprement tenue et d'un aspect élégant.

Des parquets cirés et frottés ont été placés ou vont l'être prochainement dans plusieurs salles. Là où il n'y a pas encore de parquet, le pavé des salles est mis en couleur, ciré et frotté avec soin.

Un vaste magasin général, composé d'un rez-de-chaussée et d'un premier étage, a été créé dans un corps de bâtiment qui ne pouvait être bon qu'à cet usage. Le rez-de-chaussée, qui se trouvait creusé à 60 centimètres en contre-bas des cours, a été couvert d'une couche de bitume. Une large voie, ménagée au centre des divisions établies pour les approvisionements de nature diverse, conduit à un large escalier par lequel on monte au premier étage. Trois grandes ouvertures, entourées de balus-trades, ont été pratiquées symétriquement dans le plafond qui sépare le rez-de-chaussée de l'étage supérieur. Elles contribuent à favoriser la circulation de l'air et à faciliter les communications entre les gens de service. Ce local, actuellement d'un bel aspect, est devenu commode, parfaitement exempt de toute humidité, et très salubre.

Peut-être parviendrons-nous à donner une idée des amélio-rations inouïes que l'administration a introduites dans ce vaste claustral, en faisant connaître le chiffre des ouvertures qui y ont été rétablies, à l'effet de permettre l'accès de l'air et du soleil. On compte aujourd'hui, dans les diverses parties de l'édifice, 107 arcades, 125 fenêtres et 10 portes rendues à leur première destination, et qui, naguère encore, étaient bouchées par de la maçonnerie. Ce fait semble peu croyable; il est exact.

Les trois portes cochères qui donnent sur le quai du Rhône, ont été remplacées par des grilles en fer; ces larges ouvertures récréent la vue et contribuent à la salubrité. L'une de ces grilles rend un service signalé, en établissant un courant d'air qui était indispensable, dans la cour au centre de laquelle on a établi la buanderie et le lavoir.

L'eau qui les alimente, et qui sert aussi, comme eau potable, dans l'hospice, où de nombreux tuyaux la distribuent à tous les étages, dans tous les services, est fournie par un puits creusé à un mètre de profondeur au-dessous de l'étiage du Rhône ; la filtration au travers du gravier y amène incessamment l'eau du fleuve. Une machine à vapeur, de la force de trois chevaux, et qui fonctionne dans le vestibule du lavoir, élève de 700 à 1,000 litres d'eau par minute , quantité qui varie et diminue un peu lorsque les eaux du fleuve sont basses.

Les qualités physiques et chimiques de cette eau sont excellentes. Tempérée en hiver, fraîche en été, puisque sa température, dans les plus fortes chaleurs, ne dépasse pas 10 degrés (Réaumur), l'eau potable de la Charité offre, comme celle de l'Hôtel-Dieu et de l'hôpital militaire, une limpidité constante, lors même que le fleuve débordé roule des flots jaunâtres et bourbeux.

Dans une des cours, séparée par un mur mitoyen de celle de l'hôtel de Provence, existe un ancien bâtiment isolé, qui se compose d'un rez-de-chaussée et d'un entresol : c'est la manutention du pain. Elle fournit aux besoins, non-seulement de l'hospice de la Charité, mais encore à ceux de l'Hôtel-Dieu , un pain dont la qualité, constamment excellente, ne laisse rien à désirer. Sur la proposition de l'administrateur de l'intérieur, il a été décidé que, tout en conservant une manutention pour les hôpitaux, on la transférerait hors de l'enceinte de l'hospice, où elle est, en effet, mal placée, par des raisons faciles à apprécier, et où elle occupe un espace qui recevra une destination plus utile au service immédiat, soit de la maternité, soit des enfants malades.

Si l'on réunissait, à la Charité, le service des femmes en couches, qui prend à l'Hôtel-Dieu deux vastes salles dont l'utilité, pour le service de la médecine, est évidente, on pourrait, tout en séparant soigneusement les deux catégories, si différentes sous le rapport moral, des femmes-mères et des filles-mères , créer dans cet hospice un beau service, qui rentrerait dans la spécialité des fonctions du chirurgien-major : les accouchements.

Lorsque l'on examine attentivement l'utile restauration qui a fait subir à l'hospice de la Charité une sorte de métamorphose, au profit de la propreté, de la commodité et de l'assainissement, dans toutes les divisions du service, on peut se demander si les sommes d'argent considérables employées à l'effet d'at-

31

teindre un tel but, sont regrettables. Est-ce donc là du luxe?

Et cependant l'œuvre de l'administration est encore inachevée. Il s'agit d'organiser des bains et plusieurs services intérieurs qui manquent ou qui sont en souffrance; il s'agit de transférer le dépôt des morts dans un local mieux approprié; mais les projets et devis sont faits et approuvés : ce n'est plus qu'une affaire de temps et d'argent.

Le régime alimentaire est bon; mais il est susceptible, comme à l'Hôtel-Dieu, de recevoir des améliorations. Quant au pain, il est, nous l'avons dit, d'une qualité excellente.

Il importe de remarquer que nous ne signalons ici que les améliorations matérielles qui ont trait à la salubrité, sans chercher à étudier d'autres grands changements administratifs concernant l'ordre intérieur de l'hospice, et qui ne sont pas de notre compétence. Toutefois, il est un progrès que nous ne pouvons pas passer sous silence, parce qu'il rentre essentiellement dans l'esprit de ce travail. On signalait, depuis quelques années, l'augmentation rapide du nombre des enfants-trouvés. Ce fait, si grave, est vrai; mais, loin d'être une accusation contre la moralité de la population, il n'est qu'un sujet d'éloge pour l'administration des hôpitaux. Le chiffre des enfants-trouvés s'accroît, non parce que le nombre des expositions des nouveau-nés suit un mouvement ascendant, mais parce que les soins, mieux dirigés et plus complets dont ces infortunés sont entourés, en conservent aujourd'hui une quantité beaucoup plus grande. Grâces à ces soins, grâces à la bonne organisation du service des nourrices, il n'y a pas aujourd'hui une différence considérable entre la mortalité chez les enfants que l'on a déposés dans le tour de la Charité, ou qui y ont été reçus à bureau ouvert, et la mortalité des nouveau-nés hors de l'hospice (1).

Nous sommes heureux d'avoir à proclamer des résultats aussi satisfaisants. Tant de précautions dans l'intérêt des enfants abandonnés n'ont pas paru suffisantes à l'administration des

---

(1) Terme (J.-F.) et Monfalcon (J.-B.). *Histoire des Enfants trouvés.* — Lyon, 1840. — 1 vol. grand in-8°.

hôpitaux ; elle a réorganisé l'inspection des enfants et des nourrices sur des bases tellement bien entendues, que ce service ne saurait présenter plus de garanties.

Un état statistique du service des filles-mères et des enfants trouvés, qui embrasse une période de seize années, de 1830 à 1846, nous donne, en moyenne, pour chaque année, les résultats suivants :

1° Filles enceintes admises à l'hospice, 690. Sur ce nombre, 10 sont sorties volontairement avant le moment de l'accouchement ; 680 y sont restées pour y faire leurs couches.

2° Sur 680 accouchées, la mortalité est de 16. On compte quelques années où les décès se réduisent à 4, 7, 8. Dans d'autres années, leur nombre s'élève à 22, 29, 31.

3° Enfants-trouvés vivants, provenant de la salle d'accouchements, 641. Mort-nés, 46.

4° Enfants-trouvés vivants, reçus de l'extérieur de l'hospice, pendant les quatorze premières années de cette période, 1,180. Mort-nés, 68.

Pendant les deux dernières années, depuis le 1ᵉʳ janvier 1844, époque de la mise en vigueur du nouveau règlement, qui a pour but de décharger l'hospice des enfants que lui envoyaient les pays étrangers et les départements voisins, la réception des enfants de l'extérieur se réduit à 756. Mort-nés, 2.

5° La réception générale annuelle des enfants-trouvés vivants, pendant quatorze ans, est de 1822. Elle diminue depuis le 1ᵉʳ janvier 1844.

En comparant les données du tableau, on trouve qu'en 1844 et 1845 l'hospice a reçu de l'extérieur, par suite du nouveau règlement, 424 enfants de moins que pendant les quatorze années précédentes ; que, pendant douze ans, la réception moyenne des enfants provenant de la salle des accouchements, a été de 615, tandis qu'elle s'est élevée au chiffre de 720 pendant les quatre dernières années. Si la différence de la réception des enfants nés à l'extérieur est de 424 en moins, celle des enfants provenant de l'intérieur est de 105 en plus.

Nous avons signalé la diminution très marquée de mortalité parmi les enfants nouveau-nés ; on remarquera combien elle est faible parmi les accouchées. Cet heureux résultat a paru tellement extraordinaire à des observateurs qui ont compulsé et comparé les registres de mouvements semblables dans les hospices de maternité de France et d'Europe, qu'ils ne pouvaient pas croire que, sur 672 accouchées, il n'y eût eu que 4 décès, et qu'ils considéraient ce dernier chiffre comme étant l'effet d'une erreur. Cependant tous les chiffres de ce tableau sont d'une exactitude rigoureuse. Lorsque les chiffres des décès s'élèvent à 29, à 31, c'est que, dans les années auxquelles il se rattachent, des épidémies, plus ou moins prolongées de fièvre puerpérale, ont éclaté dans les salles sans qu'on puisse en expliquer les causes. La dissémination des accouchées dans une autre atmosphère est un des principaux moyens employés pour les soustraire au fléau momentané.

Les filles-mères ne quittent les salles d'accouchement qu'au septième, huitième ou dixième jour après leur délivrance, lorsque leur rétablissement est confirmé et ne permet plus de crainte sur le développement d'accidents consécutifs. Elles demandent toujours à sortir avant ce terme, que la prudence fait maintenir avec soin ; de sorte qu'on ne leur accorde, dans leur intérêt, la liberté qu'elles réclament, que lorsqu'elles sont en état d'en user sans danger. Il serait donc impossible d'admettre, ainsi que le pensaient quelques incrédules frappés de la rareté inouïe de la mortalité dans nos salles, que cette mortalité avait lieu à notre insu, et que les accouchées sortaient de nos établissements pour aller mourir ailleurs. Cela n'est pas.

A la Charité, comme à l'Hôtel-Dieu, nous attribuons ces résultats d'un bonheur incroyable aux causes que nous avons déjà exposées, et dont l'explication ne serait qu'une répétition pure et simple de ce que nous avons déjà dit très explicitement.

§ 3. HOSPICE DES INCURABLES. — Dans un de nos rapports au Conseil de salubrité, nous avions exprimé le vœu qu'un hospice fût créé pour les infirmes et les incurables de la classe ouvrière; l'administration des hôpitaux qui, depuis longtemps, méditait cette même pensée, et n'attendait, pour la réaliser, que les moyens fournis par une situation financière plus heu-

reuse, a ouvert, le 1ᵉʳ janvier 1844, l'hospice destiné à recevoir les indigents de la ville de Lyon, atteints de maladies
réputées incurables.

On ne peut qu'applaudir au choix du local. La terre du
Perron, située dans une riante campagne entre Oullins et Pierre-
Bénite, comprend une surface de près de 40 hectares. A mi-
coteau et sur une plate-forme suffisamment abritée contre le
vent du nord, est construit l'ancien château du Perron, dans
le style de l'architecture du XVIᵉ siècle. Il domine une vaste
plaine où coule le Rhône.

C'est ce château, récemment restauré et modifié dans ses distributions intérieures pour sa destination spéciale, qui constitue
le nouvel hospice. Il contient déjà 40 lits d'hommes et 60 lits
de femmes. Tous sont occupés, et ils sont insuffisants pour les
besoins. Il semblerait que le nombre des malheureux qui, par
leur triste sort, ont droit à être admis dans cet établissement,
s'est multiplié dans la population lyonnaise au fur et à mesure
qu'on s'est occupé, avec une plus grande sollicitude, de soulager leur misère. Aussi l'administration songe-t-elle à bâtir un
nouveau corps de logis, qui lui permettra de donner un asile et
un lit à tant d'infortunés qui en sont dépourvus, et ne peuvent
plus gagner leur vie par le travail.

Les conditions toutes nouvelles dans lesquelles se trouvent
les individus réputés incurables, dès qu'ils sont admis au Perron, exercent sur eux une influence des plus salutaires et à
un degré remarquable. C'est là qu'on peut apprécier, dans toute
sa puissance, l'action vraiment thérapeutique de l'hygiène.

Libres de toute inquiétude morale, bien logés, bien nourris,
couverts de vêtements propres qui ont remplacé les haillons,
les hôtes du Perron respirent un air vif et parfaitement salubre; ils reçoivent les rayons du soleil dont ils avaient, pour la
plupart, perdu l'habitude dans les rues étroites et humides où
un mauvais gîte leur était accordé par charité. Des eaux abondantes et de bonne qualité facilitent l'entretien de la propreté
extérieure, et contribuent à la bonne alimentation. Enfin, le sol
exempt de toute humidité, l'aspect d'une campagne verdoyante
et l'espace que les moins invalides peuvent parcourir en liberté,
produisent des effets tellement sensibles sur toutes ces organi-

sations débilitées et profondément détériorées, qu'après deux ou trois mois de séjour dans cet hospice, les incurables se présentent, aux administrateurs qui les ont admis, avec un visage exprimant la sérénité, et des signes non équivoques d'amélioration.

Au moment de l'ouverture de cet établissement, un des membres du Conseil de salubrité et qui fait partie du conseil d'administration, frappé des excellentes conditions hygiéniques dans lesquelles il voyait l'hospice du Perron, annonça que, par le fait seul de leur influence vivifiante, des guérisons inespérées auraient lieu, et que bien des malheureux, après avoir été plusieurs fois renvoyés de l'Hôtel-Dieu dans leur triste demeure sans aucun soulagement, pourraient un jour sortir du Perron, affranchis, en tout ou en partie, de leurs infirmités réputées incurables. Ce pronostic a été justifié. Une telle observation devait trouver place dans ce livre, dont elle forme un des traits saillants.

La population des infortunés pour lesquels s'ouvrent les portes de cet hospice, se compose en général de paralytiques à la suite d'apoplexies et d'affections cérébro-spinales, de scrofuleux, etc.

Les épileptiques, ces êtres malheureux repoussés de toutes parts, et pour lesquels il n'y a point encore de refuge spécial, seront admis plus tard, soit dans une portion des bâtiments de l'hospice du Perron, soit à l'Antiquaille. La création d'un asile destiné à leur infortune est adoptée en principe, et nous avons lieu d'espérer qu'elle sera promptement effectuée. Ce nouveau bienfait va compter parmi les actes les plus essentiels de la générosité administrative.

Depuis le 1er janvier 1844 jusqu'au 15 mars 1846, l'hospice du Perron a reçu : hommes, 66 ; femmes, 86 ; total, 152. Sur ce nombre d'admissions, on compte 42 décès. Il y a eu sept sorties par suite soit de guérison, soit d'amélioration très caractérisée.

Lorsqu'on sait quelle est la juste sévérité qui préside aux admissions, afin que cet hospice conserve exactement sa véritable destination et ne se change pas en hôtellerie de valides ou en dépôt de mendicité, on ne doit pas être surpris du chiffre des décès, et l'on peut se réjouir, avec raison, des guérisons qui avaient été vainement tentées par tous les moyens de la thérapeutique que peut offrir l'Hôtel-Dieu, et que l'efficacité merveilleuse de l'hygiène pouvait seule opérer.

Le vaste périmètre de la terre du Perron et son heureuse exposition vont être bientôt mis en état de rendre de nouveaux services. Les aliénés doivent y trouver leur asile, ainsi que nous le dirons tout-à-l'heure ; occupons-nous de leur situation présente dans l'hospice de l'Antiquaille, où elle n'est plus considérée que comme provisoire.

§ 4. Hospice de l'Antiquaille. — Au commencement de ce siècle, la ville de Lyon ne possédait pas encore d'hospice consacré au traitement de l'aliénation mentale et de la syphilis.

Quelques cabanons obscurs et hideux, fermés par des barreaux, recevaient, à l'Hôtel-Dieu, un petit nombre de fous furieux. Les autres aliénés moins redoutables erraient sur la voie publique, ou languissaient dans les prisons.

Quant aux malheureux atteints de la gale, ou rongés par des affections cutanées et par la syphilis, ils étaient renfermés dans l'ancienne léproserie de la Quarantaine, lieu de correction et en même temps espèce d'hospice pour les filles publiques affectées de maladies contagieuses.

Ce ne fut que vers la fin du Consulat que l'on s'occupa de l'organisation d'un hospice spécial. L'administration municipale provoqua et obtint des secours ; en 1804, pendant son consulat, puis en 1810, l'empereur Napoléon vint en aide à ce naissant établissement, qui avait commencé avec rien, avec 5 fr. 80 c. trouvés dans la succession d'une femme morte à la Quarantaine (1).

Sur le versant oriental de la colline de Fourvière, on voit l'emplacement qu'occupait la demeure des empereurs romains. Le souvenir de la naissance de Germanicus et de Claude reste

____

(1) M. Achard-James, président à la Cour royale de Lyon, ex-président de l'administration de l'Antiquaille, a publié une histoire intéressante de cet hospice. — *Lyon*, 1834. — 1 vol. in-8.

attaché à ce lieu, autrefois célèbre par les attributs et l'éclat de la puissance souveraine.

Tombé en ruines, l'antique palais s'appelait l'Antiquaille, lorsque, sur ses débris, vint se placer un monastère de la Visitation, qui, malgré la nouveauté de ses constructions, conserva le surnom que l'habitude avait consacré.

Il s'est transmis invariablement à l'établissement hospitalier qui lui a succédé dans les mêmes lieux, dans le même claustral. Telle est l'origine de la dénomination de cet hospice, où sont reçus aujourd'hui les aliénés, les syphilitiques, les galeux, les dartreux, les teigneux, ainsi qu'un petit nombre d'incurables et de vieillards pensionnaires.

Jusqu'à ces derniers temps, l'hospice de l'Antiquaille était dirigé par une administration qui lui était propre. Par suite d'une ordonnance royale, en date du 30 juin 1845, il est rentré dans le domaine administratif commun, c'est-à-dire qu'une seule administration embrasse désormais tout le système hospitalier civil de la ville de Lyon.

Ces considérations, qui, de prime abord, paraissent étrangères à la nature de notre travail, s'y rattachent cependant d'une manière assez intime; car il va résulter, du fait seul de l'adjonction de l'hospice de l'Antiquaille aux autres hôpitaux civils, une grande et salutaire mesure : la translation des aliénés dans un autre local, et, par conséquent, l'amélioration des conditions hygiéniques pour les diverses classes d'infortunés qu'une nécessité fâcheuse réunissait sous un même toit, dans une enceinte trop étroite, mal disposée pour des services d'une nature si disparate.

Depuis longtemps, et chaque jour, de nouveaux besoins faisaient désirer que l'hospice devînt exclusivement l'asile des maladies syphilitiques et cutanées; qu'il leur ouvrît facilement ses portes pour leur donner, dans de larges et libérales proportions, tous les secours efficaces que la société réclame contre un de ses fléaux les plus désastreux.

Le moment approche où ce vœu va obtenir sa réalisation; les principes ont été posés et adoptés. Il ne s'agit plus que de les mettre en exécution; on y travaille.

L'état actuel de l'hospice de l'Antiquaille ne doit donc plus être considéré que comme transitoire. Il importe toutefois de l'examiner tel qu'il est, ne fût-ce que pour trouver, dans cet examen, l'occasion de signaler les inconvénients que l'on doit éviter dans les établissements de cette nature, et aussi la satisfaction d'adresser à l'administration le tribut d'éloges qui lui est dû. Privée de ressources pécuniaires, elle n'a pas fait, sans doute, tout le bien qu'elle méditait; mais, avec des moyens d'action très bornés, elle est parvenue à s'avancer dans une voie de progrès considérables. Cette conduite et ses effets vraiment utiles répondent à bien des reproches et doivent en atténuer la sévérité. L'hospice de l'Antiquaille contient 940 lits, en comptant ceux qui sont occupés par les employés, la communauté des frères et des sœurs et les ouvriers internes. Il y a, en outre, 19 berceaux pour les enfants des femmes syphilitiques qui allaitent.

Le classement de cette population de l'hospice est facile à saisir au moyen de la feuille de dénombrement, dont les chiffres sont variables d'un jour à l'autre :

Hommes aliénés	189
Femmes aliénées	218
Hommes vénériens	49
Femmes vénériennes	105
Hommes galeux et dartreux	12
Femmes galeuses et dartreuses	19
Garçons teigneux, galeux et dartreux	60
Petites filles teigneuses, galeuses et dartreuses	37
Vieillards incurables { hommes	30
{ femmes	50
	769

Il était impossible qu'un ancien monastère présentât des emménagements intérieurs appropriés à une telle destination. On n'y trouvait pas, d'ailleurs, des locaux assez spacieux; de nouvelles constructions étaient indispensables : on les a faites successivement, au fur et à mesure que l'état des finances pouvait le permettre; mais les raccordements étaient impraticables. De là l'irrégularité et le défaut d'ensemble que présente cet hospice sous le rapport architectonique.

La pente rapide du sol fait que les divers corps de bâtiments sont disposés comme par échelons : telle salle, qui, du côté de l'est, doit passer pour un premier étage même élevé, se trouve, du côté de l'ouest, être un rez-de-chaussée, parfois en contre-bas d'une cour. Le plein-pied n'existe que par zônes ou terrasses.

Toutefois, la situation topographique de cet hospice est heureuse. L'économie administrative doit lui reprocher, sans doute, la difficulté de ses abords, qui renchérit le prix des approvisionnements ; mais les justes exigences de la salubrité sont, en général, satisfaites. Le plus grand nombre des salles sont exposées au soleil levant : l'air et le soleil· peuvent y pénétrer largement si les fenêtres y sont percées d'une manière convenable ; malheureusement, il n'en est pas toujours ainsi.

L'intérieur des vieux bâtiments du couvent manquent de ventilation transversale ; les plafonds y sont bas, et à ces inconvénients vient se joindre celui d'un nombre de lits beaucoup trop grand pour la capacité des salles. Il résulte de cette réunion de circonstances fâcheuses, que ces salles ne peuvent jamais être exemptes d'une odeur infecte, très malsaine, évidemment préjudiciable à l'action de la thérapeutique, dont les effets sont compromis par une telle atmosphère ; et ces tristes réduits réunissent pêle-mêle la femme mariée, qui ne doit l'infection dont elle est atteinte qu'à l'inconduite de son époux, la jeune fille qu'une séduction aura fait dévier momentanément de la ligne du devoir, et les prostituées au cœur dépravé, aux allures grossières, dont le langage et les habitudes font de ce lieu de refuge une école d'immoralité !

Une réforme radicale, que sollicitent l'hygiène et la morale, n'est-elle pas indispensable et urgente dans toute cette division qui comprend les femmes vénériennes, dartreuses et galeuses ? Une telle promiscuité n'est-elle pas, pour beaucoup de ces malades honnêtes, un mal aussi redoutable que celui dont elles veulent guérir. Autrefois, les petites filles teigneuses vivaient dans cette coupable société. Depuis quelques années, des mesures ont été prises afin de faire cesser ce dangereux contact.

Les salles des hommes vénériens sont dans des conditions bien meilleures que celles des femmes. On y a pratiqué des vasistas, afin de procurer une ventilation transversale. Les lits y sont plus espacés. En un mot, les dispositions de cette partie du service sont très avantageuses. Les hommes atteints de maladies cutanées, les enfants soumis au traitement de la teigne, habitent également des locaux très salubres.

Si l'administration, qui ne pouvait tout faire à la fois, a paru négliger le département des femmes vénériennes et galeuses, elle a concentré son activité et ses ressources sur les vastes divisions du service qui renferment les aliénés des deux sexes.

De nouveaux corps de bâtiments leur ont été consacrés. Les fous furieux occupent, pendant la nuit, des loges bien aérées, propres et saines; des dortoirs, fort bien disposés et très propres, reçoivent, pendant la nuit, les aliénés plus tranquilles.

Quelques-unes des loges des femmes aliénées, celles qui sont adossées à la terrasse, manquent, il est vrai, de ventilation transversale; mais elles ne sont pas humides. Quant au rang de loges qui est pratiqué dans la rotonde, au soleil levant, tout y est irréprochable au point de vue de la salubrité.

Des cours bien aérées, ayant un sol exempt de toute humidité, des ouvroirs ou salles de travail sont, pendant le jour, à la disposition de ces infortunés, qui y sont surveillés et dirigés, avec beaucoup de douceur et d'intelligence, dans leurs divisions respectives, par des frères et par des sœurs. Les ouvroirs et réfectoires des aliénés sont chauffés par des calorifères.

La propreté se fait remarquer partout, notamment dans la salle des aliénés *gâteux* (1), qui présente l'affligeant spectacle de la dégradation de l'intelligence arrivée à ses dernières limites.

Dans tout l'hospice, les latrines sont munies d'appareils qui les rendent inodores. Les lunettes sont à la turque, sans siége, au niveau du sol, qui est dallé en pente suffisante pour que les lavages soient faciles et efficaces.

La pharmacie est remarquable par son excellente tenue et la bonne confection de ses médicaments. La cuisine offre un système de cuisson par la vapeur, qui a le double avantage d'être économique et facile à diriger; les produits culinaires sont bons et la qualité du pain est excellente.

L'eau, dans un hospice d'aliénés, est un des éléments les plus

____

(1) Mot usité dans les hospices d'aliénés.

dignes d'attention. Elle doit être bonne, comme eau potable; elle doit être, pour les bains, les douches et les lavages, en quantité presque infinie. La surabondance de l'eau n'est ici que le strict nécessaire.

L'hospice de l'Antiquaille, comme asile d'aliénés, n'est pas, sous ce rapport, richement partagé. L'eau y est de bonne qualité, mais sa quantité est insuffisante.

Afin de parer à cet inconvénient, l'administration a fait établir une machine à vapeur qui élève, d'un puits, l'eau destinée aux usages de la maison. Elle peut verser par heure, excepté pendant les temps de sécheresse où la source diminue sensiblement, 100 hectolitres ou 10 mètres cubes. Le puits peut fournir, dans la semaine, 175 mètres 39 cent. cubes d'eau, et il en faudrait 239 mètres 25 cent. ; il manquerait donc 63 mètres 86 cent. pour suffire aux besoins. On supplée à ce défaut en employant les eaux pluviales, qui sont conduites et tenues en réserve dans des citernes, et en se servant encore de l'eau d'une petite fontaine qui est dans la cour du cloître. Moyennant ces précautions, le service général de l'hospice n'est pas en souffrance.

Les bains sont donc alimentés convenablement. Il est à regretter que plusieurs salles de bains, notamment celles des hommes vénériens et galeux, soient sombres, obscures et privées d'air. Les baignoires sont très rapprochées dans ces grottes hideuses et malsaines, adossées aux terrasses; l'espace manque, il est vrai, dans cette localité : c'est un motif pour transporter les salles de bains dans un meilleur emplacement.

Les vastes terrains qui font partie du périmètre des dépendances de l'hospice permettent du développement. On devrait mettre à profit cette heureuse étendue du sol pour organiser un système de bains et de douches sur une vaste échelle.

Mais il serait inutile d'insister davantage sur la nécessité de cette amélioration et de plusieurs autres, l'hospice étant à la veille de subir une révolution complète dans tout son système, qui entraînera à sa suite une réorganisation dans tous les détails matériels du service.

Les places que l'hospice de l'Antiquaille tient en réserve pour les pensionnaires, hommes et femmes, sont au nombre de 80.

Pour y être admis, il faut deux conditions : la première est la vacance d'une place, la seconde est le paiement annuel de 500 fr.

Les règlements n'exigent pas que l'on soit infirme ou d'un âge avancé, mais, par le fait, il n'y a que des vieillards et des infirmes qui sollicitent et obtiennent l'admission dans cette catégorie.

Tous les malades admis à l'hospice de l'Antiquaille sont obligés de payer leur droit de séjour, à l'exception, toutefois, des indigents de la ville de Lyon, que le maire fait admettre, et pour lesquels la ville alloue une somme annuelle. Mais les formalités sont assez souvent, pour ces malheureux, longues, difficiles, et il faut encore qu'il y ait des places vacantes dans des salles où les lits ne sont pas en proportion suffisante avec l'étendue des besoins. Les indigents des autres communes sont au compte de ces communes ou du département.

L'admission des aliénés n'a lieu que d'après les formes prescrites par la loi du 30 juin 1838.

Les aliénés du département du Rhône paient un franc par jour. Les autres aliénés paient une pension de 500 fr.

Les vénériens, les galeux, etc., paient 1 fr. 50 c. par jour. S'ils sont au compte du département ou des communes, le prix des journées est réduit à 1 fr. 25 c.

Les enfants teigneux du département du Rhône paient 1 fr. 25 c. par jour.

Combien sont déplorables toutes ces entraves, lorsqu'il s'agit, au contraire, de rendre les admissions faciles et d'aplanir tous les obstacles, soit de formalités, soit d'argent !

On dit que jamais personne n'est refusé s'il se présente avec de l'argent ; on dit que les lits ne manquent pas : et que fait-on ? On renouvelle les usages du moyen-âge.

Une femme vénérienne demande-t-elle à être admise lorsque déjà tous les lits sont occupés ? elle prouve qu'elle peut payer; on la reçoit. Et pour lui procurer une place, on a recours à un moyen singulier : dans ces salles infectes, dont nous avons essayé de donner une idée, où l'agglomération des malades est déjà trop considérable, on rapproche deux lits l'un de l'autre, de manière à ne former qu'une seule couche ; et là, on intercale la nouvelle venue entre deux autres malades ! N'est-il pas temps de sortir, enfin, de ces habitudes dégoûtantes, qui ne sont plus de notre époque, et dont on chercherait vainement des exemples dans tous les hôpitaux du monde civilisé?

Cependant on fera observer que ce sont là des cas exceptionnels, et que, parfois, plusieurs lits sont vacants dans les salles des vénériens hommes et femmes. Cela est vrai. Mais ce sont les difficultés de l'admission qu'il faut accuser. Doublez le nombre des lits en leur donnant, dans de nouvelles salles, l'air et l'espace convenables ; faites que les admissions soient faciles, tous les lits seront occupés; et c'est à ce but que l'on doit tendre jusqu'au moment où la syphilis cessera de se propager avec une activité si intense dans la classe ouvrière.

Les tableaux du mouvement de l'hospice de l'Antiquaille, pendant les trois années qui viennent de s'écouler, offrent entre eux, quant au nombre des malades traités, des guérisons et des décès, des différences qui ne sont pas très grandes. On retrouve à peu près, chaque année, le même chiffre moyen.

La mortalité, dans cet hospice, est environ de 1 sur 25. La catégorie des aliénés et celle des infirmes fournissent au tableau de mortalité les chiffres les plus élevés. Parmi les syphilitiques, on observe qu'il meurt beaucoup plus de femmes que d'hommes. En 1845, le nombre des hommes vénériens en traitement a été de 511; il y a eu 312 guérisons et 4 décès.

Sur 593 femmes vénériennes traitées, 456 sont sorties guéries, et 17 sont mortes.

Pendant cette même année, le nombre des aliénés des deux sexes en traitement a été de 556; on compte 54 guérisons et 86 décès.

La teigne y est traitée par des procédés qui ne sont pas, comme ceux de MM. Mahon, exempts de toute douleur ; mais leur efficacité est incontestable. Tous les enfants teigneux, quelque grave que soit l'affection faveuse, sortent guéris, après un séjour de deux à trois mois au plus.

A l'Antiquaille, on n'admet point les épileptiques, à moins qu'ils ne soient atteints d'aliénation mentale. Il y a là une grande lacune qu'il est urgent de remplir. Ces infortunés, que la société repousse par un sentiment de répugnance et d'effroi, ne trouvent d'asile dans aucune des maisons hospitalières de notre cité. On doit se hâter de créer, pour eux, un asile spécial. L'un des corps de bâtiments occupé aujourd'hui par les aliénés, ne pourrait-il pas être très prochainement consacré à cette destination éminemment philanthropique ?

Tout a été dit sur l'extrême inconvenance de la situation d'un établissement considérable d'aliénés dans l'enceinte d'une grande ville. Quoique l'administration ait cherché à isoler ces infortunés du spectacle du mouvement qui les entoure, on ne peut empêcher le bruit de parvenir jusqu'à eux et de troubler leur repos ; il leur faudrait de l'ombrage et des terres à cultiver. Leur translation dans un lieu champêtre, paisible, qui ne tardera pas à s'accomplir, était désirée par les administrateurs comme par les médecins. Ce vœu, que nous exprimions dans la première édition de l'*Hygiène de Lyon*, a été reproduit dans l'intéressant Mémoire, empreint d'une courageuse franchise, que M. le docteur Potton, médecin de l'hospice de l'Antiquaille, a publié tout récemment sur cet établissement, dont il ne dissimule pas les vices d'organisation, tout en rendant à l'administration la part d'éloges qu'elle mérite. Renfermés dans la nature toute spéciale de notre examen, nous n'avons pas à nous occuper ici de la partie financière et administrative.

Mais nous avons la satisfaction d'observer que, dans le claustral de l'hospice de l'Antiquaille, les locaux propres à recevoir convenablement les maladies syphilitiques et cutanées, sont tout prêts, et que, sans grands frais d'emménagements nouveaux, ils seront fort bien disposés. Que le départ des aliénés soit hâté, et, immédiatement après, l'administration sera en mesure de prodiguer des secours impatiemment attendus. L'un des bienfaits les plus signalés qui puissent être rendus à la société, c'est assurément la diminution, nous voudrions pouvoir dire l'extirpation de la syphilis. Ce but ne pourra être atteint que par des admissions faciles, dans des salles toujours assez vastes ou nombreuses pour qu'un refus ne soit jamais essuyé par les malheureux qui viennent frapper aux portes de l'hôpital.

Devenu exclusivement hôpital des maladies cutanées et syphilitiques, l'établissement de l'Antiquaille va bientôt entrer dans une nouvelle voie de progrès. Et c'est là, sans contredit, un résultat bien précieux qui ne pouvait être obtenu que par la fusion récemment opérée. Elle produira nécessairement des économies jointes à une régularité administrative plus complète; elle permettra d'appliquer les secours de la charité publique à un nombre bien plus grand d'infortunés.

Quant aux aliénés, leur sort va être amélioré dans les mêmes proportions.

A l'Antiquaille, malgré de louables efforts, on n'a pu parvenir à les placer dans toutes les conditions avantageuses que le local refusait absolument.

A l'hospice du Perron, ils ressentiront la puissante influence de l'application complète de l'hygiène, l'un des grands moyens d'action de l'art de guérir sur les affections mentales. Le séjour dans la riante campagne d'Oullins va devenir un nouvel agent thérapeutique, dont les effets ne seront pas douteux.

§ 5. ASILE DES ALIÉNÉS DE ST-JEAN-DE-DIEU. — Les charitables hospitaliers connus sous le nom de frères de St-Jean-de-Dieu, et qui, sous le règne de Louis XVI, dirigeaient plus de quarante hôpitaux dans le royaume de France, reparurent à Lyon en 1824, et y fondèrent un établissement d'aliénés qui n'a pas tardé à prendre un accroissement considérable et tout-à-fait digne d'attention. Sa population se compose aujourd'hui de 380 aliénés et de 50 frères.

Situé à quatre kilomètres de Lyon, dans la plaine de Saint-Fond, entre la route de Vienne et le Rhône, cet hospice occupe l'ancien château de Champagneux, et est entouré de vastes terrains d'un aspect champêtre et riant, dont la superficie comprend 21 hectares.

Une grande allée, plantée d'arbres et pratiquée au milieu des jardins, conduit à l'hospice, qui est éloigné de toute influence perturbatrice. Le calme des champs règne dans ce lieu solitaire fort bien approprié à sa destination, et qui ne laisserait rien à désirer si le terrain, qui n'est pas dépourvu de mouvement, en offrait encore davantage, et si les eaux y étaient distribuées en plus grande abondance; car on ne saurait trop répéter que dans un hospice d'aliénés, l'eau est un des éléments hygiéniques et thérapeutiques de première nécessité, et que sa quantité, pour être suffisante, doit dépasser largement les besoins. Il faudrait, dans les établissements de cette nature, des fontaines et des jets d'eau, non comme objet de vain ornement, mais comme moyen d'utilité réelle. Abondance d'eau et absence d'humidité, tel est le but qu'on doit se proposer.

Ici ce n'est pas l'élément, c'est l'exploitation et la mise en œuvre qui manquent. En effet, un bras du Rhône, encaissé comme un canal, coule dans la déclivité du terrain sis à l'ouest; les aliénés s'y baignent pendant l'été. Un château d'eau existe près de la façade d'entrée; on conçoit donc qu'une quantité indéfinie d'eau pourrait facilement, par le moyen d'une machine à vapeur, être incessamment versée dans les cours et les corps de bâtiments, où elle jaillirait en cascades et en fontaines, selon les besoins de l'établissement. Aucune humidité ne serait à craindre, surtout dans la belle saison, car le sol sablonneux sur lequel est assis l'édifice, s'échauffe et se dessèche sous l'action des rayons solaires, et réclame de fréquents arrosements.

Il serait fâcheux que cet hospice continuât à être privé d'une précieuse ressource qu'il possède, et dont il jouira dès qu'on voudra sérieusement en faire l'application. L'organisation du service des eaux serait d'une exécution simple et peu coûteuse par rapport aux avantages inappréciables qu'elle procurerait.

L'air que l'on respire dans cet hospice et dans les alentours est salubre.

Autrefois les eaux du Rhône envahissaient les plaines qui bordent sa rive gauche, et on devait craindre que les effluves dégagées du sol détrempé par des inondations très fréquentes, ne fussent une cause de fièvres intermittentes. Cet inconvénient redoutable n'existe plus. Grâces aux digues immenses construites au nord de l'établissement, les eaux du fleuve se maintiennent dans son lit, qu'elles ne peuvent plus abandonner.

Au milieu de la façade de l'édifice qui regarde l'est, apparaît l'église, dont l'architecture est remarquable par son caractère monumental, sa simplicité élégante et la convenance spéciale des dispositions intérieures : l'autel, placé au centre, est en vue

32

des tribunes latérales, garnies de gradins sur lesquels les aliénés viennent se placer pour assister à la messe. Dans la tribune du milieu, est établi un beau jeu d'orgue ; les fonctions d'organiste sont confiées à un aliéné qui s'en acquitte avec quelque talent. Les sons et les accords de l'instrument, sous les doigts de cet artiste, rendent attrayants les offices religieux à ses compagnons d'infortune. Cette musique religieuse n'est pas sans quelque influence salutaire ; elle remplit une des conditions signalées comme importantes par les médecins qui font autorité dans la science.

Une cour intérieure, longue de 55 mètres, et ayant 33 mètres de largeur, est entourée d'une galerie large de 5 mètres, par laquelle on se rend dans les corps de bâtiments latéraux, ainsi que dans la portion de l'édifice qui regarde l'ouest. Des cours spacieuses, plantées d'arbres, servent de promenoirs aux aliénés. Les malades en état permanent d'agitation, au nombre de vingt environ, ont une cour spéciale ; d'autres cours sont à la disposition de ceux qui sont en démence, et dont le nombre est de trente environ.

Quant aux aliénés dont les habitudes sont tranquilles, on les conduit à la promenade, et on les occupe à des travaux d'agriculture ou de terrassement, toujours sous la surveillance des frères. Un seul frère suffit à la garde d'une division de dix aliénés.

Un jardin de botanique, fort bien tenu et très spacieux, offre une distraction utile à plusieurs d'entre eux. Il en est qui élèvent et soignent des animaux dans une ménagerie, divisée en petites cages ou cabanes, dans un jardin anglais dont ils ont la jouissance ; d'autres s'appliquent à des occupations manuelles, relatives à leur genre d'éducation, dans divers ateliers de professions mécaniques que la maison possède.

Pendant la saison d'hiver et les mauvais temps, des préaux couverts s'ouvrent et sont habités. Des salles de billard, des instruments de musique, des jeux d'échecs, etc., procurent de la distraction à ces malheureux. Ils ont, en outre, à leur disposition, une bibliothèque dans laquelle le médecin fait le choix des livres qui conviennent à chacun d'entre eux, suivant la direction de ses idées et ses penchants.

Les dortoirs sont vastes, très clairs, bien aérés et tenus fort proprement.

Toutes les latrines sont extérieures.

L'infirmerie, comme tout ce qui se rattache au soin des aliénés quand ils ont des maladies accidentelles, est bien disposée. La pharmacie est tenue avec intelligence et propreté ; les médicaments sont bien confectionnés : leur distribution se fait selon les prescriptions du médecin de l'hospice, M. le docteur Carrier.

Toutefois, l'infirmerie est sujette à un inconvénient qu'il serait facile de faire disparaître : c'est la présence des aliénés dits *gâteux*, lorsqu'ils sont atteints de quelque maladie accidentelle. Quoique relégués dans une des ses extrémités, ils y répandent une très mauvaise odeur. Une infirmerie spéciale devrait être affectée à cette classe de malades.

Il conviendrait encore de modifier le système des fenêtres, dans les infirmeries et dans les dortoirs ; toutes les fenêtres devraient avoir des châssis disposés de telle sorte, que l'on pût donner de l'air en ouvrant deux ou quatre carreaux supérieurs. A défaut de ces châssis brisés et mobiles partiellement, on ne peut renouveler l'air qu'en ouvrant chaque fenêtre en entier ; c'est là un défaut qu'il serait urgent de corriger.

Les soins assidus des frères de St-Jean-de-Dieu, qui vivent constamment au milieu des infortunés confiés à leur pieuse sollicitude, paraissent rendre inutiles plusieurs mesures de détail usitées dans tous les hôpitaux. Rien n'est plus touchant que la douceur de leurs procédés à l'égard des aliénés. Les moyens de correction violente sont inconnus dans cet hospice, où les préceptes de notre philanthrope et illustre Pinel sont religieusement observés.

Tous les aliénés admis dans cet hospice paient une rétribution ; le plus bas prix est de 1 franc par jour pour l'aliéné qui est aux frais d'un département ou d'une commune ; 1 fr. 50 c. s'il est à ses frais.

D'autres aliénés sont taxés à un chiffre plus élevé : on en compte, en ce moment, cent à 2 fr. par jour, vingt à 3 fr., et enfin une douzaine dont la pension est de 4 fr. par jour.

Pour tous indistinctement, et quel que soit le prix de journée, les soins hygiéniques et médicaux sont les mêmes ; pour tous on a les mêmes égards. La seule différence est marquée par le choix des mets et la recherche du service de table ; mais la nourriture est bonne, même pour les pensionnaires les moins riches. Le pain et les préparations culinaires sont de qualité irréprochable.

La métairie de l'établissement renferme douze vaches, une basse-cour très peuplée de volailles de toute espèce. Ainsi, le laitage, le beurre frais et les viandes délicates font partie du régime alimentaire, et d'une manière très confortable.

Dans l'intérieur de cet hospice, qui n'est pas terminé, et qui exige que la plupart de ses détails d'aménagement soient traités avec plus de soin, on est frappé de l'air de grandeur qui règne partout dans l'ensemble des corridors et des salles.

Mais ce sont les alentours qui donnent véritablement, à l'asile des fous de St-Jean-de-Dieu, l'heureux aspect d'une bonne application de l'hygiène. Le regard de l'observateur se perd dans cette vaste et riante campagne entourée de murs qui se cachent sous des rideaux de verdure : c'est l'apparence de la liberté dans les champs. On aperçoit sur les plans lointains les coteaux de la rive droite du Rhône et la colline de Notre-Dame de Fourvière qui couronne ce beau paysage.

Il est impossible que les aliénés placés dans des conditions hygiéniques aussi efficaces, et dirigés, d'ailleurs, sous le rapport médical avec toute la prudence désirable, ne reviennent pas quelquefois à la santé.

On compte environ 40 à 50 guérisons, et 20 à 30 décès chaque année, sur un nombre d'environ 380 aliénés, dans cet hospice, qui n'est pas parfait sans doute, mais qui est doté de plusieurs avantages très importants, notamment l'air salubre, le calme d'un site champêtre et la vaste étendue de l'espace, si éminemment utile dans ce genre d'établissements. Uniquement consacré au traitement des hommes, et servi par des religieux, cet hospice ne souffre jamais, sous aucun prétexte, la présence d'une femme. Cette exclusion du sexe féminin doit être signalée comme mesure morale et salutaire ; déjà plusieurs médecins ont demandé cette séparation absolue des sexes dans les hospices d'aliénés. Celui-ci réalise cette pensée avec un véritable succès.

Toutes ces conditions morales et hygiéniques, et principalement l'espace dans la campagne, doivent d'autant plus fixer l'attention, que l'on doit puiser dans cet examen un véritable texte d'enseignement fort précieux, au moment où l'administration s'occupe de fonder les bases d'un asile d'aliénés, et de donner à cet établissement tous les perfectionnements que conseillent des études comparatives et l'expérience.

§ 6. HÔPITAL MILITAIRE. — C'est dans ces derniers temps seulement qu'on a dû songer à la création d'un hôpital militaire ; tant que la garnison de Lyon ne se composa que de deux ou trois mille hommes, quelques salles de l'Hôtel-Dieu suffirent à ses malades. Mais, depuis les évènements de 1831, la construction des fortifications et le système de défense de la frontière ont transformé la ville de Lyon en une place de guerre occupée par une armée permanente de dix à douze mille hommes. Un hôpital spécial devenait indispensable, et le Conseil de salubrité reçut la mission de désigner le lieu qui convenait le mieux à un établissement de cette importance.

Quatre emplacements se présentaient sur la rive droite de la Saône : le clos de M. Donnat, devant l'Antiquaille, et le clos des Lazaristes appartenant à M. Alex ; sur la rive gauche de la Saône, le clos Vachon, au-dessus de Ste-Marie-des-Chaînes, et enfin le clos même de cet ancien couvent de Ste-Marie. Trois de ces emplacements sont situés sur des coteaux plus ou moins élevés ; le clos de Ste-Marie est sur le niveau du quai, et adossé à la montagne, du côté de l'est.

Les principes que nous avons exposés dans la première partie de ce livre, en ce qui concerne les conditions de salubrité d'un hôpital, devaient naturellement nous servir de guides dans le cours de cette longue et difficile enquête. L'air, les eaux, le sol, la facilité des abords et l'économie qui en résulte pour les besoins journaliers du service, appelaient toute notre attention.

Nous n'avions pas à nous enquérir du mode de construction, de l'organisation matérielle et d'une multitude de détails d'organisation. Déterminer l'emplacement le plus commode et le plus salubre, telle était la nature toute spéciale de la mission du Conseil. Elle était restreinte dans ces limites.

Le clos de M. Donnat, devant l'Antiquaille, était vaste et bien aéré, dans l'exposition la meilleure, celle du soleil levant ; mais il était situé sur une colline fort élevée, les abords en auraient été difficiles pour le transport des malades, très coùteux pour l'arrivage des approvisionnements de chaque jour ; il était loin des principaux centres de la garnison, privé du voisinage d'un cours d'eau, et ne possédait pas les moyens de s'en procurer en assez grande abondance.

Même remarque pour le clos des Lazaristes. Son exposition nous parut excellente ; l'air y est pur, la vue fort belle : on y aurait eu, s'il faut ajouter foi aux prévisions du propriétaire, un volume d'eau assez considérable pour le service de l'établissement. Mais la commission fut frappée là, comme dans la localité précédente, de l'extrème difficulté des abords et de ses très graves inconvénients déjà signalés.

Le clos Vachon, sur la rive gauche de la Saône, présentait deux plates-formes, l'une à mi-coteau, d'un périmètre trop étroit pour recevoir un hôpital, l'autre au sommet de la colline, qui réunissait les avantages et les inconvénients reconnus aux emplacements de la rive droite, c'est-à-dire un air pur, quoique un peu vif peut-être, une bonne exposition, des eaux potables suffisantes, un abord très difficile et l'éloignement d'un cours d'eau.

On devait tenir compte, en outre, bien que cela ne fùt pas essentiellement de notre compétence, des frais de construction qui, dans ces emplacements élevés et aux abords si difficiles, seraient devenus fort onéreux.

Restait le vaste clos de Ste-Marie-des-Chaînes, placé au-dessous du clos Vachon, situé au pied même de la colline et exposé au midi, au couchant et un peu au levant. De très grands hangars et l'ancien couvent en occupaient alors une partie. Il eùt été facile d'y placer un hôpital composé de trois corps de bâtiments à deux étages pour six cents malades, et de ménager, derrière l'édifice et devant la balme, un espace libre suffisant pour la circulation de l'air. Cet emplacement nous parut propre à recevoir la construction d'un hôpital militaire. Il était très exposé au midi, mais la réverbération du soleil par le rocher aurait été atténuée par la masse même de l'édifice. Si le local présentait, sous le rapport de son exposition, une infériorité relative, comparé aux emplacements situés sur les hauteurs, il compensait ce désavantage relatif par d'utiles conditions, dont la réunion nous parut décider la question en sa faveur. Rien de plus facile que ses abords; une voie large et unie y conduisait, et un fleuve coulait immédiatement au-devant de lui. Il était très facile de placer les corps de bâtiments dans une exposition parfaitement salubre. Enfin, une source située sur le plateau eût distribué, par jour, dans ce clos, 6,000 litres d'une eau excellente, que des tuyaux auraient élevée à toutes les hauteurs de l'édifice, selon les besoins du service. Il existait, dans ce clos de Ste-Marie, une vaste étendue de terrain qui pouvait être utilisé avec avantage comme préau ou promenoir des convalescents.

D'après ces considérations, la commission proposa à l'unanimité le clos de Ste-Marie-des-Chaînes pour l'emplacement de l'hôpital militaire.

Cependant l'administration, tout en appréciant le résultat de cette enquête, crut devoir, en définitive, adopter un autre parti, que l'urgence des besoins semblait conseiller. Elle choisit un édifice déjà bâti, afin d'éviter les lenteurs de construction, et se décida à convertir en hôpital les vastes bâtiments, dits de la Nouvelle-Douane, situés sur la rive droite du Rhône, immédiatement contigus à l'hospice de la Charité, et qui, depuis longtemps, servaient de caserne à la cavalerie. Cette création, qui fait beaucoup d'honneur à l'administration militaire, a droit à l'attention spéciale du Conseil de salubrité.

Institué en 1832, l'hôpital militaire a été l'objet des soins fort intelligents des officiers du génie.

L'édifice se compose de quatre grands corps de bâtiments, séparés par des cours vastes et bien aérées.

La première cour, plantée d'arbres, est séparée du quai par la grille d'entrée, au travers de laquelle on voit une arcade qui établit une communication avec la seconde cour et le promenoir dont nous parlerons tout-à-l'heure.

Les rez-de-chaussée sont occupés par les bureaux, la pharmacie et son laboratoire, dont la tenue est parfaite, par les cuisines et leurs dépendances, la salle des chirurgiens de garde, la lingerie, le réfectoire de la compagnie d'infirmiers et les salles de bains. Tous ces locaux offrent les dispositions les meilleures. La lingerie réunit les conditions nécessaires à l'aération du linge, et partout la propreté militaire se fait remarquer.

Dans une petite cour située au midi on a construit une chapelle ornée avec simplicité et d'un bon goût ; on vient d'y remplacer, par un plancher avantageux aux convalescents qui la fréquentent, le pavé qui y existait auparavant.

Près de la chapelle, on a bâti, conformément aux prescriptions de l'hygiène, un pavillon isolé qui contient le dépôt des morts, l'amphithéâtre et les salles de dissection. Des dalles en pente et favorables à l'écoulement des eaux, qui sont fournies en abondance par plusieurs fontaines, une bonne ventilation et une très grande propreté habituelle affranchissent ce local des inconvénients qu'il pourrait avoir en lui même, et lui ôtent toute influence insalubre sur le voisinage.

Une ancienne caserne, transformée en hôpital militaire, présentait difficilement toutes les conditions que réclame le service des malades. Il a fallu des travaux dirigés avec beaucoup d'habileté pour faire disparaître, ou atténuer autant que possible, les dispositions primitives de constructions qui n'étaient plus en harmonie avec les besoins nouveaux. Tels aménagements, on le conçoit, qui convenaient fort bien à des hommes valides, ne sont pas ceux qu'on doit établir pour des soldats malades.

Le génie est parvenu à résoudre ces difficultés. Il a tiré un grand parti de l'ancienne caserne ; et, tout en respectant les exigences de l'architecture et de la forme extérieure, afin de donner, aux diverses parties de l'édifice, un aspect de symétrie et d'élégance, il n'a rien négligé de tout ce que commandaient les lois sévères de l'hygiène.

Des escaliers larges, à pente douce, bien éclairés, conduisent dans les galeries ou corridors du premier étage et des étages supérieurs. Au premier étage, du côté du quai, deux grandes et belles salles servent à la bibliothèque et aux réunions des officiers de santé et des autorités militaires, lors des visites et inspections. On y voit également les salles réservées aux officiers malades.

Toutes les salles des sous-officiers et soldats malades ont leur entrée par les corridors, qui sont bien éclairés et aérés.

Les dimensions des salles, en longueur, largeur et hauteur, sont convenables. Des ventilateurs, établis en assez grand nombre, à fleur des parquets des salles, permettent le renouvellement de l'air ; il peut s'effectuer d'autant mieux que des vasistas, pratiqués dans les plafonds, donnent issue aux émanations ascendantes, et qu'un courant de ventilation est le résultat de ce système. En outre, des fenêtres nombreuses répandent la clarté partout, et facilitent au besoin l'accès de l'air et du soleil.

Toutes les salles ont des parquets cirés et frottés, et sont munies de poêles en fonte, ayant une plate-forme sur laquelle une couche de sable permet de faire chauffer les boissons des malades.

Les lits en fer, avec planchettes en bois aux deux extrémités, sont bien confectionnés et garnis d'une manière confortable. L'espace qui est ménagé entre eux est conforme aux règlements ; chaque malade a, près de son lit, une chaise percée très commode, et construite de telle sorte, qu'étant hermétiquement fermée, elle sert au convalescent de siége et de pupitre pour écrire. Toutes ces salles du premier et du second étages, examinées dans leurs détails et dans leur ensemble, ne laissent, en général, rien à désirer ; mais il est juste d'ajouter que quelques-unes présentent, à un plus haut degré que d'autres, l'aspect salubre qui devrait apparaître dans toutes.

Il n'en est pas de même des salles des consignés, situées au troisième étage : les plafonds y sont trop bas, l'aération y est insuffisante. Ce grave inconvénient y est d'autant plus digne d'attention, et appelle une réforme d'autant plus prompte, que chacune de ces salles renferme des baquets destinés à recevoir et à conserver, pendant plusieurs heures, l'urine et les matières fécales des hommes tenus sous clef. En attendant que des moyens d'aération y soient pratiqués, il serait facile de remplacer ces baquets très infects et insalubres, par des chaises inodores.

Les latrines, cet objet essentiel dans un hôpital, et qui ne saurait être surveillé avec trop de soin, ne nous ont pas paru être en rapport avec le reste de l'établissement. Nous ne tarderons pas, sans doute, à apprendre que des changements indispensables et urgents y auront été apportés.

Elles sont établies suivant l'usage oriental ou à la turque, c'est-à-dire sans siége. Une pièce, assez spacieuse et bien aérée, a un dallage en pente, et, dans la partie déclive, le long du mur, on a pratiqué une série d'orifices où doivent être déposées les déjections, qui sont entraînées dans des conduits par leur propre poids et par le moyen des lavages ; mais ces orifices ne reçoivent pas toujours les matières ; celles-ci, déposées sur les bords et à chaque instant, deviennent une cause de fétidité permanente. Il ne s'agit que de vouloir remédier à cet inconvénient pour le faire entièrement disparaître. En Angleterre, où ce système de latrines est très usité dans les hôpitaux et autres grands établissements, on a imaginé un moyen de propreté infaillible : tout mouvement imprimé à la porte d'entrée fait jaillir de l'eau sur la portion des dalles qui a besoin d'être nettoyée ; de sorte qu'en entrant, comme en sortant, chaque homme opère un lavage qui ne donne aucune peine et ne peut jamais être oublié. Ici, ce moyen ingénieux et simple pourrait être appliqué à peu de frais, et d'autant plus facilement que l'hôpital militaire, comme l'Hôtel-Dieu et la Charité, a des eaux abondantes : il les obtient par le même procédé; leur qualité est excellente. Nous ne pourrions que répéter ici ce qui a été dit à ce sujet, en parlant des deux hôpitaux civils placés dans les mêmes conditions, sur le quai du Rhône.

Le promenoir, situé au midi et au couchant, suffisamment abrité contre le nord, est un magnifique complément des avantages hygiéniques de l'hôpital militaire. Pour le créer, il fallait acquérir un vaste terrain que couvraient des maisons d'un ignoble aspect. Il devait en résulter non-seulement l'accroissement, mais encore la régularité d'un périmètre quadrilatère, borné, au nord, par l'hospice de la Charité ; à l'est, par le quai du Rhône ; à l'ouest et au midi, par les rues de la Charité et Sala. C'était là un beau système d'hôpital : c'est précisément ce qui a été mis en exécution. Le ministre de la guerre n'a pas hésité à payer, au prix de 500,000 fr., le terrain pour le garder, les maisons pour les raser et mettre à leur place une plantation d'arbres, qui, aujourd'hui, est close par un mur de deux mètres de hauteur, surmonté d'une grille. Les rues adjacentes, ainsi que l'hôpital, ont singulièrement gagné en salubrité par cette judicieuse opération administrative. Ici s'appliquent les réflexions que nous avons déjà faites en parlant du promenoir de l'Hôtel-Dieu, savoir, que ce ne sont pas seulement les convalescents qui en ressentent l'influence salutaire ; qu'elle s'étend au loin et sur les malades couchés dans les salles, puisqu'ils reçoivent une masse d'air pur et de lumière solaire dont ils auraient été privés. On ne saurait donc trop applaudir à l'exécution de cette grande mesure hygiénique. Elle a coûté cher ; mais les résultats ne sont-ils pas mille fois plus précieux que l'or dépensé ? Auraient-ils pu jamais suppléer, par une autre destination, aux bienfaits obtenus : l'air et le soleil ? Disons plus : cette grande dépense, bien appréciée, devient une source d'économies véritables en contribuant à abréger la durée moyenne de séjour des malades, ainsi que nous le prouverons bientôt. Le promenoir est à la disposition des convalescents dans toute sa portion centrale. Là, une plantation d'arbres recrée leur vue et leur donne de l'ombre ; des bancs de bois peints en vert, et posés symétriquement sur des montants en pierre, leur offrent des moyens de repos. Toute la partie du périmètre qui longe les murs de clôture, surmontés de grilles, forme une plate-bande émaillée de fleurs et protégée par un treillis à hauteur d'appui. Cet arrangement d'horticulture, d'un aspect agréable, a l'avantage de s'opposer, par une barrière de fleurs, aux communications immédiates des convalescents avec les personnes du dehors, qui pourraient introduire des aliments.

MM. les docteurs Peysson et Delocre, médecin et chirurgien principaux et en chef de l'hôpital militaire, qui ont bien voulu nous accompagner dans une visite récente que nous avons faite à ce bel établissement, nous ont fourni des renseignements d'un grand intérêt sur les services de médecine et de chirurgie confiés à leur expérience (1). Nous devons regretter que la nature toute spéciale de ce travail ne nous permette pas de reproduire ici complètement les considérations qu'ils nous ont présentées, et qui se rattachent intimement à la partie thérapeutique de leurs services respectifs.

---

(1) M. le docteur JULIA, médecin militaire, a eu l'obligeance de fournir plusieurs notes au chapitre de la première édition de l'Hygiène de Lyon, sur l'hôpital militaire.

Le claustral de l'hôpital militaire, dont nous avons essayé de donner un aperçu, contient, au premier étage, cinq salles pour les blessés, cinq pour la première division des fiévreux, et cinq pour les officiers. Ces quatorze divisions contiennent deux cent quatre-vingt-trois lits. Au deuxième étage sont les seconde et troisième divisions des fiévreux, et quelques autres salles, au nombre desquelles sont les salles réservées aux varioleux, précaution très louable et qui devrait être imitée dans tous les hôpitaux. On y compte trois cent seize lits. Enfin, au troisième étage, huit salles renferment deux cent quinze lits affectés au traitement des vénériens, des galeux et des consignés. Un corps de bâtiment, construit en face du promenoir, est occupé par quatre-vingt-six lits. Ainsi, le chiffre total est de neuf cents.

A part les observations critiques que nous avons fait porter sur l'état des salles des consignés et sur le système incomplet des latrines, nous nous plaisons à reconnaître que, pour ces neuf cents lits, les conditions de salubrité sont bonnes et qu'il serait difficile de les rendre meilleures. Ajoutons que les malades qui occupent ces lits reçoivent des médicaments bien préparés, et que le bouillon et les aliments des convalescents sont d'une qualité irréprochable.

Un tel nombre de lits suffit et au-delà aux besoins de la garnison, qui ne compte plus aujourd'hui dans ses rangs autant de malades que dans les années rapprochées de l'époque de la fondation de l'hôpital militaire. Cette diminution très sensible de malades, parmi les soldats, est due à plusieurs causes qui se rattachent trop intimement à la nature et au but de notre travail, pour n'être pas examinées avec attention et mises en grande évidence. Le régime du soldat est amélioré, les casernes sont plus salubres et n'engendrent pas des maladies, qui étaient le produit soit de constructions défectueuses, mal aérées, soit de constructions trop récentes.

L'hôpital militaire, moins encombré, se trouve dans des conditions plus favorables à des guérisons franches. Aussi, grâce à cette réunion de circonstances et à la sollicitude de MM. les officiers de santé, les soldats ne sortent-ils de l'hôpital que lorsque leur convalescence est bien confirmée. On conçoit que les rechutes et les récidives des maladies doivent être peu communes, et c'est, en effet, ce consolant résultat que l'on est parvenu à obtenir. Il est rare, en effet, aujourd'hui, de voir rentrer à l'hôpital militaire un soldat renvoyé après sa convalescence. Les efforts des officiers de santé militaires de cet hôpital n'ont cessé d'être dirigés vers ce but, la diminution des malades ; et un succès toujours croissant a couronné cette généreuse entreprise.

Ils l'ont complétée en demandant à l'autorité militaire supérieure, la faculté d'accorder un plus grand nombre de congés de convalescence, dans les cas de certaines maladies chroniques ou de nostalgie ; et il leur a été accordé d'entrer dans cette large voie d'amélioration, qui a été très heureuse. Ainsi donc, c'est à une judicieuse et persévérante application de l'hygiène que doit être attribuée cette remarquable diminution des maladies et de la mortalité dans l'hôpital militaire de Lyon. De tels bienfaits, dus au zèle éclairé des officiers de santé en chef, MM. Peysson et Delocre, secondés par leurs confrères, méritent d'être hautement signalés.

Une revue rétrospective, rapide, suffira pour justifier ces assertions :

Au 1er mai 1840, on comptait, en traitement, à l'hôpital militaire, 857 malades. Dans chaque trimestre suivant, on obtenait une diminution progressive et telle, qu'au 1er janvier 1844, le nombre des malades était descendu au chiffre de 212. Différence de 645 malades en moins, par comparaison avec le 1er mai 1840.

Certes, voilà un vrai triomphe ! Et cependant, si l'on calcule la force de la garnison comparée à ces deux époques, 1840 et 1844, on verra qu'il n'y a guères qu'une différence de 1,500 hommes en moins dans la force effective.

Depuis lors jusqu'au 1er janvier 1846, les malades en traitement se sont très rarement élevés au-delà du nombre de 300. Dans les premiers jours de janvier de cette année, ils n'étaient que 243.

Tandis que le nombre des malades traités diminuait progressivement, la durée moyenne de leur séjour à l'hôpital suivait la même réduction. Ainsi, en 1840, la moyenne de la durée du séjour des galeux et des vénériens était de 58 jours ; elle n'est plus, en 1841, que de 38 jours, et dans les années suivantes, elle descend à 30 jours.

La moyenne générale des fiévreux et des blessés était également, avant 1840, de 24 jours ; elle n'est plus, au premier trimestre de 1846, que de 18 jours.

Si maintenant nous reportons notre attention sur le chiffre comparé des malades traités pendant les années 1841, 42, 43, 44 et 45, nous trouvons également que la mortalité a faibli d'une manière progressive pendant les trois premières années, et qu'arrivée au chiffre le plus bas, pendant les deux années suivantes, elle n'a presque pas varié. Cette mortalité a été de 581 en 1841, de 474 en 1842, de 262 en 1843, bien qu'à cette époque, pendant la durée du camp de Dessine, la force effective de la garnison ait été considérablement augmentée et qu'elle ait même dépassé le chiffre effectif de 1841.

En 1844, la mortalité n'a été que de 126, et, pendant 1845, elle n'a été que de 124, quoiqu'il régnàt, pendant les chaleurs de l'été, une épidémie de fièvres typhoïdes et de dyssenterie.

Ces heureux résultats, nous ne pouvons trop le dire, doivent être attribués au redoublement d'efforts de la part de MM. les officiers de santé en chef, à l'effet d'obtenir une plus large et plus complète application des lois de l'hygiène. Ce fut alors qu'ils demandèrent et obtinrent des ventilateurs aux plafonds de toutes les salles du deuxième étage, et de nouveaux ventilateurs à fleur des planchers, pour compléter le système d'aération ; ils obtinrent encore le renouvellement des enduits à la chaux et le blanchîment de toutes les parois tant extérieures qu'intérieures de l'établissement.

On profita de la circonstance de ces réparations et de l'augmentation du nombre des salles, pour opérer diverses translations des divisions de fiévreux dans de nouveaux locaux, et les anciens évacués furent assainis au moyens des fumigations guytonniennes.

On accorda aussi un mode de chauffage mieux entendu, l'appareil Fournet, qui donne à la fois une plus grande abondance de calorique et une économie dans la dépense en combustible.

Nous avons cherché à reconnaître si la mortalité ne présentait pas des différences sensibles suivant les divers étages, et conformément aux observations de M. Villermé, faites précisément dans des hôpitaux militaires, mais qui étaient, il faut le dire, improvisés et bien éloignés, par conséquent, de réunir les conditions normales d'un hôpital tenu avec un soin extrême.

Il résulte des renseignements que nous avons cherché à nous procurer, que dans cet hôpital, où la mortalité est faible en général, ce sont les salles du second étage, lesquelles sont vides une partie de l'année, qui donnent les chiffres de mortalité incomparablement les plus élevés. La disproportion est même tellement extraordinaire, qu'elle dépasse toutes les suppositions. Ainsi, par exemple, si une salle du premier étage, toujours occupée, a donné un chiffre de mortalité égal à 50, la salle supérieure, quoique inoccupée pendant un ou deux trimestres, présentera un chiffre de mortalité égal à 90 ou 120.

Il est évident que si l'on se bornait à faire ici des calculs d'arithmétique, d'étranges inductions conduiraient à d'étranges erreurs.

Voici l'explication bien simple de l'énorme différence, qui, de prime abord, paraît effrayante et incompréhensible :

Les salles du second étage, surabondantes quant aux besoins ordinaires, restent vacantes une partie de l'année. Elles ne s'ouvrent et ne se remplissent que lorsque des épidémies viennent à sévir sur la garnison. Dans ces circonstances, elles sont tout-à-coup envahies par des malades qu'on y apporte en masse ; leurs maladies sont, non-seulement graves, mais encore foudroyantes, et ce mot est exact.

Or, c'est dans la première période des épidémies que la mort frappe ses coups les plus prompts et les plus multipliés. Qui ne se rappelle que les 1,000 premiers malades saisis du choléra que reçurent les hôpitaux de Paris succombèrent à peu près tous, en peu d'instants ? L'un de nous a été à même de faire la même observation en ce qui concerne les épidémies de fièvres graves, à caractère ataxique, qui éclatent parmi la garnison de Lyon. En 1840, par exemple, une épidémie catarrhale, caractérisée par des symptômes de malignité violente, se déclara pendant les inondations du Rhône et de la Saône. L'hospice de la Charité reçut des militaires ; 130 lits furent incessamment occupés. Eh bien ! pendant le premier mois, la mortalité, parmi eux, était terrible. On voyait de jeunes et vigoureux soldats expirer après quelques jours, ou même quelques heures de souffrance, et comme par l'effet d'une intoxication.

Cette première période de l'épidémie une fois passée, les malades affluaient toujours, les symptômes de la maladie présentaient toujours le même caractère, mais l'art avait retrouvé sa puissance; et quoique les moyens thérapeutiques fussent restés les mêmes, ils triomphaient alors du mal, qui, naguère, bravait la médecine et tuait avec une sorte de fatalité (1). Tel est le tableau que présente quelqufois, mais ordinairement à un moindre degré d'intensité, les salles du second étage. Ce n'est donc pas à une influence méphitique provenant des étages inférieurs que l'on pourrait y rapporter le chiffre plus fort de la mortalité (1).

Au reste, les officiers de santé en chef de l'hôpital militaire de Lyon, qui ont parcouru une longue carrière au sein des hôpitaux, et dans des circonstances très diverses, n'ont jamais été dans le cas d'observer des faits propres à étayer cette théorie fatale de mortalité qui serait inhérente à la diversité des étages. Ils ont, au contraire, toujours reconnu, dans l'hôpital militaire de Lyon, comme dans les autres hôpitaux où ils ont passé leur vie, que toutes les fois que les salles des différents étages étaient dotées de conditions hygiéniques également bonnes, les chances de guérison étaient tout aussi favorables au second étage qu'au premier. Ils n'adoptent donc point une théorie que leur longue expérience n'a jamais vue sanctionnée par des faits.

Ajoutons toutefois que, dans les hôpitaux, les salles du second étage demandent en général une surveillance hygiénique particulière, puisque des observateurs dignes de croyance ont reconnu par des faits que, toutes choses égales d'ailleurs, elles pouvaient ressentir une influence fâcheuse provenant des dégagements miasmatiques de l'étage inférieur. C'est là une mesure de prudence.

Si nous embrassons maintenant d'un coup-d'œil l'ensemble des hôpitaux civils et militaires du département du Rhône, nous arriverons à des conclusions dignes d'une sérieuse atten-

---

(1) Rapport fait en 1841 à la Société de médecine, par M. DE POLINIÈRE, médecin de l'hospice de la Charité. Voir les Mémoires de la Société médicale d'émulation. — *Lyon*. 1841.

tion. Trois mille sept à huit cents lits sont à la disposition des malades dans ces établissements réunis ; ce chiffre doit être augmenté de 350 lits environ, fournis par les trois petits hôpitaux de la Guillotière, de Condrieu, de Villefranche, de Tarare, de Belleville, etc.; c'est donc en tout 1,000 lits, ou 1,100 tout au plus. Mais il faut distraire de ce nombre les 900 lits de l'hôpital militaire, qui desservent la garnison et n'appartiennent pas à la population lyonnaise; il convient de défalquer encore tous les lits qui sont journellement occupés à l'Hôtel-Dieu et dans les hospices d'aliénés par des malades étrangers au département. En résumé, 2,500 lits à peine restent disponibles pour un département peuplé de 500,000 âmes, non compris une population flottante très considérable : c'est un lit pour deux cents habitants. Ainsi, première observation, les secours sont insuffisants ; la nécessité de créer de nouveaux hôpitaux est donc démontrée. Puisque les communes de Vaise, de la Croix-Rousse et de la Guillotière portent le titre de ville, n'est-il pas juste qu'elles possèdent l'établissement le plus utile dans une cité, un hôpital? Trois hôpitaux de 4 à 500 lits chacun devraient être élevés dans les communes suburbaines; ils allègeraient les charges qui pèsent sur l'Hôtel-Dieu de Lyon. Peut-être serait-ce ici le lieu de montrer quels avantages résulteraient d'un système qui embrasserait, à la fois, les secours distribués à domicile et dans les hôpitaux, et découlant tous d'une source unique. Mais les considérations qui se rattachent à cet important sujet demanderaient des développements que ne comportent pas les limites et la nature spéciale de notre travail (1).

Il est une autre observation que nous avons présentée presque à satiété, et que nous devons reproduire encore comme l'expression culminante de tout ce qui précède.

De même que dans une grande ville, on vit plus longtemps et on se porte mieux au milieu de quartiers vastes, bien aérés, bien ouverts, et largement accessibles à l'action de la lumière et du soleil, de même, d'une manière bien autrement évidente

____

(1) De Polinière. Mémoire sur les Hôpitaux et les Secours à domicile. — *Lyon*, 1821, in-8.

et démontrée par des faits journaliers, constants et nombreux, la mortalité, dans un hôpital, diminue lorsque les conditions hygiéniques sont bonnes.

Nous ne saurions trop insister sur ce point, et nous ne devons pas craindre que ces répétitions nous soient reprochées comme superflues :

Rendre salubre une salle d'hôpital qui ne l'était pas, y introduire, par de larges masses, un air pur et la lumière solaire, y maintenir une température égale, y créer des moyens de ventilation faciles et proportionnés aux besoins de tous les instants, écarter de son enceinte tous les foyers d'infection, entretenir la propreté dans tous les locaux et dans leurs dépendances, surveiller les parois des murs tant à l'intérieur qu'à l'extérieur, soigner le nettoiement des parquets, bien organiser et surveiller les latrines et les dépôts de linge sale avec une sollicitude vigilante, et surtout ne rassembler, sur le même périmètre, que le plus petit nombre possible de malades, c'est multiplier, dans des proportions très grandes et très certaines, les chances de la guérison.

Ne nous lassons pas de le redire : dans un hôpital, la puissance de l'art médical, que nous devons être les premiers à reconnaître et à proclamer comme l'un des plus grands bienfaits accordés à l'humanité, se trouve paralysée dès qu'elle cesse de s'appuyer sur le concours nécessaire, indispensable, de l'hygiène. Lorsque les opérations de chirurgie, pratiquées par les chirurgiens les plus habiles, sont suivies d'un état de langueur, de complications fébriles, et enfin de la mort; lorsque les fièvres typhoïdes font des ravages, et que les convalescences sont interminables, à quoi attribuer ces résultats désolants? N'est-ce pas, en général, au défaut d'aération suffisante et à l'absence des autres moyens hygiéniques? Que l'on donne aux malades, en grande proportion, un air salubre; que les soins de propreté, que le bouillon de bonne qualité, etc., viennent seconder à propos l'œuvre de la médecine et de la chirurgie, tout change, et le salut des fiévreux et des opérés est presque assuré dans tous les cas pathologiques qui ne dépendent pas de la désorganisation des viscères ou des organes essentiels.

Et d'ailleurs, dans un hôpital, les ressources de l'art médical, quelque précieuses qu'elles soient, sont limitées ; celles de l'hygiène sont étendues indéfiniment. Bien appliquée, une médication thérapeutique n'agit que sur des unités, pendant un temps donné, et ne sauve que quelques individus ; bien plus large dans son action, l'influence salutaire de bonnes conditions hygiéniques s'exerce sur les masses, le jour, la nuit, sans cesse, et souvent même elle acquiert une vertu véritablement médicatrice.

Tous les détails dans lesquels est entrée cette étude des hôpitaux civils et militaires de Lyon, sont la démonstration de cette vérité.

TABLEAU

DE LA

COMPOSITION ACTUELLE DU CONSEIL DE SALUBRITÉ

DU DÉPARTEMENT DU RHÔNE.

(Neuf Membres. — Janvier 1846.)

M. **JAYR** (✳ C), Pair de France, Préfet du Rhône, PRÉSIDENT NÉ.

MM. **MARTIN** ✳ *(Etienne)*, ancien chirurgien en chef de l'hospice de la Charité, président honoraire de la Société de médecine, membre de l'Académie royale des sciences, belles-lettres et arts, ancien membre du Jury de médecine, ancien administrateur de l'hospice de l'Antiquaille, médecin consultant et administrateur du Dispensaire, etc. (1827) ; PRÉSIDENT ÉLU.

POLINIÈRE ✳ (*A.-P. Isidore*, baron de), ancien médecin de l'Hôtel-Dieu et de l'hospice de la Charité, membre de la Société de médecine, de l'Académie royale des sciences, belles-lettres et arts, ancien membre du Jury de médecine, ancien président de l'administration des Salles d'asile, ancien médecin consultant et administrateur du Dispensaire, administrateur des hôpitaux, etc. (1827) ; SECRÉTAIRE.

VIRICEL ✳ *(Jean-Marie)*, ancien chirurgien en chef de l'Hôtel-Dieu, membre de la Société de médecine, de l'Académie royale des sciences, belles-lettres et arts, ancien administrateur des hôpitaux, médecin consultant et administrateur du Dispensaire, etc. (1822).

TISSIER *(Nicolas)*, pharmacien, ancien professeur de chimie de la ville, membre de la Société royale d'agriculture, de la Société linnéenne, etc. (1822).

TABAREAU ✻ *(Charles-Henri)*, ancien capitaine du génie, doyen de la Faculté des sciences, professeur de mathématiques et de physique à l'Ecole de La Martinière, membre de l'Académie royale des sciences, belles-lettres et arts, de la Société royale d'agriculture, etc. (1824).

MONFALCON ✻ *(Jean-Baptiste)*, ancien médecin de l'Hôtel-Dieu, médecin de l'hospice de la Charité et des prisons, membre du Jury de médecine, de la Société de médecine et de l'Académie royale des sciences, belles-lettres et arts, conservateur des bibliothèques du Palais-des-Arts, etc. (1824).

DUPASQUIER ✻ *(Alphonse)*, ancien médecin de l'Hôtel-Dieu, professeur de chimie à l'Ecole de médecine et à l'Ecole de La Martinière, membre du Jury de médecine, de la Société de médecine, de l'Académie royale des sciences, belles-lettres et arts, de la Société royale d'agriculture, etc. (1837).

IMBERT *(Fleury)*, ancien chirurgien en chef de l'hospice de la Charité, médecin de l'Hôtel-Dieu, professeur d'histoire naturelle à l'Ecole de médecine, membre de la Société de médecine, de l'Académie royale des sciences, belles-lettres et arts, de la Société royale d'agriculture, médecin des épidémies, etc. (1839).

PIGEON *(Gabriel)*, ancien élève de l'Ecole polytechnique, ingénieur au corps royal des mines, membre de l'Académie royale des sciences, belles-lettres et arts, de la Société royale d'agriculture, etc. (1841).

CRÉATION DU CONSEIL DE SALUBRITÉ

DU DÉPARTEMENT DU RHÔNE.

C'est à M. le comte de Tournon, conseiller d'État, préfet du Rhône, que l'on doit rapporter l'honneur d'avoir fondé le Conseil de salubrité du département du Rhône. L'arrêté de ce magistrat, en date du 8 octobre 1822, contient des dispositions qui méritent d'être relatées :

« Considérant que toutes les fois que l'Administration doit traiter d'un objet d'hygiène publique ou de la salubrité des choses en général, elle a besoin de prendre l'avis des personnes de l'art, et qu'en conséquence, pour que les affaires soient discutées avec la célérité et la suite convenables, il est avantageux de former une commission de médecins et de chimistes distingués, qui se réuniront à des époques fixes pour donner leur avis sur tous les objets qui leur seront soumis concernant la salubrité publique et la santé des citoyens,

» ARRÊTONS :

» Il y aura, auprès de la préfecture du Rhône, un Conseil de salubrité chargé de la visite, de l'examen et des rapports concernant les boissons, les aliments, les épidémies et épizooties, ainsi que les manufactures, ateliers et autres établissements du même genre existants ou qui seront formés par la suite tant à Lyon que dans les communes rurales du département.

» Le Conseil sera composé de cinq membres choisis parmi des médecins, des chimistes et autres personnes ayant des connaissances relatives aux objets soumis à l'examen de ce Conseil.

» Il se rassemblera le premier jeudi de chaque mois, dans l'une des salles de l'hôtel de la préfecture, sous la présidence du préfet ou d'un conseiller de préfecture délégué, pour discuter les affaires qui lui seront renvoyées, et donner, aux manufacturiers fabricants et autres individus quelconques, les conseils de pratique dont ils auront besoin.

» Le préfet pourra convoquer extraordinairement le Conseil toutes les fois que l'abondance des affaires et le bien du service l'exigeront....

» Le Conseil pourra convoquer, auprès de lui, les chefs des bureaux de la préfecture lorsqu'il aura besoin de leur demander des renseignements.

» Le Conseil fera deux fois la visite des boîtes de secours pour les noyés et asphyxiés, et quatre fois par an celle des prisons.

» Tous les ans, au mois de décembre, le Conseil présentera au préfet un compte des travaux de l'année et des améliorations obtenues dans les différentes parties du service de la salubrité.

» Il joindra à ce rapport un aperçu des travaux et des recherches à faire pour détruire les abus existants. Ce compte sera imprimé.

» En cas de vacances d'une place dans le Conseil de salubrité, le Conseil présentera trois candidats au préfet. »

Telles sont les principaux articles de l'arrêté par lequel M. le préfet, comte de Tournon, fonda une institution qui a rendu de grands services.

Lorsque le Conseil fut constitué, il tint sa séance d'installation le 17 octobre 1822, sous la présidence de M. le préfet; il se composait alors de MM. Cartier, Viricel, Gavinet, Tissier et Grognier; c'est-à-dire de deux médecins, de deux chimistes et d'un professeur de l'Ecole vétérinaire, que M. de Tournon avait spontanément choisis et désignés.

Dans les premiers mois de l'année suivante, M. Gavinet, ancien pharmacien chimiste, se retira volontairement du sein du Conseil, que cette démission priva d'un collaborateur éclairé.

M. le docteur Sainte-Marie fut appelé à remplacer M. Gavinet, le 3 juillet 1823.

L'extension des travaux du Conseil exigeait l'adjonction de nouveaux membres : MM. Tabareau et Monfalcon furent nommés par M. le préfet, ainsi que MM. de Laprade et Martin (de St-Genis), ces deux derniers en qualité de membres du jury de médecine du département du Rhône.

L'installation de ces quatre nouveaux collaborateurs, qui

portait le nombre des membres du Conseil à neuf, eut lieu le 13 août 1824.

MM. Martin (Etienne) et de Polinière ayant remplacé, au jury de médecine du département du Rhône, MM. de Laprade et Martin (de St-Genis), leur succédèrent également au Conseil de salubrité, et y furent admis le 4 juillet 1827.

Recommandable par beaucoup de savoir, M. de Laprade laissa dans le Conseil, en le quittant, un vide difficile à remplir. Sa retraite fut vivement sentie par ses collègues : celui qui venait occuper sa place vacante, regretta beaucoup de ne pouvoir partager ses nouveaux travaux avec un savant médecin aussi consciencieux que zélé dans l'accomplissement de ses devoirs.

Les décès de MM. Sainte-Marie, Grognier et Cartier firent entrer successivement au Conseil M. Baumers, en 1829, M. Dupasquier, en 1837, M. Imbert, en 1839.

M. le préfet, considérant que, parmi les questions soumises à l'appréciation du Conseil de salubrité, quelques-unes pouvaient réclamer les avis d'un ingénieur, nomma, en date du 19 mars 1841, M. Pigeon, ingénieur au corps royal des mines, membre du Conseil. L'admission de cet honorable confrère, qui eut lieu le 6 avril, porta le nombre des membres à dix.

M. le préfet, ayant jugé convenable de ramener le nombre des membres à neuf et de le maintenir dans cette limite, n'a pas désigné de successeur à M. Baumers, décédé en 1843.

Le Conseil se compose aujourd'hui de cinq médecins, d'un physicien, de deux chimistes et d'un ingénieur.

L'admission, dans le Conseil, d'un professeur de l'Ecole vétérinaire, s'il y avait une vacance, serait convenable pour y représenter la spécialité des épizooties. Quant au nombre de neuf, il est très suffisant ; composé de douze membres seulement, le Conseil de salubrité de la Seine rédige annuellement de 450 à 500 rapports ; celui du Rhône, formé de neuf membres, n'a, en moyenne, que 30 rapports à discuter chaque année.

Dans quelques circonstances, un professeur de l'Ecole vétérinaire et un architecte ont été adjoints aux commissions.

C'est dans le cours de l'année 1824 qu'un premier rapport

imprimé fut présenté, par M. Grognier, alors secrétaire, à M. le comte de Brosses, préfet, qui avait succédé à M. le comte de Tournon.

Ce compte-rendu raconta l'organisation du Conseil de salubrité, ses attributions, ses lacunes, son avenir dans une grande ville éminemment industrielle. Il n'y avait pas lieu à l'analyse d'un nombre bien considérable de rapports ; l'institution était naissante, et ne marchait point d'un pas assuré : à défaut d'autres matériaux, le secrétaire fit l'analyse des écrits qu'avaient publiés, sur les sciences médicales et sur l'hygiène publique, les cinq membres dont se composait alors le Conseil de salubrité (1).

Plusieurs des dispositions de l'arrêté d'organisation du Conseil n'avaient point été exécutées, et, peu comprise alors, l'institution ne fonctionnait qu'imparfaitement ; M. de Brosses délégua à Paris l'un de nous, et le chargea d'étudier dans tous ses détails la constitution organique du Conseil de salubrité de la Seine. Cette tâche fut remplie en 1826, et eut pour résultats diverses réformes intérieures, et plus d'activité dans les travaux. Quelques modifications s'introduisirent dans les habitudes du Conseil ; depuis longtemps le préfet ne le préside plus, et c'est un de ses membres qui remplit les fonctions de secrétaire. Il n'y a pas eu d'autre publication imprimée que le compte-rendu de 1824 ; d'autres rapports devaient l'être, mais aucune allocation n'avait été destinée par le Conseil général du département à cette dépense, qui n'a pas eu lieu.

Le nombre des rapports que discute chaque année le Conseil de salubrité est peu considérable ; il n'est guère que la quinzième partie de ceux dont le Conseil de la Seine est chargé. Ce fait peut être expliqué facilement. Un très grand nombre d'industries qui sont soumises, à Paris, à l'examen préalable du Conseil de salubrité, ont été autorisées à Lyon sans cette formalité prudente. Il n'y a lieu, ici, à enquête et à rapport, que

---

(1) RAPPORT sur l'établissement et les premiers travaux du Conseil de salubrité de la ville de Lyon, présenté, le 23 août 1824, à M. le comte de Brosses, préfet, par M. Grognier. *Lyon*, 1824, *imprimerie de Ballanche*, in-4° de 34 pages.

lorsqu'il y a des opposants ; s'ils ne se présentent pas, notre avis ne nous est pas demandé, et c'est un tort. Les voisins d'un atelier insalubre ou incommode peuvent en avoir ignoré les inconvénients ; leur désistement peut avoir été acheté : il appartient à l'Administration de montrer plus de sollicitude pour la santé publique que ne font les particuliers. Un cinquième des rapports annuels du Conseil de la Seine ont pour objet des vacheries et des laiteries, industries dont l'analogue n'existe pas à Lyon ; d'autres, et ils sont nombreux, concernent la répression du charlatanisme et la vente des remèdes secrets. Ce n'est point tout : selon l'arrêté de M. de Tournon, le Conseil de salubrité devait être consulté sur tous les objets qui intéressent la santé des citoyens et la police médicale. Nos attributions embrassaient les épidémies, les épizooties, la direction du service sanitaire des filles publiques, l'inspection des marchés, des rivières, des égoûts, des amphithéàtres de dissection, des procédés pour le nettoiement des rues et des fosses d'aisance, celle des prisons, des hôpitaux, des salles de spectacle, celle des ateliers incommodes, insalubres ou dangereux, des bains publics et des dépôts de secours pour les asphyxiés, la police médicale, les dépôts d'eaux minérales, la rédaction des tables de mortalité, etc. ; la moitié au moins de ces attributions nous sont étrangères. Depuis dix-huit ans, le Conseil de salubrité n'a cessé de réclamer, et, toujours accueillies avec bienveillance par l'Administration, ses demandes n'ont jamais obtenu un résultat définitif. Un tel résultat peut paraître extraordinaire ; le Conseil de salubrité n'exprimait nullement le vœu que des honoraires fussent attachés aux fonctions qu'il revendiquait ; son service est gratuit. Même aujourd'hui, les importantes attributions qui lui sont déniées n'appartiennent pas à des hommes spéciaux ; la plupart ne sont confiées à personne ; elles n'existent pour aucune institution compétente : c'est un inconvénient majeur dans une grande ville dont l'organisation administrative mérite tant d'éloges à d'autres titres.

Il y a, cependant, une explication à cette situation des faits. Le service des épidémics, des prisons et des ateliers incommodes ou dangereux, dépend du Préfet ; l'inspection du dispensaire de santé des filles, celle des boites de secours que réclament les noyés et les asphyxés, la police des aliments et des boissons, etc., appartiennent au Maire : ainsi, les attributions complètes d'un Conseil de salubrité sont légalement partagées, à Lyon, entre deux autorités qui n'ont pas eu toujours la même pensée, et comme ce qui regarde l'une n'est point l'affaire de l'autre, la crainte d'empiètements, de l'un ou de l'autre côté, a maintenu une anomalie dont l'inconvénient est reconnu.

Le préfet du Rhône adressa, le 17 août 1830, une lettre au Conseil de salubrité, dont l'exécution aurait prévenu cet inconvénient. Elle portait que le Conseil donnerait désormais son avis sur tous les sujets qui lui seraient déférés par l'administration municipale, et entretiendrait des relations directes avec cette administration sur tous les intérêts locaux de la salubrité. De son côté, le maire de Lyon invita le Conseil à se concerter avec lui pour régler l'organisation de ces rapports. Un travail sur ce sujet fut rédigé par un membre, approuvé à l'unanimité, signé de tous et transmis à l'autorité supérieure, qui l'accueillit avec bienveillance. Le Conseil de salubrité demandait sa translation à l'hôtel-de-ville : elle était acceptée par le préfet. M. Terme agréa ce vœu et se chargea d'en poursuivre l'exécution auprès du conseil municipal; mais d'autres circonstances survinrent, et le projet de création d'une institution mixte fut abandonné. M. le maire de Lyon établit, en 1830, un Conseil de salubrité pour le service de son administration; ce Conseil n'eut pas des attributions définies par l'arrêté qui l'organisait; il était possible de le doter de tous les services que réclamait vainement le Conseil de salubrité établi à la préfecture : on ne le fit pas.

On a dit que le maire de Lyon devait avoir à sa disposition un Conseil de salubrité pour répondre à toutes les questions qu'il lui adresserait dans l'intérêt de la santé des citoyens; ce raisonnement n'est que spécieux et manque de base. A Rouen, à Marseille, à Bordeaux, à Lille, à Nantes, il y a un maire et un préfet, et, cependant, on n'y voit pas deux Conseils de salubrité, séant, l'un à la préfecture, l'autre à l'hôtel-de-ville; il n'y en a qu'un. Mais voici un argument plus direct encore. Avant la création du Conseil de salubrité de la ville, le maire de Lyon a eu besoin plusieurs fois du concours du Conseil de salubrité du département, et l'a toujours trouvé dévoué. Nous avons vu M. de Lacroix-Laval, alors qu'il occupait cette magistrature, venir prendre place parmi nous, se mêler à la discussion, nous présenter son avis et nous demander le nôtre. Dans la situation présente, une séparation absolue existe entre les deux Conseils de salubrité, et nuit évidemment à l'intérêt de la santé publique. La singularité d'une telle organisation ne pouvait échapper au maire de Lyon et au préfet; après un mûr examen de la question, ces deux magistrats s'entendirent de nouveau, en 1840, pour ne faire des deux Conseils qu'une institution, dotée de toutes les attributions du Conseil de salubrité de la Seine; mais ils ne prirent pas de décision, et la mesure dont ils avaient reconnu l'opportunité, proposée aux deux comités, y rencontra des empêchements qui en ajournèrent l'application définitive.

Le point essentiel, au reste, c'est bien moins la fusion des deux Conseils en un seul, que la nécessité d'investir une institution compétente de services de salubrité, qui ne sont confiés maintenant qu'à des hommes de police. Leur organisation complète et régulière est à faire ; elle n'est nulle part aussi insuffisante et aussi étrangement établie qu'à Lyon ; c'est ce qu'ont surabondamment prouvé vingt de nos rapports expressément écrits pour cet objet. Cette réforme si utile ne coûterait aucune dépense, soit au conseil général du département, soit au conseil municipal, ne froisserait aucun droit acquis, et procurerait de très grands avantages à la ville, sans donner lieu au moindre inconvénient.

Il y aurait encore une autre chose à faire : le Conseil de salubrité de la préfecture délègue des commissions prises dans son sein pour juger les contestations qui s'élèvent entre l'industrie, d'une part, et la propriété ou la santé publique, de l'autre. Ces commissions se rendent dans les lieux qui ont réclamé leur présence, mais elles n'ont à connaître que du fait pour lequel elles ont été appelées; ce n'est pas assez. Des éléments d'insalubrité peuvent exister sur divers points du département; il importe qu'ils soient appréciés par une exploration permanente faite sur les lieux, combattus avec énergie, et détruits autant qu'il serait possible de le faire. Ce but serait atteint par la nomination, dans les communes principales, de correspondants spéciaux du Conseil ; ils provoqueraient le dessèchement des mares et amas d'eau stagnantes partout où ils existeraient, et, par leurs instructions aux gens de la campagne, rendraient inoffensive la pratique du rouissage du chanvre. On les chargerait d'une étude approfondie des habitudes de la population des champs, sous le rapport du genre d'aliments et des boissons, de la manière de se vêtir, de la durée et de la nature du travail ; on leur devrait enfin un ensemble complet de renseignements, et, cessant d'être concentrés dans la grande ville, les bons offices du Conseil de salubrité s'étendraient jusqu'au moindre hameau. Les points principaux sur lesquels il conviendrait d'établir ces correspondants, sont Villefranche, Tarare, l'Arbresle, Condrieu, Givors, Saint-Symphorien-le-Château. Le choix des délégués serait fait par le Conseil de salubrité, mieux placé que l'Administration pour trouver un personnel zélé et capable. Si cet exemple était imité dans les autres départements, toutes les communes de France seraient renfermées, sous le rapport de la santé publique, en un vaste réseau, dont tous les fils bien liés donneraient à l'ensemble beaucoup de force et d'unité. Il résulterait de l'institution, ainsi établie, grand nombre d'améliorations hygiéniques et de bonnes statistiques locales, éléments de ce travail général qui est attendu depuis si longtemps (1).

---

(1) M. Verninac, préfet, a esquissé une statistique du département, telle qu'on pouvait la faire dans l'enfance de la science ; un travail quelque peu plus étendu sur le même sujet a été écrit, il y a plus de trente ans, par M. Martin l'aîné ; il fait partie des manuscrits de l'Académie : ce n'est encore qu'un résumé très sommaire, nécessairement fort incomplet. L'ensemble des faits a été indiqué et coordonné dans l'ouvrage suivant : *Programme raisonné de la Statistique du département du Rhône*, par MM. Rivet, préfet, Terme, (aujourd'hui maire de Lyon) et Monfalcon ; Lyon, 1840. grand in 4°. Le rapport annuel du préfet du Rhône au conseil général du département est, dans son genre, un résumé statistique exact.

NOTICES

SUR LES MEMBRES DU CONSEIL

décédés dans l'exercice de leurs fonctions.

———⚬———

SAINTE-MARIE (Etienne) naquit le 4 août 1771, à Ste-Foy, village près de Lyon, où son père, ancien chirurgien-major dans la marine, exerçait l'art de guérir.

Doué d'une organisation intellectuelle heureuse, le jeune Sainte-Marie répondit aux soins qui furent donnés de bonne heure à son instruction, par beaucoup d'application au travail.

Ses études de collége, quoique interrompues par les évènements de la révolution, avaient développé en lui le goût des sciences et des lettres. Il quitta les bancs de l'école muni d'une connaissance assez grande de la langue latine, dont il appréciait déjà l'utilité.

En 1795, le district de Ste-Foy requit Sainte-Marie, alors âgé de dix-sept ans, pour lui faire remplir les fonctions de secrétaire. L'intelligence du jeune homme, et son aptitude à écrire, lui rendirent très facile un emploi qu'il n'accepta pas sans quelque enthousiasme. Exaltée par les discours et par le rôle actif que jouait son père dans le mouvement révolutionnaire, son âme ardente se livrait avec l'effusion d'un âge inexpérimenté aux projets de régénération sociale, et à ces idées de liberté et d'égalité que rendaient si séduisantes les mots magiques de gloire nationale et de république.

Aussitôt que la tourmente fut apaisée, Sainte-Marie, convenablement préparé pour des études plus hautes et plus sérieuses, prit la résolution de se consacrer à la médecine, vers laquelle il se sentait entraîné par l'une de ces déterminations instinctives qui ne trompent jamais.

Elève bientôt distingué de l'école de Montpellier, il publia, avant même d'être reçu docteur, une traduction de cet ouvrage de Roger écrit en latin : « Traité des effets de la musique sur » le corps humain. » La préface et les notes que le traducteur joignit au texte original décelaient le sentiment du beau dans les arts, le goût judicieux de la musique, et annonçaient déjà cette pureté de style qui est remarquable dans tous les écrits sortis de la plume élégante de Sainte-Marie.

Cette même qualité de style se retrouvait dans ses compositions latines ; on en voit un exemple dans sa thèse inaugurale soutenue à Montpellier, en 1803, pour obtenir le grade de docteur en médecine, et qui porte pour titre : *De morbis ex imitatione.*

Une autre thèse, non moins intéressante, à laquelle Sainte-Marie n'a pas été étranger, sous le double rapport du fond et de la forme, fut publié en 1811, sous le titre d'Essai sur la maladie tachetée hémorrhagique, de Werlhoff. L'érudition abonde dans cette substantielle dissertation, qui eut le mérite d'appeler l'attention des médecins sur une maladie assez rare et jusque-là peu étudiée.

L'ouvrage de Quarin : *Animadversiones praticæ in diversos morbos*, était fort peu connu en France. Sainte-Marie entreprit de le répandre parmi nous, et, en 1807, fit imprimer la traduction de cette œuvre clinique du savant médecin de Vienne, en y ajoutant plusieurs notes qui portent l'empreinte d'un esprit observateur et exact.

Plein d'admiration pour l'auteur dont il s'était occupé, Sainte-Marie se proposait de le traduire en entier; mais il avait été devancé dans cette entreprise par le docteur Emonot, auquel nous devons la traduction du Traité des fièvres et des inflammations. C'est ainsi que nous possèdons en notre langue les principaux ouvrages de Quarin.

L'accueil fait aux traductions dont Sainte-Marie enrichissait nos bibliothèques, le détermina à vulgariser parmi nous l'excellente dissertation de Wichmann sur la pollution diurne involontaire, maladie affligeante et d'autant plus grave qu'elle est très souvent méconnue par celui-là même qui en est la victime. Sainte-Marie avait mesuré toute l'étendue de ce fait de pathologie; sa traduction, accompagnée d'une préface et de notes d'une utilité pratique, neuve et réelle, se fait lire encore avec fruit, malgré le savant et curieux ouvrage qu'ont produit les laborieuses recherches de M. le professeur Lallemand sur ce même sujet. Peut-être est-ce à Sainte-Marie que M. Lallemand est redevable de la direction de ses vues ingénieuses sur ce genre de maladie.

Le rôle passif de traducteur ne pouvait suffire à Sainte-Marie; plusieurs ouvrages originaux ont signalé son aptitude à des productions spontanées.

Nous pouvons omettre les titres de quelques-uns de ses opuscules, mais nous devons mentionner : 1° l'Eloge historique d'un médecin célèbre, dont le nom, cher aux Lyonnais, se perpétue si honorablement dans la personne de son fils, l'Eloge de Jean-Emmanuel Gilibert, imprimé en 1814 : cette notice biographique respire le sentiment de la dignité médicale, si bien comprise par le panégyriste et par celui dont la mémoire ne pouvait être mieux célébrée; 2° le Formulaire médical de 1820, moins remarquable comme choix de bonnes formules que comme ouvrage thérapeutique, à cause de l'introduction pleine de science, de vues lumineuses, de conseils cliniques, qui rendra toujours ce livre digne de la méditation des praticiens; 3° la Méthode pour guérir les maladies vénériennes invétérées, deuxième édition, 1821, où l'auteur expose le mode d'emploi de la salsepareille, auquel il a dû des succès presque inespérés; 4° la dissertation de l'Huître et de son usage comme aliment et comme remède, 1827 ; dans laquelle l'auteur préconise l'emploi de ce mollusque dans certains cas de phthisie pulmonaire; 5° le Précis élémentaire de police médicale, ouvrage destiné aux administrateurs, 1824. La mort a surpris l'auteur au moment où il se proposait de publier la suite du premier cahier, qui renferme l'introduction, expose le plan et montre le but de tout l'ouvrage.

Enumérer les principaux écrits de Sainte-Marie, c'était le louer dignement et lui appliquer ce que lui-même a dit de Gilibert; en cela nous nous sommes conformés à la maxime d'un célèbre moraliste, qui s'écriait avec humeur : Amas d'épithètes, mauvaises louanges ! ce sont les faits seuls qui louent.

34

Ce serait, en effet, une excellente manière d'apprécier Sainte-Marie, que d'exposer ici un tableau étendu et fidèle de sa vie.

Elle s'est écoulée dans le travail du cabinet et dans l'exercice de sa profession. Certaines heures dont il pouvait disposer étaient consacrées à des études littéraires, qui étaient pour lui un délassement et une jouissance. Les auteurs classiques latins et français lui étaient familiers ; parmi ces derniers, il accordait une prédilection particulière à notre moraliste Labruyère ; aussi observe-t-on, dans le style de Sainte-Marie, quelque reflet de cette netteté d'expression, et de cette précision élégante dont l'admirable peintre des caractères est l'inimitable modèle.

Plein d'enthousiasme pour la médecine, Sainte-Marie considérait celui qui en répand les bienfaits, non-seulement comme un savant philanthrope, mais encore comme un citoyen investi d'une sorte de sacerdoce. Il voulait que le médecin digne de ce titre, ne se bornât pas aux connaissances de la pratique qui traite et qui guérit, mais qu'il embrassât dans le cercle de ses investigations l'étude des sciences accessoires. La police médicale, dit-il, exige encore plus d'instruction et de savoir. Le médecin qui se livre à ce genre de recherches, doit avoir des notions étendues en physique, en chimie, en histoire naturelle, en technologie, en statistique, en économie politique et dans la partie de la science législative qui, chez les différents peuples, se rapporte à la salubrité publique : il faut même, ajoute-t-il, qu'il ne soit pas tout-à-fait étranger aux détails de l'administration. Sainte-Marie rattachait tout à la médecine ; c'est ainsi qu'ayant été nommé juge de paix suppléant, il réfléchissait aux rapports de sa science de prédilection avec l'administration judiciaire.

On conçoit qu'un homme animé de tels sentiments, et doté par la nature d'un esprit judicieux, pénétrant, exact, auquel s'alliait la prudence, ait dû obtenir et mériter une réputation des plus honorables. Telle fut, en effet, celle que Sainte-Marie avait conquise ; elle reposait sur une base solide : aussi a-t-elle survécu à sa mort. Plein d'honnêteté et de délicatesse, Sainte-Marie possédait la confiance des familles à un haut degré, et au même point l'estime de ses confrères. Il aurait pu se produire avec de grands avantages dans les réunions du monde, mais la passion de l'étude et le goût de la retraite, qu'entretenait chez lui une disposition prononcée à la mélancolie, l'éloignait des cercles frivoles. Les sociétés savantes auxquelles il appartenait à tant de titres, avaient le privilége d'adoucir cette tendance misanthropique : l'Académie, la Société de médecine, le Cercle littéraire, le voyaient prendre une part assidue à leurs séances. Celles du Conseil de salubrité lui offraient un attrait particulier : il se sentait, comme il le dit lui-même, une vocation pour la police médicale, et toutes ses vues ainsi que toutes ses pensées s'étaient tournées vers cette belle et utile science. L'estime dont il jouissait dans le sein du Conseil de salubrité, et la lecture de son introduction à un grand travail sur l'hygiène publique, n'avaient pas peu contribué à redoubler encore son ardeur pour cette spécialité.

Cependant ce nouvel ordre de travaux n'apportait aucun ralentissement à ce zèle dévoué que Sainte-Marie avait toujours montré pour les fatigues de la médecine pratique. Et comment aurait-il pu se dérober aux sollicitations des malades, aux prières des médecins, qui aimaient tant à l'appeler en consultation dans les cas graves et difficiles ? Les ressources thérapeutiques que possédait Sainte-Marie, et qui, chez lui, étaient le fruit de la lecture et d'une patiente observation, n'étaient-elles pas trop précieuses pour qu'on ne cherchât pas à en invoquer l'utile secours ?

Lorsque Sainte-Marie donnait son avis au milieu de ses confrères, il le motivait par des considérations si intéressantes, il l'appuyait par des témoignages d'érudition si bien choisis et si abondants, il apportait enfin, à l'accomplissement de sa mission, une exactitude si consciencieuse, qu'il en résultait toujours quelques chose d'instructif et de consolant, alors même que la puissance de l'art était vaincue par la violence du mal qu'il s'agissait de combattre.

Sainte-Marie était parvenu à l'âge de cinquante-deux ans, c'est-à-dire à cette période de la vie où l'autorité du médecin consultant prend un caractère encore plus imposant, et où les forces intellectuelles ont acquis toute leur vigueur sans rien perdre encore de leur souplesse, lorsque des symptômes graves annoncèrent le déclin de ses forces physiques. Exaspérée par de vives préoccupations morales , une affection duodéno-hépatique à laquelle notre confrère était sujet , se raviva d'une manière alarmante pour ses amis, qui eurent la douleur de le voir enlevé à la science et à l'humanité le 3 mars 1829. Ce fut alors que se révélèrent avec plus d'évidence les démonstrations de reconnaissance des familles pauvres envers lesquelles Sainte-Marie avait libéralement exercé la vertu caractéristique du médecin, la bienfaisance.

L'Académie ayant décidé, conformément à ses règlements , que l'éloge de Sainte-Marie serait prononcé dans une de ses séances, M. le docteur Prunelle a revendiqué l'honneur d'être, en cette circonstance , l'organe de la compagnie. Ce savant médecin possède toutes les qualités désirables pour faire ressortir le mérite et les services de Sainte-Marie. En attendant l'accomplissement de sa promesse , nous avons consacré ces lignes à l'expression des souvenirs profonds et des regrets qu'a laissés parmi nous un collègue qui fut, à un haut degré , homme de science et homme de bien.

GROGNIER (Louis-Furcy), professeur à l'Ecole royale vétérinaire de Lyon, membre de l'Académie des sciences, belles-lettres et arts, secrétaire perpétuel de la Société royale d'agriculture de la même ville, et secrétaire du Conseil de salubrité du Rhône, etc., naquit à Aurillac, département du Cantal. Son père, premier huissier au bailliage et siége présidial de la capitale de la Haute-Auvergne, place alors très honorable, était un homme d'esprit et de savoir. Persuadé que l'éducation des enfants est le premier et le plus imposant devoir du père de famille, il avait fait donner à son fils toute l'instruction que pouvait offrir, à cette époque, une petite ville de province. Le jeune Grognier fit ses classes avec distinction au collége d'Aurillac. Doué d'un cœur bon et d'un caractère facile, remarqué par son excellente mémoire et sa brillante intelligence, qui lui méritèrent souvent des prix, Grognier, aimé de ses condisciples et de ses professeurs, termina à l'âge de seize ans ses études, et les compléta par un cours de philosophie. Il se destinait à l'état ecclésiastique ; des circonstances nées de la révolution changèrent cette détermination, et lui firent entreprendre le voyage de Bordeaux, pour étudier l'hydrographie et ensuite entrer dans la marine marchande. C'était vers la fin de l'Assemblée constituante. Au lieu de s'occuper d'études nautiques, il passa son temps à lire les journaux et à fréquenter le club des Amis de la constitution. Les Vergniaud, les Guadet, les Ducos, Gensonné, prononçaient des discours propres à exalter son imagination jeune et ardente : Grognier ne manquait pas une seule séance, et se livrait avec enthousiasme aux idées républicaines du parti Girondin. Ces premières impressions furent profondes ; placé, en 1824, sous l'empire d'opinions très différentes, Grognier écrivait : La voix patriotique de Vergniaud retentit encore à mes oreilles.

A la fin de l'année 1791, Grognier, privé de ressources pécuniaires, vint à Lyon pour rejoindre son oncle, l'abbé Bunel, prêtre réfractaire, qui s'y était réfugié, et se fit admettre comme élève à l'Ecole vétérinaire, au mois de janvier 1793. Mais, occupé beaucoup moins des études élémentaires de sa profession que de discussions politiques, il se montra fort assidu au club de la Guillotière, en devint un des membres actifs, et y fit des motions qui avaient toujours pour but de faire prévaloir les utopies de la Gironde. Cependant, effrayé des résultats du principe démocratique, et surtout épouvanté des moyens sanguinaires par lesquels on prétendait établir et faire respecter la liberté, l'égalité, la justice, il ne tarda pas à prendre part au mouvement réactionnaire, contre les mesures de terreur mises à l'ordre du jour par le triomphe du parti montagnard.

Après avoir contribué à la défense de la ville de Lyon, assiégée par l'armée de la Convention nationale, Grognier, jeté en prison, échappa d'une manière aussi heureuse que singulière à l'échafaud révolutionnaire ; il fut incorporé en qualité de vétérinaire dans les chasseurs de la Montagne lorsque ce régiment partit pour la Vendée. A dater de ce jour, la vocation, jusqu'alors très indéterminée de notre collègue, se prononça pour la science vétérinaire, dont l'étude devait remplir le reste de sa vie. De retour à Lyon, en l'an VII (1799), et accueilli comme un fils par le respectable M. Bredin, directeur de l'Ecole vétérinaire, qui avait su apprécier le mérite et le zèle intelligent de son élève, Grognier obtint la place de bibliothécaire de l'Ecole, et, plus tard, à la suite d'un concours, la chaire de botanique médicale, qu'il occupa longtemps.

Il passa enfin à une chaire plus en rapport avec ses goûts et qu'il garda jusqu'à sa mort, celle de zoologie, d'hygiène, de multiplication des animaux domestiques et de jurisprudence vétérinaire.

Né pour le travail, et doué d'une facilité remarquable pour écrire, il débuta, comme écrivain, par l'Histoire critique des ouvrages publiés en médecine vétérinaire jusqu'à Bourgelat, y compris ceux de cet homme célèbre. Ce travail permet déjà de reconnaître les caractères du talent littéraire de Grognier : clarté et méthode dans les idées, et élégante simplicité d'un style qui est toujours net, précis et incisif. On doit à la plume féconde de notre collègue de nombreuses publications, dont nous rappellerons les titres ; elles prouvent qu'il savait varier avec goût le genre de ses travaux et les formes de son style. Les articles qu'il a fournis à l'*Abeille française* sur la floraison, sur les fleurs, sur les feuilles, sur la propagation et la dissémination des végétaux, sur la zoologie et les animaux domestiques, et sur l'instinct des plantes et des insectes, sont écrits avec un charme qui rend agréable l'étude de sujets parfois un peu arides.

Le temps avait modifié les idées révolutionnaires de Grognier, et l'avait disposé à accueillir avec enthousiasme le retour des Bourbons. Aussi dévoué, dans son âge mur, à la Restauration qu'il l'avait été, dans sa jeunesse, à l'établissement de la République, notre collègue servit avec ferveur la double cause de la royauté et de la religion catholique, qu'il confondait dans un même sentiment, en prêtant sa collaboration aux journaux royalistes. Ses articles n'avaient pas besoin de sa signature pour exciter l'intérêt des lecteurs ; ils étaient toujours substantiels et écrits avec une verve entraînante.

Grognier avait un sentiment religieux profond et susceptible de grande exaltation ; il aurait voulu que l'instruction de la jeunesse fût basée sur l'enseignement catholique : exclusif de sa nature, il regardait alors la religion comme l'unique moyen de conduire et de consoler les hommes dans tous les âges de

la vie. On s'occupait des moyens de réprimer les audacieuses et criminelles actions des forçats libérés qui infestent nos grandes villes, et il était question de créer une sorte de Botany-Bay : « Nous proposons un autre moyen, écrivait Gro-
» gnier; nous appelons de tous nos vœux des ateliers charitables
» dirigés par des religieux, où seraient recueillis, au nom du
» Dieu qui pardonne, ceux que la justice humaine a condamnés
» et que la société repousse. »

Grognier aimait à exercer une des plus belles vertus du christianisme, la charité. Cette homme, à manières brusques et rudes parfois, était plein de douceur pour les malheureux ; il ne cessait de donner que lorsqu'il n'avait plus rien à distribuer. La nature de ses études, et plus encore la direction naturelle de son esprit, l'éloignaient de toute théorie spéculative et des sciences métaphysiques; mais il adoptait sans réserve les enseignements de la religion catholique, et sa foi religieuse était au-dessus de toutes les discussions philosophiques.

Son caractère présentait un singulier mélange de nonchalance et d'ardeur opiniâtre au travail, d'esprit fin, délié, et de bon-homie, que de fréquentes distractions rendaient encore plus naïves.Plein de chaleur et même d'emportement pour soutenir ce qu'il croyait être la vérité, il cédait facilement aux démonstra-tions de preuves contraires à ses convictions. Cette disposition de caractère explique la diversité des rôles politiques que l'on remarque dans sa vie, et qu'il remplissait toujours avec enthou-siasme et conviction.

Dans sa robuste organisation d'homme des montagnes de l'Auvergne, Grognier se montrait sous des aspects variables comme son humeur; mais toujours il restait lui-même, exempt de prétention et de dissimulation.

L'accomplissement du devoir, l'amour de la science et du bien public, ont été les seuls mobiles de sa conduite comme professeur et comme membre des sociétés savantes auxquelles il appartenait ; l'ambition des honneurs, la soif de l'argent lui étaient étrangères.

C'est à de plus nobles motifs que l'on doit rapporter le zèle et la persévérance laborieuse de notre collègue, qui a passé sa vie à acquérir de l'instruction et à la répandre.

Grognier remplissait les fonctions de secrétaire du Conseil de salubrité, au sein duquel la variété de ses connaissances, la spécialité de quelques-unes, et son talent d'écrivain, lui assuraient une place d'élite. C'est en 1837 que sa puissante constitution, qui ignorait les maladies, fut atteinte d'un principe de désorganisation. Une affection de poitrine latente, à laquelle il ne voulut pas, malgré de sages avis, apporter des remèdes lors de l'apparition des premiers symptômes, le minait sourdement; elle redoubla d'intensité vers la fin de septembre, et le 7 octobre, Grognier, après avoir reçu les sacrements de l'église, rendit son âme à Dieu.

M. Rainard, professeur de l'Ecole vétérinaire, prononça sur sa tombe, au milieu d'un nombreux concours de savants, d'amis et d'élèves, un discours touchant, dans lequel se trouvaient rappelés plusieurs traits honorables de la vie de notre collègue. M. Magne, professeur à la même Ecole, a inséré dans la Revue du Lyonnais, t. VII, une notice nécrologique qui renferme une appréciation judicieuse des ouvrages et du caractère de Grognier. Enfin, le tome XLVI de la Biographie Michaud contient un article de M. Collombet sur le même sujet. Ces diverses notices ont été mises à contribution pour la rédaction de celle que nous insérons dans ce recueil.

Voici la liste des principaux ouvrages de Grognier :

1° Notice historique et raisonnée sur C. Bourgelat. Paris, Lyon, 1805, in-8°. Dédié à M. Bredin père.

2° Compte-rendu des travaux de la Société d'agriculture, d'histoire naturelle et arts utiles de Lyon, de 1811 à 1812. Lyon, in-8°. 3° Compte-rendu, etc., de 1812 à 1813. 4° Compte-rendu, etc. 1817. 5° Compte-rendu, etc., 1822. 6° Compte-rendu, etc., 1823. 7° Compte-rendu, etc., 1825.

8° Rapport sur un nouvel engrais végéto-minéral, dit gadoue artificielle. Lyon, 1820, in-8°, 2e édition.

9° Eloge de M. Varennes de Fenille, couronné en 1813 par la Société d'émulation et d'agriculture de l'Ain. Paris, 1817, in-8°.

10° Rapport sur l'établissement pastoral de M. le baron de Staël, à Coppet, lu à la Société royale d'agriculture de Lyon. 1827, in-8°.

11° Notice sur M. Rieussec. 1828, in-8°.

12° Considérations sur l'usage alimentaire des végétaux cuits pour les herbivores domestiques, 1831, in-8°.

13° Notice sur J.-B. Balbis. 1831 , in-8°.

14° Recherches sur le bétail de la Haute-Auvergne, et particulièrement sur la race bovine de Salers. Paris, 1831 , in-8°.

15° Notice sur les travaux de la Société royale d'agriculture de Lyon, etc., 1832, in-8°.

16° Précis d'un cours de zoologie vétérinaire. Lyon , 1833 , in-8°.

17° Mémoire de la Société royale d'agriculture. 1832-33, in-8°.

18° Notice sur F.-N. Cochard. 1836.

19° Notice sur C.-M. Jacquard. 1836.

20° Recherches historiques et statistiques sur le mûrier, les vers à soie et la fabrication de la soierie, particulièrement à Lyon et dans le Lyonnais. In-8°.

21° Notes sur les chèvres de Cachemire importées en France. In-8°.

Grognier a encore donné beaucoup de mémoires et d'articles dans les Recueils de la Société d'agriculture, dans les Archives du Rhône, dans la Gazette universelle et dans le Courrier de Lyon.

CARTIER (Louis-Vincent) naquit en 1768, d'un père chirurgien à St-Laurent-de-Mure, en Dauphiné, à quatre lieues de Lyon. Après avoir étudié, à Paris, sous le célèbre Desault, Cartier remplissait à l'Hôtel-Dieu de Lyon les fonctions d'élève interne, lorsque le mémorable siége que notre ville eut à soutenir contre les armées de la Convention nationale, fit un appel au zèle patriotique des médecins et des chirurgiens. Le jeune Cartier se signala par son dévouement dans les soins qu'il prodiguait aux blessés lyonnais; il ne parvint à se soustraire à la sentence fatale du tribunal de la terreur, qu'en se réfugiant dans les rangs de l'armée des Alpes, où il fut employé comme chirurgien d'une demi-brigade. Ses bonnes qualités et sa ponctualité le distinguèrent aux yeux du général Duhamel, qui lui accorda une protection et une confiance particulières. Cartier en profita pour assurer le salut de plusieurs de ses compatriotes proscrits, qu'il fit incorporer dans les bataillons de l'armée des Alpes. C'est en mémoire des services rendus à tant de Lyonnais par le jeune chirurgien, que feu M. Delandine dédia à Cartier son ouvrage sur les Prisons de Lyon.

De retour de l'armée, Cartier rentra à l'Hôtel-Dieu ; nommé aide-major, à l'installation de Marc-Antoine Petit, six ans après il succéda à cet illustre praticien. On sait que Petit, doué d'un extérieur agréable, joignait à l'éclat d'un esprit brillant une élocution séduisante et d'élégantes manières. Remplacer un tel homme était une tâche difficile, surtout pour Cartier, que la nature n'avait pas favorisé sous le rapport de la forme matérielle, et qu'une extrême timidité rendait souvent gêné dans ses mouvements. Mais des qualités intellectuelles précieuses, une mémoire sûre, une grande facilité de langage, toujours pur et parfois éloquent, l'amour du devoir, le goût de l'étude, la ténacité au travail, le désir enfin d'acquérir de la célébrité, ne tardèrent pas à lui assigner une belle place dans l'opinion de ses confrères et du public.

Il avait débuté par des démonstrations anatomiques, qui réunissaient au mérite d'une méthode toute nouvelle celui d'une diction claire et attachante. Elles eurent un grand succès, et contribuèrent peut-être à développer chez l'un de ses jeunes auditeurs une sorte de passion pour l'anatomie, dont un immortel ouvrage devait être le résultat : ce jeune auditeur était Xavier Bichat.

Comme professeur, Cartier fut jugé supérieur à Petit; comme chirurgien opérateur, il fonda sa réputation sur des succès brillants. Après avoir terminé son service de chirurgien-major de l'Hôtel-Dieu, Cartier se livra spécialement à l'exercice de la médecine, et devint un des praticiens les plus occupés de notre cité. D'un caractère sérieux, triste et même mélancolique, très distrait et concentré dans l'accomplissement de ses devoirs de médecin, Cartier passait sa vie à voir des malades, et avait obtenu, de la part d'un grand nombre de familles, une confiance bien propre à flatter son cœur. Sa parole facile et agréable, sa conversation nourrie d'anecdotes qu'il savait placer à propos, son air de douceur, de naïveté, de bonhomie, avec lequel contrastaient les saillies de son esprit fin et observateur, lui donnaient auprès de ses malades des moyens de consolation et d'encouragement qui étaient d'un puissant effet. Sa parole avait toujours quelque chose de spirituel et d'inattendu; elle se faisait surtout remarquer, dans les consultations, par des connaissances profondes, par un sentiment délicat des convenances, et par une méthode logique qu'embellissait le charme de l'élocution. Il savait alors éclairer les difficultés, en y répandant les lumières de sa longue expérience et de sa méthode philosophique.

Membre de la Société de médecine, de l'Académie, du Conseil de salubrité et du Dispensaire, Cartier se montrait exact aux séances de ces diverses institutions. Ses opinions y étaient toujours écoutées avec intérêt et recueillies avec fruit.

Cartier, dans sa longue carrière, avait su, plus que tout autre médecin peut-être, conserver l'attachement d'un grand nombre de familles, qui avaient foi en lui et sympathisaient d'ailleurs avec ses opinions politiques et religieuses. Mais ce sentiment pouvait-il être immuable? tant de circonstances, parfois frivoles, contribuent à l'affaiblir, à le rendre capricieux, et viennent tout-à-coup, sans cause réelle, substituer l'ingratitude à la reconnaissance! N'est-ce pas là ce que l'on observe tous les jours dans le monde. Eh bien! chaque fois que les témoignages de la confiance dont il était l'objet, éprouvaient des variations, Cartier en ressentait une atteinte douloureuse et toujours nouvelle. Le progrès de l'âge et l'expérience des choses de la vie n'avaient pu le corriger de cette susceptibilité malheureuse assez naturelle dans un jeune médecin, mais qui doit étonner chez un praticien mûr et accoutumé à la mobilité des sentiments humains. La raison philosophique du médecin n'est-elle pas de nature à le placer bien au-dessus de toutes ces déceptions incessantes qui sont inévitablement attachées à l'exercice de sa noble profession, et qui doivent lui inspirer un sentiment d'indulgence bienveillante, plutôt que celui d'un mécontentement fâcheux, auquel la plus simple réflexion devrait le rendre inaccessible? Quoi qu'il en soit, le caractère de Cartier était ainsi fait, que les moindres délaissements de la part de ses clients le froissaient d'une manière profonde. Cette disposition morale avait contribué à jeter, sur les dernières années de son existence, une teinte sombre et une apparence de découragement pénible.

Devenu plus silencieux encore que de coutume, sujet à des distractions plus fréquentes, il paraissait livré à de tristes préoccupations, et pressentait sans doute sa fin prochaine, par l'avertissement que lui donnait l'affaiblissement graduel de ses forces.

Dans la séance publique de l'Académie, du 14 mars 1839, M. de Montherot lut l'éloge historique de Cartier. Cet écrit intéressant, qui a été imprimé, renferme plusieurs particularités de la vie de Cartier, que nous regrettons de ne pouvoir insérer dans cette courte notice.

Les ouvrages publiés ou manuscrits de Cartier sont les suivants :

1° Eloge de M. A. Petit.
2° Plusieurs discours de rentrée de cours d'anatomie.
3° Discours sur l'organisation pulmonaire.
4° Réflexions sur l'emploi de la saignée dans les maladies aiguës.
5° Discours sur les causes qui ont altéré la sensibilité.
6° De l'esprit qui doit diriger le manuel des opérations de chirurgie.
7° Observations cliniques.
8° Mémoire sur le traitement des fièvres muqueuses à caractère ataxique.
9° Compte-rendu des travaux de l'Académie comme président de cette compagnie.
10° Mémoires et rapports divers à l'Académie.

Pendant la visite qu'il fit au Dispensaire, huit jours avant sa mort, il entra dans beaucoup de détails relatifs à l'établissement, et donna quelques conseils : « Je voudrais, dit-il, ne rien oublier de ce que j'avais à vous dire ; cette visite est, je crois, ma dernière. » La veille de sa mort, il montra une prévoyance encore plus positive. Son curé, appelé auprès de son lit, pensait pouvoir renvoyer au lendemain l'administration des sacrements : Non, non, dit vivement le pieux malade, je suis meilleur juge que vous de ma situation : demain il serait trop tard ; aujourd'hui, à l'instant même ! En effet, le lendemain, son intelligence eût été sans action pour recevoir convenablement les secours de la religion. Il expira le 13 janvier 1839. Son convoi fut accompagné d'un très nombreux cortége, composé de ses amis, de ses collègues et de pauvres que son inépuisable charité avait secourus.

M. Dupasquier, président de l'Académie ; M. de Polinière, président de la Société de médecine, et M. Bonnet, chirurgien en chef de l'Hôtel-Dieu, prononcèrent des discours sur la tombe du doyen d'âge de la médecine lyonnaise.

BAUMERS (Marcellin) naquit à Lyon, en 1774. Placé, dans son enfance, chez un respectable ecclésiastique de sa famille, curé d'Ambronay, en Bugey, il y puisa sa première instruction, qu'il compléta au grand collège de Lyon. Le succès de ses études scolastiques était attesté par les prix qu'il remportait chaque année.

En 1792, Baumers, âgé de dix-huit ans, devait songer à embrasser une profession : il se détermina pour la médecine, présumant avec raison que son ardeur pour le travail lui ferait acquérir bientôt les connaissances que le titre de médecin impose. Ses prévisions ne furent pas trompées. A peine élève de l'Hôtel-Dieu de Lyon, il se constitua professeur particulier d'anatomie, et parvint, au moyen des rétributions de ses jeunes condisciples, dont il dirigeait l'enseignement, non-seulement à soulager sa famille, peu aisée, du fardeau des dépenses que nécessitait son éducation médicale, mais encore à se ménager les moyens de continuer ses études à Paris.

Mais les grands et terribles évènements de la révolution française vinrent interrompre le cours méthodique et régulier de ses travaux. Requis, en qualité de chirurgien sous-aide, pour les hôpitaux militaires, il trouva un refuge à l'armée des Alpes. Cependant il ne perdait pas de vue le plan de conduite qu'il devait suivre, et réussit, en 1796, malgré les refus des inspecteurs-généraux, à se rendre à Paris, pour s'y livrer tout entier à l'étude de sa profession.

De retour à Lyon, Marcellin Baumers profita des leçons de Marc-Antoine Petit, grandit sous un tel maître, et fut admis, en 1798, comme élève-interne à l'Hôtel-Dieu. A cette époque, Xavier Bichat, Dubois, Boyer, Pinel, travaillaient à la restauration de l'école médico-chirurgicale de Paris. La célébrité de ces professeurs était devenue un aimant qui attirait de toutes parts les jeunes gens désireux d'apprendre. A peine guéri d'une maladie grave, Baumers retourna à Paris pour la troisième fois, afin de recueillir les paroles si fructueuses de ces illsutres savants. Il ne se délassait des travaux pénibles des amphithéâtres et des hôpitaux qu'en se livrant, soit à des études théoriques, médicales et littéraires, soit aux relations d'amitié qui s'étaient établies entre lui et trois hommes de mérite : Esparron, Bilon et Ampère. Leur caractère facile et sympathique les avait réunis dans une étroite et aimable union. C'est dans cette société choisie que Marcellin Baumers passa les plus beaux jours de sa vie.

En 1807, il soutint sa thèse, qui traitait des maladies aiguës considérées chez les femmes en couches, et débuta, à Lyon, dans la carrière de la pratique. Ses premiers pas furent marqués par des succès qui devaient s'accroître. Un typhus intense et meurtrier exerçait ses ravages dans la prison de St-Joseph : c'était en 1808. Baumers, qui avait reçu, dès la seconde année de son exercice, les titres de médecin des prisons et de médecin des épidémies, justifia sa nomination en se signalant autant par son courageux dévouement, que par son talent comme médecin.

Choisi comme examinateur des jeunes conscrits appelés au service militaire pendant la durée de l'Empire, il remplit ces fonctions difficiles avec une droiture à toute épreuve.

Environné de l'estime publique et de cette douce affection qu'inspiraient ses heureuses qualités personnelles, Baumers avait épousé la sœur de son ami, le docteur Bouchet; mais une mort prématurée lui enleva bientôt la compagne qu'il avait associée à ses projets d'avenir. Profondément frappé d'un coup si imprévu et si cruel, Baumers fut longtemps sans pouvoir reprendre le cours de ses travaux; mais enfin, homme du devoir, il reparut à son poste de médecin laborieux, dévoué et toujours digne de la confiance de ses concitoyens. Après huit années de veuvage, une seconde union lui rendit ce bonheur domestique qu'il n'avait fait qu'entrevoir.

Elu deux fois président de la Société de médecine, membre du Conseil de salubrité du Rhône et de celui de la ville, où sa place en qualité de médecin des épidémies était marquée, Baumers remplissait ses fonctions avec un zèle et une exactitude que les infirmités de ses dernières années n'avaient pu ralentir. Partout et toujours, il montrait dans les discussions un esprit d'équité qu'il poussait jusqu'au scrupule. Tout en soutenant avec chaleur la cause qu'il avait embrassée, il était plein d'égard pour les opinions opposées à la sienne. Jamais une expression malveillante ne se trouvait sur ses lèvres. La rivalité, l'envie, toutes les passions basses, ne pouvaient avoir accès dans ce cœur généreux. Bon, affectueux, ignorant la haine, même envers ceux dont il aurait pu avoir à se plaindre dans le commerce de la vie, au milieu des déceptions qui lui avaient fait perdre une portion notable de ses économies, Baumers avait de nombreux amis; on ne lui connaissait point d'ennemis. Jugeant les hommes d'après la droiture qui lui était naturelle, il leur accordait une confiance facile : c'est à cette disposition de caractère que l'on doit rapporter quelques spéculations, dont les fâcheux résultats exercèrent une influence bien nuisible sur une santé déjà compromise par des affections morbides complexes, et des infirmités appartenant à une vieillesse prématurée. Baumers appréhendait pour la famille dont il était le chef un avenir embarrassé. On conçoit que chez un homme bon époux et bon père, de telles préoccupations devaient être une cause aggravante de la maladie. Vaincu par le mal, mais plein de résignation et ne faisant entendre que des paroles qui respiraient la sérénité de son âme, Baumers mourut le 2 septembre 1843, après avoir demandé et reçu, à son heure suprême, les consolations de la religion.

Ses funérailles appelèrent un concours considérable d'amis, de médecins, de notabilités de toutes les classes de la société et de ces pauvres qui sont pour le cercueil du médecin une si digne et si touchante escorte. M. Rougier, secrétaire-général de la Société de médecine, M. de Polinière, secrétaire du Conseil de salubrité du Rhône, M. Edouard Bouchet, furent, sur la tombe de Baumers, les organes de la douleur publique. Tous les trois mêlèrent à l'expression des regrets, celle des espérances que donne le fils aîné de Baumers, élève distingué de l'école de médecine lyonnaise. M. le docteur Candy a lu à la Société de médecine, le 22 janvier 1844, un éloge historique de Marcellin Baumers, qui produisit sur la compagnie une vive impression.

FIN.

NOTE.

Nous avons dit (page 466) qu'à l'Hôtel-Dieu de Paris, la mortalité était de 1 sur 4 ³/₄.

Avant la Révolution elle y était, suivant Tenon, de 1 sur 4 ¹/₂. M. de Pastoret, dans son Rapport (1816), qui embrasse une période de dix années, du 1ᵉʳ janvier 1804 au 1ᵉʳ janvier 1814, affirme que pendant cette période, la mortalité a été de sur $4\frac{93}{100}$

Mais, depuis 1816, elle a diminué d'une manière extrêmement remarquable, par l'effet des grandes améliorations hygiéniques qui font aujourd'hui de l'Hôtel-Dieu l'hôpital le plus salubre de tout Paris. Au fur et à mesure que l'on a poursuivi le plan de réforme et que l'on a multiplié les conditions de salubrité, on a vu la mort fuir, pour ainsi dire, devant les assainissements successifs.

Ainsi, en 1818, la mortalité était de . . . . 1 sur 5,55

En 1824, elle n'est plus que de. . . . . 1 sur 7,11

Et elle se maintient, depuis plusieurs années, dans la proportion, chiffre moyen, de. . . . . 1 sur 9,13

TABLE

SELON L'ORDRE DES MATIÈRES.

Seconde Partie.

—

HYGIÈNE DE LYON.

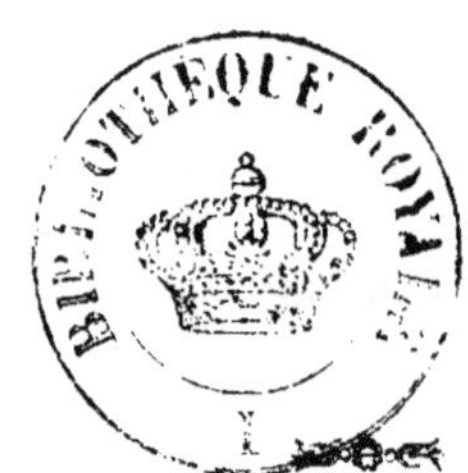
BIBLIOTHÈQUE ROYALE